U0466335

Image-Guided Interventions in Oncology
An Interdisciplinary Approach

影像引导肿瘤介入治疗学

原著 [美] Christos Georgiades
　　 [美] Hyun S. Kim

主审　杨仁杰　邹英华　郭　志　茅爱武
主译　朱　旭　颜志平　王忠敏　范卫君

中国科学技术出版社
·北京·

图书在版编目（CIP）数据

影像引导肿瘤介入治疗学 /（美）赫里斯托斯·乔治亚季斯 (Christos Georgiades) 等原著；朱旭等主译. 北京：中国科学技术出版社，2024.9. — ISBN 978-7-5236-1022-0

Ⅰ. R730.5

中国国家版本馆 CIP 数据核字第 20246Q35Z3 号

著作权合同登记号：01-2024-2718

First published in English under the title
Image-Guided Interventions in Oncology: An Interdisciplinary Approach
edited by Christos Georgiades, Hyun S. Kim
Copyright © Springer Nature Switzerland AG 2020
This edition has been translated and published under licence from Springer Nature Switzerland AG.
All rights reserved.

策划编辑	孙　超　张凤娇
责任编辑	张凤娇
装帧设计	佳木水轩
责任印制	徐　飞

出　　版	中国科学技术出版社
发　　行	中国科学技术出版社有限公司
地　　址	北京市海淀区中关村南大街 16 号
邮　　编	100081
发行电话	010-62173865
传　　真	010-62179148
网　　址	http://www.cspbooks.com.cn
开　　本	889mm×1194mm　1/16
字　　数	413 千字
印　　张	16.5
版　　次	2024 年 9 月第 1 版
印　　次	2024 年 9 月第 1 次印刷
印　　刷	北京盛通印刷股份有限公司
书　　号	ISBN 978-7-5236-1022-0/R·3339
定　　价	248.00 元

（凡购买本社图书，如有缺页、倒页、脱页者，本社销售中心负责调换）

译校者名单

主　审　杨仁杰　北京大学肿瘤医院
　　　　　邹英华　北京大学第一医院
　　　　　郭　志　天津医科大学肿瘤医院
　　　　　茅爱武　上海交通大学医学院附属同仁医院
主　译　朱　旭　北京大学肿瘤医院
　　　　　颜志平　复旦大学附属中山医院
　　　　　王忠敏　上海交通大学医学院附属瑞金医院
　　　　　范卫君　中山大学肿瘤防治中心
副主译　李　肖　中国医学科学院肿瘤医院
　　　　　于海鹏　天津医科大学肿瘤医院
　　　　　金　龙　首都医科大学附属北京友谊医院
　　　　　朱海东　东南大学附属中大医院
译　委（以姓氏汉语拼音为序）
　　　　　曹　广　北京大学肿瘤医院
　　　　　陈　辉　北京大学肿瘤医院
　　　　　段　峰　中国人民解放军总医院第一医学中心
　　　　　高　嵩　北京大学肿瘤医院
　　　　　顾玉明　徐州医学院附属医院
　　　　　郭建海　北京大学肿瘤医院
　　　　　郭　志　天津医科大学肿瘤医院
　　　　　黄　明　昆明医科大学第二附属医院
　　　　　黄金华　中山大学附属肿瘤医院
　　　　　金　龙　首都医科大学附属北京友谊医院
　　　　　黎海亮　河南省肿瘤医院
　　　　　李家平　中山大学附属第一医院
　　　　　李　肖　中国医学科学院肿瘤医院
　　　　　梁　斌　华中科技大学同济医学院附属协和医院
　　　　　林海澜　福建省肿瘤医院
　　　　　刘凌晓　复旦大学附属中山医院
　　　　　刘　鹏　北京大学肿瘤医院
　　　　　刘　嵘　复旦大学附属中山医院
　　　　　刘瑞宝　哈尔滨医科大学附属肿瘤医院
　　　　　刘玉娥　山西省人民医院
　　　　　马亦龙　广西医科大学附属肿瘤医院

茅爱武　上海交通大学医学院附属同仁医院
倪才方　苏州大学附属第一医院
潘　杰　中国医学科学院北京协和医院
司同国　天津医科大学肿瘤医院
宋　莉　北京大学第一医院
王　健　北京大学第一医院
王晓东　北京大学肿瘤医院
吴　刚　郑州大学第一附属医院
熊　斌　华中科技大学同济医学院附属协和医院
许林峰　中山大学孙逸仙纪念医院
颜志平　复旦大学附属中山医院
杨继金　海军军医大学第一附属医院
杨　宁　中国医学科学院北京协和医院
杨仁杰　北京大学肿瘤医院
尹国文　江苏省肿瘤医院
于长路　天津市第三中心医院
于海鹏　天津医科大学肿瘤医院
张跃伟　清华大学附属北京清华长庚医院
赵　昌　广西医科大学附属肿瘤医院
郑传胜　华中科技大学同济医学院附属协和医院
周　石　贵州医科大学附属肿瘤医院
朱海东　东南大学附属中大医院
朱　旭　北京大学肿瘤医院
邹英华　北京大学第一医院

译　者（以姓氏汉语拼音为序）
曹沙沙　首都医科大学附属北京友谊医院
代雅风　北京大学肿瘤医院
冯艾薇　北京大学肿瘤医院
何基安　天津医科大学肿瘤医院
胡育斌　福建省肿瘤医院
江艺泉　中山大学肿瘤防治中心
李　晖　北京大学肿瘤医院
李　梅　天津医科大学肿瘤医院
刘宝将　北京大学肿瘤医院

刘少兴　北京大学肿瘤医院
马婧嶔　复旦大学附属中山医院
石　钦　复旦大学附属中山医院
王天霄　山东大学医学院
魏　楠　贵州医科大学附属肿瘤医院
吴　迪　北京大学肿瘤医院
徐世君　河南省肿瘤医院
杨　安　山西省人民医院
张宏志　北京大学肿瘤医院
张天奇　中山大学肿瘤防治中心

内容提要

本书引进自 Springer 出版社，以多学科视角介绍了肿瘤微创介入治疗技术的新进展。全书共 21 章，不仅介绍了肺癌、乳腺癌、肝细胞癌、结直肠癌、胰腺癌、肾细胞癌、转移性骨肿瘤、甲状腺癌、神经内分泌肿瘤、软组织肉瘤等疾病的微创介入治疗，还介绍了肿瘤温度消融、放射性栓塞、经动脉化疗栓塞等介入治疗技术的原理与临床应用、影像引导下活组织检查，以及肿瘤介入治疗相关免疫调节等。本书内容丰富，实用性强，适合介入科、肿瘤科、放射科等相关科室医生、技师、医学生参考阅读。

主审简介

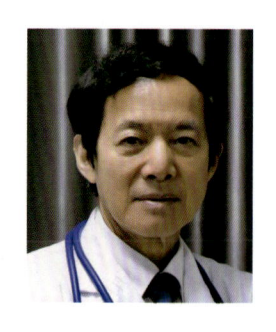

杨仁杰

日本和歌山县立医科大学博士、博士后，主任医师，教授，博士研究生导师，博士后合作导师，北京医科大学临床介入放射学研究所创始人、原所长，北京大学肿瘤医院介入治疗科创科主任、首席专家，美国哈佛大学麻省总医院、Dotter 介入治疗研究所、纽约州立大学下城医学中心、新泽西医科和牙科大学、日本熊本大学、澳大利亚悉尼皇家医院客座教授。亚太肿瘤介入学会主席，中华医学会前理事，中国抗癌协会常务理事，中国抗癌协会肿瘤介入专业委员会创始人、第一届及第二届主任委员，世界肿瘤介入学会（WCIO）前主席。曾主持国家"九五"介入医学课题、北京市"十五"介入医学攻关课题、国家"211"工程肿瘤学课题、卫生部"十年百项计划"、中华国际医学交流基金会课题、国家"十一五"重大专项、国家自然科学基金等多项重要医学科研课题。荣获多项科学技术奖项。主编、参编图书 25 部，发表相关论文上百篇。

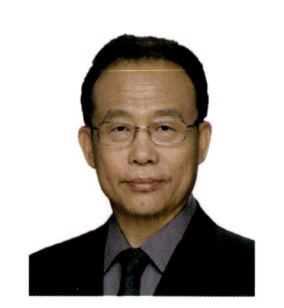

邹英华

医学博士，主任医师，教授，博士研究生导师，北京大学第一医院介入血管外科主任医师。1986 年考入北京医科大学（现称北京大学医学部）攻读博士学位，师从全国一级教授、著名医学专家汪绍训、李松年先生，其博士课题"肝癌的介入治疗"研究获北京医科大学科技成果奖及北京青年科技论文奖。中国抗癌协会肿瘤介入学专业委员会前主任委员、中国医师协会介入医师分会副会长、北京医学会介入分会前主任委员、北京医学会血管外科分会副主任委员，《中国介入影像与治疗学》编委会第二届至第四届主编。先后主持国家高技术研究发展计划（"863"计划）课题 1 项、国家自然科学基金项目 1 项、北京大学生物医学跨学科研究中心"985"基金项目 1 项、北京市自然科学基金 1 项。以第一作者及通讯作者身份发表学术论文 130 余篇，其中 SCI 收录 30 余篇。已培养硕士、博士研究生 40 余名。

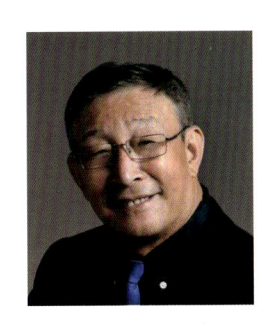

郭 志

医学博士，主任医师，教授，博士研究生导师，天津医科大学附属肿瘤医院介入治疗科前任主任。致力于良恶性肿瘤影像诊断与介入治疗的临床与基础研究。中国抗癌协会肿瘤介入学专业委员会第三届主任委员，天津市医学会介入医学分会第一届主任委员，国际冷冻治疗学会主席，《中华医学杂志》编委，《中国肿瘤临床》编委。近5年，主持国家"十二五"科技支持项目1项、国家自然科学基金2项、天津市抗癌重大专项1项、天津市自然科学基金课题2项。以第一完成人获中国抗癌协会科技进步二等奖1项、天津市科技进步三等奖1项。以第一作者及通讯作者身份发表学术论文140余篇，其中SCI收录40余篇。已培养硕士、博士研究生50余名。

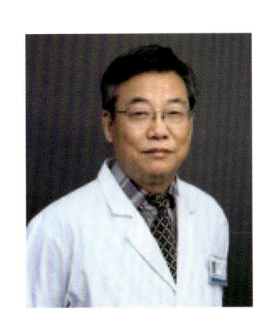

茅爱武

主任医师，教授，博士研究生导师，享受国务院政府特殊津贴。上海交通大学医学院附属瑞金医院卢湾分院介入放射科特聘专家，健康中国促进网副秘书长、中国医师协会介入医师分会主要发起人。曾任上海市医学领先专业特色专科和上海市医学重点专科学科带头人、上海市同仁医院介入诊疗中心主任。从事医学影像诊断工作16年，从事介入诊疗临床工作32年。承担国家自然科学基金及省部级科研项目13项，参与国家"九五"科技攻关、国家高技术研究发展计划等10项。申领国家专利5项。荣获教育部技术发明一等奖1项、国家科学技术进步二等奖1项（第四完成人）、上海市科技进步及发明奖6项、上海市医学奖及华夏医学奖等多项，并荣获上海市优秀专业技术人才、上海市职工技术创新能手、上海市劳动模范、全国卫生系统先进个人、全国五一劳动奖章、第六届中国医师奖、全国先进个人、健康中国十大年度人物、"国之名医"卓越贡献奖等多项荣誉。以第一作者及通讯作者身份发表科研论文50余篇，其中SCI收录20余篇，总影响因子60.829。

主译简介

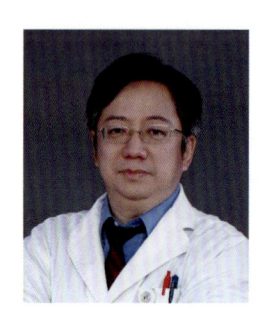

朱 旭

主任医师，教授，博士研究生导师，北京大学肿瘤医院介入治疗科主任。中国抗癌协会肿瘤介入学专业委员会候任主任委员，中国临床肿瘤学会（CSCO）介入放射专业委员会副主任委员，中国医师协会介入医师分会常务委员。从事介入治疗 20 余年，擅长影像引导下的肿瘤动脉化疗、靶向治疗、局部治疗及转化研究等。主持国家重点研发计划、国家自然科学基金面上项目、北京市自然科学基金面上项目、首发基金自主创新项目等多项国家级科研课题。入选北京市医院管理中心"登峰"人才，荣获"白求恩式好医生"等多项荣誉称号，2019 年以第一完成人获中国抗癌协会科技进步二等奖。申领国家实用新型专利 1 项。参编学术专著 6 部、继续教育教材 1 部；主编临床指南和专家共识 2 部，参编临床指南或专家共识 11 部；近 3 年以第一作者及通讯作者身份发表学术论文 20 余篇。

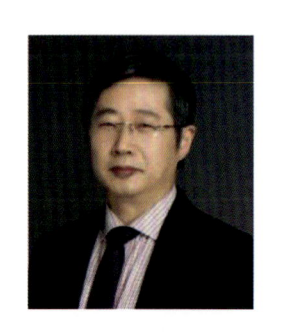

颜志平

主任医师，教授，博士研究生导师，复旦大学附属中山医院介入治疗科主任。中国抗癌协会肿瘤介入学专业委员会主任委员，中国抗癌协会第八届理事会理事，《介入放射学》主编。20 世纪 90 年代初国内率先开展 ^{90}Y 玻璃微球治疗肝癌实验及临床研究。首创 ^{125}I 粒子条腔内植入术治疗恶性肿瘤，进行基础至临床系列研究，成果被写入国家卫生健康委《原发性肝癌诊疗指南》。近 5 年主持国家自然科学基金、国家科技部"十三五"重点研发计划、上海市自然科学基金等省部级以上课题 4 项。申领国家发明专利、实用新型专利 12 项，完成专利转化 2 项。以第一完成人获上海市科学技术进步三等奖 4 项、上海市优秀发明银奖 1 项。近 5 年以第一作者及通讯作者身份发表 SCI 收录论文 30 余篇。

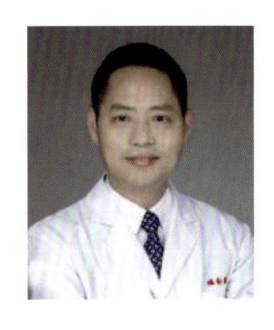

王忠敏

主任医师，教授，博士研究生导师，上海交通大学医学院附属瑞金医院放射介入科副主任、卢湾分院放射介入科主任，上海交通大学医学院医学技术学院医学影像技术系副主任。中国医师协会介入医师分会副会长，中华医学会放射学分会介入学组副组长，国家卫生健康委能力建设和继续教育介入医学专家委员会秘书长。长期从事肿瘤、血管及非血管疾病介入诊疗工作，在疑难复杂疾病及急危重症的影像学诊断与微创介入治疗方面积累了丰富经验。主持国家自然科学基金4项及省市级各项科研课题20余项。申领国家发明专利、实用新型专利12项。获国家级及省市级科技进步奖7项，荣获国家卫生健康突出贡献中青年专家、上海市卫生系统优秀学科带头人、上海市杰出专科医师、新疆生产建设兵团领军人才等多项荣誉称号。主编、参编学术专著9部；以第一作者及通讯作者身份发表学术论文150余篇，其中SCI收录51篇。

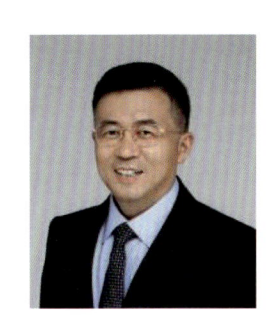

范卫君

主任医师，教授，博士研究生导师，中山大学肿瘤防治中心微创介入治疗科主任。中国医师协会肿瘤消融治疗技术专家组组长，国家卫生健康委能力建设和继续教育中心消融技术专家组组长，中国抗癌协会肿瘤消融治疗专业委员会主任委员，中国临床肿瘤学会（CSCO）肿瘤消融治疗专家委员会主任委员，中国临床肿瘤学会（CSCO）放射介入治疗专家委员会候任主任委员，*Journal of Cancer Research and Therapeutics* 副主编。主持国家重点研发计划项目1项、国家自然科学基金项目3项、广东省重点领域研发计划项目1项。荣获第三届国之名医·优秀风范奖，以及第八届羊城好医生等荣誉称号。主编学术专著3部，组织制订《影像引导下热消融治疗原发性和转移性肺部肿瘤临床实践指南（2021年版）》等指南/专家共识10余部，以第一作者及通讯作者身份发表SCI收录论文50余篇。

副主译简介

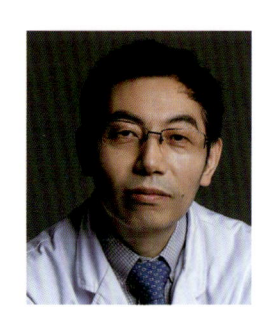

李 肖

主任医师，北京协和医学院博士研究生导师，博士后合作导师，中国医学科学院肿瘤医院介入治疗科主任兼党支部书记。擅长 TIPS 治疗门静脉高压、肿瘤消融、粒子植入等微创介入手术。世界华人肿瘤医师协会微创介入专业委员会候任主任委员，中国医师协会介入医师分会副会长，《中国介入影像与治疗学》主编。曾获首届"国之名医"、首批"全国卫生健康技术应用项目–TIPS 手术推广传承人"、中华医学科技一等奖等荣誉称号及奖项。

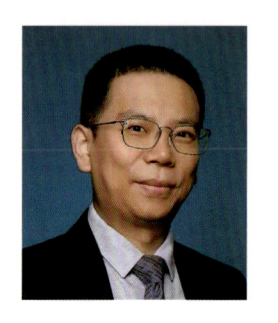

于海鹏

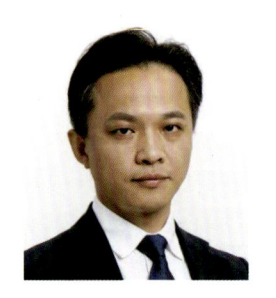

医学博士，主任医师，硕士研究生导师，天津医科大学肿瘤医院介入治疗科副主任。擅长良恶性、不能手术的实体性肿瘤的微创介入治疗。熟练应用氩氦刀、微波消融、放射性粒子，联合靶向免疫治疗，肿瘤个体化的精准治疗。中国抗癌协会肿瘤介入学专业委员会副主任委员，中国医疗保健国际交流促进会介入诊疗学分会副主任委员。主编/主译医学专著 4 部，主持多项科研基金项目。以第一作者及通讯作者身份发表学术论文 30 余篇。

金 龙

北京大学医学博士，日内瓦大学 Fellowship，主任医师，教授，博士研究生导师，首都医科大学附属北京友谊医院放射介入科主任。中国医师协会介入医师分会副会长，中国抗癌协会肿瘤介入学专业委员会副主任委员、北京医学会介入医学分会主任委员，北京医师协会介入医学分会副主任委员，北京肿瘤学会介入专业委员会主任委员、北京精准放射医学协会理事长，银川数字介入医学协会理事长、《中国介入影像与治疗学》主编。

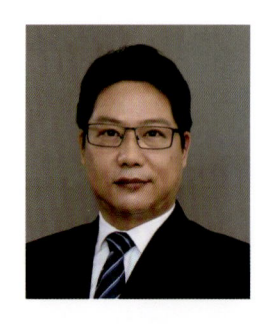

朱海东

医学博士，副主任医师，博士研究生导师，博士后合作导师，东南大学附属中大医院介入与血管外科副主任。中国医师协会介入医师分会总干事长。江苏省科教强卫工程医学重点人才，第六期江苏省"333 人才"第三层次培养对象。擅长全身恶性肿瘤、骨骼肌肉系统疾病的介入微创诊疗。主持国家自然科学基金 4 项。申领国际、国内发明专利 4 项。荣获江苏省科学技术进步一等奖等多项奖项。以第一作者及通讯作者身份发表 SCI 收录论文 40 余篇。

中文版序

世界卫生组织（WHO）癌症研究报告显示，全球恶性肿瘤呈迅猛增长态势，预计 2040 年肿瘤病例将达到 2840 万，比 2020 年增加 47%。手术治疗、化疗和放疗为传统的肿瘤治疗三大支柱模式。随着现代肿瘤治疗学理念、影像引导设备与介入器械的发展进步，介入治疗技术日趋成熟，逐渐成为肿瘤治疗的第四大手段，形成了肿瘤介入治疗学，并在临床多学科综合治疗（MDT）中发挥着重要作用。

国际著名肿瘤介入放射学家，美国约翰斯·霍普金斯大学的 Christos Georgiades 教授和耶鲁大学的 Hyun S. Kim 教授牵头，联合美国、德国、法国、意大利、希腊、澳大利亚等国家的肿瘤学专家共同编写了本书。本书是国际肿瘤介入领域专家经验的汇集和结晶，融合了各地区的治疗特色和优势。编者团队成员不仅包括肿瘤介入放射学专家，还有内科、外科、放疗科、营养科的专家学者，他们对经典肿瘤介入治疗技术及在影像设备、耗材、治疗方案、护理等方面的新进展进行了全面总结和深入阐释。内容涵盖了肝细胞癌、肺癌等临床经典恶性肿瘤介入治疗策略，以及胰腺癌、黑色素瘤等癌种的新兴介入治疗经验，还分享了介入治疗相关的基础理论和介入联合免疫治疗的结合模式。本书无论对肿瘤介入初学者的理论指导，还是对资深肿瘤介入医生设计合理的治疗方案，都大有裨益。

本书的中文版由我国著名肿瘤介入学专家朱旭教授联合我国各大医疗中心的专家，历时一年多完成翻译工作，翻译准确、语言流畅，是一部难得的高水平译著。在此，衷心感谢各位译者为我国肿瘤介入学做出的重要贡献，同时感谢所有为该书翻译出版付出辛勤劳动的幕后工作者。相信本书的出版，能够有助于提高国内肿瘤介入学科的研究与治疗水平，加深我国肿瘤各学科之间的交流合作。

中国科学院院士

译者前言

根据国家癌症中心近年来关于全国癌症统计数据报道，2012—2016 年我国肿瘤新发病例分别为 358 万、368 万、380.4 万、392.9 万和 406.4 万，2020 年为 457 万，2022 年为 482 万。肿瘤的发病率呈不可遏制的攀升走势。加强肿瘤防治研究已经到了刻不容缓的地步。

肿瘤介入治疗逐渐成为外科治疗、化疗、放疗这三种常规治疗之外的第四大肿瘤治疗手段，在临床多学科综合治疗（MDT）中发挥着重要作用。在美国约翰斯·霍普金斯大学 Christos Georgiades 教授和耶鲁大学 Hyun S. Kim 教授联合世界各地的肿瘤学专家共同编写的这部 *Image-Guided Interventions in Oncology: An Interdisciplinary Approach* 中，对全球各地肿瘤介入治疗的发展、经验和现状进行了较为全面的阐述。本书涵盖了大部分人体部位肿瘤的介入治疗策略，同时还涉及介入治疗相关设备的使用方法及原理，并对同一部位的不同介入策略进行了对比分析，是肿瘤介入学科的一部经典著作。

本书中文版的引进出版是许多人共同努力的成果。首先，我要衷心感谢此书所有的译者——学术造诣深厚的专家、介入学科的后起新秀，他们不辞辛苦地完成本书的翻译工作，力求忠实于原文原意，并符合国内读者的阅读习惯。其次，由衷地感谢中国科学技术出版社的编辑团队，他们给予我们极大的支持与帮助，没有他们的付出就没有本书的顺利出版。

肿瘤介入治疗学是一个飞速发展的新兴学科，由于中外术语规范及语言表述习惯有所不同，中文版中可能遗有疏漏或欠妥之处，恳请各位同仁批评指正。希望这本书能为这个学科的发展做出承前启后的贡献，为我国肿瘤介入治疗学专业的从业者提供有益的参考和启发。

北京大学肿瘤医院
主任医师，教授，博士研究生导师

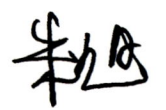

原书前言

肿瘤介入治疗学是一门融合了外科、内科与影像科的肿瘤特色学科，通过对肿瘤进行靶向、局部治疗，可以为肿瘤患者提供最前沿、全面的治疗与护理。随着肿瘤临床诊疗逐渐趋向于"个体化"，不同学科之间的协调合作变得越来越重要。

考虑到上述情况，编写本书的目的包括：宣传肿瘤介入治疗学对临床肿瘤诊疗与护理的价值与贡献；介绍肿瘤介入治疗学这门特色学科的具体治疗方法；结合外科、内科、影像科多学科融合，总结肿瘤介入治疗学研究新进展；展望肿瘤介入治疗学及肿瘤多学科诊疗的未来发展趋势。

通过编写本书，我们希望促进来自不同国家和地区的肿瘤相关临床和科研专家、学者进行更多的交流合作，进一步提升对肿瘤患者的诊疗水平与护理关怀。同时，我们也希望本书能够为广大肿瘤学的多学科诊疗同仁提供启示和帮助。

Christos Georgiades
Baltimore, MD, USA

Hyun S. Kim
New Haven, CT, USA

献 词

谨以此书献给 Marianna、Marilena 和 Savvas。

Christos Georgiades

谨以此书献给我一生的挚爱 Angelica 和 Hanna。

Hyun S. Kim

目 录

第 1 章 热消融的物理与生理学基础 ········· 001
第 2 章 ^{90}Y 放射栓塞治疗肝肿瘤的物理学与生理学 ········· 010
第 3 章 经动脉化疗栓塞和载药微球治疗肝肿瘤的物理和生理学 ········· 019
第 4 章 原发性肺癌 ········· 028
第 5 章 继发性肺癌 ········· 044
第 6 章 肝细胞癌：西方国家的经验 ········· 052
第 7 章 肝细胞癌：东方国家的经验 ········· 078
第 8 章 肝内胆管癌 ········· 094
第 9 章 结直肠癌肝转移 ········· 106
第 10 章 神经内分泌肿瘤 ········· 118
第 11 章 肾细胞癌 ········· 128
第 12 章 转移性骨肿瘤 ········· 140
第 13 章 乳腺癌 ········· 147
第 14 章 甲状腺癌 ········· 159
第 15 章 软组织肉瘤 ········· 169
第 16 章 转移性黑色素瘤 ········· 177
第 17 章 胰腺癌 ········· 186
第 18 章 影像引导下组织学活检和液体活检 ········· 194
第 19 章 肿瘤特征 ········· 205
第 20 章 恶性肿瘤局部治疗后影像学表现 ········· 211
第 21 章 肿瘤介入学的免疫调节 ········· 240

第1章 热消融的物理与生理学基础
Physics and Physiology of Thermal Ablations

Kari Nelson　Zeljka Jutric　Christos Georgiades 著
宋　莉 译　王　健 校

一、温度消融

肿瘤温度消融是通过极端高温或低温，引发不可逆的细胞损伤，继而产生凝固性坏死。凝固性坏死可由极端温度、缺血或缺氧等多种条件引起，由于消融灶局部结构蛋白和溶酶体酶发生变性，自溶过程受阻，细胞结构在短时间完整保存。凝固性坏死可见于全身，与液化性坏死常累及中枢神经系统不同，凝固性坏死可见于全身。低温导致的凝固性坏死可见于冷冻消融（cryoablation，CA），高温导致的凝固性坏死见于射频消融（radiofrequency ablation，RFA）、微波消融（microwave ablation，MWA）、高强度聚焦超声消融（high intensity focused ultrasound，HIFU）和激光消融（laser ablation）（图1-1与表1-1）。

温度消融灶包括三个区域：①消融导致凝固性坏死的中心区域；②细胞可能凋亡或存活的外周过渡区域；③未受影响的更外围区域[1]。细胞损伤取决于局部施加的热能、能量传导的效率和靶组织的敏感性。高温损伤可引发线粒体功能障碍和DNA复制抑制，最终导致细胞膜完整性的改变和细胞死亡[1]。

彻底的温度消融要求整个肿瘤和消融边缘完全处于造成细胞毒性的温度之下[2]。在不同环境中热消融或CA一定体积的组织取决于局部施加的能量、组织的相互作用及产生损伤前的能量损失[2]。

二、射频消融

（一）物理基础

RFA通过电极将交流电引入靶组织，组织抵抗电流摩擦产生热量，继而产生凝固性坏死。

射频是指频率范围从3Hz到300GHz之间的电磁波。RFA电极是电路的一部分，当其闭合时，能量以热（消融）的形式沉积在靶组织中。RFA系统在设计上可以是单极或双极（图1-2）。在单极系统的电路中，RFA电极为阴极，通常贴在患者大腿的电极片为阳极，从而形成电路回路。在单极系统中，射频电流从系统发生器传导到肿瘤中的电极针，再通过身体组织传导至皮肤上的电极片，然后返回发生器。RFA电极的横截面积非常小，可产生高能量。相反，大面积的电极片使能量分散。因此，在这个电路中，组织损伤仅限于电极针周围的区域，正确应用可避免电极片周围的组织损伤。

双极RFA系统在临床应用较少，工作时两个或多个双极RFA电极同时放置在肿瘤内。射频电流在电极之间传导，无须接地。双极系统中的每个电极都产生大量能量，因为无须接地，双极射

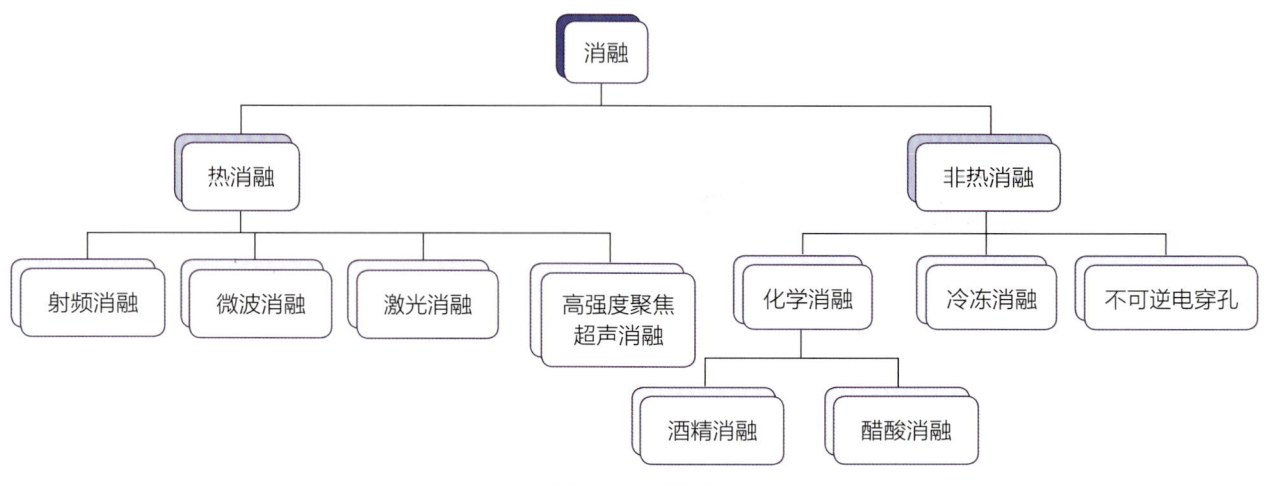

▲ 图 1-1 消融技术

一般来说，消融技术可分为热消融和非热消融。热消融通过升温诱发组织坏死，包括射频消融、微波消融、激光消融和高强度聚焦超声消融（HIFU）。非热消融包括冷冻消融、化学消融和不可逆电穿孔（IRE）。化学消融（醋酸消融和酒精消融）在美国深受青睐。虽然价格便宜，但其疗效不可预测，通常需要多次消融才能达到其他消融方式的疗效。HIFU 和 IRE 仍处于研究阶段，应用范围有限。冷冻消融和微波消融逐渐成为美国应用最广泛的消融技术

表 1-1 各种消融技术比较

消融技术	花 费	体 验	方便使用	效 果
射频消融	+	++++	++++	++
微波消融	++	++++	++++	++++
冷冻消融	+++	+++	+++	++++
不可逆电穿孔	++++	+	+	++

尽管大多数已发表的文献是关于射频消融的，但由于微波消融和冷冻消融已被证明具有更好的效果，射频消融逐渐减少。冷冻消融尽管比热消融成本更高，但对肾细胞癌和疼痛缓解有较好的疗效。冷冻消融的优点包括消融区的可视性和均匀性（图 1-7）。不可逆电穿孔临床证据尚不足，其繁琐的技术和高成本限制了临床应用

频系统将能量损失降至最低，可产生更大的消融体积，且不会造成皮肤烧伤。

射频产热的原理：电路通电，射频电极附近的分子迅速重新排列；靶组织内的偶极矩分子（主要是水分子）受驱动与外部磁场保持一致；当电流的方向迅速改变时，偶极矩分子迅速与电流保持一致，重新排列，从而摩擦生热导致紧邻电极的组织内高温，随后热传导至邻近组织。

欧姆定律（电流＝电压/电阻）有助于理解 RFA。RFA 产热来自于电路中的电流，然而同时 RFA 受到电路内流动阻力增加（阻抗）的不利影响。当评估系统的功率时，阻抗的重要性进一步显现，功率＝电压×电流。当使用欧姆定律代入该方程时，功率＝电压^2/电阻，注意功率和电阻的反比关系。RFA 系统中采用了几种降低阻抗的方法：①扩大电极表面积，例如，使用多齿电极，增加靶组织内的热分布，减少炭化的发生；②脉冲系统的功率输入，当检测到阻抗快速增加时，允许短暂终止电极的功率输入，允许组织冷却，从而减少炭化；③电极内部冷却，以消除电极-组织界面处的炭化；④向消融区注射生理盐水，以增加靶组织的电传导。电路中的任何阻抗源或流动阻力都会限制 RFA 的功效。当过多的能量过快地沉积在靶组织中，就会发生组织脱水。

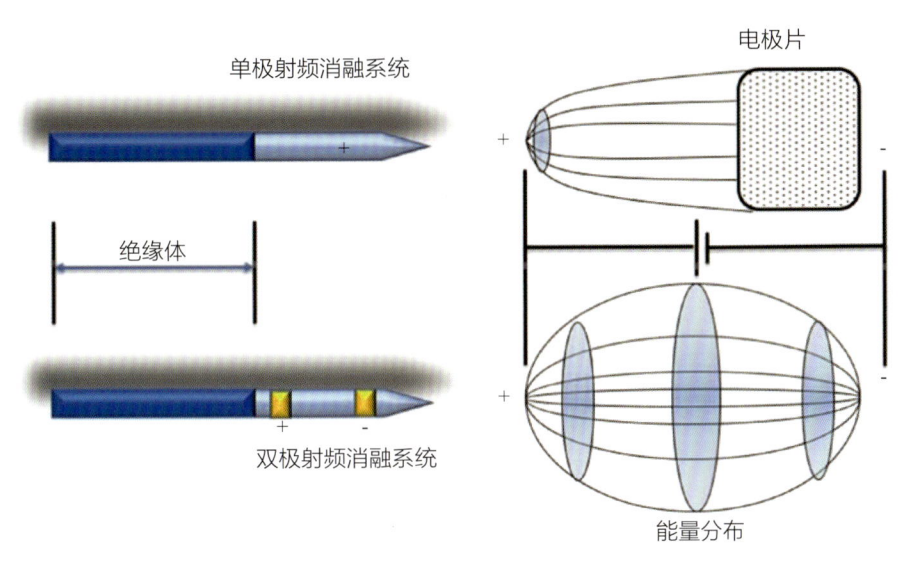

▲ 图 1-2　射频消融系统设计

在单极射频消融系统中，交流电在电极针（阴极）和电极片（阳极）之间传导。电极针尖端横截面积小，能量聚集，产生大量热能。同样的能量分布在面积大的区域（电极片），温度上升则不明显。在双极射频消融系统中，电流在两个或多个电极针之间传导，电极针本身既有阳极也有阴极，无须接地

组织脱水产生水蒸气和组织炭化使电极绝缘，限制电流，从而限制进一步的组织消融（图1-3）。

（二）生理学

人体组织对温度变化很敏感。保持55℃，2s就会发生组织死亡，在100℃时瞬间发生[3]。理想的RFA是使靶组织有控制地加热到60～70℃，并维持数分钟，导致凝固性坏死而无炭化或气化。当温度超过100℃时，会发生不良组织变化，包括沸腾、气化和炭化，所有这些都会导致阻抗增加，直接降低通过电路的能量传输，并限制消融范围。为了最大限度地扩大RFA区域，RFA中的能量沉积应缓慢且可控。

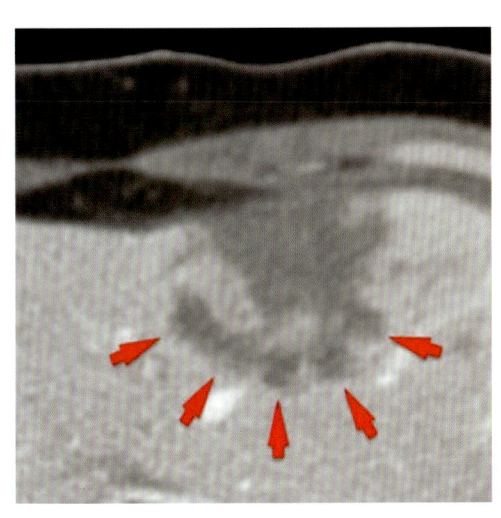

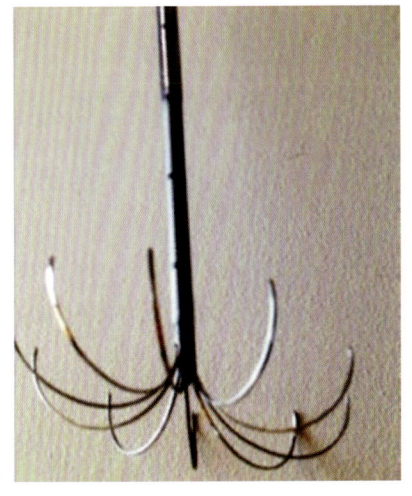

▲ 图 1-3　时间对消融效果的影响

与微波消融相反，射频消融依赖于闭合电路和持续电流在组织中产生能量。如果初始功率设置太高（如图B中使用的伞状针），过高能量产生使伞状针针尖周围组织炭化（红箭）。炭化组织不是导体，电路断开，无法继续产生能量，限制了消融效果和消融体积

组织的不均匀性导致能量传导不均匀。这种不均匀的能量传导导致RFA区域内受热不均匀。通过局部组织传导的能量也会受到温度损失的不利影响，这种温度损失与消融区内血液流动（称为"热沉"效应）有关。当直径≥3mm的血管位于靶病变区域时，会发生能量损失。血液流动导致消融区内血管周围组织相对冷却，部分抵消周围组织的热传导。"热沉"效应增加了血管附近残留存活肿瘤的可能性，并增加了局部肿瘤进展的可能性。

有报道称，在温度低于令组织坏死的消融外周区内，可发现消融特异性炎症浸润[1]。RFA后，在消融区、未经治疗的肿瘤和外周血流中都证实了免疫激活的发生[1]。RFA后数小时至数天内，细胞内物质及破坏的细胞外组织中的成分释放导致免疫反应和促炎细胞因子的激活[1]。

三、微波消融

（一）物理基础

MWA的物理学基础是振荡电磁场的产生，消融区极性水分子不断重新排列，从而导致摩擦性组织加热并最终凝固性坏死。

微波电磁能量范围从300MHz到300GHz。临床使用的MWA设备通常在915MHz和2.5GHz之间工作[1, 2]。在放置和激活微波天线后，具有固有偶极矩分子开始连续重新排列，以响应电磁场振荡（图1-4）。由于旋转偶极子不能跟上交变磁场，能量损失的现象称为介电滞后，分子旋转产生的动能增加导致组织加热。MWA产生的消融区不依赖电导率，也不受阻抗的影响，而是穿透至所有生物组织。与RFA相比，在不考虑组织干燥或炭化的情况下，MWA能够产生更大、更热的消融区，且速度更快。由于MWA利用电磁场而非电路，因此不需要地板接线。

MWA区取决于天线的数量、设计和方向、施加的功率和微波频率。天线将能量从系统传递到靶组织。MWA天线设计不一，通常涉及效率、尺寸和加热模式的权衡[2]。在某些微波频率下，距微波天线2cm内的组织均可加热，这与RFA的产热区形成对比，RFA的产热区仅局限于消融电极周围几毫米[1]。MWA可同时使用多个天线，根据电磁场的相位关系，产生的热量与天线数量的平方成正比，多个天线协同工作可增加消融区的范围[1]。

（二）生理学

与其他热消融方式一样，凝固性坏死是MWA中细胞死亡的特征。MWA的温度可超过150℃，这种温度对生物组织具有致命性。

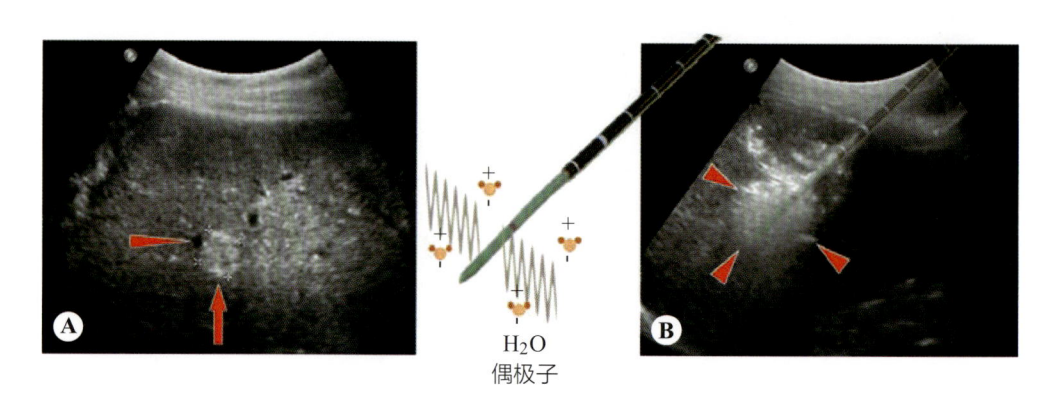

▲ 图1-4 微波消融
A. 1.5cm结肠癌肝转移（红箭）紧靠血管（红箭头）。微波天线产生振荡电磁场，导致偶极子分子（主要是水）振荡。这种被称为介电滞后的现象导致能量沉积和组织加热。这个电磁场穿透所有生物组织，并能迅速产生热量，可能克服"热沉"效应和炭化组织。B. 消融过程中的图像，显示靶病变被一个含有大量气体的消融区（红箭头）覆盖。第一张图像中显示的血管（已不可见）"热沉"效应未能限制消融区

MWA 发生的快速高温导致消融组织的广泛汽化和炭化，与 RFA 相比，这不会对微波消融产生不利影响，并在所有组织中产生一致的消融结果[4]。与 RFA 相比，MWA 消融的体积更大，高温的快速产生使 MWA 不易受到"热沉"效应的影响，消融时间更短。

与其他消融技术相比，MWA 是局部炎症和免疫原性的弱刺激物，促炎细胞因子的诱导作用最小[1]。尽管如此，有研究证明 MWA 后生存期和免疫细胞浸润程度之间存在统计上的显著相关性[5]。

四、冷冻消融

(一) 物理基础

CA 的物理学基础是冷冻剂的循环，冷冻剂通常是膨胀时产生低温的气体，进入冷冻针产生冰，导致靶组织凝固性坏死。这种现象称为 Joule-Thomson 效应。

当制冷剂气体从装置内的高压区域流向低压区域时，无论是通过阀门还是进入膨胀室，都会使冷冻针快速冷却至 –160℃或更低温度[4]。这种快速冷却在低温探针周围形成冰球（图 1-5）。低温探针周围的组织内形成冰后，被动能量扩散导致冰球生长。

低温液体的沸点低于 –150℃。液氮具有液态制冷剂的强大冷冻能力，但冷冻针相对较粗，直径需＞3mm[6]。相比之下，液氩可用于较细的冷冻针，因此是临床 CA 的主要制冷剂。

冷冻针的表面积与其冷却能力成正比，较粗的冷冻针导致较大的消融区。经皮治疗靶肿瘤通常需要多个冷冻针。除了产生更大的冰球和 CA 区外，使用多个冷冻探针还可以在靶组织中产生更均匀的致死消融区和更低的消融温度[6]。

靶组织内的不均匀性可能导致冰球和消融区的不规则变化。CA 面临的挑战是在大血管附近的靶病变难以达到预期的冷冻温度。因为流动的血液会导致 CA 区血管周围的组织相对升温，从而抵消冷冻针产生的低温。与 RFA 的"热沉"效

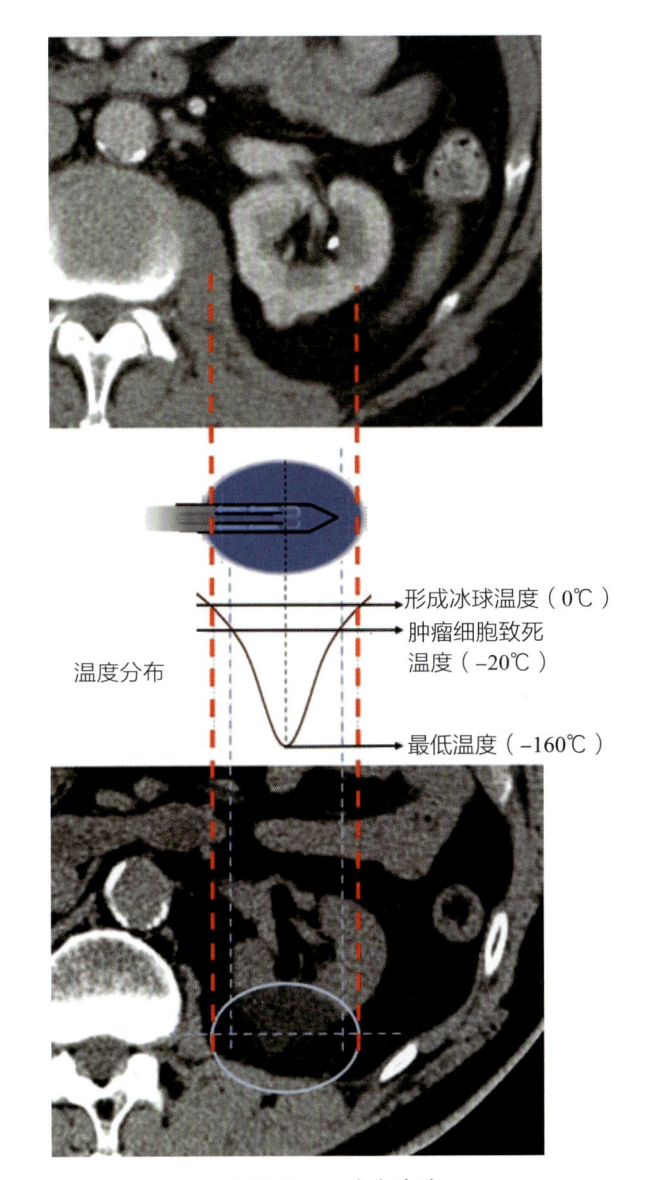

▲ 图 1-5 冷冻消融

图片显示左肾后部小的外生肾细胞癌。当氩气（一种制冷剂）从真空中的高压区流向低压区 – 冷冻针（中间图像），无论是通过阀门还是进入膨胀室，都能通过 Joule-Thomson 效应发生快速冷却，使冷冻针达到 –160℃或更低温度，在冷冻针周围形成一个冰球。唯一可见的等温线是冰球的 0℃边界（红色虚线）。致死等温线（约 –20℃）位于可见冰球内 2~5mm（蓝色虚线）

应一样，这增加了血管附近残留存活肿瘤及局部肿瘤进展的可能性。与"热沉"效应相反，该效应称为"热泵"效应。

(二) 生理学

组织对 CA 的反应取决于组织内冷冻的严重程度。CA 可产生多种生物反应，这些反应取决

于消融区域内的温度。与"致命冰"一样，严重冷冻损伤是 CA 的目标。当细胞外水分先于细胞内水分之前结冰，将发生直接的细胞损伤，液体从细胞内流向细胞外产生渗透梯度，导致细胞脱水，产生质膜变形[1]。细胞内冷冻导致细胞膜和细胞器直接损伤，细胞内稳态丧失和进一步脱水。细胞冻结形成的冰晶通过剪切力引起机械损伤[6]。随着冰球的融化，高渗的细胞内腔室产生过度的液体转移，导致细胞膜破裂[1]。在冷冻探针附近的中心区域，均匀的细胞死亡是其特征。

冰球周围存在一个非致命冰区，组织温度为 -20~0℃。在该区域内部分细胞冻死，部分细胞存活。细胞凋亡可发生在这一区域，但温度不足以均匀地杀死所有细胞。但非致死性冷冻造成的组织损伤可能在消融后数天触发细胞凋亡[6]。

CA 基于冻融循环的实施，冻融循环的每个组成部分（如冷却速度、升温速度和产生的温度）都会对靶组织造成损伤[6]。临床上需要冷却速度尽可能快，因为更快地降到低温会导致细胞致死性冰晶的形成。随着温度从 -5℃ 下降至 -50℃，细胞死亡的数量逐渐增加。肿瘤治疗的目标是在整个靶区和肿瘤周围组织内获得温度最低的致死冰，以确保所有癌细胞死亡。而广泛的组织损伤发生在 -20℃ 至 -30℃，肿瘤细胞不完全坏死[6]。CA 的持续时间不同，部分取决于冰球的生长速度。理想情况下，组织应在冷冻状态下保持 5min 或更长时间，以产生溶质效应、冰晶形成和再结晶效应[6]。

组织缓慢、被动解冻也是细胞损伤的主要因素。随着解冻时间的延长，细胞受到的损伤加重，包括溶质效应增加、冰晶重组、氧化应激延长和冰晶生长[6]。CA 引起的血管收缩和血管损伤随着长时间的被动解冻而延长，消融区发生进一步破坏性变化。为了避免快速解冻导致的细胞存活率增加，在解冻后应延迟启动第二个冷冻循环，可使组织低温和氧化应激持续[6]。

重复冻融循环可产生更快、更广泛的组织冷却，导致冷冻范围增大，成为一个更大的冰球。重复冻融循环使完全消融边缘更接近冷冻体积的外缘[6]。安装在冷冻针针尖的温度传感器可以准确评估冰球内的温度，这种温度信息对于确保靶组织消融的充分性和保护邻近的非靶组织都是有用的。

与 RFA 和 MWA 相比，CA 不会导致蛋白质变性。肿瘤抗原在肿瘤解冻和再灌注时激发和暴露，从而产生强烈的炎症反应和免疫反应。现已证明 CA 能在动物和人类体内产生针对肿瘤抗原的抗体[7]。CA 后，促炎细胞因子的释放高于 RFA 或 MWA。肝脏 CA 后，细胞内物质释放引发机体反应，可能导致罕见的冷休克现象。Kupffer 细胞被刺激释放促炎介质，可能导致全身炎症反应综合征、弥散性血管内凝血、多系统器官衰竭和死亡[1]。超过 35% 的肝脏 CA 会发生严重的冷休克并发症。除了强烈的刺激作用，CA 也可能导致免疫抑制效应，这取决于坏死和凋亡之间的平衡[1]。细胞凋亡不会引起坏死细胞内物质的释放，并可能导致对凋亡细胞抗原的免疫抑制[1]。坏死或凋亡是否对 CA 后的炎症和免疫反应产生更大的影响尚不容易预测，可能与消融、肿瘤类型和个体因素有关[1]。

五、不可逆电穿孔

不可逆电穿孔（irreversible electroporation，IRE）是一种非热消融技术，它的原理是电脉冲作用于细胞膜，使后者通透性改变，产生电穿孔。IRE 将细胞暴露在短而强的电场中，在细胞膜上产生永久性纳米级微孔[8]，细胞内环境继而发生改变，最终通过凋亡和凝固性坏死诱导细胞死亡[9]。电穿孔可以在不产生热效应的情况下消融大量组织，从而防止对周围结构的损伤。IRE 治疗计划使用数学模型精确预测治疗区域，且可以精确划定消融区[8]。与热消融（RFA 和 MWA）技术相比，IRE 的非热效应使其能够保持细胞外基质和器官结构完整，有助于治疗热消融无法完成的复杂病变。

（一）物理基础

电穿孔在细胞膜上产生不稳定的电势，使脂质双分子层产生纳米级微孔[10]。在 IRE 中，这些微孔是永久性的，会导致细胞死亡。接触电极的作用是向细胞或组织施加短时（微秒至毫秒）高压脉冲，使细胞膜通透性增加（图 1-6）[10]。

IRE 设备有三个组件：发生器、单极针电极和心脏同步设备。发生器与带有治疗计划软件的计算机系统连接[11]。发生器通过与发生器相连的单极针电极提供低压、高能电流。该系统最多可连接六个单极针电极，电脉冲可在任何两个针电极之间传输。治疗计划软件有助于确定达到一定消融范围的探头数量。

电压、脉冲频率、脉冲持续时间、电极数量和电极间距是输入 IRE 控制器的参数，然后 IRE 控制器生成垂直于针电极插入方向的消融范围的二维图像[11]。该领域仍处于研究阶段，但影响消融区的最重要参数是阻抗分布、脉冲特性和针电极分布（尺寸、间距和数量）[12]。目前，最常用的肿瘤消融设置是电压 1500V/cm，70～90μs 的 70～90 脉冲，电极间距 1.5～2cm，1～1.5cm 的有效电极长度[11]。

单极针电极长度为 15～20cm，19G 针，针头有 1cm 的标记。根据所需的消融区大小和病变深度，针尖暴露 1～4cm。超声引导下放置电极针，其表面有回声。平行放置电极针很重要，应避免电极针的会聚或发散，因为会聚或发散可能导致不均匀的消融区。电极之间的理想间距为 1.5cm 和 2cm。不准确的间距会增加高电流误差发生的可能。

早期的 IRE 受试者曾出现短暂性心律失常，因此 IRE 发生器还包括五导联系统，该系统将脉冲传输与患者的心电图（electrocardiogram，ECG）同步。当输送电能脉冲时，该系统检测 R 波的上升斜率，并向发生器发送信号[11]。

（二）生理学

电穿孔将细胞暴露于电脉冲下，增加了细胞膜的通透性[13]，破坏了细胞膜的脂质双分子层，在细胞膜上形成纳米孔，使正常情况下不渗透的

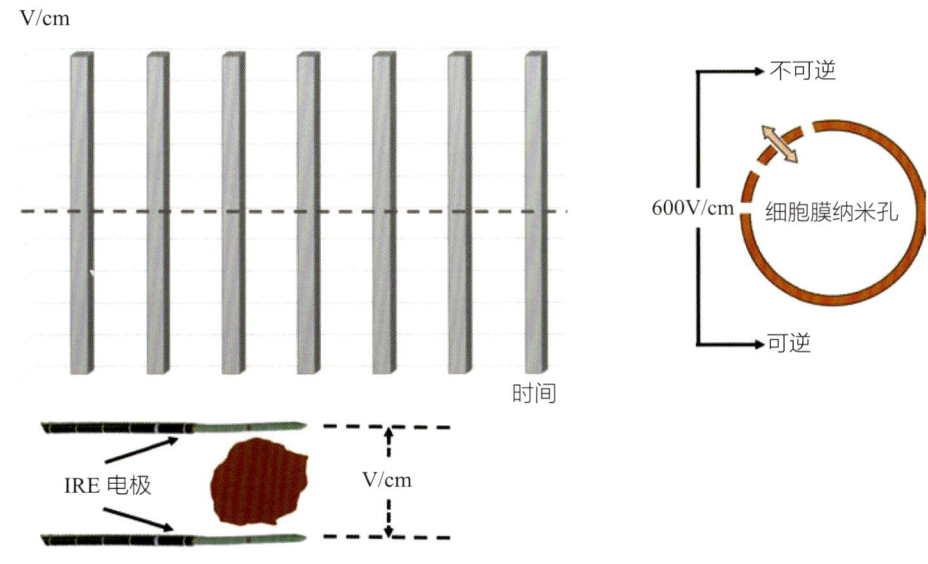

▲ 图 1-6 不可逆电穿孔（IRE）

IRE 电极平行放置于靶组织或将靶组织置于两电极之间，以确保均匀的消融区。一组高压、微秒级电脉冲通过电极传送至靶组织，受累细胞产生膜孔等生理效应。当 IRE 电极之间的电压梯度低于 600V/cm，细胞膜纳米孔在电压停止后自动愈合，跨膜内稳态重新建立。当 IRE 电极之间的电压梯度高于 600V/cm 时，这些细胞膜纳米级微孔通常无法愈合，继而细胞内稳态永久性丧失，导致细胞死亡

物质通过膜自由扩散[10,13]。一系列研究表明，当脉冲传递导致细胞膜电位增加时，细胞膜产生可逆性渗透（不会导致细胞死亡）或不可逆性渗透（导致细胞坏死和死亡）。电脉冲增加细胞膜通透性这一机制尚不完全清楚，是否导致细胞死亡取决于脉冲幅度和持续时间[10]。与热消融不同，细胞膜的渗透电场不受局部血流的影响，因此可以控制受累组织的范围。

外部电场是影响跨膜电位的主要参数——跨质膜的电位差[13]。细胞内和细胞外溶质的转运受脂质双层膜的高度调节，在细胞内和细胞外产生密度差，从而导致跨膜电压电位差。电场提供了局部驱动力，推动较大或极性的分子和离子进入细胞，而这些分子和离子通常不可渗透[13]。当跨膜电位达到特定阈值，发生电穿孔，质膜发生结构重建。一旦在细胞膜上形成纳米级微孔，细胞就需要增加能量来保持其跨膜离子差异。如果腺苷三磷酸依赖性蛋白泵无法补偿扩散差异，IRE改变的细胞内环境将通过凋亡和凝固性坏死诱导细胞死亡[13]（图1-7）。

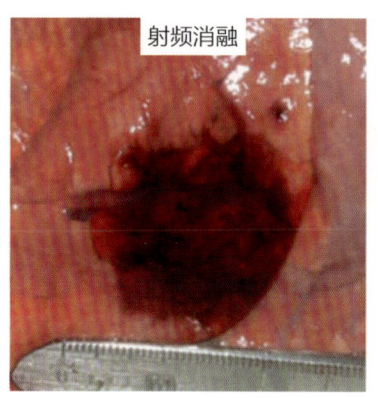

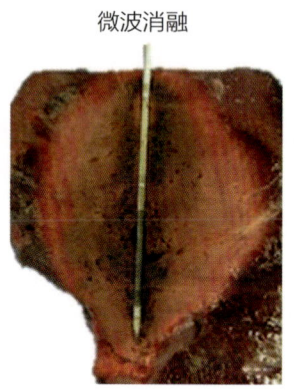

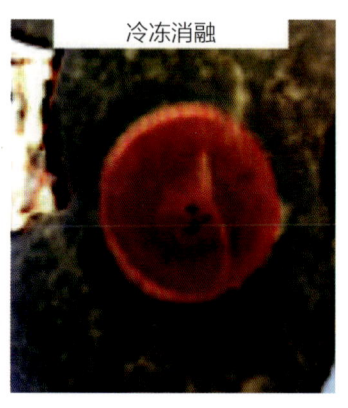

▲ 图1-7 不同消融技术之间，消融范围的比较
射频消融区边界不规则，导致反应率较低，因此，建议射频消融时扩大安全边界（可达10mm）。微波消融范围相对平滑规则，而冷冻消融的特点是近球形且均匀的消融灶

参考文献

[1] Chu KF, Dupuy DE. Thermal ablation of tumours: biological mechanisms and advances in therapy. Nat Rev Cancer. 2014;14(3):199-208.

[2] Ahmed M, Brace CL, Lee FT Jr, Goldberg SN. Principles of and advances in percutaneous ablation. Radiology. 2011;258(2):351-69.

[3] Hong K, Georgiades C. Radiofrequency ablation: mechanism of action and devices. J Vasc Interv Radiol. 2010;21(8):S179-86.

[4] Hinshaw JL, Lubner MG, Ziemlewicz TJ, Lee FT Jr, Brace CL. Percutaneous tumor ablation tools: microwave, radiofrequency, or cryoablation--what should you use and why? Radiographics. 2014;34(5):1344-62.

[5] Dong BW, Zhang J, Liang P, Yu XL, Su L, Yu DJ, et al. Sequential pathological and immunologic analysis of percutaneous microwave coagulation therapy of hepatocellular carcinoma. Int J Hyperth. 2003;19(2):119-33.

[6] Baust JG, Gage AA. The molecular basis of cryosurgery. BJU Int. 2005;95(9):1187-91.

[7] Erinjeri JP, Clark TW. Cryoablation: mechanism of action and devices. J Vasc Interv Radiol. 2010;21(8):S187-91.

[8] Al-Sakere B, Andre F, Bernat C, Connault E, Opolon P, Davalos RV, et al. Tumor ablation with irreversible electroporation. PLoS One. 2007;2(11):e1135.

[9] Davalos RV, Bhonsle S, Neal RE. Implications and considerations of thermal effects when applying irreversible electroporation tissue ablation therapy. Prostate. 2015;75(10):1114-8.

[10] Edd JF, Horowitz L, Davalos RV, Mir LM, Rubinsky B. In vivo results of a new focal tissue ablation technique:

[11] Wagstaff PG, Buijs M, van den Bos W, de Bruin DM, Zondervan PJ, de la Rosette JJ, et al. Irreversible electroporation: state of the art. Onco Targets Ther. 2016;9: 2437-46.

[12] Edd JF, Davalos RV. Mathematical modeling of irreversible electroporation for treatment planning. Technol Cancer Res Treat. 2007;6(4):275-86.

[13] Davalos RV, Mir IL, Rubinsky B. Tissue ablation with irreversible electroporation. Ann Biomed Eng. 2005; 33(2):223-31.

irreversible electroporation. IEEE Trans Biomed Eng. 2006;53(7):1409-15.

第 2 章 ^{90}Y 放射栓塞治疗肝肿瘤的物理学与生理学

Physics and Physiology of ^{90}Y Radioembolization for Liver Tumors

Andrew C. Picel　Daniel Y. Sze　著
马婧嶔　颜志平　译　　刘凌晓　校

经动脉放射性栓塞（transarterial radioembolization，TARE）是一种动脉内近程放疗 [译者注：由于 ^{90}Y 微球治疗肝癌的主要机制是辐射诱导的细胞凋亡，而不是栓塞治疗的作用。故此疗法采用"选择性内放射治疗"（selective internal radiation therapy，SIRT）更为妥当]。在治疗过程中，将附着或包含在微球上的钇 -90（^{90}Y）经动脉选择性地输注，以破坏肿瘤细胞，同时试图保留健康的肝实质。许多肿瘤细胞对放疗都很敏感，但根据美国食品药品管理局（Food and Drug Administration，FDA）的适应证，该治疗最常被用于肝细胞癌（hepatocellular carcinoma，HCC）和转移性结直肠癌（metastatic colorectal cancer，mCRC）。成功的治疗依赖于对患者、肿瘤生理学和放射性核素物理学的了解，以对肿瘤致死剂量进行安全性评估。

目前有两种不同的微球可用于放射性栓塞治疗。玻璃微球（TheraSphere；Nordion/BTG/Boston Scientific，Marlborough，Massachusetts）于 1999 年被 FDA 批准为人道主义豁免设备（Humanitarian Device Exemption，HDE），用于治疗不可切除的 HCC。树脂微球（SIR-Spheres；Sirtex Medical，Boston，MA，USA）于 2002 年获得 FDA 的上市前批准（Premarket Approval，PMA），用于与氟尿嘧啶联合经动脉灌注治疗 mCRC。两者区别见表 2-1。

一、肝脏解剖和生理学

肝脏接受高达 25% 的心输出量。供应给肝脏的血液中有 20%~30% 来自肝动脉，其余 70%~80% 来自门静脉[1]。肝动脉提供富含氧气的血液，门静脉向肝窦提供富含营养的血液。肝小叶是多角形结构，由一个中央肝静脉和周围门静脉、胆管和肝小动脉组成的汇管区门静脉三联体构成。肝窦延伸到汇管区和中央肝静脉之间，由内皮细胞组成，并有间隙以促进与肝细胞的交流。末梢门静脉直径为 15~50μm，肝窦直径为 5~8μm。

大多数 HCC 产生于肝硬化患者。严重的肝脏损伤导致慢性炎症状态，使肝脏再生功能失调。在肝硬化中，肝细胞表现出端粒的缩短和再生能力的降低。持续的炎症产生活性氧物质并导致缺乏 DNA 检查点的抑制，可能会发展为发育异常的结节和肿瘤。这种恶性转化过程的特点是

表 2-1 ^{90}Y 微球比较

项　目	TheraSphere	SIR-Spheres
微球直径（μm）	20～30	20～60
每瓶活度为 3GBq 的微球数量	120 万	4000 万～8000 万
比重（g/dl）	3.6	1.6
校准时单个微球的比活度（Bq）	2500	50
可处方剂量（GBq）	3～20	3～7.2

TheraSphere. 氧化钇、硅和铝玻璃微球；SIR-Spheres. 阳离子交换树脂微球

缺血的微环境导致血管生成和生长因子的上调[2]。

由于原发性和转移性肝脏肿瘤主要由肝动脉供应，因此动脉内肿瘤治疗依赖于肝脏的双重血液供应，以保护健康的肝脏组织[1]。随着肿瘤的增大和去分化，动脉血流不断增加而门静脉血流不断减少[3]。相对于正常的肝组织，肝动脉血流增加且优先供应肿瘤组织。肿瘤和周边实质的动脉高灌注可能会产生一个高压环境阻碍门静脉血流进入。随着肿瘤的增大会形成异常密集的肿瘤血管网。

直径＞0.5cm 的肿瘤通常有 90% 以上的血液来自肝动脉，而正常肝实质中只有 30%。肿瘤新生血管混乱，毛细血管直径较大且不规则，内皮细胞增生，动静脉分流。肿瘤周边血管直径通常在 25～75μm，但＜100μm 的颗粒有可能通过肝窦和发育不良的血管分流导致肺部非靶区栓塞。对大鼠的研究表明，40μm 的颗粒具有最好的肿瘤与正常肝组织分布比[4]。肝脏的双重血液供应和肿瘤内肝动脉新生血管的增殖，使得微球在肿瘤动脉内大量沉积，同时减少对周围正常组织的损害。

尽管肝脏实质主要由门静脉供应，但肝内胆管主要由肝动脉供应。胆管周围动脉丛直径约为 30μm，与 ^{90}Y 微球的大小相似。胆道系统的损伤并不常见，但可导致胆道狭窄、胆汁瘤和胆管炎[5]。与 HCC 患者相比，转移性疾病患者可能更容易发生胆道损伤。

二、^{90}Y 微球

^{90}Y 通常通过在核反应堆中对 ^{89}Y 进行中子轰击产生。它衰变成稳定的 90Zr [6]。^{90}Y 辐射纯 β 射线，具有 64.1h 的物理半衰期。94% 的辐射剂量在治疗后 11 天内释放。β 粒子平均能量为 0.927MeV，最大能量为 2.27MeV，平均组织渗透距离为 2.5mm，最大组织渗透距离为 11mm。^{90}Y 还产生内部对正电子，其分支比非常低，为 32×10^{-6}，但足以用 PET 扫描进行成像。

市面上有两种不同类型的放射性栓塞微球可供治疗（表 2-1）[7, 8]。TheraSphere 是氧化硅和铝玻璃微球（译者注：应该是氧化钇、硅和铝玻璃微球），大小为 20～30μm，内含 ^{90}Y。校准的比活度为每个微球 2500Bq，一瓶 3GBq TheraSphere 含有 120 万个微球，而最大的一瓶 20GBq TheraSphere 含有 800 万个微球。由于实现高辐射剂量所需的微球数量相对较少，因此治疗的栓塞效应很小。TheraSphere 以 0.6ml 的无菌水装在 1ml 的 V 形底小瓶中，置于透明的丙烯酸护罩中。TheraSphere 有 6 种不同的校准活度，分别为 3、5、7、10、15、20GBq，在美国东部标准时间的周日晚上 12 点进行校准。也可以在 3～20GBq 以 0.5GBq 的增量订购定制剂量[9]。所需的活度是根据原始活度、经过时间、校准和给药之间的衰减情况来规定的。治疗时需要注入整瓶微球，不能仅注入一部分。

SIR-Spheres 是阳离子交换树脂微球，直径为

20～60μm（平均32μm），通过磷酸盐沉淀固定 ^{90}Y。根据说明，SIR-Spheres 比 TheraSphere 大 30%。SIR-Spheres 装在一个 5ml 的水瓶中，在指定的校准日下午 6 点校准为 3GBq±10%，每周 5 天用最小厚度为 6.4mm 的铅罐运送。在校准时，SIR-Spheres 的比活度为每个微球 50Bq，因此一个 3GBq 的小瓶含有 4000 万～8000 万颗微球[9]。校准后的保质期为 24h。从提供的小瓶中抽取所需的活性。整瓶微球通常不完全注入。除了近程放疗作用外，使用 SIR-Spheres 治疗可能具有中度的栓塞作用，并可能导致栓塞后综合征。术者在给药时需避免停顿和反流，这可能会影响微球注射并造成非靶区沉积相关并发症的发生。现在 SIR-Spheres 最早可在校准前 3 天通过 FLEXdose 程序获得，其比活度高达每个微球 120Bq，栓塞效应和风险也相应降低。

三、放射剂量测定

放射剂量测定是指模拟微球的分布，处方 ^{90}Y 的放射性活度使目标肿瘤和背景组织达到特定的吸收剂量，并测量和计算实际的吸收剂量分布的过程。活度是指微球中的 ^{90}Y 放射活性，以千兆贝克勒尔（GBq）为单位，吸收剂量是指沉积在组织中的辐射量，以戈瑞（Gy）为单位。核医学会的医学内部辐射剂量（Medical Internal Radiation Dose，MIRD）委员会报告显示，1GBq 的 ^{90}Y 均匀分布在 1kg 的组织中，会产生大约 50Gy 的吸收剂量。吸收剂量由治疗过程中的动脉导管位置供应的血管床体积、注入的 ^{90}Y 活度，以及微球在血管床内的不同分布决定。

肿瘤内吸收剂量高于肿瘤致死剂量阈值，正常肝脏吸收剂量低于毒性剂量阈值，就能获得最佳疗效[10]。剂量–反应曲线很难建立，因为微球可能会形成团块，导致微观层面上的异质分布，而且玻璃和树脂产品的比活度和注入的微球数量差别很大。一般来说，微球的比活度越高，注射的微球数量就越少，但需要更高的吸收剂量来补偿分布异质性并达到肿瘤致死作用。对于标准的树脂微球来说，HCC 肿瘤致死剂量阈值似乎在 100Gy 的范围内，而对于衰减了 2～3 个半衰期的玻璃微球来说，HCC 肿瘤致死剂量阈值似乎在 200Gy 左右。标准树脂微球的正常肝脏毒性剂量阈值为 30～40Gy，但对于玻璃微球，阈值约为 70Gy。肝硬化或其他受损肝脏的阈值约为正常肝脏的一半。

剂量分布模拟是通过肝动脉造影进行的，在预定的给药部位注射 2～5mCi 的 99mTc 标记大分子白蛋白（^{99m}Tc-MAA），然后进行平面及 SPECT，以评估微球在肝脏和肿瘤内的分布情况，并计算通过肝脏和肿瘤动静脉瘘而进入肺血管的活度比，即肺分流率（lung shunt fraction，LSF）或肝肺分流率（hepatopulmonary shunt fraction，HPSF）（图 2-1 和图 2-2）。由于 ^{99m}Tc-MAA 包括小于 10μm 的颗粒，以及肝膈顶和右肺下叶的体积平均化，通过 ^{99m}Tc-MAA 模拟计算的 LSF 通常高于与 TheraSphere 和 SIR-Spheres[9]。

以下公式用于计算 ^{99m}Tc-MAA 成像的 LSF 和肺吸收剂量。

肺分流率 = 肺总计数 /（肺总数计数 + 肝计数总数）

肺吸收剂量（Gy）= 50 × 处方活度（GBq）× 肺分流率 / 肺质量（kg）

从前后位的平面图像中，LSF 通常为平面分布计量的平均值。潜在的更准确方法，LSF 也可以通过基于体素的 SPECT 分区来计算。肺部质量很难测量，但通常认为普通人的肺部质量约为 1kg。放射性肺炎的毒性吸收剂量为每次治疗 30Gy，终身累计 50Gy[9, 11]。虽然有些指南建议，如果 LSF＞10%，就应减少处方剂量，但这也会影响肿瘤吸收剂量和疗效，所以基于肺部吸收剂量的活度处方可能比单纯基于 LSF 的活度处方更可取[12, 13]。可以进行辅助治疗来分化或减少 LSF，但如果因为 LSF 过高而不能向肿瘤提供足够的剂量，则禁止进行放射栓塞治疗。

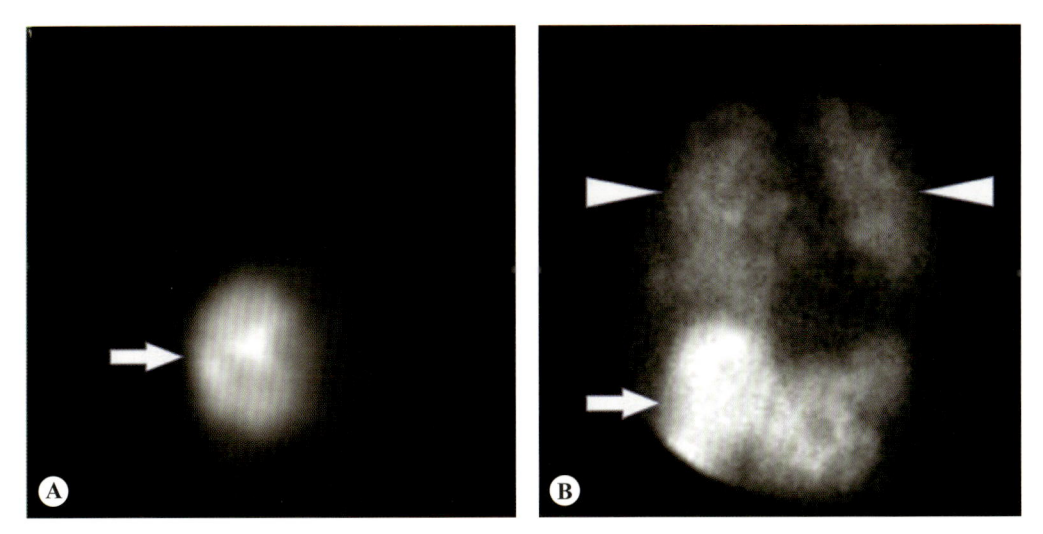

第2章 ⁹⁰Y放射栓塞治疗肝肿瘤的物理学与生理学
Physics and Physiology of ⁹⁰Y Radioembolization for Liver Tumors

▲ 图 2-1 肝动脉灌注 ⁹⁹ᵐTc-MAA 后的平面图像，用于计算治疗前的肺分流率

第一位患者（A）的肺分流计算值小于 1.5%。箭所示为肝脏肿块内的活度，肺部区域没有明显活度。第二个患者（B）显示肝脏内有活度（白箭），肺部有大量的活度（白箭头）。在这个病例中，50% 的肺部分流率是治疗的禁忌证

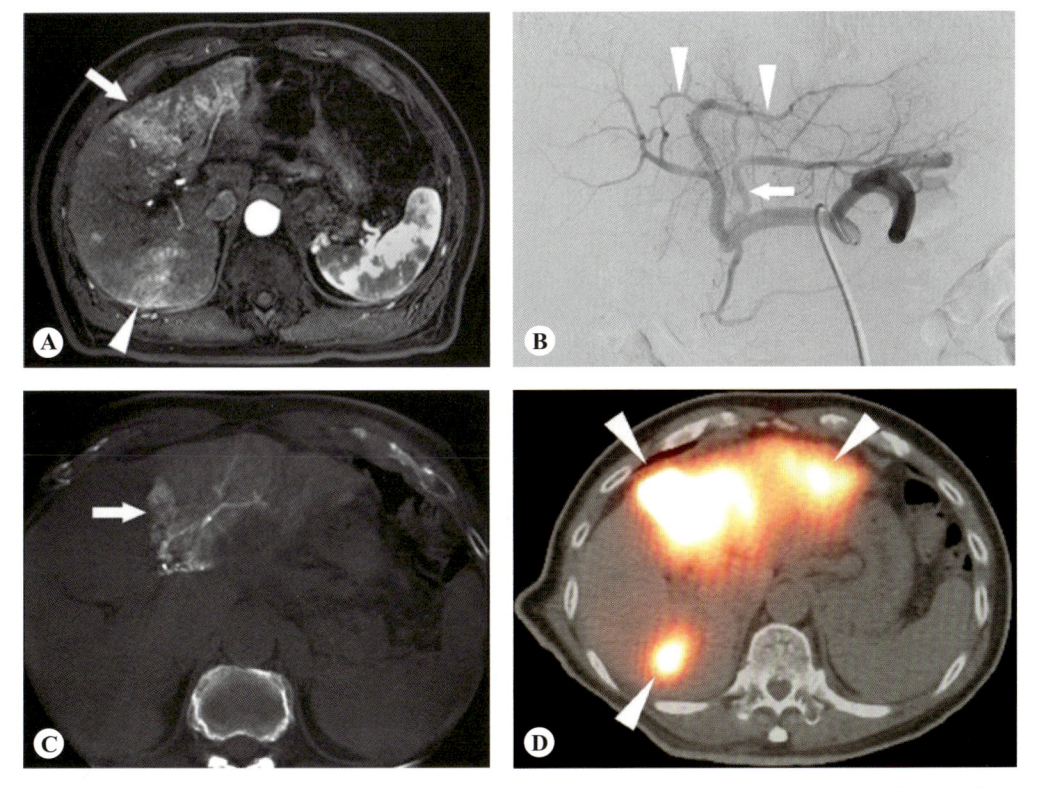

▲ 图 2-2 患者，64 岁，男性，患有肝硬化和浸润性肝细胞癌，拟接受姑息性放射性治疗

A. 动脉增强 MRI 显示多灶性浸润性肝细胞癌占据 Ⅱ 段和 Ⅲ 段（白箭），以及 Ⅵ 段和 Ⅶ 段的一部分（白箭头）。B. 腹腔动脉造影显示 Ⅱ 段和 Ⅲ 段肝动脉供应肝左叶病灶。该患者有变异的解剖结构，Ⅲ 段肝动脉（白箭）和 Ⅱ 段、Ⅳ 段肝动脉（白箭头）独立发出。C. 选择 Ⅲ 段肝动脉后进行的锥形束 CT 血管造影显示肝左叶大部分区域有灌注（白箭），没有肝外供应的证据。D. 在适当的肝动脉中注入 4mCi ⁹⁹ᵐTc-MAA 后的 SPECT-CT 显示肿瘤内有放射性核素活度（白箭头）。肺部分流率（LSF）为 9.3%。治疗是分阶段进行的，肝左叶治疗为 1 个疗程，患者在 1 个月后进行 Ⅵ 段和 Ⅶ 段的治疗

013

通过在多支动脉中更有选择性地给药，可以实现剂量分布的进一步制订。此外，可以对肝内供血动脉或副动脉进行弹簧圈栓塞，或对肝外供血动脉进行颗粒和弹簧圈栓塞，以实现血流再分布[9]。血流再分布可以减少给药部位的数量，并通过减少回流到肝门和静脉韧带附近的肝肠吻合动脉的风险来提高安全性。

接受系统治疗的患者可能需要减少放射性栓塞的剂量和（或）可能被要求在放射性栓塞治疗前后暂停治疗2～6周，因为一些化疗药物，如吉西他滨具有辐射敏感性，会增加放射性栓塞引起的放射性肝病（radioembolization-induced liver disease，REILD）的风险。其他风险因素包括既往的外放射治疗、既往的放射性栓塞，以及系统性治疗引起的肝纤维化或淤血。REILD患者在放射性治疗后1～4个月出现黄疸和腹水。REILD引起肝窦阻塞的病理变化，这与外照射诱发的肝脏疾病（radiation-induced liver disease，RILD）有所区别，后者的特点是静脉阻塞、肝脏肿大、腹水和碱性磷酸酶的升高。尽管患者对辐射的耐受性不同，但避免REILD需要准确的剂量测定[11, 14]。

四、TheraSphere 剂量测定

TheraSphere说明书推荐使用MIRD剂量测定法，该方法假定微球在接受治疗的单一部分肝脏内均匀分布。肿瘤负荷和富血供的情况没有考虑在内[9]。治疗体积由横断面图像估计，并通过 $1.05g/cm^3$ 的转换系数转换为质量。预计治疗体积需要在无创成像上进行准确的肝段划分，或者在锥形束CT上进行选择性动脉增强造影。MIRD公式用于计算提供80～150Gy推荐吸收剂量所需的活度。

给药活度（GBq）=[目标剂量（Gy）× （治疗组织质量（kg）]/[50×（1–LSF）]

校准时TheraSphere的平均比活度为每个微球2500Bq，由于这一比活度太高而不适合立即用于临床。在制订治疗计划时要考虑到64.1h的半衰期，通常在校准后3～9天给药，其比活度降低到每个微球275～1200Bq。根据治疗日期和时间，以及衰变后达到所需吸收剂量来计算出适当的活度。可以用电子表格和在线计算器来显示治疗方案。

微球可以在校准后的第一或第二个半衰期内使用，使用第二个半衰期后的微球，可以在治疗剂量相同时使用更多的微球。许多术者使用衰变的TheraSphere来改善较大肿瘤的微球分布和覆盖。对于只有少量可牺牲正常肝组织的靶区，可提供更高的活性以保证消融性肿瘤致死剂量。使用具有较高比活度的第一个半衰期的微球，可以达到200～500Gy的目标剂量，这种技术被称为放射性肝段切除术。使用更多的衰变微球、较差的选择性和约为120Gy的较低剂量，达到治疗叶萎缩、健侧叶代偿性增生的技术可称为放射性肝叶切除术[15]。

五、SIR-Spheres 剂量测定

SIR-Spheres的剂量测定可以通过经验法、体表面积（body surface area，BSA）法或分割法进行。经验法是根据肿瘤负荷占肝脏总质量的比例来确定给药的活度。尽管包装内页描述了经验法，但它的个性化程度不够，已经过时，不推荐使用[16]。

包装内页中还描述了BSA方法，这是树脂微球剂量测定中最常用的方法，它依赖于肝脏体积与体表面积相关的假设，根据肿瘤负荷的百分比调整处方活度。以下为计算方法：

BSA（m^2）= 0.20247× 身高（m）$^{0.725}$ × 体重（kg）$^{0.425}$

处方活度（GBq）= BSA–0.2 + （肿瘤累及 %/100）

上述公式计算的是整个肝脏治疗的活度。如果要治疗的肝脏少于整个肝脏，那么处方活度是

基于治疗的总肝脏的一部分。BSA 技术很简单，但有许多不准确之处。与 MIRD 方法一样，它没有考虑到肿瘤的富血供。对于肿瘤负担较大和肝脏体积较大，尤其是体表面积小的患者，往往剂量不足，低于肿瘤致死阈值，而体表面积较大的患者和较小的肝脏体积可能导致剂量过大。包装内页进一步建议通过减少给药的活度来适应高 LSF，LSF 为 10%～15% 时减少 20%，LSF 为 15%～20% 时减少 40%，LSF＞20% 时放弃治疗[9]。尽管这一准则有助于维持肺部安全，但导致许多患者接受剂量不足。

分割法是计算分割到肝脏、肺部和肿瘤区剂量的方法[8]。分割法基于对肿瘤负荷和肿瘤与正常肝组织（T/N）摄取比例的评估，其结果更个性化。肿瘤负荷每增加 25%，活度就会增加约 0.5GBq[9]，根据以下公式计算。

$$T/N = （肿瘤活度/肿瘤质量）/（肝脏活度/正常肝脏质量）$$

$$活度（GBq）= 肿瘤的目标吸收剂量（Gy）× [肿瘤质量（kg）×（T/N）+ 正常肝质量（kg）]/50 ×（1-LSF）$$

分割模型可以提供最合适的剂量和活度计算，但也有局限性。该模型使用每个治疗区域的平均活度，并假设每个治疗区域的分布均匀。不均匀的分布，如肿瘤坏死和由正常肝组织构成的富血供周边会混淆计算结果。^{99m}Tc-MAA 闪烁术是测定 T/N 的主要方法，但由于微球大小、数量、比重、栓塞效应、微导管位置和血流动力学的不同，可能无法完全模拟 ^{90}Y 微球的分布。该模型也难以应用于弥漫性肝病、浸润性疾病和小病灶[16]。

治疗前 ^{99m}Tc-MAA SPECT/CT 和（或）治疗后 ^{90}Y PET/CT 基于体素的新兴剂量测定技术最终可能会使剂量测定参数的确定更加准确[8]，这些技术有些从外照射技术转化而来。肿瘤的剂量 - 体积直方图（dose-volume histograms，DVH）可以更好地预测疗效，而正常肝脏的 DVH 可以更好地预测毒性。多个供应商目前提供相应的商业软件。

六、微球给药

在美国，^{90}Y 放射性栓塞受核管理委员会联邦法规（NRC：10 CFR Part 35）监管。^{90}Y 的给药是由已完成近程放疗培训和供应商特定培训的授权用户执行。在给药前，用标准剂量校准器和便携式电离箱对微球活度进行验证。对于 SIR-Spheres，所需的活度由放射性核素技术专家从装运瓶中转移到治疗瓶中。对于 TheraSphere 来说，微球不需要转移，而是整体给药，这就减少了剂量错误的风险和技术员的辐射暴露[9]。

介入手术室的地板和从输送系统到患者动脉穿刺点的通道应该用吸收性辅料覆盖，以防止污染，并帮助清洁任何可能的辐射溢出。输送系统的所有潜在的放射性成分（包括生物危险品，如使用过的微导管）都要在圆柱形丙烯酸屏蔽容器中进行处理。用电离箱测量废物容器中的残余活度，并通过从原始活度中减去残余活度来计算给药活度，并对衰变进行修正。程序结束后，用 Geiger-Müller 探测器检查人员、桌子、地板和设备是否有溢出的放射性物质。使用便携式电离箱在患者皮肤水平和 1m 距离处测量从患者肝脏发出的最大韧致辐射。任何重大的泄漏都必须在 NRC 的监督下进行清理，并可能需要对手术室进行数周的隔离，使已泄漏但无法回收的微球发生衰减。

TheraSphere 和 SIR-Spheres 的给药装置和给药技术是不同的（图 2-3）。关于组装和拆卸给药装置的步骤说明，可在制造商的包装说明中找到。不正确地设置给药箱系统可能导致错误给药和（或）污染。连接处必须紧密牢固，并对系统进行彻底冲洗，以避免输送管道中出现气泡。微导管不应阻塞动脉，因为给药时需要血液向前流动。不建议使用小口径的微导管（管腔直径小于 0.027in），因为有堵塞的风险，而且输送所需的

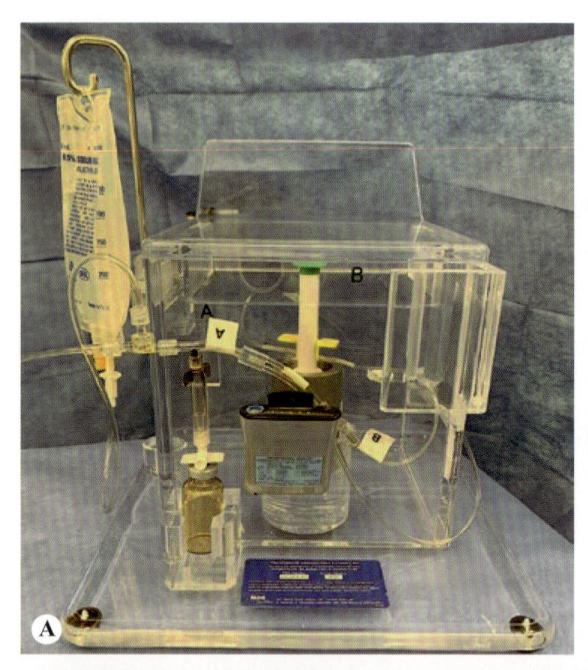

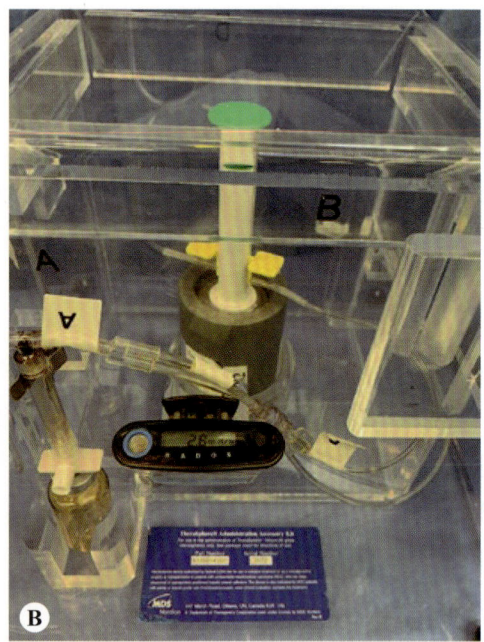

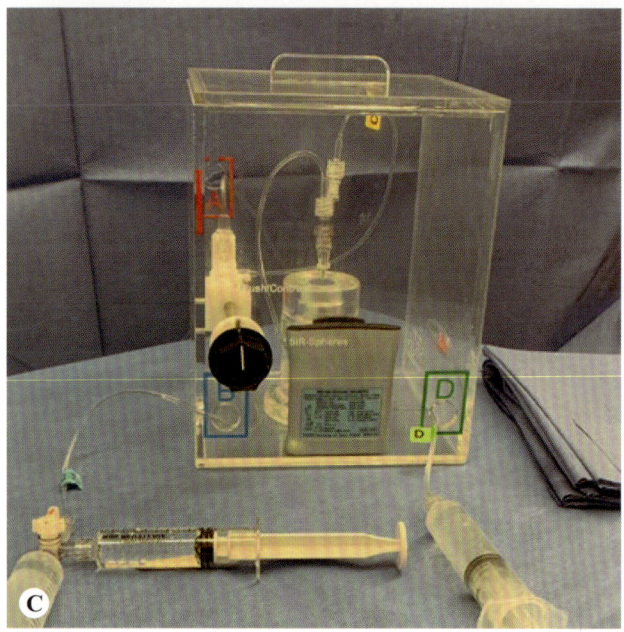

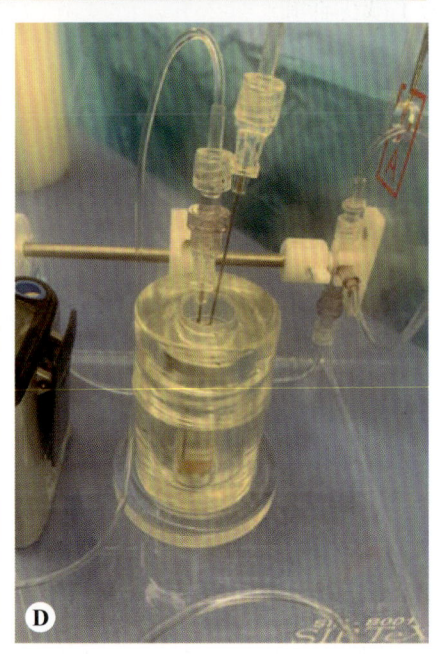

▲ 图 2-3　A. TheraSphere 给药盒。铅罐内的药瓶被放置在盒子里，针头组件已经被卡住了。通过"B"线冲洗的生理盐水使微球悬浮，然后从药瓶流向出口管和微导管。B. TheraSphere 给药盒的特写图像显示了靠近药瓶的辐射剂量计。在给药过程中，读数应下降到零。在"A"下面可以看到溢出的小瓶。它的作用是限制注射的速度。如果在给药过程中压力过大，多余的生理盐水会流进这个小瓶，而不是对针头组件过度加压。C. SIR-Spheres 给药盒。注入管线和针头"D"的葡萄糖溶液搅动并悬浮微球，然后微球通过出口针头流出小瓶，流向安装在盒子内部的三通与外部黑色旋钮相连。远端出口管线"A"与微导管相连，可通过将黑色旋钮转向"冲洗/造影"并注射到管线"B"来清除。连接到管线"B"的外部截止阀允许注入造影剂，以便在微球之间进行间隔血管造影，评估动脉血流是否停滞。辐射剂量计被放置在给药盒内，以监测给药的完整性（制造商不推荐）。D. SIR-Spheres 给药盒的内部，显示了位于 V 形底部剂量瓶内的给药针。进口针头位于微球颗粒的正上方，用于悬浮颗粒，出口针头位于顶部附近，稀释的悬浮微球从远端出口管线出来，走向安装在盒子内部的三通。三通可以通过外部旋钮远程转动，允许在微球给药和远端出口线冲洗或造影剂之间交替进行

压力增加可能会导致输送系统的泄漏。也不建议直接通过 4F 或 5F 的导管进行治疗，因为快速的低阻力注射会增加回流的风险，并可能改变血流动力学和微球分布[9]。

TheraSphere 给药盒在剂量瓶和微导管连接处附近设置了两个 Rados 辐射探测器的安装点。药瓶在分层的丙烯酸和铅罐屏蔽中，通过一个卡扣式的双针入口/出口冲洗系统进入丙烯酸输送箱。将生理盐水注入药瓶，以搅动微球并将其排入微导管。绝大多数（>90%）的微球被第一个 20ml 的生理盐水冲出[9]。为了完全排空，建议共冲洗 60ml，通常效率>98%。在给药过程中，可以轻轻拍打和倾斜管路，特别是微导管连接处，以避免微球停留或积聚在连接区域，特别是微导管枢纽处。为了减少非靶区沉积的风险，输液速度应模仿肝动脉血流，过高的注射压力会被转移到一个废液瓶中。

SIR-Spheres 给药套装包括一个丙烯酸屏蔽盒、进口和出口针头、管路、注射针筒。建议将使用无菌水冲洗改为使用 5% 葡萄糖溶液（D5W）冲洗以减少血管痉挛和溶血。不建议使用生理盐水或造影剂来冲洗，因为阳离子的存在可能会导致一些 ^{90}Y 从树脂微球中洗脱。将 D5W 注入进气管和针头，针头的位置正好在微球颗粒的上方，以搅拌和悬浮微球。微球通过与微导管相连的出口针和管路离开小瓶。远端出口管线和微导管可以通过转动安装在丙烯酸箱内壁上的三通旋塞来调节。因此，可以在透视下监测输液的进展，通过三通向远端出口管注入造影剂，以评估栓塞效果和血流情况。建议最少冲洗 60ml。给药结束后，向进口管注入空气，将剩余的 D5W 和微球从瓶中排出。敲击和倾斜管路和三通也可以减少残留在三通和微导管枢纽处的微球。当达到给药剂量或血流停滞时，治疗就完成了。

结论

^{90}Y 放射性栓塞已成为不可切除的 HCC 和 mCRC，以及其他原发性和转移性肝脏恶性肿瘤患者的标准治疗方法。市面上销售的放射性栓塞装置，TheraSphere 和 SIR-Spheres 在几个重要特性、剂量测定技术和传输方法上有所不同。为了确保微球的安全给药，并在不引起肝脏、胃肠道或肺实质剂量超标的情况下达到杀伤肿瘤的吸收剂量，必须进行精准的剂量测定和精细的给药。

利益冲突和财务披露：DYS 是 Boston Scientific/BTG/Nordion, SIR-Tex 和 Terumo/Quirem 的顾问，并获得了 Boston Scientific/BTG/Nordion and SIR-Tex 机构研究支持。

参考文献

[1] Kan Z, Madoff DC. Liver anatomy: microcirculation of the liver. Semin Interv Radiol. 2008;25(2):77-85.

[2] O'Rourke JM, Sagar VM, Shah T, Shetty S. Carcinogenesis on the background of liver fibrosis: implications for the management of hepatocellular carcinoma. World J Gastroenterol. 2018;24(39):4436-47.

[3] Tajima T, Honda H, Taguchi K, et al. Sequential hemodynamic change in hepatocellular carcinoma and dysplastic nodules: CT angiography and pathologic correlation. AJR Am J Roentgenol. 2002;178(4):885-97.

[4] Anderson JH, Angerson WJ, Willmott N, Kerr DJ, McArdle CS, Cooke TG. Regional delivery of microspheres to liver metastases: the effects of particle size and concentration on intrahepatic distribution. Br J Cancer. 1991;64(6):1031-4.

[5] Atassi B, Bangash AK, Lewandowski RJ, et al. Biliary sequela following radioembolization with yttrium-90 microspheres. J Vasc Interv Radiol. 2008;19:691-7.

[6] Murthy R, Kamat P, Nunez R, Salem R. Radioembolization of yttrium-90 microspheres for hepatic malignancy. Semin Interv Radiol. 2008;25(1):48-57.

[7] Lee EW, Alanis L, Cho SK, Saab S. Yttrium-90 selective internal radiation therapy with glass microspheres for hepatocellular carcinoma: current and updated literature review. Korean J Radiol. 2016;17(4):472-88.

[8] Tong AK, Kao YH, Too CW, Chin KF, Ng DC, Chow PK. Yttrium-90 hepatic radioembolization: clinical review and current techniques in interventional radiology and personalized dosimetry. Br J Radiol. 2016; 89(1062): 20150943.

[9] Salem R, Thurston KG. Radioembolization with 90Yttrium

microspheres: a state-of-the-art brachytherapy treatment for primary and secondary liver malignancies. Part 1: technical and methodologic considerations. J Vasc Interv Radiol. 2006;17(8):1251-78.

[10] Salem R, Padia SA, Lam M, et al. Clinical and dosimetric considerations for Y90: recommendations from an international multidisciplinary working group. Eur J Nuc Med Mol Imag. 2019;46(8):1695-704.

[11] Riaz A, Lewandowski RJ, Kulik LM, et al. Complications following radioembolization with yttrium-90 microspheres: a comprehensive literature review. J Vasc Interv Radiol. 2009;20(9):1121-30.

[12] Salem R, Thurston KG. Radioembolization with 90yttrium microspheres: a state-of-the-art brachytherapy treatment for primary and secondary liver malignancies. Part 2: special topics. J Vasc Interv Radiol. 2006;17(9):1425-39.

[13] Kao YH, Magsombol BM, Toh Y, et al. Personalized predictive lung dosimetry by technetium-99m macroaggregated albumin SPECT/CT for yttrium-90 radioembolization. EJNMMI Res. 2014;4(33):1-12.

[14] Braat MN, van Erpecum KJ, Zonnenberg BΛ, van den Bosch MA, Lam MG. Radioembolization-induced liver disease: a systematic review. Eur J Gastroenterol Hepatol. 2017;29(2):144-52.

[15] Saini A, Wallace A, Alzubaidi S, et al. History and evolution of yttrium-90 radioembolization for hepatocellular carcinoma. J Clin Med. 2019;8(1):E55.

[16] Doherty JO. A review of 3D image-based dosimetry, technical considerations and emerging perspectives in 90Y microsphere therapy. J Diagn Imag Thr. 2015;2(2):1-34.

第 3 章 经动脉化疗栓塞和载药微球治疗肝肿瘤的物理和生理学

Physics and Physiology of Transarterial Chemoembolization and Drug-Eluting Beads for Liver Tumors

Michael C. Soulen　Thierry de Baere　著
石　钦　颜志平　译　　刘凌晓　校

经动脉化疗栓塞（transarterial chemoembolization，TACE）源于 20 世纪 80 年代的日本，是使用碘油混合蒽环类化疗药物乳剂的一项技术[1-5]。碘油是一种碘化的罂粟籽油脂肪酸乙酯（Guerbet, Aulnay, France）。两项随机化研究分别使用多柔比星[6]或顺铂[7]与碘油混合，随后给予栓塞剂治疗，这使得碘油药物乳剂加固体栓塞材料的 TACE 成为无门静脉癌栓的中期肝细胞癌（HCC）的标准治疗方法。到目前为止，只有这两项研究证实了碘油 TACE 优于最佳支持性治疗的 HCC 动脉内治疗（intra-arterial therapies，IAT）病例对照试验。

在肝功能储备充足的情况下，TACE 也适用于更晚期的 HCC 患者，如大血管侵犯或局限性的肝外转移，但这一人群的生存获益还没有在随机试验中评估。在一项前瞻性非随机化研究中，根据肿瘤专家委员会的建议及患者的需求，164 例合并肝段或亚肝段门静脉分支癌栓的 HCC 患者接受了 TACE 或保守治疗。TACE 组 12 个月和 24 个月的总体生存率分别为 30.9% 和 9.2%，而保守治疗组则分别为 3.8% 和 0%（$P<0.001$）[8]。此外，TACE 也适用于早期 HCC 患者等待肝移植的桥接治疗或肝移植、肝切除术及影像引导的消融治疗无法进行的情况[9]。在一项随机对照研究中已经证实，对于直径 <7cm 的 HCC 患者，TACE 联合热消融治疗的疗效优于单独消融治疗[10]。

除了 HCC，TACE 在治疗肝脏为主的神经内分泌肿瘤（neuroendocrine tumors，NET）中发挥着重要作用。美国国立综合癌症网络（National Comprehensive Cancer Network，NCCN）、欧洲神经内分泌肿瘤协会（European Neuroendocrine Tumor Society，ENETS）和北美神经内分泌肿瘤协会（North American Neuroendocrine Tumor Society，NANETS）指南都将 TACE 作为进展性或症状性神经内分泌肿瘤肝转移治疗策略的一部分[11, 12]。

一、经动脉化疗栓塞的作用机制

当碘油注入肝动脉时，被选择性摄取和停留在 HCC 和富血供肝转移瘤中[13-15]。碘油从肿瘤供血动脉通过胆管周围毛细血管丛循环进入终末门静脉窦和肿瘤的引流途径[16, 17]，可产生不到 1h 的动脉和门静脉分支暂时性栓塞作用。由于碘油栓塞作用短暂，随后需要补充固体栓塞剂来维持局部缺血效应及碘油乳剂在肿瘤血管的沉积。作为化疗药物递送的载体，使用碘油药物乳剂加颗粒栓塞剂比单纯碘油药物乳剂或药物具有更好的药代动力学优势[19]，并且比单纯注射碘油或无颗粒栓塞剂的药物乳剂能诱导更明显的肿瘤坏死[20]。颗粒栓塞剂的加入使主要肿瘤的坏死率由 13% 增加到 83%，其他肿瘤的坏死率由 6% 增加到 53%[20]。在肝癌患者中，相比于无颗粒栓塞的碘油药物乳剂，注射碘油药物乳剂联合颗粒栓塞剂显示出更好的远期生存率[21]。日本肝癌研究团队报告了迄今为止关于 TACE 疗效的最大规模研究（11 030 例患者，包括 8057 例 TACE 治疗和 2523 例无颗粒栓塞的化疗 – 碘油注射治疗），使用颗粒栓塞材料显著提高了患者的总体生存率[21]。

除了动脉性缺血，TACE 还会导致门静脉压力一过性升高 70%～100%，在碘油注射后 20min 左右达到峰值，并在 1h 后消退[22]。合并食管胃底静脉曲张的患者由于治疗后可能会破裂出血，因此必须进行监测。

目前，尚无对照试验表明 TACE 治疗优于未用药的动脉栓塞术。TACE 的基本原理是缺血和其致死浓度几倍的化疗药物积聚之间的协同作用。肝恶性肿瘤会表达多重耐药基因（multi-drug resistance gene，MDR1），促进代谢活跃的细胞膜泵表达，从而将化疗药物从细胞中清除。栓塞引起的缺氧造成这些细胞膜泵失效，从而引发缺血条件下细胞内对药物摄取的增加[23]。

二、化疗药物和栓塞剂

对于 HCC，TACE 最常用的单一抗癌药物是蒽环类药物，包括多柔比星或表柔比星[24]。顺铂原料的短缺导致顺铂使用的减少，最近仅在美国重新上市。目前，已经报道了几种联合用药方案，其中最常用的是顺铂、多柔比星和丝裂霉素[25]。虽然一些队列研究已经证明了顺铂要优于多柔比星[26, 27]，但另一项随机研究显示，顺铂和表柔比星单一用药方案之间没有差别[28]。最近一项研究报道，与单一药物治疗相比，联合用药方案具有更高的应答率，更低的肿瘤进展发生率，以及更少的疗程[29]，这一点在另一项包含 365 名患者的随机研究中得到证实[30]。不同单位报道的剂量方案有所不同。多柔比星最常用的剂量是 30～100mg，而顺铂是 50～100mg[31]。EASL-EORTC 临床实践指南推荐的药物包括多柔比星或顺铂[32]。

对于胃肠胰腺神经内分泌肿瘤（gastroentero-pancreatic neuroendocrine tumors，GEP-NET），绝大多数介入放射中心将多柔比星的使用剂量调整为 1mg/kg。多因素分析显示，链脲霉素比多柔比星具有更好的肿瘤反应，而单因素分析未证实这一点，并且 TTP 也无差异[33]。此外，在肝动脉注射链脲霉素会因 pH[34] 酸性而引起剧烈疼痛，因此该治疗需要全身麻醉。

三、制备经动脉化疗栓塞乳剂

选择用于 TACE 的药物与碘油混合形成乳剂。经证实，"油包水"乳剂（药物水溶液的内相液滴和连续的油性碘油外相）比"水包油"乳剂更能选择性停留在肿瘤内[15]。为促进"油包水"乳剂的形成，药物水溶液的体积应小于碘油的体积[2]。造影剂可用于多柔比星水溶液的制备，非离子造影剂会增加药物溶液的密度，降低重力引起的沉降过程，从而维持药物 / 碘油乳剂的稳定性[35]。乳剂是在玻璃或聚碳酸酯注射器和能抗乳剂所致损坏金属三路开关组成的装置中制备而成。装有药物溶液的注射器应先推向装有碘油的一侧，使大量药物液滴包含在碘油中而形成"油包水"乳剂。用三通活塞法将化疗药物水溶液和碘化油充分混合，从而产生充足的能量缩小内相液滴。活塞至少需要抽吸交换 20 次才能使内相液滴的直径在 70～100μm 的范围内[14]。以多次小量间隔给药的方式向碘化油中逐渐加入化疗药物水溶液，可提高所得乳剂的稳定性[36]。乳剂必须在给药时现配现用。如果治疗过程中有必要，可以将乳剂重新均匀化。碘油的注射量与肿瘤大小和肿瘤血供密切相关。在临床研究中，碘油最常用的剂量不超过 10ml，推荐每次剂量不超过 15ml。一次使用超过 20ml 会有致命风险，包括肝功能衰竭和肺毒性（碘油从肝静脉回流到肺引起）。

明胶海绵颗粒是最常用的颗粒栓塞材料。吸收性明胶海绵在 1~2 周可以完全再通[37]，从而允许在同一肿瘤进行后续的 TACE 治疗。由于"剪碎方法"提供了更均匀的大小分布，因此，推荐手动剪成 1~1.5mm 的明胶海绵颗粒，而不是用 2 个注射器抽吸大块的吸收性明胶海绵[38]。据报道，使用不可吸收的校准微球没有产生额外获益。如果使用校准微球，大小应为 100~300μm，确保远端闭塞的同时保留供血动脉二级分支。较小的粒径会使富血供肿瘤分流和胆管损伤引起的不良反应风险增加[39]。

四、导管定位、栓塞技术和栓塞终点

对于单一或少量的肿瘤治疗，推荐采用超选择性栓塞，因为它比肝叶或全肝 TACE 具有更优的疗效。在一项 815 例 HCC 患者接受 TACE 治疗的研究中，多因素分析显示，选择性栓塞提高了生存期（HR=0.68，95%CI 0.48~0.97；P=0.033）[40]。强烈推荐使用微导管（2.0~2.8F），以便将导管尖端放置在肿瘤供血动脉二级分支、二级以上分支及末梢上，同时确保导管周围有足够的血流携带药物 / 碘油混合物和栓塞剂，而不发生反流（图 3-1）。当常规微导管无法使碘油在肿瘤内达到饱和状态时，球囊闭塞微导管也是一种选择。据报道，91% 的 HCC 患者经球囊闭塞微导管治疗后达到致密的碘油乳剂沉积[41]。

在等量化疗栓塞乳剂给药前和给药过程中，动脉内灌注利多卡因，最大使用剂量为 150mg，分为每次 30mg，可减轻术中和术后疼痛[42]。在一项前瞻性试验中，113 例患者分为三组：未接受利多卡因注射组；TACE 前动脉内注射利多卡因组；TACE 后立即动脉内注射利多卡因组。结果显示，在化疗栓塞前给予利多卡因能显著减少

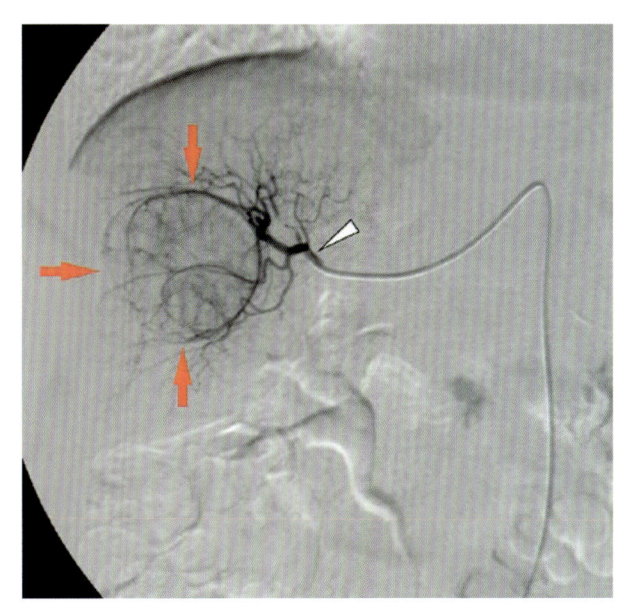

▲ 图 3-1 **TACE 治疗 HCC 的 DSA 图像（红箭）**
导管插入右肝动脉的一个分支（白箭头）。理想的位置是治疗整个靶病灶，同时最大限度地减少正常肝实质的化疗栓塞。TACE. 经动脉化疗栓塞；HCC. 肝细胞癌；DSA. 数字减影血管造影

麻醉药物的使用。用于 TACE 血管团注的 2% 利多卡因剂量为 5ml[43]。

碘油具有射线不透性，因而碘油 TACE 能通过连续观察治疗药物来控制给药，这是其主要优点之一。在碘油药物乳剂给药过程中要密切监测，直至末梢分支出现血流停滞。肿瘤周围的末梢门静脉小分支碘油显影是个常见现象，已经证实它可以作为更低的局部复发率、更完全的坏死（包括卫星灶的坏死）、并在某种程度上可以达到射频消融类似安全带的一个预测因素[44, 45]。

当导管超选择性放置时，药物 / 碘油乳剂给药后进行吸收性明胶海绵栓塞，直到栓塞物质完全停滞至导管头端。进行选择性较低的化疗栓塞治疗大的或多结节性肿瘤时（肝叶或主要肝段），栓塞终点是"干树枝"状，即在栓塞细小的肿瘤供血动脉的同时保留主要肝段或肝叶动脉的通畅性，以利于后续的栓塞治疗。在大多数情况下，一旦在碘油乳剂注射后观察到血流减慢，只需要少量的栓塞剂（1~2ml 微球或明胶海绵混悬液）就可以达到栓塞终点。然而，吸收性明胶海绵的

栓塞作用通常是暂时的，血流在几分钟内即可恢复。因此，建议在最后一次栓塞前等待 5min 或更长时间，以获得最好的栓塞效果。

碘油具有射线不透性，可以实时显示化疗的靶向和分布，包括非靶向沉积的可视化，这是目前其他肝脏局部治疗不具备的。如果检测到动-门静脉瘘或动-静脉瘘，可能会引起非靶向栓塞和肿瘤内无药物聚集。毫不奇怪，合并动-门静脉瘘的患者表现出较低的疗效[46]。当存在动-门静脉瘘或动静脉瘘时，必须在 TACE 治疗前先封闭瘘口，防止碘油、药物和栓塞剂从肝动脉流向门静脉或肝静脉。

五、治疗方案

通常进行两次序贯 TACE 治疗。如果局限性病灶在 CT/MRI 三期扫描检查时没有完全坏死，第二次治疗将针对同一病灶进行。在双叶病变的情况下，先后治疗每个肝叶病变。在因治疗无反应而放弃 TACE 前，至少要进行 2 次 TACE。事实上，44%~65% 的患者对首次 TACE 治疗无反应，而在第二次治疗后表现出显著反应[47, 48]。最大和第二大的肿瘤大小是决定获得最佳反应所需 TACE 次数的独立预测因素，一次治疗获得最佳反应的肿瘤直径是（4.7±2.1）cm，两次治疗获得最佳反应的肿瘤直径是（5.1±2.5）cm[47]。

根据治疗的耐受性、疗效及后续治疗的需要，每隔 2~8 周进行 1 次 TACE 治疗，直到肿瘤完全缓解。术后的肿瘤新进展，包括已治疗肿瘤的进展或肝内未治疗部分的新发病灶，都是再次 TACE 治疗的指征。

对于无法治疗的进展患者，即 2 次栓塞后肿瘤靶病灶仍无治疗反应或无法插管的肿瘤病灶，应该停止 TACE 治疗[49]。无法治疗的进展也可能与临床状况或肝功能恶化有关，包括 ECOG 评分≥2 或肝功能失代偿。最近有报道称，包括 AST 升高、Child-Pugh 评分增加和无肿瘤反应在内的综合评分可用于判定患者无法从 TACE 中获益[50, 51]。然而，这仍需进一步验证。

六、碘油作为生物标志物

碘油沉积可作为肿瘤反应的影像学生物标志物，肿瘤坏死和部分被碘油充填的肿瘤体积成正比[52]。碘油还可以作为生存期的影像学生物标志物，欧洲和亚洲的研究表明，更完全的碘油沉积可以延长患者的生存期[53, 54]。TACE 治疗后立即行锥形束 CT（无须造影剂注射）可以量化靶病灶中的碘油沉积，这是局部复发的一个重要预测因素[52]。此外，碘油在靶病灶的充填状况是评估 TACE 实施有效率的标准之一，以此判断整个肿瘤是否得到充分治疗。如果碘油在肿瘤内充填不全，锥形束 CT 血管造影能帮助在同一次或后续 TACE 治疗期间识别可插管的其他肿瘤供血动脉[55]。

七、药物洗脱栓塞剂

负载药物的聚合物微球是替代碘油乳剂为肿瘤递送化疗药物的另一种方式。目前市面上存在一些载药微球产品，主要由聚乙烯醇构成。载药微球无法穿过胆管周围毛细血管丛，因此它们只能滞留在末梢小动脉，药物在此洗脱出来通过局部扩散分布。

有关药物洗脱栓塞剂的多数临床研究涉及用于 HCC 治疗的载多柔比星微球。三项随机试验显示，相比碘油 TACE 或不载药的空白微球栓塞，药物洗脱微球栓塞并没有在肿瘤治疗上获益，且这些患者的 PFS 和 OS 几乎相同[56-58]。因此，碘油 TACE 目前仍是国际指南中的标准治疗，用于肝内孤立的大或多结节肿瘤，且肝功能良好，无门静脉侵犯[32]。对于肝功能良好的患者，即使肿瘤侵犯门静脉（图 3-2）或肝静脉（图 3-3），仍可以行 TACE 治疗，因为肿瘤完全是由肝动脉分支供养。

药物洗脱栓塞剂的毒性和安全性尤为值得关注。微球在胆管周围毛细血管丛水平释放的药物浓度最高，多柔比星会引起周围肝实质的局部凝固性坏死，而这在空白栓塞剂中是没有的[59]。这种非靶药物递送的结果增加了载多柔比星栓塞剂

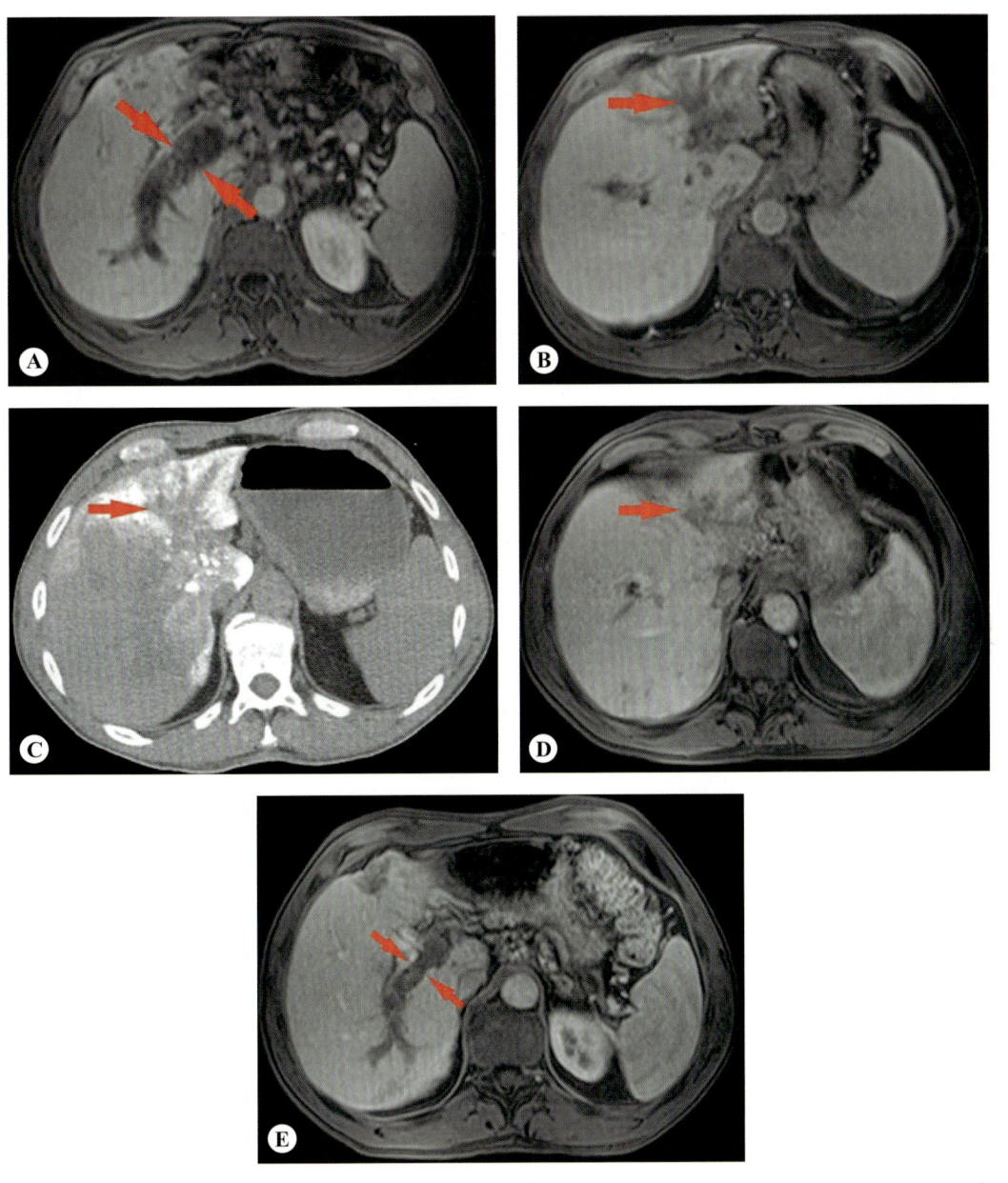

第 3 章　经动脉化疗栓塞和载药微球治疗肝肿瘤的物理和生理学
Physics and Physiology of Transarterial Chemoembolization and Drug-Eluting Beads for Liver Tumors

▲ 图 3-2　A. MRI 显示肝细胞癌侵犯门静脉右支（红箭）；B. 病灶源于肝左叶，侵犯整个门静脉左支（红箭）；C. 单次化疗栓塞后，CT 平扫显示碘油在肝左叶沉积（红箭）；D. 术后 6 周，MRI 显示左叶病变接近完全缓解（红箭）；E. 即使未栓塞右肝动脉，门静脉右支癌栓也显示出部分缓解（红箭）。肿瘤起源于肝左叶，因而全部由左肝动脉供养，甚至包括门静脉右支癌栓

的肝胆损伤发生率，这在 HCC 和 NET 肝转移的栓塞治疗中已有报道 [60-62]。此外，药物洗脱栓塞剂无射线显影性，其非靶栓塞的发生率会比碘油 TACE 更高。一项 237 例患者的研究报道称，药物洗脱栓塞剂造成的胆囊、胃、胰腺和其他肝外部位损伤的发生率在 5%~10%，超过了美国介入放射学会（Society of Interventional Radiology,

SIR）质量安全指南中关于 TACE 所致损伤的发生率 [63]。

　　负载多柔比星的微球缺乏功效和不可接受的毒性已被充分证明，严重妨碍了其临床应用。不可否认，使用这种栓塞剂是一种治疗的新方式。这项技术让不同类型的肿瘤可以使用不同的药物，进而扩大了肝肿瘤局部治疗的范围。例如，

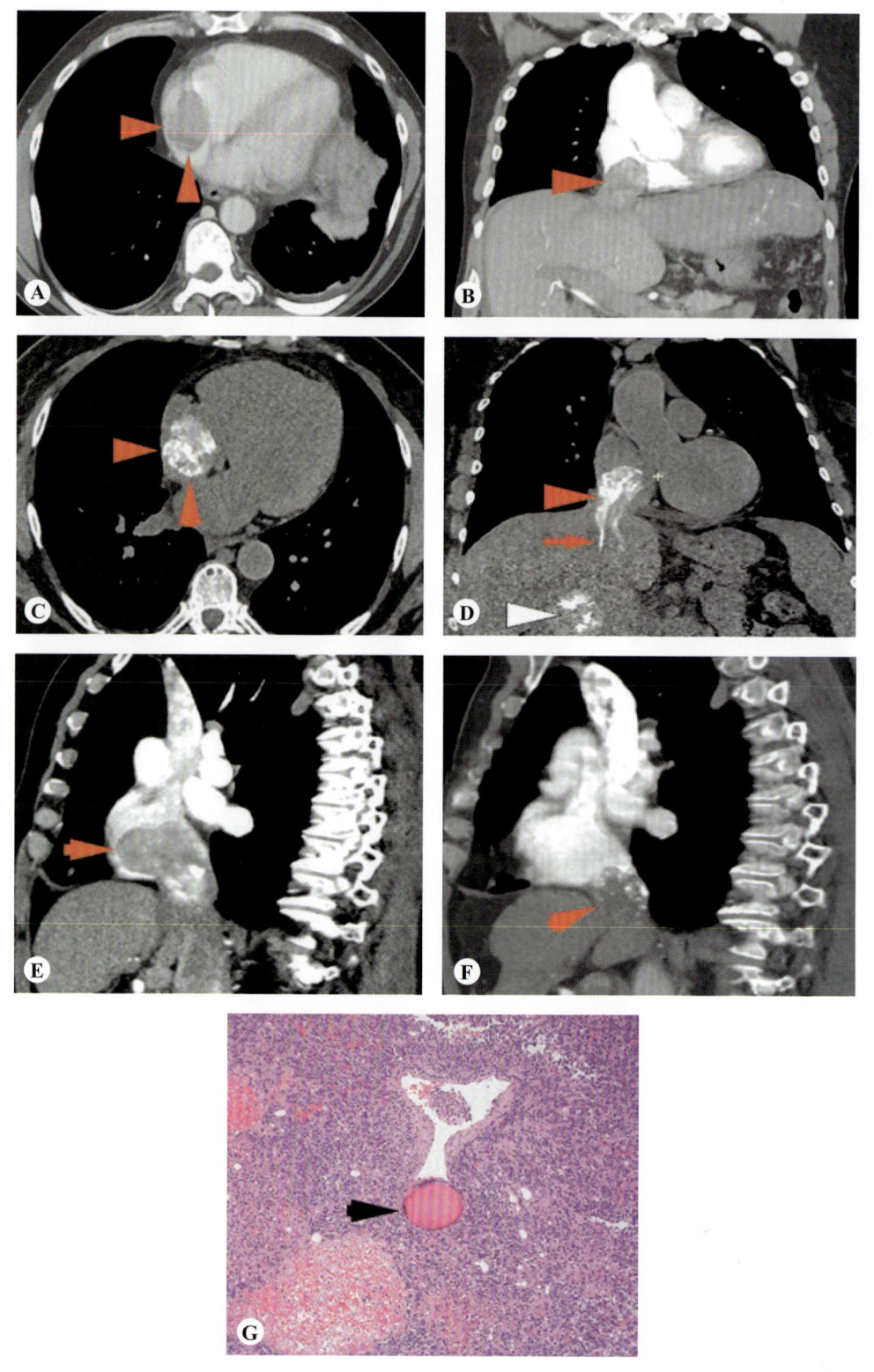

▲ 图 3-3　轴位（A）和冠状位（B）CT 增强显示肝细胞癌从右肝静脉延伸至右心房（红箭头）。术后轴位（C）和冠状位（D）CT 平扫，显示碘油沉积到部分右心房内的肿瘤（红箭头）。这个肿瘤由肝内原发病灶（白箭头）的新生血管供血（红箭）。术前（E）和术后 2 个月（F）分别行 CT 增强，矢状位显示右心房内的肿块明显反应和缩小（红箭）。肿瘤切除术后（G）的病理切片行 HE 染色，显示肝微动脉内颗粒栓塞

载伊立替康微球已经在治疗结直肠癌肝转移上取得了满意的早期结果[64]。

八、经动脉化疗栓塞的局限性

尽管影像上表现出肿瘤完全缓解及化疗药物的致死性聚集，肝肿瘤常常能在 TACE 治疗中存活下来。局部复发是由潜在的存活下来的肿瘤细胞引起的，且无法通过常规的临床成像技术进行检测[65]。存活下来的肿瘤细胞开始处于静止状态，并激活多条途径来应对代谢需求，包括自噬、未折叠蛋白反应和 HIF 上调[66]。这些途径维持细胞生存，直至营养供应恢复。此外，在严重缺血时存活下来的细胞对多柔比星的抵抗性也增加了。在临床前研究中，阻断这些途径，如使用羟氯喹阻断自噬，会降低细胞存活率。继而开展了 TACE 联合靶向代谢应激药物的临床试验。了解 TACE 反应和抵抗的分子机制，将产生新一代可协同缺血作用的 TACE 辅助药物。

当前 TACE 技术的另一个局限性是碘油乳剂的稳定性，以及向肿瘤递送和保留乳化药物的能力。将可降解的聚乳酸－羟基乙酸共聚物（polylactic-co-glycolic acid，PLGA）纳米粒子加入水相，这样的新配方可产生更稳定的 Pickering 乳剂，具有更缓慢的药物释放，并且相对于正常肝实质或全身的药物浓度，该乳剂具有更高的肿瘤内药物聚集[67, 68]。

参考文献

[1] Konno T, Maeda H, Iwai K, et al. Effect of arterial administration of high-molecular-weight anticancer agent SMANCS with lipid lymphographic agent on hepatoma: a preliminary report. Eur J Cancer Clin Oncol. 1983;19: 1053-65.

[2] Nakamura H, Hashimoto T, Oi H, Sawada S. Transcatheter oily chemoembolization of hepatocellular carcinoma. Radiology. 1989;170:783-6.

[3] Uchida H, Ohishi H, Matsuo N, et al. Transcatheter hepatic segmental arterial embolization using lipiodol mixed with an anticancer drug and Gelfoam particles for hepatocellular carcinoma. Cardiovasc Intervent Radiol. 1990;13:140-5.

[4] Yamada R, Sato M, Kawabata M, Nakatsuka H, Nakamura K, Takashima S. Hepatic artery embolization in 120 patients with unresectable hepatoma. Radiology. 1983;148:397-401.

[5] Matsui O, Kadoya M, Yoshikawa J, et al. Small hepatocellular carcinoma : treatment with subsegmental transcatheter arterial embolization. Radiology. 1993;188:79-83.

[6] Llovet JM, Real MI, Montana X, et al. Arterial embolisation or chemoembolisation versus symptomatic treatment in patients with unresectable hepatocellular carcinoma: a randomised controlled trial. Lancet. 2002;359:1734-9.

[7] Lo CM, Ngan H, Tso WK, et al. Randomized controlled trial of transarterial lipiodol chemoembolization for unresectable hepatocellular carcinoma. Hepatology. 2002;ik35:1164-71.

[8] Luo J, Guo RP, Lai EC, et al. Transarterial chemoembolization for unresectable hepatocellular carcinoma with portal vein tumor thrombosis: a prospective comparative study. Ann Surg Oncol. 2011;18:413-20.

[9] Pomfret EA, Washburn K, Wald C, et al. Report of a national conference on liver allocation in patients with hepatocellular carcinoma in the United States. Liver Transpl. 2010;16: 262-78.

[10] Peng ZW, Zhang YJ, Chen MS, et al. Radiofrequency ablation with or without transcatheter arterial chemoembolization in the treatment of hepatocellular carcinoma: a prospective randomized trial. J Clin Oncol. 2013;31:426-32.

[11] Frilling A, Modlin IM, Kidd M, et al. Recommendations for management of patients with neuroendocrine liver metastases. Lancet Oncol. 2014;15:e8-21.

[12] Pavel M, Baudin E, Couvelard A, et al. ENETS consensus guidelines for the management of patients with liver and other distant metastases from neuroendocrine neoplasms of foregut, midgut, hindgut, and unknown primary. Neuroendocrinology. 2012;95:157-76.

[13] Laval-Jeantet M, Tristant H, Guerbet M, et al. A new method of lipiodol hepatography using an intraarterial approach. J Radiol Electrol Med Nucl. 1972;53:29-34.

[14] de Baere T, Dufaux J, Roche A, et al. Circulatory alterations induced by intra-arterial injection of iodized oil and emulsions of iodized oil and doxorubicin : experimental study. Radiology. 1995;194:165-70.

[15] de Baere T, Zhang X, Aubert B, et al. Quantification of tumor uptake of iodized oils and emulsions of iodized oils : experimental study. Radiology. 1996;201(3):731-5.

[16] Kan Z, Ivancev K, Lunderquist A. Peribiliary plexa - important pathways for shunting of iodized oil and silicon rubber solution from the hepatic artery to the portal vein. An experimental study in rat. Investig Radiol. 1994;29:671-6.

[17] Terayama N, Matsui O, Gabata T, et al. Accumulation of iodized oil within the nonneoplastic liver adjacent to hepatocellular carcinoma via the drainage routes of the tumor after transcatheter arterial embolization. Cardiovasc Intervent Radiol. 2001;24:383-7.

[18] de Baere T, Dromain C, Lapeyre M, et al. Artificially induced pneumothorax for percutaneous transthoracic radiofrequency ablation of tumors in the hepatic dome: initial experience. Radiology. 2005;236:666-70.

[19] Raoul JL, Heresbach D, Bretagne JF, et al. Chemoembolization of hepatocellular carcinomas. A study of the biodistribution and pharmacokinetics of doxorubicin. Cancer. 1992;70:585-90.

[20] Takayasu K, Shima Y, Muramatsu Y, et al. Hepatocellular carcinoma : treatment with intra arterial iodized oil with and without chemotherapeutic agents. Radiology. 1987;162:345-51.

[21] Takayasu K, Arii S, Ikai I, et al. Overall survival after transarterial lipiodol infusion chemotherapy with or without embolization for unresectable hepatocellular carcinoma: propensity score analysis. AJR Am J Roentgenol. 2010;194:830-7.

[22] de Baere T, Denys A, Briquet R, Chevalier P, Laurent A, Roche A. Modification of arterial and portal hemodynamic after injection of iodized oil in the hepatic artery : experimental study. J Vasc Interv Radiol. 1998;9:305-10.

[23] Kruskal JB, Hlatky L, Hahnfeldt P, Teramoto K, Stokes KR, Clouse ME. In vivo and in vitro analysis of the effectiveness of doxorubicin combined with temporary arterial occlusion in liver tumors. J Vasc Interv Radiol. 1993;4(6):741-7.

[24] Marelli L, Stigliano R, Triantos C, et al. Transarterial therapy for hepatocellular carcinoma: which technique is more effective? A systematic review of cohort and randomized studies. Cardiovasc Intervent Radiol. 2007;30:6-25.

[25] Gaba RC. Chemoembolization practice patterns and technical methods among interventional radiologists: results of an online survey. AJR Am J Roentgenol. 2012;198:692-9.

[26] Ono Y, Yoshimasu T, Ashikaga R, et al. Long-term results of lipiodol-transcatheter arterial embolization with cisplatin or doxorubicin for unresectable hepatocellular carcinoma. Am J Clin Oncol. 2000;23:564-8.

[27] Yamanaka K, Hatano E, Narita M, et al. Comparative study of cisplatin and epirubicin in transcatheter arterial chemoembolization for hepatocellular carcinoma. Hepatol Res. 2011;41:303-9.

[28] Sahara S, Kawai N, Sato M, et al. Prospective comparison of transcatheter arterial chemoembolization with Lipiodol-epirubicin and Lipiodol-cisplatin for treatment of recurrent hepatocellular carcinoma. Jpn J Radiol. 2010;28:362-8.

[29] Petruzzi NJ, Frangos AJ, Fenkel JM, et al. Single-center comparison of three chemoembolization regimens for hepatocellular carcinoma. J Vasc Interv Radiol. 2013;24:266-73.

[30] Shi M, Lu LG, Fang WQ, et al. Roles played by chemolipiodolization and embolization in chemoembolization for hepatocellular carcinoma: single-blind, randomized trial. J Natl Cancer Inst. 2013;105:59-68.

[31] Ikeda M, Arai Y, Park SJ, et al. Prospective study of transcatheter arterial chemoembolization for unresectable hepatocellular carcinoma: an Asian cooperative study between Japan and Korea. J Vasc Interv Radiol. 2013;24:490-500.

[32] Llovet J, Ducreux M, Lencioni R, et al. EASL-EORTC clinical practice guidelines: management of hepatocellular carcinoma. Eur J Cancer. 2012;48:599-641.

[33] Marrache F, Vullierme MP, Roy C, et al. Arterial phase enhancement and body mass index are predictors of response to chemoembolisation for liver metastases of endocrine tumours. Br J Cancer. 2007;96:49-55.

[34] Dominguez S, Denys A, Madeira I, et al. Hepatic arterial chemoembolization with streptozotocin in patients with metastatic digestive endocrine tumours. Eur J Gastroenterol Hepatol. 2000;12:151-7.

[35] Tzeng WS, Wu RH, Chang SC, et al. Ionic versus nonionic contrast media solvents used with an epirubicin-based agent for transarterial chemoembolization of hepatocellular carcinoma. J Vasc Interv Radiol. 2008;19:342-50é.

[36] Deschamps F, Moine L, Isoardo T, Tselikas L, Paci A, Mir LM, Huang N, Fatal E, de Baere T. Parameters for stable water-in-oil lipiodol emulsion for liver trans-arterial chemo-embolization. Cardiovasc Intervent Radiol. 2017;40:1927-32.

[37] Louail B, Sapoval M, Bonneau M, Wasseff M, Senechal Q, Gaux JC. A new porcine sponge material for temporary embolization: an experimental short-term pilot study in swine. Cardiovasc Intervent Radiol. 2006;29:826-31.

[38] Katsumori T, Kasahara T. The size of gelatin sponge particles: differences with preparation method. Cardiovasc Intervent Radiol. 2006;29:1077-83.

[39] Brown KT. Fatal pulmonary complications after arterial embolization with 40-120- micro m tris-acryl gelatin microspheres. J Vasc Interv Radiol. 2004;15:197-200.

[40] Yamakado K, Miyayama S, Hirota S, et al. Hepatic arterial embolization for unresectable hepatocellular carcinomas: do technical factors affect prognosis? Jpn J Radiol. 2012;30:560-6.

[41] Irie T, Kuramochi M, Takahashi N. Dense accumulation of lipiodol emulsion in hepatocellular carcinoma nodule during selective balloon-occluded transarterial chemoembolization: measurement of balloon-occluded arterial stump pressure. Cardiovasc Intervent Radiol. 2013;36:706-13.

[42] Molgaard CP, Teitelbaum GP, Pentecost MJ, et al. Intraarterial administration of lidocaine for analgesia in hepatic chemoembolization. J Vasc Interv Radiol. 1990;1:81-5.

[43] Lee SH, Hahn ST, Park SH. Intraarterial lidocaine administration for relief of pain resulting from transarterial chemoembolization of hepatocellular carcinoma: its effectiveness and optimal timing of administration. Cardiovasc Intervent Radiol. 2001;24:368-71.

[44] Miyayama S, Mitsui T, Zen Y, et al. Histopathological findings after ultraselective transcatheter arterial chemoembolization for hepatocellular carcinoma. Hepatol Res. 2009;39:374-81.

[45] Miyayama S, Matsui O, Yamashiro M, et al. Ultraselective transcatheter arterial chemoembolization with a 2-f tip microcatheter for small hepatocellular carcinomas: relationship between local tumor recurrence and visualization of the portal vein with iodized oil. J Vasc Interv Radiol. 2007;18:365-76.

[46] Vogl TJ, Nour-Eldin NE, Emad-Eldin S, et al. Portal vein thrombosis and arterioportal shunts: effects on tumor response after chemoembolization of hepatocellular

carcinoma. World J Gastroenterol. 2011;17:1267-75.
[47] Choi J, Shim JH, Shin YM, Kim KM, Lim YS, Lee HC. Clinical significance of the best response during repeated transarterial chemoembolization in the treatment of hepatocellular carcinoma. J Hepatol. 2014;60:1212-8.
[48] Georgiades C, Geschwind JF, Harrison N, et al. Lack of response after initial chemoembolization for hepatocellular carcinoma: does it predict failure of subsequent treatment? Radiology. 2012;265:115-23.
[49] Raoul JL, Gilabert M, Piana G. How to define transarterial chemoembolization failure or refractoriness: a European perspective. Liver Cancer. 2014;3:119-24.
[50] Hucke F, Sieghart W, Pinter M, et al. The ART-strategy: sequential assessment of the ART score predicts outcome of patients with hepatocellular carcinoma re-treated with TACE. J Hepatol. 2014;60:118-26.
[51] Sieghart W, Hucke F, Pinter M, et al. The ART of decision making: retreatment with transarterial chemoembolization in patients with hepatocellular carcinoma. Hepatology. 2013;57:2261-73.
[52] Takayasu K, Arii S, Matsuo N, et al. Comparison of CT findings with resected specimens after chemoembolization with iodized oil for hepatocellular carcinoma. AJR Am J Roentgenol. 2000;175:699-704.
[53] El Khaddari S, Gaudin JL, Abidi H, Picaud G, Rode A, Souquet JC. Chemoembolization in hepatocellular carcinoma: multivariate analysis of survival prognostic factors after the first session. Gastroenterol Clin Biol. 2002;26:728-34.
[54] Kim DY, Ryu HJ, Choi JY, et al. Radiological response predicts survival following transarterial chemoembolisation in patients with unresectable hepatocellular carcinoma. Aliment Pharmacol Ther. 2012;35:1343-50.
[55] Takayasu K, Muramatsu Y, Maeda T, et al. Targeted transarterial oily chemoembolization for small foci of hepatocellular carcinoma using a unified helical CT and angiography system: analysis of factors affecting local recurrence and survival rates. AJR Am J Roentgenol. 2001;176:681-8.
[56] Lammer J, Malgari K, Vogo T, et al. Prospective randomized study of doxorubicin-eluting -bead embolization in the treatment of hepatocellular carcinoma: results of the PRECISION V study. Cardiavasc Intervent Radiol. 2010;33:41-52.
[57] Malagari K, Pomoni M, Kelekis A, Pomoni A, Dourakis S, Spyridopoulos T, Moschouris H, Emmanouil E, Rizos S, Kelekis D. Prospective randomized comparison of chemoembolization with doxorubicin-eluting beads and bland embolization with BeadBlock for hepatocellular carcinoma. Cardiovasc Intervent Radiol. 2010;33(3):541-5.
[58] Brown KT, Do RK, Gonen M, Covey AM, Getrajdman GI, Sofocleous CT, Jarnagin WR, D'Angelica MI, Allen PJ, Erinjeri JP, Brody LA, O'Neill GP, Johnson KN, Garcia AR, Beattie C, Zhao B, Solomon SB, Schwartz LH, DeMatteo R, Abou-Alfa GK. Randomized trial of hepatic artery embolization for hepatocellular carcinoma using doxorubicin-eluting microspheres compared with embolization with microspheres alone. J Clin Oncol. 2016;34(17):2046-53.
[59] Namur J, Wassef M, Mollot J-M, et al. Drug-eluting beards for liver embolization: concentration of doxorubicin in tissue and in beads in a pig model. J Vasc Intervent Radiol. 2010;21:259-67.
[60] Monier A, Guiu B, Duran R, Aho S, Bize P, Deltenre P, Dunet V, Denys A. Liver and biliary damages following trans arterial chemoembolization of hepatocellular carcinoma: comparison between drug-eluting beads and lipiodol emulsion. Our Radiol. 2016;27:1431-9.
[61] Bhagat N, Reyes DK, Lin M, et al. Phase II study of chemoembolization with drug-eluting beads in patients with hepatic neuroendocrine metastases: high incidence of biliary injury. Cardiovasc Intervent Radiol. 2013;36:449-59.
[62] Guiu B, Deschamps F, Aho S, et al. Liver/biliary injuries following chemoembolisation of endocrine tumours and hepatocellular carcinoma: lipiodol vs. drug-eluting beads. J Hepatol. 2012;56:609-17.
[63] Malagari K, Pomoni M, Spyridopoulos TN, Moschouris H, Kelekis A, Dourakis S, Alexopoulou E, Koskinas J, Angelopoulos M, Kornezos J, Pomoni A, Tandeles S, Marinis A, Rizos S, Kelekis D. Safety profile of sequential transcatheter chemoembolization with DC Bead™: results of 237 hepatocellular carcinoma (HCC) patients. Cardiovasc Intervent Radiol. 2011;34:774-85.
[64] Fiorentini G, Aliberti C, Tilli M, Mulazzani L, Graziano F, Giordani P, Mambrini A, Montagnani F, Alessandroni P, Catalano V, Coschiera P. Intra-arterial infusion of irinotecan-loaded drug-eluting beads (DEBIRI) versus intravenous therapy (FOLFIRI) for hepatic metastases from colorectal cancer: final results of a phase III study. Anticancer Res. 2012;32(4):1387-95.
[65] Perkons NR, Kiefer RM, Noji MC, Pourfathi M, Ackerman D, Siddiqui S, Tischfield D, Profka E, Johnson O, Pickup S, Mancuso A, Pantel A, Denburg MR, Nadolski GJ, Hunt SJ, Furth EE, Kadlecek S, Gade TPF. Hyperpolarized metabolic imaging detects latent hepatocellular carcinoma domains surviving locoregional therapy. Hepatology. 2019; https://doi.org/10.1002/hep.30970. [Epub ahead of print]
[66] Gade TPF, Tucker E, Nakazawa MS, Hunt SJ, Wong W, Krock B, Weber CN, Nadolski GJ, Clark TWI, Soulen MC, Furth EE, Winkler JD, Amaravadi RK, Simon MC. Ischemia induces quiescence and autophagy dependence in hepatocellular carcinoma. Radiology. 2017;283(3):702-10.
[67] Deschamps F, Harris KR, Moine L, et al. Pickering-emulsion for liver trans-arterial chemoembolization with oxaliplatin. Cardiovasc Intervent Radiol. 2018;41:781-8.
[68] Deschamps F, Isoardo T, Denis S, Tsapis N, Tselikas L, Nicolas V, Paci A, Fattal E, de Baere T, Huang N, Moine L. Biodegradable Pickering emulsions of Lipiodol for liver trans-arterial chemo-embolization. Acta Biomater. 2019;87:177-86.

第 4 章 原发性肺癌
Primary Lung Cancer

Maria A. Velez　Aaron Lisberg　Robert D. Suh　著
黎海亮　吴　刚　李　晖　吴　迪　译　吴　刚　校

一、肺癌的流行病学和病理生理学

肺癌是美国及全世界范围内第二常见的癌症类型，同时也是死亡率最高的癌症。据估计，美国每年确诊新发肺癌患者约 20 万例，而预计死亡人数约 10 万例。虽然在过去几十年里，肺癌总发病率有所下降，但总病例数却在不断增加。尽管肺癌患者的生存率很低，其 5 年生存率仅为 12%，但在过去的 20 年中，与肺癌相关的死亡人数却呈显著下降的趋势，这在一定程度上反映了烟草消费的减少[1]。

在美国，非西班牙裔黑种人男性的肺癌发病率最高，其次是非西班牙裔白种人男性和美国印第安 / 阿拉斯加原住民男性。在女性人群中，肺癌发病率最高的是非西班牙裔白种人女性，其次是非西班牙裔黑种人女性，然后是美洲印第安 / 阿拉斯加原住民女性和西班牙裔女性。此外，其他人口统计学因素，如年龄>55 岁和较低的教育水平，在肺癌患者中更为常见[1]。

肺癌起源于呼吸系统的上皮细胞，主要分为两大类：非小细胞肺癌（non-small cell lung cancer，NSCLC），约占肺癌病例的 85%；小细胞肺癌（small-cell lung cancer，SCLC），约占肺癌病例的 15%[2]。由于非小细胞肺癌和小细胞肺癌的分期、治疗和预后差异很大，确定肺癌的病理类型就显得尤为重要。非小细胞肺癌可进一步分为三个主要的组织病理学亚型，包括腺癌（adenocarcinoma，AC）、鳞状细胞癌（squamous cell carcinoma，SCC）和大细胞癌[2]。

肺癌发生发展的主要危险因素包括环境和遗传因素。罹患肺癌的最大环境风险因素是吸烟，高达 90% 的肺癌归因于吸烟[1]。其他不太常见的环境因素包括接触氡、石棉和空气中的颗粒物。然而在没有这些危险因素的情况下，具有肺癌遗传易感性的患者也会罹患肺癌，例如，特定染色体区域的突变（如 15 号染色体长臂 2 区 5 带至 6 带，15q25-26 和 6 号染色体短臂 2 区 1 带，6p21）会增加非吸烟者患肺癌的风险。此外，*EGFR* 基因和 *EML4-ALK* 基因本身含有的一些突变也与非吸烟者肺腺癌的发生有关[1]。了解病理生理学、流行病学和特定组织学对于制订包括靶向治疗、免疫治疗和消融在内的有效肺癌治疗策略至关重要[3]。

二、肺癌手术的作用

手术在非小细胞肺癌的诊断、分期和治疗中发挥重要作用，但小细胞肺癌并非如此，大部分患者在发现时已没有手术机会[4]。手术切除是 AJCC 第八版定义的 Ⅰ 期和 Ⅱ 期非小细胞肺癌的首选治疗方式，即肿瘤≤5cm 且无淋巴结转移，或肿瘤＜7cm 但伴随同侧淋巴结转移[5]。手术在Ⅲ期非小细胞肺癌中的作用尚不明确，仍存在争议[5]。

非小细胞肺癌分期是临床采取治疗策略的依据之一[5]，采用多种手术技术用于淋巴结取样对指导非小细胞肺癌的分期至关重要。淋巴结评估可以通过不同的方式进行，但最常用的方法是经颈纵隔镜检查和微创，如支气管内超声（endobronchial ultrasound，EBUS）。这些操作可用来评估纵隔淋巴结（N_2），以助于对非小细胞肺癌进行分期。纵隔淋巴结评估的指征包括 PET/CT 上氟代脱氧葡萄糖（fluorode-oxyglucose，FDG）阳性淋巴结或短轴上＞1cm 的纵隔淋巴结[5]。

肺叶切除是肺癌切除术的标准治疗方法，目前可采用不同的手术技术进行肺叶切除。肺癌早期行开放性肺叶切除术可提高 5 年无病生存率。同样，电视胸腔镜外科手术（video-assisted thoracoscopic surgery，VATS）也是一种安全的肺叶切除技术。已公布的数据表明，与开放性肺叶切除术相比，电视胸腔镜外科手术的围术期并发症发生率更低[4]。最近，机器人肺叶切除术已经变得越来越普遍，因为它可以减少围术期的创伤，且有数据证实，机器人手术后患者的生存结果与胸腔镜外科手术相当[5]。

与肺叶切除术相比，Ⅰ期非小细胞肺癌亚叶切除术的死亡率更低，但局部复发的风险更高[5]。鉴于这种类型的手术可能会更好地保留肺功能，因此最常用于那些不适合肺叶切除术的合并症患者[4]。

非小细胞肺癌寡转移性是指转移到 5 个或更少部位的转移性疾病。肺癌寡转移行手术切除的最有力证据是局限性脑转移的患者，研究表明，手术切除可以提高这类患者的总体生存率[6]。同样，其他研究也探讨了手术切除在肝脏、肾上腺和脊椎等部位的寡转移治疗中的作用。这些研究结果令人鼓舞，即患者的 5 年总生存率高达 24%，说明一部分患者可从积极的局部和系统治疗中获益，从而控制寡转移病灶。因此需要进一步的研究来鉴别出可能从针对寡转移性疾病积极治疗中获益的患者[7]。

三、非小细胞肺癌的系统治疗

非小细胞肺癌的系统治疗取决于肿瘤的分期、组织学和分子特征。因此，在制订非小细胞肺癌患者的治疗方案时，进行组织活检采样是必不可少的。分子检测有助于发现靶向基因突变。这些突变包括间变性淋巴瘤激酶基因（*ALK*）重排、表皮生长因子受体（EGFR）突变、*ROS* 原癌基因受体酪氨酸激酶 1（ROS1）重排和 *BRAFV600E* 突变[8]。

免疫检查点抑制剂（immune checkpoint inhibitors，ICI）是当前所有符合条件的非小细胞肺癌患者的标准治疗方式。通过免疫组化（immunohistochemistry，IHC）测定程序性死亡配体 1（PD-L1）的比例评分有助于甄别更能从免疫检查点抑制剂中获益的患者[8]。所以在为这些患者选择合适的治疗方案时，进行组织活检尤为重要。目前，经影像导引的经胸穿刺活检术已被证明可有效获取组织以用于 PD-L1 表达分析[9]。

转移性非小细胞肺癌的治疗目标是通过降低肿瘤负荷来提高患者的生活质量和生存率[8]。以铂为基础的联合化疗，可提高患者生存率，但当有一个 EGFR 突变时，标准的治疗方式是使用 EGFR 酪氨酸激酶抑制剂（EGFR-TKI）奥希替尼[10]。无独有偶，对于肿瘤内存在 *ALK* 基因重排或 *ROS1* 基因突变的患者，目前的标准治疗方式是使用 ALK 酪氨酸激酶抑制剂（tyrosine kinase inhibitors，TKI）[8]。虽然仅有 1%～2% 的腺癌患者体内含有 *BRAFV600E* 基因突变，但这些患者对 BRAF 和 MEK 抑制剂的联合治疗反应良好。

免疫检查点抑制剂已经彻底改变了转移性非小细胞肺癌的治疗方式。帕博利珠单抗是一种抗 PD-1 的抗体，其与铂类双重化疗联合使用方案是目前针对所有符合免疫治疗条件患者的标准治疗方法。对于 PD-L1≥50% 的患者，帕博利珠单抗单一疗法也是一种可行的治疗选择[8]。与之相似，

PD-L1 抑制剂阿替利珠单抗也被批准与铂类双重化疗和血管内皮生长因子（vascular endothelial growth factor，VEGF）抑制剂贝伐单抗联合使用。值得注意的是，免疫检查点抑制剂在 EGFR 和 ALK 基因突变患者体内的活性有限且毒性增强[8]。

（一）放射治疗

放射治疗在非小细胞肺癌的根治性治疗和姑息性治疗中都起着重要的作用。现有多种不同的技术用于向胸部传送辐射，且每种技术都有不同的适应证。而这些适应证取决于胸部的疾病部位、与心脏等重要器官的比邻程度，以及疾病的严重程度等因素。

立体定向放射治疗（stereotactic body radiation therapy，SBRT）已被批准用于Ⅰ期和Ⅱ期非小细胞肺癌的治疗。目前对于不适合手术治疗及有外周型早期非小细胞肺癌患者，SBRT 是标准治疗方式[11]。而对于适合手术治疗的患者，SBRT 的作用仍然存在争议，评估这一作用的试验由于进展缓慢而提前结束[11]。接受 SBRT 治疗的患者 5 年局部复发率在 9%～20%。与肺叶切除的患者相似，大约 20% 接受 SBRT 治疗的患者出现远处复发。中央型肿瘤，即距离任何重要纵隔结构 2cm 以内的肿瘤，由于观察到治疗过程中的毒性增加，因而难以应用 SBRT 继续进行治疗。其他的治疗方式，如质子束治疗和磁共振引导下的放射治疗，用于治疗中央型肿瘤的可行性尚在评估中[11]。

立体定向放射外科（stereotactic radiosurgery，SRS）治疗联合系统疗法也被用于Ⅳ期疾病的治疗，尤其是用于治疗脑寡转移肿瘤。然而，肿瘤的大小和病灶的数量是这种治疗方式的限制因素[12]。对于高肿瘤负荷的患者而言，比如那些病灶巨大或多发肿瘤的患者，全脑放射治疗（whole-brain radiotherapy，WBRT）仍然是标准治疗方式[13]。此外，SBRT 还可用于肾上腺和肝转移瘤的治疗，以及脊柱转移瘤的姑息性治疗[14]。

（二）多模式治疗

Ⅲ期非小细胞肺癌患者的异质性很强，没有很好的标准化治疗方式，故目前的治疗策略仍然众说纷纭。包括手术、放疗、全身化疗，以及免疫治疗等在内的多模式治疗方式在Ⅲ期患者的治疗中显得非常重要。对于可切除的Ⅲ期非小细胞肺癌患者，治疗方案包括确定性的手术治疗外加新辅助治疗，或者手术治疗外加辅助化疗，加或不加术后放疗（postoperative radiation，PORT）。对于Ⅲ期非小细胞肺癌患者来说，一般手术切除后通常会给予四个周期的顺铂治疗。

与之相似，PD-L1 抑制剂杜瓦鲁单抗作为最终放化疗后的维持治疗方式，在Ⅲ期患者的治疗中发挥重要作用[15]。与可切除的非小细胞肺癌相比，不可切除的Ⅲ期非小细胞肺癌的治疗标准已经确立。对于该类患者，最终同步放化疗后使用杜瓦鲁单抗是标准的治疗方式[15]。

（三）消融

温度消融治疗是指在影像导引下，通过插入治疗探头，经皮将热能或冷能应用于肺部及肿瘤组织，以形成一个消融边缘清晰的涵盖靶肿瘤在内的细胞死亡区域。自 20 年前首次描述热消融用于治疗肺部肿瘤以来，这一技术在不断地改进和发展，相应手术的安全性和有效性也得以提高。如今，影像引导下的热消融（image-guided thermal ablation，IGTA）包括射频消融（RFA）、微波消融（MWA）和冷冻消融（CA），是一种"局部治疗"或"局部消融治疗"的形式，通常被认为是其他局部治疗的潜在替代方法。

1. 适应证 / 患者筛选

原发性和继发性肺部恶性肿瘤是肺部热消融的两个主要适应证，本章重点关注了消融在早期和晚期肺癌中的作用，而不详细探讨其在胸外恶性肿瘤肺转移治疗中的应用。大多数医学文献集中研究了那些可以手术切除但却因合并症而无法进行手术治疗的"高风险"早期肺癌患者。ACOSOG Z4033 试验是一项对无法行手术治疗的ⅠA 期非小细胞肺癌患者进行射频消融治疗的Ⅱ期研究，如满足一个主要标准或满足多个次要标准即可定义为"高风险"。主要标准为 FEV_1

或 DCLO≤50%；次要标准为 FEV_1 或 DLCO 在 51%～60%、年龄≥75 岁、肺动脉高压、左室射血分数≤40%、静息或运动时 PaO_2<55mmHg、PCO_2>45mmHg。需要指出的是，在大多数情况下，消融只能对早期肺癌进行局部控制。Crabtree 等在比较了 3 个已完成的针对 I 期非小细胞肺癌患者的 NCI 试验中患者的人口统计资料时发现，相较于 ACOSOG Z4032 试验中接受外科楔形切除和内照射治疗的患者，以及在 RTOG 0236 试验中接受 SBRT 治疗的患者，ACOSOG Z4033 试验中接受射频消融治疗的患者年龄更大、肺弥散功能也更差。当对比接受肺叶切除与射频消融治疗的患者时，其他研究者也发现，相对接受手术治疗的患者，可接受射频消融治疗的患者明显年龄更大且肺功能更差。

对于 I 期非小细胞肺癌，单纯的消融治疗通常作为根治性治疗的一种选择应用于高危患者人群，而对 II～IV 期非小细胞肺癌患者，消融应与其他疗法结合使用。消融治疗的应用范围逐渐扩大，包括以下几种情况：①同时性和异时性肺癌；②局部治疗失败后的局部复发性肺癌（寡复发）；③手术切除、放疗或消融后，甚至全身治疗后的寡复发肺癌；④局限性或低程度的肺转移（寡转移）。同时，消融治疗还是晚期疾病或需要姑息治疗患者的一种挽救性治疗方式。

2008 年，RAPTURE 试验发表在《柳叶刀·肿瘤学》以前，多项研究已经证明，与基线相比，消融后患者的肺功能可保持不变，不会出现永久性肺功能下降，并且此结果与消融所用的热能无关。尽管消融显示 1 个月时患者 VC 会出现短暂下降、1 个月和 3 个月时 VC 和 FEV_1 的短暂下降主要与胸膜炎和更大的消融体积（≥20cm³）有关，但是 RAPTURE 和 ACOSOG Z4033 RFA 的试验结果表明，患者的肺功能可持续恢复到基线水平。此外，在 ECLIPSE 试验中发现，患者接受冷冻消融治疗肺寡转移性病灶可保证生活质量。相比之下，其他形式的局部控制，特别是手术切除和 SBRT，在治疗后会出现持续的、程度不同的肺功能降低。一般来说，楔形切除术（最多 3 次）可导致术后 FEV_1 累计下降 5%，段切除术后 FEV_1 下降 3%～11%，肺叶切除术后 FEV_1 下降 9%～16%。Horner-Rieber 及其同事的研究表明，与手术切除相比，FEV_1 在放射治疗后约 9 个月时仍相对小幅度下降了 9.8%（-33.9%～33.3%）。而 Stone 等的研究则表明 SBRT 后 12 个月时 FEV_1 下降了 4.1%、一氧化碳校正弥散能力下降了 5.2%、用力肺活量下降了 5.7%、总肺活量下降了 3.6%，并且这些降低指标要一直持续 24 个月。对于合并肺功能不全、同时和异时性原发肺恶性肿瘤，以及癌前病变的患者来说，保留其肺功能对患者是有益的。而对癌前病变的患者要进行连续的影像学监测，以便将来可能通过局部治疗来控制疾病。此外，肺癌手术切除后存活的患者中有 10%～32% 的患者将发展为第二肺癌，第二肺癌的年检率约为 3%。

2. 技术

相较于手术切除，温度消融作为一项门诊手术更加安全舒适，尤其是在预期不需要心肺支持或控制异常疼痛的情况下。温度消融可选择全身麻醉、硬膜外和（或）区域麻醉。全身麻醉适用于有严重合并症和（或）预期并发症的患者，同时，这些患者可能需要短期住院治疗。

与经皮 CT 引导下的肺活检类似：穿刺部位，充分的胸膜麻醉和对重要解剖结构的了解（如支气管血管平面、肺裂和纵隔结构）可最大限度地提高任何消融方法的成功率，同时最大限度地降低并发症出现的风险。鉴于壁层胸膜是消融针路径上第一个或第二个最敏感的结构，因此，充分的胸膜麻醉可保障患者安全与舒适，而这也是消融成功的基石。壁层胸膜的有效麻醉需要精确、仔细地置入麻醉针头，通常是将导入针经胸内筋膜导入邻近壁层胸膜及其表面的胸膜外间隙，同时要避免横穿下层的壁层胸膜和脏层胸膜，以避免发生气胸的风险。

基于对肺支气管血管 CT 解剖学的了解，已经制订了一种安全的经胸到达中心病变的路径。

肺门由主支气管及伴随的肺动脉和肺静脉组成，肺动脉和肺静脉呈放射状延伸至肺叶、肺段和肺亚段。虽然在操作中难免会损伤肺周围的血管和气道，但这种操作引发的并发症较少。从肺门到肺周围支气管的血管路径提供了一条通向肺部中央的安全通路，通过此路径可安全到达位于肺部中央的肿瘤区域。对位于肺周围或胸膜下的肿瘤而言，长入路或切向入路提供了一种更稳定的探头与靶点之间的关系。因为该路径可适应呼吸的自然波动并有助于限制施靶区消融与脏层胸膜间的重叠问题，而这是已知的微波治疗引起支气管胸膜瘘的机制之一。在操作过程中，要注意避免损伤叶间裂和肺副裂，以降低气胸的风险，进而避免由于肺组织和脏层胸膜破裂而引起的不确定性或持续性的肺漏气。

肿瘤大小可能是决定消融成功与否的最重要因素。有报道显示，在非小细胞肺癌中，小于3cm 的 T_1 肿瘤预后最好。虽然可以实现较大肿瘤的完全消融，但疗效更依赖于操作者，且不完全消融率更高。大多数术者的策略是将多个消融针置入到靶肿瘤的边缘内和（或）周围组织使其达到更大的消融体积。欲在较大肿瘤（3～5cm）周围获得足够的消融边缘，通常需要置入多个消融针并对其重新定位，这在一定程度上增加了手术的复杂性。然而，经验丰富的研究中心认为，即使对于这些较大的肿瘤，消融也有良好的疗效。对于>5cm 的肿瘤来说，完全消融的可能性显著降低，但并发症的风险却显著增加。无论使用何种方式，了解预期消融区的几何结构、重新定位和/或置入足够数量的消融针、根据肿瘤大小正确进行消融和识别已消融区，决定了消融技术的成败及局部控制的效果。根据消融能量的种类、功率和消融时间的不同，目前市场上售卖的每种特定设备及消融针的消融区域也不同，而这些信息可直接从各自的供应商处获得，也可在消融针包装上随时获取。

肺部和胸部的肿瘤位置在治疗方案规划中起着重要作用。尽管很少有部位会妨碍热消融的成功率，但局部的解剖因素可能会影响消融方式的选择，以及消融针或探头的置入。例如，位于周围或胸膜下的肿瘤可能更适合进行冷冻消融而不是热消融（如微波消融），因为后者更有可能导致躯体神经支配的壁层胸膜内及其周围任意组织的破坏，进而导致操作过度、苏醒后的疼痛，以及支气管胸膜瘘等并发症的发生。同样，靠近中央气道的肿瘤通常最好采用冷冻消融治疗，主要是因为冷消融形成的冰球可以通过 CT 显示出来。热消融也可适用于靠近大的气道和血管的肿瘤，前提是消融探头的位置选择要小心，需避免直接刺穿气道或者血管。大血管内流动的血液和气道的温度通常受传递到它的热能影响较小，这种现象称为热沉或冷沉。操作过程中可能需要更多的能量来克服这种影响，进而实现成功消融。在设计消融方案时，必须始终考虑肺外结构损伤的风险，尤其是那些病变发生在肺叶外周而不是胸部中心部位的肿瘤。前者包括食管、心包、心脏和膈肌，以及臂丛、膈神经和喉返神经。肋间神经也可能受到损伤，但临床后遗症通常不重。

对于射频、微波或冷冻消融这三种最常用的能量消融术而言，每种都具有其自身相对的优势和劣势（表 4-1）。但没有一种方式可应用于所有肺部和胸部的消融情况。对于肺叶实质中心≤3cm 的肿瘤，如果操作者对设备及其操作方法胸有成竹，则任何的治疗方式均可使用。对于直径>3cm 的肿瘤，新一代的微波和冷冻消融则更受青睐，因为它们能够有效地传送消融能量和（或）同时使用多个消融针。而对于距离躯体神经支配的壁层胸膜≤1.5cm 的肿瘤来说，冷冻消融则是更好的选择，因为冷冻是一种天然麻醉药，可以提高患者在消融过程中和恢复期间的耐受性。手术需要在胸壁和纵隔内或附近显示消融区的情况下进行，冷冻消融区产生的冰球在 CT 上很容易显现出来。虽然热沉效应均降低了这三种能量消融术的热能传递能力，但微波似乎比射频和冷冻消融受到的影响要小一些。为了克服大的气道和

表 4-1 消融技术的比较

参 数	射频消融	微波消融	冷冻消融
≤3cm	+++	+++	+++
>3cm	+（高达3）[a]	+++（高达3）[a]	++（高达25）[a]
≤1.5cm 胸膜	+（疼痛）	+（漏气）	+++
胸壁	+	++	+++
纵隔	+	+	++
热沉或冷沉	+	+++（至少）	++（+）
起搏器/AICD	+	++	+++
凝血功能异常	+++	+++	+
机动性	(+)	(+)	++
时长	(+)+	+++（最短）	++

a. 消融针的数量

血管产生的热沉效应，在这些结构附近使用冷冻消融通常更为安全，因为与使用热能相比，冷冻消融针可以非常邻近或紧密地置入这些结构附近。尽管在消融前可纠正凝血功能障碍，但由于冷冻消融在解冻周期内仍会有出血倾向，故一般情况下热能消融仍为首选治疗方式。患者接受射频、微波及冷冻消融治疗需要电流通过，因而这三种消融治疗方式可为使用心脏设备的患者提供更好的选择。虽然一些射频电极和微波针可以直接接触到靶肿瘤，但冷冻消融具有一项独特的优势，即在控制消融能量方面更加精细。这是因为冷冻消融能够利用冷冻/粘贴的优势，将靶肿瘤推拉和（或）撬到更有利的位置，以确保消融的精确性。需要注意的是，冷冻消融的启动和操作通常需要更多的时间，因为它与肿瘤细胞累积死亡相关，需要进行多次的冷冻消融循环。

无论使用何种能量，消融的成功取决于两个关键因素：第一，需要进行恰当的定位、再定位和（或）足够数量和合适位置的消融针，以确保能量能够有效传递并导致靶肿瘤及其边缘的细胞死亡。这些因素在能量传递和下沉过程中对周围结构的附带损伤起到特别重要的限制作用（图4-1A）。第二，识别消融相关的终止点。这可能需要术者做出一些技术相关的评估，例如测量热电偶温度、监测阻抗、评估反射功率和成像，特别是在进行热消融、处理适当大小的肿瘤和冷冻相关的等温线覆盖阶段。此外，在这个过程中要特别留意可能产生的磨玻璃影（图4-2A）。CT上显示的磨玻璃影必须完全覆盖肿瘤区域，并延伸至病变周围至少5~10mm。较大的磨玻璃边缘与更好的局部控制率和间接的总体生存率呈正相关。应用平行于（长轴视图）和垂直于（短轴视图）电极的多平面重建技术（multiplanar reformatted，MPR）来显示图像，该图像可提供许多有参考价值的信息。比如，器械穿透深度、电极相对于目标肿瘤及其边缘的确切位置（尤其是沿z轴的位置，局部手术失败多在此位置）、多个电极的配置，以及肿瘤与非肿瘤区域的结构关系。尽管一些操作员发现CT荧光透视和锥形束CT是置入器械的有用辅助手段，但缺乏实时成像反馈机制，尤其是将器械推进至靶肿瘤后，仍是CT的主要局限。

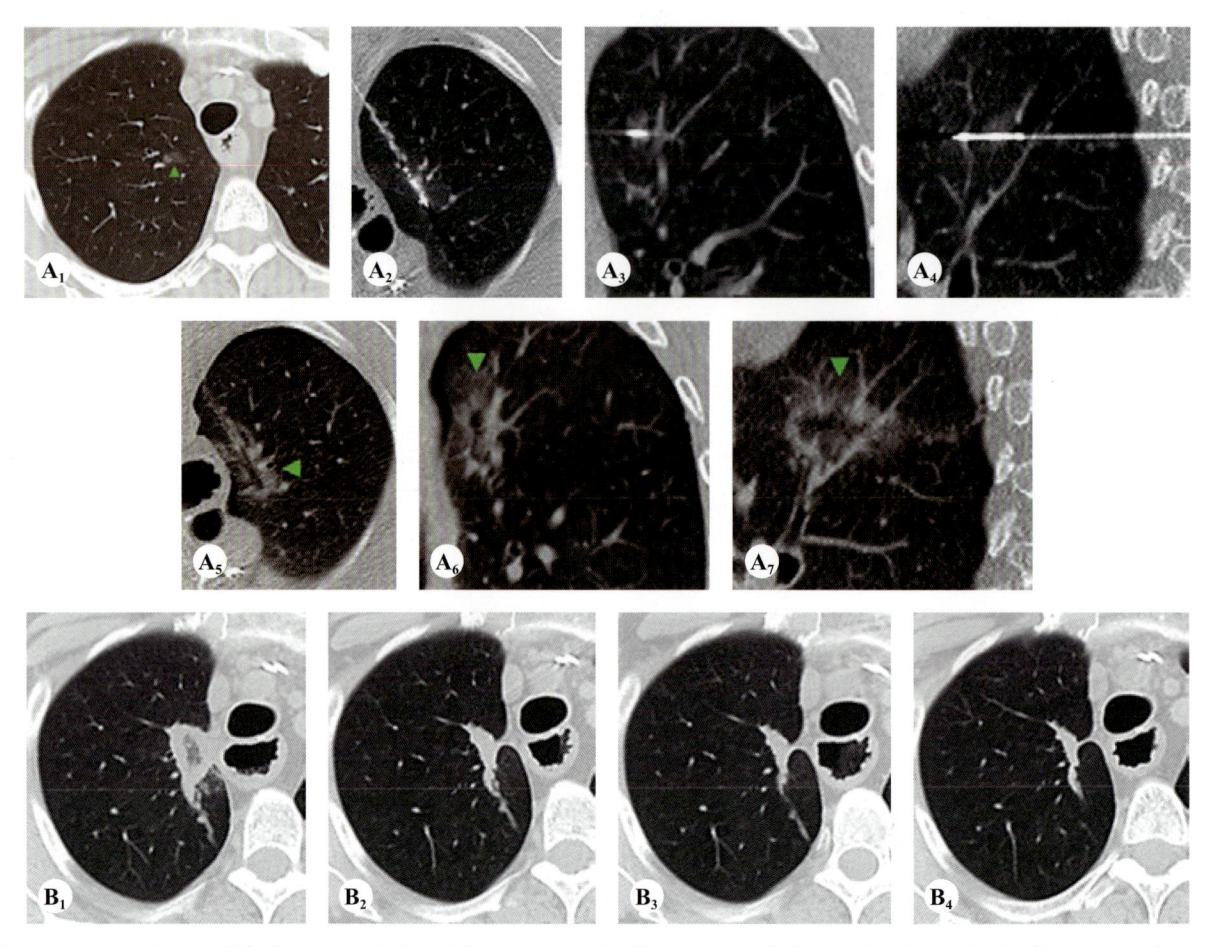

▲ 图 4-1 A₁ 至 A₇. 微波消融。A₁. 右上肺叶内部分实性结节（箭头），与经皮穿刺活检证实的早期侵袭性非小细胞肺腺癌的表征一致。A₁ 至 A₄. 患者处于俯卧斜位时微波针在轴向（A₂）上的最终位置，同时在相应的冠状（A₃）和矢状（A₄）重建图像上进行确认。A₅ 至 A₇. 以 65W 的功率消融 10min 后拔除电极，所有三个平面的图像上均显示消融区相对应的整个靶肿瘤的磨玻璃影。B₁ 至 B₄. 消融后胸部 CT 随访。B₁. A₁ 至 A₇ 所示患者微波消融后 1 个月的图像，从该图像可知与消融区相对应的磨玻璃影已被空气包围，完全取代了最初的部分实体腺癌。B₂. 消融后 6 个月的影像。该图显示消融区已均匀缩小。B₃ 和 B₄. 消融区在 1 年后及 3 年后的影像，显示消融区持续萎缩，与长期局部控制的效果一致

对于经验丰富的操作者来说，消融的规范策略因人而异。当然，所使用的能量类型、靶肿瘤的大小和位置等因素的差异也会对消融效果产生影响。一般来说，亚厘米级肿瘤不可能通过当前的电极针穿透，而当前的电极针在设计时强调肺的固有顺应性，因此需要推进电极并将其活性部位对准肿瘤区域，以便将预期消融区域完全覆盖。如果使用微波，由于没有直接穿刺肿瘤，故可通过控制时间和功率先消融一半的区域，在充分治疗肿瘤的同时产生消融边缘。但对于较大的肿瘤而言，为了实现成功消融，这种方法可能会在非肿瘤对侧产生潜在的严重副作用。无论采取何种消融治疗策略，微波针都应重新定位以尽量规避可能出现的操作风险。此外，冷冻消融在置入电极的方法上存在本质差异，因为它的方法涉及将冷冻探针引入组织，从而导致组织最终被冷冻，这个过程中肿瘤组织容易因过度扭转导致破裂，因此需要经验丰富的专业人士来执行。对于较大的肿瘤，通常需要多个冷冻探针以支撑肿瘤的各个部分。如果是厘米级的肿瘤，通常需要在每侧放置 2 个冷冻探针以确保足够的支撑和覆盖。在随后的消融过程中，这些探针将

协同工作，使消融区域逐渐合并，以确保整个肿瘤得到适当的处理。大多数电极置入的间距应不超过 1.5~2.0cm；置入的位置距离肿瘤边缘不应超过 1cm。一般情况下，冷冻针产生的覆盖消融区的有效等温线相对于微波针来说较小。无论选择何种能量源，术者都需要通过影像来确认消融边界，以确保最佳的治疗效果。如果需要，术者可能需要重新定位或增加电极来实现满意的消融效果。

3. 术后康复护理

术后温度消融需要观察患者可能出现的麻醉潜在并发症和消融效应。在麻醉复苏室密切观察和监测患者的生命体征和血氧饱和度。术后 2h 内拍摄立位胸片，并在术后 3~4h 再次拍摄呼气相胸片。胸片有助于排除直接并发症，如气胸、胸腔积液、血胸、未预料或过度的肺浸润。术后疼痛管理包括口服镇痛药或使用镇痛泵。建议术后至少使用 3~5 天的消炎药，如布洛芬，以抑制消融后的炎症反应，尤其是对于射频消融和较小范围的微波消融，这些药物可以减轻疼痛、预防胸腔积液和减轻全身炎症反应。术后 2~3 天出现低热并不少见，尤其是在消融范围大的患者

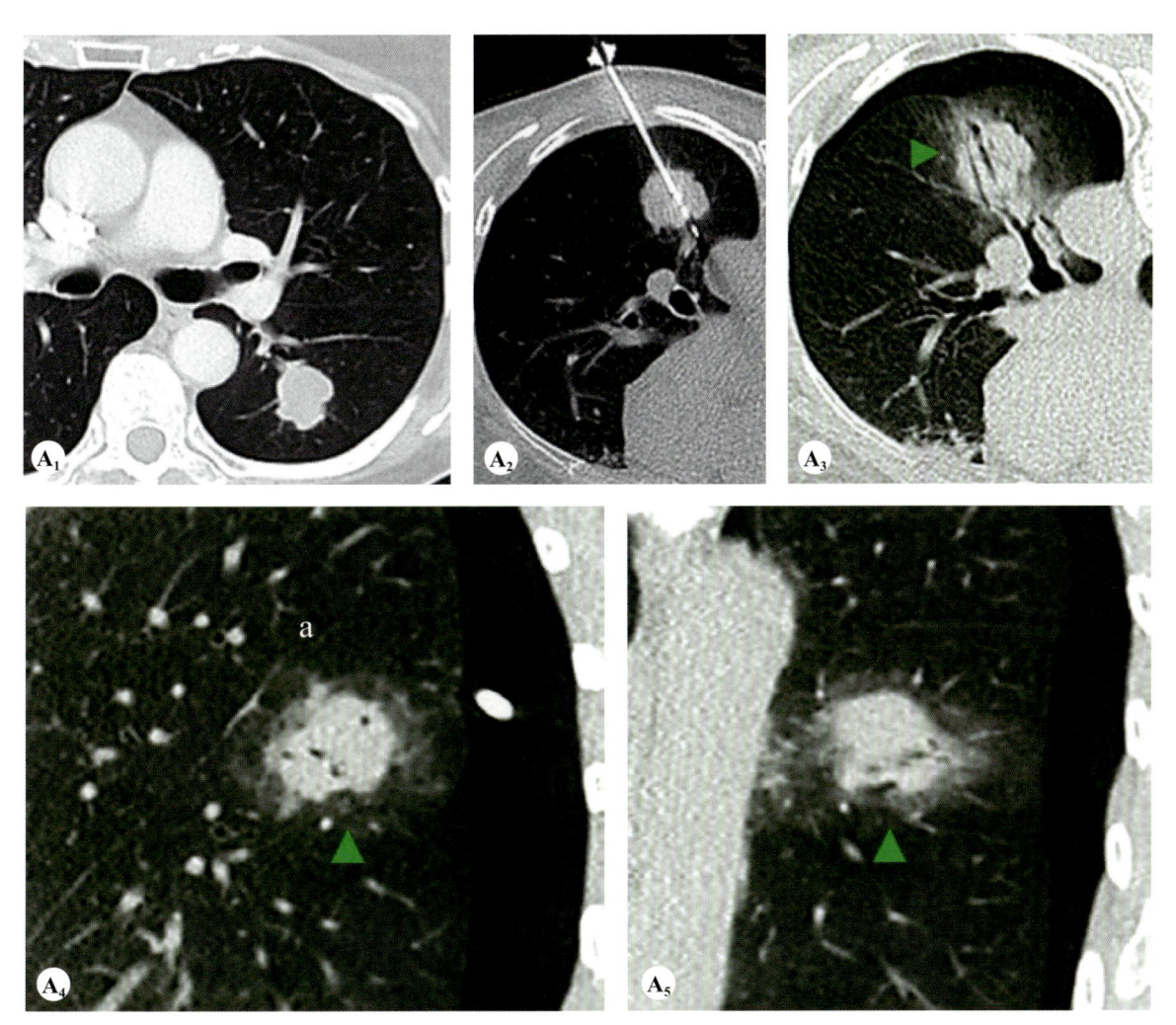

▲ 图 4-2　A_1 至 A_5. 微波消融。A_1 显示了一个大小为 2.7cm×2.3cm 的非小细胞肺腺癌，该诊断通过经皮肺穿刺活检证实。经支气管内超声（EBUS）分期证实其无病理性淋巴结后，患者俯卧位的 A_2 显示出初始微波电极置入的位置。消融完成后的轴向 A_3 在 5 个不同的电极位置以 65W 的功率共计消融 18min，在靶肿瘤内显示出包裹着的磨玻璃影（箭头），在相应的冠状面 A_4 和矢状面 A_5 上重建图像加以确认。术后明显出现少量气胸

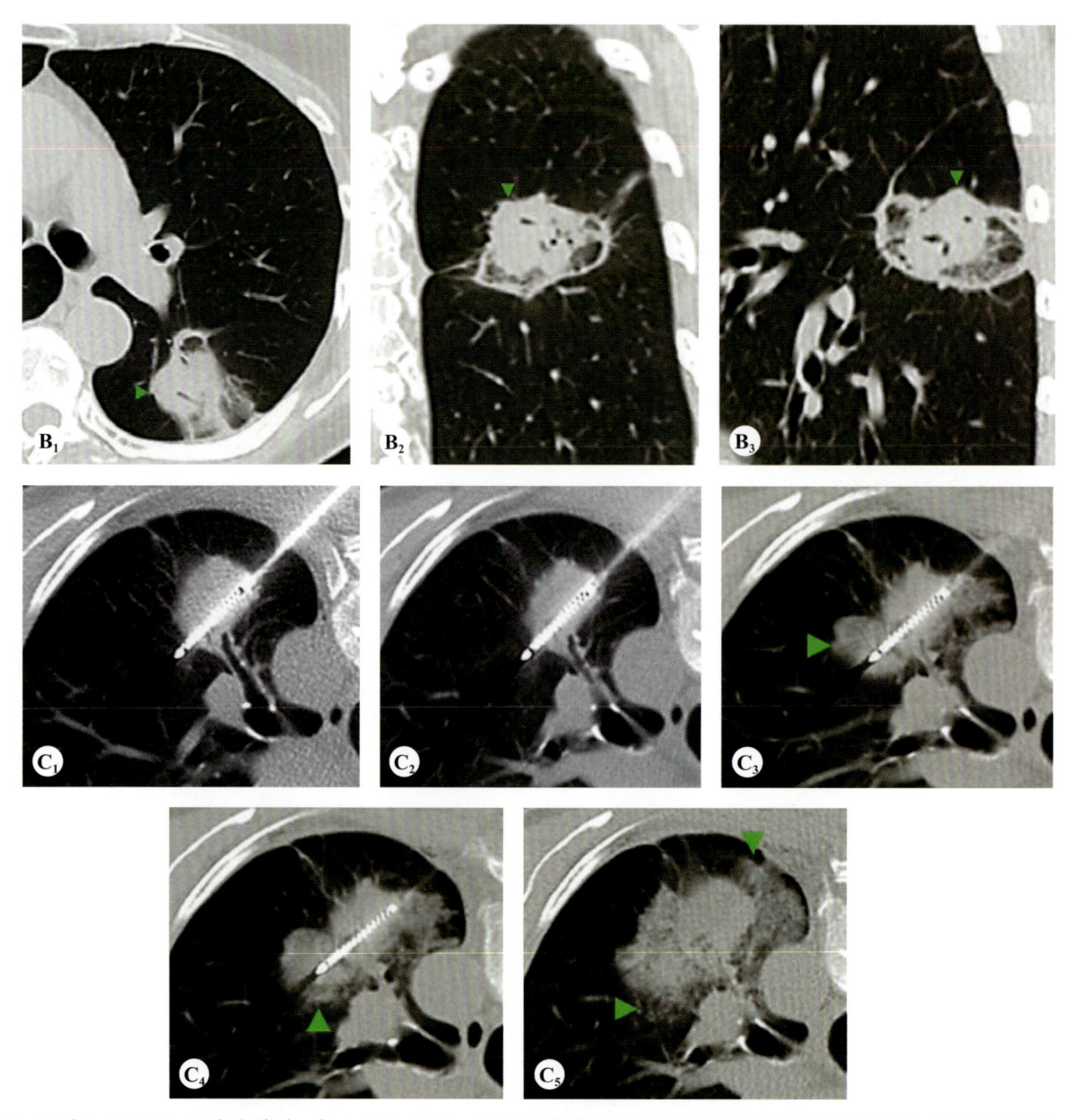

▲ 图 4-2（续） B_1 至 B_3. 不完全消融。如 A_1 至 A_5 所示，患者微波消融后 1 个月的轴位（B_1）、冠状位（B_2）和矢状位（B_3）图像显示近期消融的肿瘤（箭头）上部出现明显的结节状隆起，该隆起未被消融后边缘包裹，这与不完全消融表现一致。C_1 至 C_5. 重复冷冻消融。C_1 表示在 A_1 至 A_5 和 B_1 至 B_3 患者的未完全消融肿瘤上方置入的单个冷冻探针的初始位置。冷冻 3min 后的 C_2 显示图像变化非常小，因为在大多数情况下，充气的肺内难以看到初始的结冰现象。C_3 和 C_4 分别表示冷冻 7min、12min 后的图像，该图像显示新的 C_3 和增加的 C_4 气体区域减少（箭头），这与冷冻消融相关的局部水肿和出血现象一致。C_5 展示了在冷冻针撤出后的即时完成图像，可以明显看到靶点周围出现了不完全消融引起的水肿和出血（箭头）

中更为常见。根据患者的临床情况和评估结果，术者决定是否需要让患者留观或过夜住院观察。然而，许多术者在提供严格的术后指导和进行密切随访的情况下允许患者在手术当天出院。

4. 消融后影像

术后 1 周内拍摄胸部 X 线片，进行患者的临床随访以评估潜在并发症，如迟发性气胸和反应性胸腔积液，以及患者的总体康复和健康状况。

除了手术实施过程中的顺利操作，反复、仔细、有规律的消融后影像记录也是评估消融成功的重要标准（图 4-1A$_1$～A$_7$）。消融后应定期行胸部 CT 或 PET/CT 检查来评估消融区。建议将 PET/CT 基线检查作为临床分期的一部分，并应与预期的消融同步进行。术后第 1 个月进行胸部 CT 扫描，随后在 3～4 个月进行胸部 CT ± 腹部和盆腔 CT 扫描；在第 2 年，每隔 4～6 个月进行 1 次 CT 扫描。必要时可在任何时间点替换成 PET/CT，尤其是出现不确定性诊断的情况下。除了术后 1 个月的胸部 CT 可以帮助确定消融区与肿瘤本身的基线表现和关系（图 4-2B$_1$～B$_3$），消融区应持续消退并最终趋向稳定，肺消融后的影像时间轴与大多数临床肿瘤学时间轴非常相似。

尽管不同能量源产生的消融带存在一些差异，但也有很多共性。通常来说，所有消融区都会显示出实变和磨玻璃 ± 空洞，而所有技术上成功的消融区都将显示出大于肿瘤本身的磨玻璃和（或）空洞的体积。空洞的存在通常与更好的预后相关，这可能是因为空洞是消融扩大的标志，尤其是消融靠近较大气道的位置时。所有消融区都比肿瘤本身大，通常在消融前 2 周内体积最大，随着时间的推移，所有消融区的边缘都会逐渐缩小。在术后 6 个月，大多数消融区应小于原肿瘤体积。与射频消融（RF）和微波消融（MWA）相比，冷冻消融区的恢复速度更快。术后 12 个月内，相对于肿瘤的最初尺寸会缩小 60%。所有区域在早期（1 个月）和中期（1～3 个月）均会失去强化，这是一种对温度造成损伤的良性生理反应，其特征是在消融外缘有平滑的薄边缘对比增强，表现为反应性充血和早期修复性纤维化。有时，冷冻消融区可能在消融后的第一个月内表现为中央强化，随着时间的推移，所有区域在慢性（>3 个月）阶段都会恢复一定程度的强化，但不应出现结节状、过度或高于初始肿瘤的强化。FDG 活性反映了对比增强的情况，并呈现出特定的局部复发模式，特别是弥漫性或中心性活性，以及与消融后 1 个月和 4 个月原始肿瘤相对应的边缘 + 局灶性摄取。射频消融病例中，高达 62.5% 的患者可能在早期和中期可发生一过性或反应性淋巴结病，但通常在 3～6 个月会自行消退。有时，即刻（<24h）、早期和中期出现残余并发症，特别是气胸或最有可能表现为合并气胸的支气管胸膜瘘和胸腔积液逐渐消退。

大多数情况下，表明局部治疗无效、存在不完全消融、肿瘤进展或残余的特征。

• 3～6 个月后出现消融部位的生长（WHO 标准）；对于冷冻消融来说，明显增大超过 1 个月。

• 3～6 个月后消融部位的对比度增强（> 15HU）。结节和（或）中央强化 > 15mm（10mm）。

• 1（4）个月的 FDG 活性，包括局部和边缘 + 对应的局部活性。

• 持续存在局部或远处淋巴结肿大。

• 消融部位、治疗肺叶、胸内其他部位出现新发病灶。

及早发现局部治疗无效至关重要。如果局部治疗无效，可以考虑重复热消融、立体定向放射治疗，并在可能的情况下考虑手术治疗（图 4-2C$_1$～C$_5$）。对于区域淋巴结或远处转移，可选择系统性治疗方法。

5. 并发症

气胸是最常见的并发症之一，在某种程度上几乎所有接受治疗的患者都会出现气胸。但只有一小部分患者需要干预治疗，大多数患者可以通过保守治疗来管理。某些术者认为这种情况并非真正的并发症，而是手术过程中预期发生的一部分，类似于肺切除术后需要放置胸腔引流管的情况。一系列消融手术报道的气胸发生率在 1.3%～60%，造成这一差异的部分原因可能是技术和定义的不同。10%～20% 的气胸需要放置胸腔引流管或抽吸。以并发症为焦点的系列操作报道中，肺消融手术引发的 CTCAE 1 级或 2 级气胸发生率为 45%，而需要进行胸膜固定术的 3 级气胸发生率为 1.6%。其他主要并发症包括无菌性胸膜炎（2.3%）、肺炎（1.8%）、肺脓肿（1.6%）、需要输血的出血（1.6%）、支气管胸膜瘘（0.4%）、神经损伤（0.3%）、肿瘤种植（0.1%）和膈肌损伤（0.1%）。与手术相关的死亡很少见。在上述系列中，每1000例手术有4例死亡（0.4%），其中3例与间质性肺炎恶化有关，1例与血胸有关。

在一项调查肺癌MWA术后并发症的研究中，主要并发症发生率为21%。已发表的数据显示，MWA术后气胸需要放置胸腔引流管的发生率与RFA相当，为13%~16%。在MWA手术队列中，患有肺气肿或其他潜在呼吸功能障碍、胸膜下肿瘤和大肿瘤的患者发生并发症的可能性较高。另外，消融时间较长且使用多个消融针的患者也可能从抗生素预防肺炎的应用中受益。尽管最初大家对微波消融和支气管胸膜瘘的发生率感到担忧，但实际上支气管胸膜瘘的真实发生率仍然很低，通常在0.5%~2.8%。

相比之下，一项针对冷冻消融治疗肺癌的研究发现，胸腔积液是最常见的术后并发症，发生率为71%。该研究还指出，使用更大型号的消融针和无同侧手术史是预测胸腔积液发生的统计因素。在该研究队列中，62%的患者出现了气胸。尽管气胸的发生率相对较高，但只有18%的患者需要放置胸腔引流管，这与MWA和RFA报道的相似。迟发性和复发性气胸是常见的，大多数患者需要胸腔引流管的干预措施。虽然咯血发生率很高（37%），但所有病例都是自限性的，与冷冻探针型号存在较大相关性。其他少见的冷冻消融后并发症包括膈神经麻痹、冻伤、脓胸和肿瘤种植。

6. 结果

(1) 总生存率：目前报道了很多消融治疗的数据，包括5年甚至10年的总生存率。这些系列报道的5年总生存率从16%~68%（表4-2），这一较大的范围可能是由于不同的患者特征及手术技术的差异所导致。Hiraki等对14项研究进行回顾性分析，发现Ⅰ期非小细胞肺癌（NSCLC）射频消融后1年、2年、3年和5年的总生存率分别为78%~100%、53%~86%、36%~88%和25%~61%，中位生存时间为29~67个月。相比之下，未经治疗的Ⅰ/Ⅱ期肺癌患者的中位生存期约为14.2个月。与RFA相比，MWA和冷冻消融的可用数据相对较少，大多数来自原发性肺癌和转移瘤的联合报告。然而，Moore等报道了最高的5年生存率，在临床上无法手术的患者冷冻消融后，5年生存率高达68%，无进展生存率为88%。该系列研究中，所有患者在消融前6周内进行PET/CT分期，并对任何可疑的淋巴结肿大进行支气管镜活检，这种严格的分期策略可能有助于取得良好的治疗效果。此外，三项针对MWA的大型单中心研究（每项研究均有50名以上患者参与治疗）的1年生存率47.6%~83%，2年生存率23.8%~73%，3年生存率14.3%~61%。

消融治疗对磨玻璃结节或磨玻璃影的处理效果更为有利，磨玻璃结节或磨玻璃影通常代表着非典型腺瘤性增生，这些病变有可能演变为原位或微小侵袭性腺癌。Kodama等和Iguchi等的研究报道显示，经过消融治疗后，这些病变5年总生存率分别为96.4%和93.3%，局部进展率分别为14%和17.6%。另一项由Yang等进行的研究表明，使用MWA治疗周围磨玻璃结节是安全有效的，技术成功率达到了100%，在3年的随访期内，局部无进展生存率、肿瘤特异性生存率和总生存率分别为98%、100%和96%。最近的一项试点研究中，Liu等治疗了14名患者，共有19个磨玻璃结节或磨玻璃影，在18~34个月（平均24个月）的随访期内，所有患者均成功进行了消融治疗。

(2) 临床试验：肺癌温度消融的临床试验研究已有多项报道（表4-2）。2008年发表了有关肺癌射频消融反应评估（RAPTURE）的研究，该前瞻性研究涵盖了106例接受RFA治疗的183个无法切除的肺癌患者，这些患者因禁忌证而无法接受化疗和放疗。肿瘤类型包括非小细胞肺癌（n=33）、结直肠癌肺转移（n=53）和其他原发肿瘤的肺转移（n=20）。研究结果表明，几乎所有治疗都取得了技术上的成功，主要并发症为气胸

表 4-2 Ⅰ期非小细胞肺癌消融治疗的总生存率和局部控制率

消融技术	试 验	总数（n=610）	1年	2年	3年	4年	5年	局部控制率
RFA	Simon 2007[16]	71	78%	57%	36%	27%	27%	47%
	Huang 2011[17]	33	80%	46%			24%	76%
	Ambrogi 2011[18]	57	83%	62%	40%	32%	25%	41%
	Hiraki 2011[19]	50	94%	86%	74%	67%	61%	69%
	Kodama 2012[20]	44	98%		73%		55%	89%
	Palussiere 2014[21]	87	92%	78%	66%	63%	58%	79%
	Huang 2018[22]	50	96%	87%	67%		36%	74%
	RAPTURE[23]	33	70%	48%				88%
	ACOSOG Z4033[24]	51	86%	70%				60%
	Palussiere 2018[25]	42	92%	64%	58%			81%
MWA	Yang 2014[26]	47	89%	63%	43%	37%	16%	48%
CA	Moore 2015[27]	45	89%		78%		68%	89%

RFA. 射频消融；MWA. 微波消融；CA. 冷冻消融

（n=27）。值得注意的是，消融治疗后对肺功能测试无不良影响。对于非小细胞肺癌患者，1年总生存率为70%（CI 51%～83%），2年总生存率为48%（30%～65%）。非小细胞肺癌的1年肿瘤特异性生存率为92%（78%～98%），2年为73%（54%～86%）。13名接受治疗的Ⅰ期NSCLC患者1年总生存率为75%（45%～92%），2年癌症特异性生存率为92%（66%～99%）。结直肠癌肺转移患者1年生存率为89%（76%～95%），2年生存率为66%（53%～79%）。其他原发肿瘤肺转移患者1年生存率为92%（65%～99%），2年生存率为64%（43%～82%）。该研究的一个主要结论是治疗后1年内，88%的可评估肿瘤患者达到了持续完全缓解。

ACOSOG Z4033是一项于2015年发表的前瞻性研究，旨在探讨RFA治疗无法手术的ⅠA期非小细胞肺癌患者的疗效，共纳入了51名患者。在进行RFA治疗前，对患者进行了进行PFT，并在治疗后3个月和2年后进行了再次治疗。结果表明，1年总生存率为86%（77%～96%），2年总生存率为70%（58%～84%）。值得注意的是，对于那些肿瘤<2cm，体力状态评分为0或1的患者，其生存率有所改善。在19例局部治疗失败的患者中，大多数重新接受了射频消融治疗。与治疗前相比，未观察到FEV_1、TLC和DLCO的明显下降。实际上，观察到FVC持续增加，可能是由于热消融导致术后气体滞留减少的"热沉"效应所致。此外，除了显示2年的总生存率与SBRT相当外，该研究还提供了有力的纵向证据，证明RFA不会对肺功能产生负面影响。

2018年，Palussiere等发表了一项Ⅱ期临床研究，旨在探究RFA治疗无法手术切除的ⅠA期非小细胞肺癌患者的生存结果，共有42名患者参与了该研究，但只有32名患者可以进行完全评估。研究结果显示，1年的局部控制率为84%（67%～96%），3年的局部控制率为81%

（54%~96%）。值得注意的是，此处的局部治疗失败定义为RFA治疗区内的肿瘤生长，而在前述的Z4033试验中，局部治疗失败的定义包括RFA部位、原发肿瘤所在的肺叶或肺门淋巴结内的任何肿瘤生长。该研究显示，患者1年总生存率为92%（78%~98%），3年为58%（41%~74%）。治疗不会对患者的生活质量和整体健康产生负面影响。这项研究结果支持了先前的研究发现，即RFA治疗后不会导致明显的肺功能下降，且RFA治疗后的存活率与SBRT治疗后的报告结果相当。

(3) 局部治疗无效：大部分非小细胞肺癌接受消融治疗后的5年长期随访数据表明，局部控制率在41%到89%之间波动（表4-2）。需要注意的是，大多数局部治疗失败发生在消融后2年内。肺癌消融局部治疗失败的一个主要原因是原发肿瘤直径>3cm，这会增加局部治疗失败的风险。Simon等的研究分析了153名接受RFA治疗的恶性肺癌患者，发现原发肿瘤直径>3cm是预测RFA后局部肿瘤进展的显著因素。另一项研究也显示，>3cm的Ⅰ期NSCLC病变患者在RFA治疗后的局部肿瘤进展率高达50%。同样，这一情况在MWA和CA中同样成立。因此对于直径>3cm的原发肺肿瘤，可能需要考虑多探针治疗。

RFA、MWA、CA、立体定向放射治疗和外科肺叶切除术的局部控制效果呈升序排列。然而在不同的研究中，尽管加强了局部控制，但是远处疾病的发生率在相似或不同的治疗方法之间仍然存在显著差异。这种差异可能是由于治疗时已经存在微小病灶造成的，一些外科手术报道发现，在1cm以下的根尖样型肿瘤患者中，高达16%的患者存在微小的局部和远处病灶。换句话说，即使局部控制率完全达到或接近100%，仍然可能存在微小的局部和远处转移病灶，这一点在高危人群中得到进一步证实，他们可能不适合通过纵隔镜进行正规淋巴结分期手术，而必须依赖医学影像，特别是PET/CT来评估淋巴结状态。最终，局部和区域进展速度可能与总生存率之间不存在明显的负相关性。特别是2012年，Lanuti等观察了最初接受RFA治疗的Ⅰ期肺癌患者的局部复发情况，他们后续又接受了再次的RFA、放疗、化疗，但无局部复发的患者与出现复发的患者在5年总生存率和无病生存率方面没有显著差异。同样，在ACOSOG Z4033研究中，接受RFA治疗的患者中有31名患者没有出现局部复发，而13名患者在随访的第一年内出现局部复发，但局部复发并未影响患者的1年总生存率。

(4) 成本差异：Kwan等对SEER医疗保险相关数据库进行了分析，并对128名具有可比基线特征和总生存率的患者进行了最终配对队列研究。结果发现，与肺小叶切除术相比，温度消融治疗具有显著的成本优势，中位治疗相关费用差异为16 105美元，治疗后1个月、3个月和12个月的累积费用显著下降，中位累计费用为12 329美元。这些结果与Alexander等的研究结果一致，他们发现，与肺小叶切除术相比，接受RFA患者的费用显著降低；治疗后每月费用在两组患者之间相差1.93倍，即分别为620.71美元和1195.92美元。与其他治疗寡转移性非小细胞肺癌方法相比，CA似乎是最具成本效益的方法，即使考虑到最佳支持性治疗或系统性治疗的成本，CA的附加成本效益为49 008~87 074美元。在该研究中，冷冻消融在所有解剖部位的并发症发生率和局部肿瘤复发率都非常低，并且可能提高了总体生存率。

除了一项利用马尔可夫模型和旧的RFA数据进行的研究外，目前尚未有关对比影像引导的肿瘤消融和立体定向全身放疗的前瞻性成本-效益研究。2013年Dupuy等报道了罗得岛州放射治疗的总体医疗保险报销金额（17 000美元）是RFA（4000美元）的4.25倍。特别是在高危人群中，考虑到放射治疗和RFA研究中报道的微小结节的局部和远处疾病发生率相似，是否有理由提高放疗成本以实现更好的局部控制和更好的总体生存率仍有待进一步观察和研究。

(5) 联合治疗：有关放疗联合 IGTA 治疗后的结果相关的报道很少。联合治疗已被应用于大的和（或）中心性肿瘤，这两种方法都难以单独完成治疗。2006 年，Dupuy 等报道了一项有关 24 名无法手术的Ⅰ期非小细胞肺癌患者的研究，这些患者在接受 RFA 治疗后又接受了 66Gy 的常规放疗，平均随访时间为 26.7 个月（6～65 个月）。在这些患者中，有 14 名患者（58.3%）死亡，累计 2 年和 5 年生存率分别为 50% 和 39%，其中 10 例患者死于癌症，2 例患者发生局部复发（8.3%），9 例患者发生了全身转移，3 例患者死于呼吸衰竭，但没有证据表明有活动性疾病存在。Chan 等也报道了 17 例无法手术且经活检证实的Ⅰ期 NSCLC 患者，在接受 RFA 治疗后同天接受单次高剂量近距离放射治疗。尽管随访时间较短（22 个月），但在 7 例 T_2N_0 期患者中，有 4 例及全部的 9 例 T_1 期患者实现了局部控制。Sandler 等对 16 名患者的 17 个肿瘤进行了 SBRT 和热消融（RFA 或 MWA）治疗，其 1 年和 2 年的局部控制率分别为 93% 和 81%，但有 3 例患者出现了 >3 级的毒副作用，包括支气管狭窄、疼痛和肺出血。治疗后 3 个月，预计 FEV_1 和 FVC 百分比分别下降 8% 和 8.5%（两者 $P<0.001$）。

四、未来趋势

近 30 年来，已有多篇关于动脉内化疗的论文发表，其中一些涉及了纳米制剂的应用。这些研究主要集中在晚期非小细胞肺癌的治疗方面。2012 年 Nakanishi 等进行了一项前瞻性研究，招募了 25 名Ⅲ期或Ⅳ期非小细胞肺癌或复发性非小细胞肺癌、无远处转移（M_{1b}）且 ECOG 评分不高于 2 的患者。这些患者因不适合接受标准化疗或放化疗治疗而纳入研究。在研究中，首先确定了供血动脉，并对肿瘤按Ⅰ～Ⅳ级进行染色分级。接下来，通过动脉进行多西他赛和顺铂（分别为 $25mg/m^2$ 和 $25mg/m^2$）的灌注治疗。根据肿瘤染色程度的不同，将每种药物的总剂量分配给不同的供血动脉。研究结果显示，总体有效率为 52%，其中包括 1 例完全有效和 12 例部分有效。这项研究的中位无进展生存期为 6.5 个月，中位总生存期为 17.4 个月，1 年和 2 年总生存率分别为 81% 和 32%。患者的体力状态评分（performance status，PS）好（0 或 1）的患者生存率明显高于 PS 差的患者（≥2）；肿瘤染色 4 级的患者总生存率高于肿瘤染色分级较低的患者；当患者的 PS 超过 3 时，可能会出现 3 级乏力或食欲缺乏的情况。在该研究中，未发生 4 级血液学或非血液学毒性，也没有治疗相关死亡事件发生。此外，Yuan 等回顾性研究了 40 例接受吉西他滨和顺铂动脉灌注化疗的Ⅲ期非小细胞肺癌患者。在 1 个月、6 个月、12 个月和 24 个月的总生存率分别为 97.5%、82.3%、28.4% 和 10.7%。最常见的药物相关不良事件是咳嗽 17 例（42.5%），厌食 14 例（35%），疼痛 9 例（22.5%）。

多年来，研究人员一直在探索肺癌双重化疗方案的策略。最初，这一概念是通过肿瘤内的被动转运将化疗药物局部应用于肿瘤部位，以实现药物的有效扩散。最近的进展是采用肿瘤基因组靶向药物，无论是通过动脉内和（或）肿瘤内的传递方式，都能够增强药物的扩散效果。在 2013 年的一项研究中，Hohenforst-Schmidt 等应用了一种基于铂的双重化疗治疗策略，用于治疗 5 例 EGFR 阴性的Ⅲa 期至Ⅳ期非小细胞肺癌患者。该治疗方案依据治疗前的组织学/细胞学结果，在肿瘤病灶和恶性淋巴结内注射 0.5%～1% 浓度的顺铂类似物，同时将全身输注浓度降低至标准方案的 70%。经过 5 次局部注射和 2 个周期的全身输注后，肿瘤呈现出明显的缩小（50% 以上）。

Lee 及其同事进行了一项Ⅰ期研究，旨在评估将表达 *CCL21* 基因（*Ad-CCL21-DC*）的腺病毒（Ad）载体转导的自体树突状细胞（DC）注射到晚期非小细胞肺癌（NSCLC）患者肿瘤内的安全性、临床疗效和抗肿瘤免疫反应。这项研究纳入了 16 名ⅢB/Ⅳ期 NSCLC 患者，分别在治疗初始和治疗第 7 天接受了 2 次 CT 或支气管镜引导下的瘤内免疫接种。研究结果显示，25%（4/16）的患者在接种后第 56 天表现出病情稳定，中位生存期为 3.9 个月。ELISPOT 分析显示 16 名患者中有 6 例出现了肿瘤相关抗原（TAA）的系统性免疫应答。此外，54% 的受试者（7/13）展现出肿瘤 CD8þT 细胞的浸润，每平方毫米 CD8þT 细胞数量平均增加了 3.4 倍。与接种后 CD8þT 细胞增加的患者相比，PD-L1 mRNA 的表达在这些患者中显著增加。未来的研究将进一步评估 PD-1/PD-L1 检查点抑制剂联合 DC-CCL21 原位接种的治疗效果。

要 点

尽管本章无法详尽涵盖原发性肺癌介入治疗的方方面面，但以下内容概括了肺癌消融的关键操作要点。

1. 初始肿瘤大小是预测温度消融局部控制情况的最佳指标。
2. 在选择原发性和继发性肺部恶性肿瘤患者时要谨慎，最好在多学科肿瘤委员会的框架内进行评估。在进行消融前，应对患者进行再分期。
3. 积极参与以胸部肿瘤治疗为主题的多学科会议，深入了解 IGTA 治疗肺部恶性肿瘤的优缺点、结果和预期，以及竞争性和互补性治疗方法。
4. 充分了解所用设备的消融能量和技术，以及相应的能量强度和所用设备的局限性，精准消融有助于优化局部控制效果，同时避免过度消融。
5. 了解潜在热沉或冷沉效应对消融部位和局部肿瘤控制的影响，并采取安全策略来减轻这些影响。
6. 在可能的情况下，应当运用技术手段，以避免对正常相邻结构造成附带损伤，特别是胸内和肋间神经、食管、气管和皮肤，这些技术包括注入空气或二氧化碳、滴注或注射 D5W、生理盐水或短效或长效局部麻醉药，以及对靶肿瘤进行机械操作（杠杆、推、拉），从而简单地产生更有利的消融位置并提供保护性补偿。①对局部神经解剖要有深入了解；②胸部消融中，特别需要关注的神经包括膈神经、迷走神经、喉返神经、臂丛神经和交感神经。
7. 熟悉与肺消融术相关的并发症，以预防和有效管理这些并发症。培养有效的气胸管理技能，包括治疗在温度消融期间或之后发生的气胸及支气管胸膜瘘，确保患者舒适。同时要了解与肺消融相关的出血性并发症，特别是咯血、血胸和胸膜外血肿，以识别和处理这些问题。
8. 制订并执行全面、细致的患者随访计划。包括组织、整理和审查相关的影像资料，特别要注意患者在消融后失访的可能性。与转诊医师和放射学诊断同事密切合作和沟通，共同制订影像随访计划和评估方案。
9. 在术中和随访过程中，要了解胸部 CT 和 PET/CT 上消融部位的预期和意外表现。通过自由使用冠状面和矢状面的重建图像来确定消融边缘。对于疑似肿瘤进展或不完全消融的情况，可考虑进行再次活检和（或）消融治疗。结合 1 个月的胸部 CT 随访，确定消融后的基线，此时消融区应逐渐消退并趋于稳定。
10. 制订一个专门的肺消融计划，确保团队包括知识丰富、操作熟练的介入放射科医生（包括您自己）、护士、技师、麻醉师和协助人员。

参考文献

[1] de Groot PM, Wu CC, Carter BW, Munden RF. The epidemiology of lung cancer. Transl Lung Cancer Res. 2018;7(3):220-33.

[2] Dela Cruz CS, Tanoue LT, Matthay RA. Lung cancer: epidemiology, etiology, and prevention. Clin Chest Med. 2011;32(4):605-44.

[3] Abtin F, De Baere T, Dupuy DE, Genshaft S, Healey T, Khan S, et al. Updates on current role and practice of lung ablation. J Thorac Imaging. 2019;34(4):266-77.

[4] Raman V, Yang CJ, Deng JZ, D'Amico TA. Surgical treatment for early stage non-small cell lung cancer. J Thorac Dis. 2018;10(Suppl 7):S898-904.

[5] Lackey A, Donington JS. Surgical management of lung cancer. Semin Intervent Radiol. 2013;30(2):133-40.

[6] Tumati V, Iyengar P. The current state of oligometastatic and oligoprogressive non-small cell lung cancer. J Thorac Dis. 2018;10(Suppl 21):S2537-S44.

[7] Stephens SJ, Moravan MJ, Salama JK. Managing patients with oligometastatic non-small-cell lung cancer. J Oncol Pract. 2018;14(1):23-31.

[8] Arbour KC, Riely GJ. Systemic therapy for locally advanced and metastatic non-small cell lung cancer: a review. JAMA. 2019;322(8):764-74.

[9] Tsai EB, Pomykala K, Ruchalski K, Genshaft S, Abtin F, Gutierrez A, et al. Feasibility and safety of intrathoracic biopsy and repeat biopsy for evaluation of programmed cell death ligand-1 expression for immunotherapy in non-small cell lung cancer. Radiology. 2018;287(1):326-32.

[10] Soria JC, Ohe Y, Vansteenkiste J, Reungwetwattana T, Chewaskulyong B, Lee KH, et al. Osimertinib in untreated EGFR-mutated advanced non-small-cell lung cancer. N Engl J Med. 2018;378(2):113-25.

[11] Baker S, Dahele M, Lagerwaard FJ, Senan S. A critical review of recent developments in radiotherapy for non-small cell lung cancer. Radiat Oncol. 2016;11(1):115.

[12] Aoyama H, Shirato H, Tago M, Nakagawa K, Toyoda T, Hatano K, et al. Stereotactic radiosurgery plus whole-brain radiation therapy vs stereotactic radiosurgery alone for treatment of brain metastases: a randomized controlled trial. JAMA. 2006;295(21):2483-91.

[13] Mehta MP, Rodrigus P, Terhaard CH, Rao A, Suh J, Roa W, et al. Survival and neurologic outcomes in a randomized trial of motexafin gadolinium and whole-brain radiation therapy in brain metastases. J Clin Oncol. 2003;21(13):2529-36.

[14] Faria SL. Role of radiotherapy in metastatic non-small cell lung cancer. Front Oncol. 2014;4:229.

[15] Jones CM, Brunelli A, Callister ME, Franks KN. Multimodality treatment of advanced non-small cell lung cancer: where are we with the evidence? Curr Surg Rep. 2018;6(2):5.

[16] Simon CJ, Dupuy DE, DiPetrillo TA, Safran HP, Grieco CA, Ng T, et al. Pulmonary radiofrequency ablation: long-term safety and efficacy in 153 patients. Radiology. 2007;243:268-75.

[17] Huang L, Yan Y, Zhao J, Wang X, Cheng Q, Li X, et al. Is radiofrequency thermal ablation a safe and effective procedure in the treatment of pulmonary malignancies? Eur J Cardiothorac Surg. 2011;39(3):348-51.

[18] Ambrogi MC, Fanucchi O, Cioni R, Dini P, De Liperi A, Cappelli C, et al. Long-term results of radiofrequency ablation treatment of stage I non-small cell lung cancer: a prospective intention-to-treat study. J Thorac Oncol. 2011;6:2044-51.

[19] Hiraki T, Gobara H, Mimura H, Matsui Y, Toyooka S, Kanazawa S. Percutaneous radiofrequency ablation of clinical stage I non-small cell lung cancer. J Thorac Cardiovasc Surg. 2011;142:24-30.

[20] Kodama H, Yamakado K, Takaki H, Kashima M, Uraki J, Nakatsuka A, et al. Lung radiofrequency ablation for the treatment of unresectable recurrent non-small-cell lung cancer after surgical intervention. Cardiovasc Intervent Radiol. 2012;35:563-9.

[21] Palussiere J, Lagarde P, Auperin A, Deschamps F, Chomy F, de Baere T. Percutaneous lung thermal ablation of non-surgical clinical N0 non-small cell lung cancer: results of eight years' experience in 87 patients from two centers. Cardiovasc Intervent Radiol. 2015;38:160-6.

[22] Huang BY, Li XM, Song XY, Zhou JJ, Shao Z, Yu ZQ, et al. Long-term results of CT-guided percutaneous radiofrequency ablation of inoperable patients with stage I A non-small cell lung cancer: a retrospective cohort study. Int J Surg. 2018;53:143-50.

[23] Lencioni R, Crocetti L, Cioni R, Suh R, Glenn D, Regge D, et al. Response to radiofrequency ablation of pulmonary tumours: a prospective, intention-to-treat, multicentre clinical trial (the RAPTURE study). Lancet Oncol. 2008;9:621-8.

[24] Dupuy DE, Fernando HC, Hillman S, Ng T, Tan AD, Sharma A, et al. Radiofrequency ablation of stage I A non-small cell lung cancer in medically inoperable patients: results from the American College of Surgeons Oncology Group Z4033 (Alliance) trial. Cancer. 2015;121:3491-8.

[25] Palussiere J, Chomy F, Savina M, Deschamps F, Gaubert JY, Renault A, et al. Radiofrequency ablation of stage I A non-small cell lung cancer in patients ineligible for surgery: results of a prospective multicenter phase II trial. J Cardiothorac Surg. 2018;13:91.

[26] Yang X, Ye X, Zheng A, Huang G, Ni X, Wang J, et al. Percutaneous microwave ablation of stage I medically inoperable non-small cell lung cancer: clinical evaluation of 47 cases. J Surg Oncol. 2014;110:758-63.

[27] Moore W, Talati R, Bhattacharji P, Bilfinger T. Five-year survival after cryoablation of stage I non-small cell lung cancer in medically inoperable patients. J Vasc Interv Radiol. 2015;26:312-9.

第 5 章 继发性肺癌
Secondary Lung Cancer

Eduardo A. Lacayo　Stephen Solomon　Alan Ho　著
魏　楠　李　晖　译　周　石　校

缩略语

CIRSE	Cardiovascular and Interventional Radiology Society of Europe	欧洲心血管和介入放射学学会
CRC	colorectal cancer	结直肠癌
EGFR-TKI	epidermal growth factor receptor tyrosine kinase inhibitors	表皮生长因子受体酪氨酸激酶抑制剂
GGO	ground-glass opacity	磨玻璃影
LCT	local consolidative therapy	局部巩固治疗
MWA	microwave ablation	微波消融
OS	overall survival	总生存时间
PET/CT	positron-emission tomography/computed tomography	正电子发射断层显像/计算机断层显像
PFS	progression-free survival	无进展生存期
RFA	radiofrequency ablation	射频消融
SBRT	stereotactic body radiotherapy	立体定向放射治疗
SCC	squamous cell carcinoma	鳞状细胞癌

尽管不同类型的原发肿瘤发病率不同，但在所有癌症患者中，有 30%～55% 的患者存在肺转移。最常见的转移到肺部的胸外恶性肿瘤是结直肠癌（CRC）、乳腺癌和头颈部肿瘤。CRC 和乳腺癌除了常发生肝转移和骨转移，最常见的转移部位就是肺部[1, 2]。在 CRC 患者中，10%～15%

的患者发生肺转移[3]。

肺转移通常被认为是疾病的晚期征兆，这些患者的治疗可选择性很少且治愈率低。然而，在一部分患者当中，转移可以作为一个独立的早期事件发生。在这种情况下，可以治愈为目的进行治疗选择，这种状态被称为寡转移。寡转移是指数量和位置有限的转移，目的是延长患者生存期甚至达到治愈[4,5]。根治性局部治疗包括手术治疗、立体定向放射治疗（SBRT）或是温度消融等，都可以用于寡转移瘤的治疗[4]。

温度消融是手术治疗及放疗的替代疗法，如射频消融（RFA）、微波消融（MWA）和冷冻消融（CA）等。消融已经发展成为一种治疗选择，并显示出对那些具有低转移和低进展性疾病的患者，以及正在接受化疗的患者具有良好的局部控制率。此外，那些对化疗有抵抗的癌症患者，温度消融也是一种局部治疗选择。

一、手术是肺局部治疗的基础

在寡转移肺癌患者中，手术切除所有转移部位是最常用的治疗方法。1990年，Pastorino等创建了国际肺转移登记系统，目的是通过欧洲和美国的主要胸外科中心建立一个通用数据库，以促进信息交流，对各种原发性肿瘤的结果进行更同质化的评估，定义预后因素，提出一种新的分期和分组系统，并通过前瞻性随机试验定义手术和其他治疗方式相关的不确定领域[6]。该研究报告称，完成外科转移瘤切除术后5年、10年和15年的生存率分别为36%、26%和22%。该登记系统为治疗肺寡转移瘤奠定了基础。

据报道，单肺转移瘤切除术后5年总生存率如下：头颈部腺样囊性癌和鳞状细胞癌（SCC）分别为63%、40%~50%，结肠癌40%和乳腺癌30%~50%。H&N、CRC和乳腺癌的5年和10年总生存率见表5-1[7]。

二、手术标准及适应证

自从有了肺转移瘤这一概念后，肺转移瘤切除术一直是继发性肺癌的治疗方法。患者应符合以下标准：①原发肿瘤完全控制；②无肺外转移证据，或者如果有，可通过手术或其他治疗方式进行控制；③患者必须能够承受外科手术；④肺转移预期可被完全切除[6-8]。其他适应证包括与肺切除手术相适应的良好呼吸功能、存在有效的作为联合方式的全身化疗，以及有症状的肺转移（即气胸、咯血）[7]。

三、寡转移

对于肺癌寡转移疾病（oligoprogression）化疗耐药后，有数据支持将局部治疗作为一种后续治疗选择。例如，它已用于对EGFR酪氨酸激酶抑制剂（EGFR TKI）具有获得性耐药的表皮生长因子受体（EGFR）突变型寡进展肺癌患者。Yu等的一项回顾性研究发现，增加局部治疗（如手术切除、放疗和RFA）后的中位疾病生存期为10个月，中位总生存期为41个月。作者得出结论，局部治疗后继续使用EGFR TKI治疗耐受性良好，并与长期的无进展生存率（PFS）和总生存率相关。值得注意的是，这些数据来自对18名患者的小型回顾性研究。然而，它确实表明，联合治疗为耐药克隆提供了潜在的治疗优势[9]。

表5-1 总生存率

时间	大肠癌	乳腺癌	鳞状细胞癌	肾上腺皮质癌
5年	35%~45%	50%	34%	84%
10年	20%~30%	—	—	—

四、放射治疗

对于非手术患者，放射治疗是一种治疗选择。随着立体定向放射治疗（SBRT）和质子治疗的出现，放射治疗变得更加精确，在治疗颅外寡转移瘤时显示出良好的效果。对637例患者进行了858次SBRT以治疗多种不同组织学原发性癌症（最常见的是乳腺癌、非小细胞肺癌和结直肠癌）的回顾性研究，显示中位随访13.0个月（范围0.2～131.9个月），中位OS为23.5个月[10]。

最近，一项针对寡转移性非小细胞肺癌患者的多机构Ⅱ期随机试验将局部巩固治疗（LCT）与维持治疗和（或）观察的手术或放疗进行了比较。他们发现，<3个转移瘤的患者在初始治疗3个月后没有进展，LCT组的中位无进展生存期为14.2个月，维持治疗组为4.4个月。本研究发现，LCT组的中位总体生存获益为41.2个月，而维持治疗/观察组为17.0个月[11]。

尽管文献中有积极的结果，但与温度消融相比，放射治疗仍存在着一定的安全性和毒性风险。Salama等报道了在接受SBRT颅外少角化症患者的3级毒性为11.7%。McCammon等在其研究中公布了大约5%的患者出现3级毒性，其中8名患者需要类固醇治疗肺炎。Dunlap等报道了在治疗周围型肺癌时，出现28.3%的胸壁疼痛（3级）和9%的肋骨骨折[12-14]。

五、温度消融

经皮温度消融术已被发现是肺寡转移性疾病患者另一种有效的治疗选择。严重的并发症和心肺功能受损限制了手术可能性，并对手术进行造成一定阻碍。此外，肺转移切除术后患者的复发很常见，范围为20%～68%。且由于肺储备有限，后续手术具有挑战性[3]。

温度消融是一种微创图像引导技术，通过应用热或冷热能产生不可逆的肿瘤组织破坏[15]。图像引导用于经皮推进并引导病灶内的消融探头传递热能[15, 16]。治疗应针对周围正常组织的0.5～1.0cm区域，以实现"外科"干净切缘的替代[16]。目前使用的温度消融模式有射频消融、微波消融和冷冻消融。最常用的方式是射频消融，微波消融近年也来越来越流行。

（一）温度消融的基本概念

射频消融术是一种利用电流在400KHz的频率下分割电子来加热组织的技术。这是通过快速交流电流实现的，这些电流通过探头传输到目标病灶，然后通过接地电极返回到发生器。电流引起周围组织的离子分子振荡，从而产生组织破坏所需的热量。为了确保足够的治疗范围，需要有足够的热传导。但由于肺部隔热空间的影响，热传导可能会受到限制[17]。此外，在大血管附近进行射频消融会增加继发于热沉效应的不完全消融的可能性，热沉效应是由血液的冷却效应引起的。

微波消融在烧蚀探针的周围施加电磁场，其频率从915MHz到2450MHz不等。这迫使水分子不断地与振荡场重新排列产生热量，从而加热组织。在微波消融中，由于水分子的摩擦，温度上升得更快、更高。这反过来减少了微波消融对组织传导的依赖，减少热沉效应，产生更均匀的烧蚀区[17]。与射频消融相比，微波消融具有以下优点：①可以在较短的时间内产生更高的温度；②能够加热电导率低的组织，从而形成更大的消融区；③由于其低组织导热性，减少了热沉效应的可能。

冷冻消融通过在组织冷冻和解冻之间交替进行来损伤和破坏肿瘤细胞。在-20℃时，细胞因蛋白质变性和细胞膜破裂而死亡。不断重复的冻融循环导致细胞内和细胞外冰晶的形成，增加细胞损伤。此外，冷冻消融具有促进组织破坏的某些间接作用，例如血管收缩和血管阻塞、渗透性变化和局部组织水肿，从而导致缺氧组织损伤和凝固性坏死。充气的肺和肺泡结构可能会干扰冰球的形成，限制了冰球的冷冻能力。冷冻消融保留了消融区域的胶原结构，在治疗中心性肿瘤或邻近支气管的肿瘤时可能显示出一些优势[17]。

（二）适应证

肺寡转移患者的温度消融适应证为：①一侧肺部转移灶数量有限（最多6个），最好是单侧肺部＜3个肿瘤；②肿瘤体积较小（最大2.5cm）；③肿瘤应在多次扫描中显示生物稳定性，且无新发肿瘤迹象，这可能会识别出已经存在但未被发现的转移；④可控的胸外疾病[3, 18, 19]。

2012年，欧洲心血管和介入放射学学会（CIRSE）在《实践标准指南》中指出，没有明确规定可消融的病变数量。然而，大多数中心治疗的转移灶不超过5个[15]。

（三）禁忌证

经皮温度消融术患者通常耐受性良好，除了凝血功能障碍，通常很难确定其他的绝对禁忌证。根据所在机构的实践标准，抗凝和（或）抗血小板药物应在手术前5～10天停用。患者状态＞2或预期寿命＜1年的患者不适合进行肺消融。对于离肺门、食管或气管＜1cm的患者，一般应避免气胸形成。与＞3mm或有血管的直接接触已被报道为是阴性肺病变完全凝固的预测因素[15]。

（四）手术选择

患者选择温度消融方式的标准相似，不同之处在于微波消融理论上能够消融较大的肿瘤。与射频消融相比，微波消融受邻近血管病变的"热沉"效应影响较小，提高了在靠近血管的病变中获得完全消融的可能性[20]。然而，微波消融可能对周围血管造成更多伤害。射频消融可能会干扰植入心脏装置的功能[21]。

（五）手术

根据患者或放射科医生的偏好，在镇静或全身麻醉的情况下，通过无菌技术，在CT引导下进行手术。手术前应考虑患者体位、肿瘤的位置及与裂隙和支气管血管结构的接近程度[21]。在开始该手术之前，计划好探针穿刺路径和将使用的探针数量。病变的大小及其位置将决定用于治疗的探针数量。在规划路径时，目标是尽可能少地穿过胸膜表面，以降低发生气胸的风险。外周病变很难通过垂直于胸膜表面的直接穿刺法进行定位，因为探头可能不能很好地固定在肺内，并可能会随着呼吸而移位[21]。最好在探针接近结节时，将针固定在更大体积的肺中，从而获得更理想的固定效果。此外，在使用微波消融时，这种方法有助于避免胸膜被"回烧"，降低支气管胸膜瘘的风险。使用冷冻消融时，这种方法将有助于控制肺出血并防止血液回流到胸膜中[21]。对于中央病变患者，邻近支气管血管结构的消融探针应平行于解剖结构放置，以避免损伤这些结构[21]。

消融靠近肺表面的病变会增加胸壁和神经损伤的风险。人工气胸技术可以将肿瘤与胸壁分离来预防这种情况发生[22]，提高了消融的安全性。

消融治疗探针在CT引导下前进。根据术者偏好，可使用实时或CT下透视。一旦到达所需位置，使用CT和多层面重建确认探针位置。在此之后，应按照推荐的肺组织消融算法应用能量。治疗后进行CT扫描、射频消融或微波消融后患者的肺组织应显示磨玻璃影（GGO）。如果病变的边缘被GGO完全覆盖，提示治疗的有效性[23]。

出于安全考虑，尤其是发生迟发性气胸的风险增加，双侧肺部肿瘤不应在同一疗程内治疗。

（六）并发症

气胸是温度消融术后最常见的并发症，据报道，射频消融术后气胸发生率为22%，微波消融后高达38%（Kashima等，2010年；Kurilova等，2018年）。需要放置胸腔闭式引流管的气胸在射频消融和微波消融中的发生率相似，分别为22.1%和15.6%[24, 25]。据报道，射频消融和微波消融的主要并发症发生率分别为9.8%和7%，包括胸膜炎、肺炎、肺脓肿和出血。据报道，支气管胸膜瘘、神经损伤和肿瘤种植等转移罕见并发症的发生率为＜0.5%。射频消融和微波消融后报道的死亡率分别为0.4%和0.5%[24, 25]（表5-2）。

六、随访

（一）监视

在随访期间，增强CT通常在1个月后进行，

表 5-2 肺部热消融术后最常见的并发症

并发症		射频消融	微波消融
气胸	有胸腔引流管	约 22%	4%~22%
	无胸腔引流管	约 22%	28%~39%
胸膜炎、肺炎、肺脓肿、出血（主要并发症）		9.8%	7%
死亡率		0.4%	0.5%

随后复查时间为 3 个月、6 个月，然后在温度消融后每年进行 1 次复查。当 CT 发现可疑复发时，PET/CT 可作为补充诊断。

（二）射频和微波消融成像结果

射频消融和微波消融后出现的消融区相似，因为它们都是基于升温模式。消融区的出现分为三个阶段：即刻和早期阶段（＜24h 到 1 周）、中期阶段（1 周到 2 个月）和晚期阶段（＞2 个月）[26]（图 5-1）。

在消融后即刻，通常进行非对比增强 CT 扫描，将消融区描绘为靶区周围均匀分布的同心 GGO 区域，最小消融边界至少为 10mm。这应该是确保肿瘤完全消融所需的最小边缘[26, 27]。一旦进入恢复区，在作者的机构，通常会在 2h 内拍摄胸片以确定是否需要胸腔引流管。

在中期阶段，肿瘤周围 GGO 的大小应明显减小。这种变化可能持续 1~3 个月，原因是实质水肿、炎症和出血的消退[26]。消融区的空化可能在中间阶段发生，通常在消融后的前 2 个月内[26, 27]。

在晚期，消融区的大小应逐渐减小。在直径＜2cm 的肿瘤中 GGO 几乎完全消失，仅在横断面上可见实质瘢痕[26]。肺结节直径＞2cm 可称为肺部肿块，由于没有明确的指标从大小来判断良性和恶性肿瘤，使得区别治疗后反应和不完全反应变得困难。这就是增强 CT 最有价值的地方，它将有助于鉴别诊断非强化瘢痕和残余的强化肿瘤组织[27]。3 个月时，消融区应等于或略大于基线肿瘤的大小，然后继续缩小 6 个月。若消融区在 3 个月和 6 个月时持续扩大提示存在复发可能，尤其是结节状生长的患者。6 个月后，可以合理预计消融区将小于基线肿瘤的大小[26, 27]。6 个月后，CT 应显示残余的大小稳定或缩小的细长线性结节、肺不张或空洞。很少观察到初始结节完全消失[28]。

（三）冷冻消融影像学表现

在即刻和早期，消融术后的非增强 CT 扫描可以在出血程度较高的背景下显示低密度卵圆形冰球。一旦消融完成，冰球将开始融化，在消融区周围形成 GGO 和融合灶。在第一周内，大多数 GGO 和融合灶将慢慢消失。在这段时间内，偶尔会出现气蚀现象[26]。

在中间阶段，先前在消融区周围观察到的 GGO 应在第一个月结束时消失。消融的气蚀现象在中间阶段很常见。在这一阶段，消融区变得更加离散和圆润，边缘轮廓清晰[26]。

在晚期，消融区继续缩小，它保持着圆润、轮廓分明的外观，最终慢慢退化成一条线性实质瘢痕。到 3 个月时，大部分气蚀现象将消失。有时空洞可能持续存在长达 9 个月[26]。

（四）结果

与外科领域研究成果所发现的相似，热消融实现了对肿瘤发生和进展的良好控制，同时避免了与手术相关的并发症。

Lencioni 等发表了一项前瞻性多中心临床试验，入组了 106 名具有不同原发性肿瘤患者和

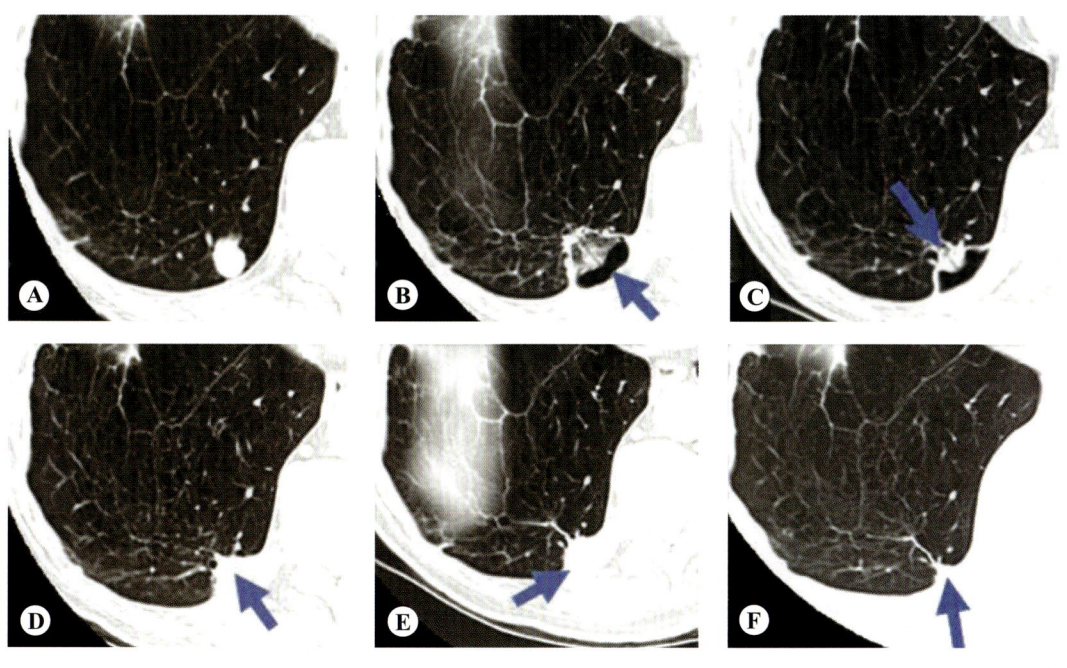

▲ 图 5-1 右肺下叶的 CT 横断面

A. 结直肠癌转移到到右肺下叶，射频消融之前；B. 射频消融后 1 个月；C. 射频消融后 5 个月；D. 射频消融后 8 个月；E. 射频消融后 15 个月；F. 射频消融后 30 个月

183 例肺转移肿瘤患者接受射频消融治疗。其中 53 例伴有结直肠癌转移，平均肿瘤大小为 1.4cm（范围为 0.5~3.4cm）。每名患者有一个病灶具有明确的组织病理学诊断。结直肠转移患者的癌症特异性生存率在 1 年时为 91%，在 2 年时为 68%。该研究显示，原发性结直肠肺转移患者的手术成功率为 99%，1 年和 2 年总生存率分别为 89% 和 66%[1]。

De Baere 等发表的一系列文章中，将各种肿瘤类型肺转移的射频消融结果与外科研究的结果进行了比较。该研究评估了 566 名接受治疗的患者，这些患者来源于不同的原发胸外恶性肿瘤，其中最常见的是 CRC（34%）。大多数患者有 1 个（53%）或 2 个（25%）肺转移，而其他患者有多达 8 个转移灶。研究发现，中位 OS 为 62 个月，5 年总生存率为 51%，这在手术转移瘤切除术获得的最佳结果范围内。另外该研究发现，肿瘤大小＞2cm 和转移数量＞3 是 OS 的不良预后因素。射频消融是 2~3cm 且转移灶＜3 处的转移性肿瘤的一种治疗选择[29]。

Petre 等报道了 69 名患有肺转移的患者，其中 45 名患者因结直肠肺转移接受了射频消融。消融患者的中位总生存期为 46 个月，1 年、2 年和 3 年无进展生存率分别为 92%、77% 和 77%。36 名患者在射频消融之前接受了化疗。36 名患者中有 19 名在消融后接受了为期 1~20 个月的化疗[30]。如果热消融后肺转移灶被清除，患者可能会停止化疗，然后再次进行影像检查以评估新的病灶。

Vogl 等报道了具有 130 个肺部病变的共 80 名患者的一项临床研究。这些患者均具有不同来源胸外恶性肿瘤的不可切除的肺转移而选择接受微波消融治疗。其中有 50%（40/80，58 个病灶）为结直肠肺转移，25% 的患者（20/80，32 个病灶）为乳腺癌肺转移。有 73.1%（95/130）的病灶中实现了完全消融，消融前肿瘤大小＜3cm 是消融成功最重要的预测指标。12 个月和 24 个月的存活率分别为 91.3% 和 75%[31]。

一项前瞻性多中心试验对 40 名具有 60 个肺转移性病灶的患者进行了冷冻消融，平均肿瘤大小为 1.4cm。分别在 6 个月和 12 个月时，有 96.6%（56/58）和 94.2%（49/52）的病灶实现了局部肿瘤控制。1 年总生存率为 97.5%[32]。

七、多模式治疗

与单独使用温度消融、手术、放疗或化疗相比，联合多模式治疗可能会提高生存率。Inoue 等发表了对 21 名患者的一项回顾性研究。该研究报道了在使用包括射频消融、放疗和化疗在内的多模式治疗后，患者中位生存期为 38.6 个月，3 年生存率为 87.5%，而单独使用化疗的生存率为 33.3%[33]。

八、温度消融的优势

温度消融将以最小的肺部侧支损伤来保护肺实质。外科手术切除可能会过多损伤肺组织，且有出现其他转移病灶的风险；而放射治疗必要时不考虑重复进行。温度消融对于容易治疗的转移性小结节来说，可以避免对周围肺组织和术前机体功能的损害。考虑到其微创性及可重复性，消融治疗可作为一个很好的一线治疗方式应用于不适合手术和消融治疗的患者。

九、未来趋势

众所周知，温度消融导致的原位肿瘤细胞死亡会激活免疫系统，从而抑制转移部位的肿瘤[34]。研究表明，肿瘤在温度消融后可以作为自身的抗原疫苗，而免疫治疗能够提供额外的炎症刺激因子来激活免疫介导的肿瘤排斥信号。仅靠温度消融不完全能导致全身范围的转移灶持续消退。因此，温度消融与免疫治疗相结合的联合治疗方法可提供协同效应，增加抗肿瘤反应并维持远处转移的肿瘤抑制。迄今为止，最能激发免疫系统并能与免疫治疗相结合的方式尚不清楚。有限的证据表明，与其他方式相比，冷冻消融可能对肿瘤细胞产生更好的术后免疫反应。McArthur 等的一项研究发现，在早期乳腺癌患者中，冷冻消融与细胞毒性 T 淋巴细胞相关蛋白 4（CTLA-4）靶向抗体 ipilimumab（IPI）相结合显示出潜在的肿瘤微环境免疫改善和系统免疫效应。这些数据可能表明在免疫治疗的背景下，冷冻消融刺激协同抗肿瘤免疫治疗的可能性[35]。然而尚需进一步的研究以更好地确定哪种消融方式与免疫治疗协同治疗肺转移瘤效果最佳。

参考文献

[1] Lencioni R, Crocetti L, Cioni R, Suh R, Glenn D, Regge D, et al. Response to radiofrequency ablation of pulmonary tumours: a prospective, intention-to-treat, multicentre clinical trial (the RAPTURE study). Lancet Oncol. 2008;9(7):621-8.

[2] Clark GM, Sledge GW, Osborne CK, McGuire WL. Survival from first recurrence: relative importance of prognostic factors in 1,015 breast cancer patients. J Clin Oncol. 1987; 5(1):55-61.

[3] Kurilova I, Gonzalez-Aguirre A, Beets-Tan RG, Erinjeri J, Petre EN, Gonen M, et al. Microwave ablation in the management of colorectal cancer pulmonary metastases. Cardiovasc Intervent Radiol [Internet]. 2018;41(10):1530-44.. Available from: https://doi.org/10.1007/s00270-018-2000-6.

[4] Kaneda H, Saito Y. Oligometastases: defined by prognosis and evaluated by cure. Cancer Treat Commun. 2015;3:1-6.

[5] Hellman S, Weichselbaum RR. Oligometastases. J Clin Oncol [Internet]. 1995;13(1):8-10. Available from: https://doi.org/10.1200/JCO.1995.13.1.8.

[6] Pastorino U, Buyse M, Friedel G, Ginsberg RJ, Girard P, Goldstraw P, et al. Long-term results of lung metastasectomy: prognostic analyses based on 5206 cases. J Thorac Cardiovasc Surg. 1997;113(1):37-49.

[7] Kondo H, Okumura T, Ohde Y, Nakagawa K. Surgical treatment for metastatic malignancies. Pulmonary metastasis: indications and outcomes. Int J Clin Oncol. 2005;10(2):81-5.

[8] Casiraghi M, De Pas T, Maisonneuve P, Brambilla D, Ciprandi B, Galetta D, et al. A 10-year single-center experience on 708 lung metastasectomies: the evidence of the "international registry of lung metastases". J Thorac Oncol [Internet]. 2011;6(8):1373-8. Available from: https://doi.org/10.1097/JTO.0b013e3182208e58.

[9] Yu HA, Sima CS, Huang J, Solomon SB, Rimner A, Paik P, et al. Local therapy with continued EGFR tyrosine kinase inhibitor therapy as a treatment strategy in EGFR-mutant advanced lung cancers that have developed acquired

resistance to EGFR tyrosine kinase inhibitors. J Thorac Oncol [Internet]. 2013;8(3):346-51. Available from: https://doi.org/10.1097/JTO.0b013e31827e1f83.

[10] Klement RJ, Hoerner-Rieber J, Adebahr S, Andratschke N, Blanck O, Boda-Heggemann J, et al. Stereotactic body radiotherapy (SBRT) for multiple pulmonary oligometastases: analysis of number and timing of repeat SBRT as impact factors on treatment safety and efficacy. Radiother Oncol [Internet]. 2018;127(2):246-52. Available from: https://doi.org/10.1016/j.radonc.2018.02.016.

[11] Gomez DR, Tang C, Zhang J, Blumenschein GR, Hernandez M, Jack Lee J, et al. Local consolidative therapy vs. maintenance therapy or observation for patients with oligometastatic non-small-cell lung cancer: long-term results of a multi-institutional, phase Ⅱ, randomized study. J Clin Oncol. 2019;37(18):1558-65.

[12] McCammon R, Schefter TE, Gaspar LE, Zaemisch R, Gravdahl D, Kavanagh B. Observation of a dose-control relationship for lung and liver tumors after stereotactic body radiation therapy. Int J Radiat Oncol Biol Phys. 2009;73(1):112-8.

[13] Salama JK, Hasselle MD, Chmura SJ, Malik R, Mehta N, Yenice KM, et al. Stereotactic body radiotherapy for multisite extracranial oligometastases: final report of a dose escalation trial in patients with 1 to 5 sites of metastatic disease. Cancer. 2012;118(11):2962-70.

[14] Dunlap NE, Cai J, Biedermann GB, Yang W, Benedict SH, Sheng K, et al. Chest wall volume receiving >30 Gy predicts risk of severe pain and/or rib fracture after lung stereotactic body radiotherapy. Int J Radiat Oncol Biol Phys. 2010;76(3):796-801.

[15] Pereira PL, Salvatore M. Standards of practice: guidelines for thermal ablation of primary and secondary lung tumors. Cardiovasc Intervent Radiol. 2012;35(2):247-54.

[16] Dempsey PJ, Ridge CA, Solomon SB. Advances in interventional oncology: lung cancer. Cancer J (United States). 2016;22(6):393-400.

[17] Palussière J, Catena V, Buy X. Percutaneous thermal ablation of lung tumors - radiofrequency, microwave and cryotherapy: where are we going? Diagn Interv Imaging [Internet]. 2017;98(9):619-25.. Available from: https://doi.org/10.1016/j.diii.2017.07.003.

[18] Livraghi T, Solbiati L, Meloni F, Ierace T, Goldberg SN, Gazelle GS. Percutaneous radiofrequency ablation of liver metastases in potential candidates for resection: the "test-of-time" approach. Cancer. 2003;97(12):3027-35.

[19] Fong Y, Fortner J, Sun RL, Brennan MF, Blumgart LH. Clinical score for predicting recurrence after hepatic resection for metastatic colorectal cancer: analysis of 1001 consecutive cases. Ann Surg. 1999;230(3):309-321. https://doi.org/10.1097/00000658-199909000-00004.

[20] De Baere T, Tselikas L, Catena V, Buy X, Deschamps F, Palussière J. Percutaneous thermal ablation of primary lung cancer. Diagn Interv Imaging [Internet]. 2016;97(10):1019-24. Available from: https://doi.org/10.1016/j.diii.2016.08.016.

[21] Abtin F, De Baere T, Dupuy DE, Genshaft S, Healey T, Khan S, et al. Updates on current role and practice of lung ablation. J Thorac Imaging. 2019;34(4):266-77.

[22] Hiraki T, Gobara H, Fujiwara H, Ishii H, Tomita K, Uka M, et al. Lung cancer ablation: complications. Semin Intervent Radiol. 2013;30(2):169-75.

[23] Smith SL, Jennings PE. Lung radiofrequency and microwave ablation: a review of indications, techniques and post-procedural imaging appearances. Br J Radiol. February 2015; 88(1046): 20140598. Published online 2015 Jan 12. https://doi.org/10.1259/bjr.20140598PMCID: PMC4614249.

[24] Kashima M, Yamakado K, Takaki H, Kodama H, Yamada T, Uraki J, et al. Complications after 1000 lung radiofrequency ablation sessions in 420 patients: a single center's experiences. Am J Roentgenol. 2011;197(4):576-80.

[25] Zheng A, Wang X, Yang X, Wang W, Huang G, Gai Y, et al. Major complications after lung microwave ablation: a single-center experience on 204 sessions. Ann Thorac Surg [Internet]. 2014;98(1):243-8.. Available from: https://doi.org/10.1016/j.athoracsur.2014.03.008.

[26] Chheang S, Abtin F, Guteirrez A, Genshaft S, Suh R. Imaging features following thermal ablation of lung malignancies. Semin Intervent Radiol. 2013;30(2):157-68.

[27] Palussière J, Marcet B, Descat E, Deschamps F, Rao P, Ravaud A, et al. Lung tumors treated with percutaneous radiofrequency ablation: computed tomography imaging follow-up. Cardiovasc Intervent Radiol. 2011;34(5):989-97.

[28] Ridge CA, Solomon SB. Percutaneous ablation of colorectal lung metastases. J Gastrointest Oncol. 2015;6(6):685-92.

[29] De Baère T, Aupérin A, Deschamps F, Chevallier P, Gaubert Y, Boige V, et al. Radiofrequency ablation is a valid treatment option for lung metastases: experience in 566 patients with 1037 metastases. Ann Oncol. 2015;26(5):987-91.

[30] Petre EN, Jia X, Thornton RH, Sofocleous CT, Alago W, Kemeny NE, et al. Treatment of pulmonary colorectal metastases by radiofrequency ablation. Clin Colorectal Cancer [Internet]. 2013;12(1):37-44.. Available from: https://doi.org/10.1016/j.clcc.2012.07.003.

[31] Vogl TJ, Naguib NNN, Gruber-Rouh T, Koitka K, Lehnert T, Nour-Eldin NEA. Microwave ablation therapy: clinical utility in treatment of pulmonary metastases. Radiology. 2011;261(2):643-51.

[32] De Baere T, Tselikas L, Woodrum D, Abtin F, Littrup P, Deschamps F, et al. Evaluating cryoablation of metastatic lung tumors in patients-safety and efficacy the ECLIPSE trial-interim analysis at 1 year. J Thorac Oncol [Internet]. 2015;10(10):1468-74.. Available from: https://doi.org/10.1097/JTO.0000000000000632.

[33] Inoue Y, Miki C, Hiro J, Ojima E, Yamakado K, Takeda K, et al. Improved survival using multi-modality therapy in patients with lung metastases from colorectal cancer: a preliminary study. Oncol Rep. 2005;14(6):1571-6.

[34] Rao P, Escudier B, De Baere T. Spontaneous regression of multiple pulmonary metastases after radiofrequency ablation of a single metastasis. Cardiovasc Intervent Radiol. 2011;34(2):424-30.

[35] McArthur HL, Diab A, Page DB, Yuan J, Solomon SB, Sacchini V, et al. A pilot study of preoperative single-dose ipilimumab and/or cryoablation in women with early-stage breast cancer with comprehensive immune profiling. Clin Cancer Res. 2016;22(23):5729-37.

第 6 章 肝细胞癌：西方国家的经验
Hepatocellular Carcinoma: Western Experience

Thaddeus J. Maguire　Aditya Shreenivas　William S. Rilling　著
倪才方　顾玉明　尹国文　吴　迪　译　曹　广　王晓东　校

一、流行病学

肝细胞癌是最常见的原发性肝脏恶性肿瘤。肝细胞癌是全球第五大最常见的癌症，每年约有 85 万例新增诊断病例。另外，每年与肝细胞癌相关死亡的人数多达 81 万，成为癌症相关死亡的第二或第三大原因[1-4]。

众所周知，肝细胞癌的发生与潜在的慢性肝病及其严重程度密切相关。据报道，80%~90% 的肝细胞癌均发生在肝硬化患者之中（包括各种不同病因引起的肝硬化）[3,5]。所有肝硬化患者中肝癌的年发病率为 1%~8%[2,4,6]。

绝大多数肝细胞癌患者（80%~85%）分布在东亚和撒哈拉以南的非洲地区。由于在这些地区乙型肝炎（hepatitis B，HBV）流行和黄曲霉毒素暴露率较高，因而感染是这些地区人群发生肝细胞癌最常见的诱因[1-3]。

在美国，近几十年来肝细胞癌的发病率一直稳步上升。仅 2014 年，美国就有将近 4 万例新增肝癌患者[3,7]。在过去，大多数美国的肝硬化和随之发生的肝细胞癌患者都与丙型肝炎（hepatitis C，HCV）的感染及酒精有关。众所周知，饮酒与肝细胞癌风险之间存在剂量依赖关系。在西方，与饮酒相关的肝硬化 – 肝细胞癌患者的比例一直保持在 20%~25%[6,7]。在美国，由 HCV 感染引起的肝细胞癌比例峰值估计在 30%~50%，但随着有效抗病毒治疗的应用，这一比例开始下降[4]。在一些 HCV 感染患者中，其累积的肝细胞损伤可能需要十多年的时间发展为肝硬化。因此，HCV 感染者其肝细胞癌的年发病率低于 1%，而在 HCV 相关肝硬化患者中肝细胞癌的年发病率高至 8%[6]。

近年来，非酒精性脂肪性肝病（nonalcoholic fatty liver disease，NAFLD）的患病率显著上升。NAFLD 泛指脂质积聚于肝实质的一系列疾病。NAFLD 与代谢综合征密切相关，它们有一些共同的相关危险因素，包括肥胖、高脂血症和 2 型糖尿病。据研究估计，NAFLD 的全球患病率为 25%，美国患病率高达 34%。NAFLD 是目前美国慢性肝病患者的主要原因，也是肝移植的第二大原因。NAFLD 中最严重的是非酒精性脂肪性肝炎（nonalcoholic steatohepatitis，NASH），定义为存在脂肪变性及其相关的肝细胞损伤。据估计 NASH 在一般人群中的患病率为 1%~6%。一旦患 NASH，肝脏相关死亡的风险会显著增加。约有一半的无其他并发症性脂肪肝患者会在 7 年内发展为 NASH[6,8-10]。

患者和医疗从业人员需要认识到，每种代谢紊乱（包括 2 型糖尿病和 NAFLD）都是引起肝硬化和肝细胞癌的独立风险因素。随着肥胖人数的增长，这些代谢紊乱对临床实践的影响将逐渐增大。据报道，与NAFLD相关的肝癌发病率以每年9%的速度增长。根据美国肝病研究协会（American Association for the Study of Liver Diseases，AASLD）2018年的报告，在美国，由肥胖和代谢紊乱诱发的肝细胞癌已超过HCV[3]，原因可能在于病毒性肝炎有了更有效的治疗方法，以及大多数代谢性疾病日益流行且伴随时间长久。这个结论得到了Welzel等的研究成果支持，他们通过对美国肝细胞癌的流调对每个因素的相对风险进行加权处理，计算出肝细胞癌的每种常见诱因的人群归因比例，最后分析得出，如果根除糖尿病和肥胖可使肝细胞癌的发病率降低35%以上，这要比任何其他常见因素，如酒精（24%）、HCV（22%）和HBV（6%）都要明显[6,7]。在美国肝细胞癌的患病风险人群中，那些罕见病（如自身免疫性肝炎、Wilson症、遗传性血色素沉着病和原发性胆汁性肝硬化）所占比例要小很多。

在临床实践中，慢性肝病患者可能存在多种并发危险因素。当存在并发危险因素时，肝损伤会进一步加重，从而加速肝硬化的发展，最终进展为肝细胞癌。当代谢综合征、酗酒、感染HIV等因素与乙肝或丙肝共存时会显著增加肝细胞癌的患病风险[2,5,6,11]。除了罹患肝病的病因和严重程度，个体患者发生肝细胞癌的风险还受一些次要因素的影响，包括年龄、种族和地理区域。可能由于生活方式的差异，肝癌在男性和吸烟人群中更常见[2,4]。值得注意的是，随着作用机制的不断阐明，越来越多的证据表明，饮用咖啡具有保护肝脏的作用，可显著降低肝细胞癌的发病风险和总的肝病相关死亡率[2,12]。

二、病理生理学

肝细胞癌异质性较大。全球正努力对其复杂的基因变化进行相关研究，以增加肝细胞癌患者的治愈机会。肝细胞癌的发生发展是一个多层面的生物分子调控过程，相关内容不在本出版物内作详细阐述。简而言之，肝功能损伤会引起局部的连锁炎症反应，而持续的肝功能损伤，如酗酒或持续病毒感染，会使炎症循环持续下去。肝细胞经历坏死、继发的进一步炎症后，最终形成具有肝硬化特征性的纤维化间质瘢痕。当受损的肝细胞再生时，累积的基因突变会产生与关键调控功能（包括细胞死亡）脱离的克隆系。尽管初期研究结果令人鼓舞，目前研究人员正致力于验证基因检测对患者发生肝细胞癌的风险进行分层[6,13,14]。

三、临床筛查

来自全球各地的多项研究一致认为，对肝硬化患者实施肝细胞癌早期筛查的成本效益良好，可以提高早诊率，后续行根治性治疗患者的生存率也会大幅度提高[1-3,6]。目前美国和欧洲的常规筛查方法包括肝脏超声或可联合甲胎蛋白（alpha fetoprotein，AFP）的检测。在临床筛查中，超声早期筛查HCC在肥胖患者和脂肪肝患者中存在明显的局限性。AASLD建议对所有Child-Pugh A级或B级肝硬化患者每6个月进行一次筛查评估，因为这类患者更有机会接受积极治疗（表6-1）；而Child-Pugh C级患者由于预后不良，不推荐常规筛查。然而当考虑肝移植时，即使是晚期肝硬化患者也应保持监测。欧洲肝脏研究学会（European Association for the Study of the Liver，EASL）支持类似的实践指南。这两个组织也报道了对尚未发展为肝硬化的慢性HBV高危患者进行筛查的获益。对于HCV肝硬化患者，即使是在血清学上病毒数量得到控制，继续监测仍是合理的[1,6]。

对于不伴有肝硬化的HCV和NAFLD患者，早期筛查这一举措至今为止并没有显示出良好的成本效益，且获益不确定[2,6]。随着患者的人口统计学变化，以及我们对肿瘤遗传学和代谢紊乱风险逐渐深入的理解，这些建议在未来可能会发生改变。

表 6-1 Chlid-Pugh 评分

因　素	1 分	2 分	3 分
总胆红素（mg/dl）	2	2～3	>3
血清白蛋白（g/dl）	>3.5	2.8～3.5	<2.8
凝血酶原国际标准化比值	<1.7	1.7～2.2	>2.2
腹水	无	轻度	中度至重度
肝性脑病	无	1～2 级（治疗可控）	3～4 级（顽固性）
总分	5～6（A 级）	7～9（B 级）	10～15（C 级）

四、诊断

根据 AASLD 推荐，超声检测到 ≥1cm 肝结节的肝硬化患者应进行多期 CT 或 MRI 检查。肝细胞癌是一种独特的常见恶性肿瘤，其影像学表现特征性强，甚至可以免去病理组织学诊断。美国放射学会（American College of Radiology，ACR）、器官获取和移植网络（Organ Procurement and Transplant Network，OPTN）制订了断层成像的报告标准。ACR 的 LI-RADS 标准和 OPTN 标准都可用于根据影像学表现以评估诊断肝细胞癌的可能性。截至 2018 年，ACR 的 LI-RADS 已被整合入 AASLD 的实践指南流程之中（图 6-2）。在完全整合之前，简化并扩大了 2017 年版本的最高怀疑级别 LI-RADS 5 级的定义（LR-5= 明确的肝细胞癌）。这有效提高了 LR-5 对恶性肿瘤诊断的灵敏度，同时一项小样本量回顾性研究发现，2018 年版 LI-RADS 标准的准确度较 2017 年版略有提高[15]。

在直径 >2cm 的病灶中，除了存在动脉期中央（即"非环形"）高强化的表现，还伴有三种特征（静脉期的"廓清"表现、"假包膜"表现和随访间期病灶显著增大）之一，该病灶如同时满足上述两种的肝细胞癌诊断标准（图 6-1）。研究报道，根据上述特征的诊断灵敏度为 80%、特异度和阳性预测值接近 100%。若直径 >1cm 的病灶除具有典型的强化特征以外，同时伴有"廓清"或"阈值增长"表现，美国放射学会将其评估为 LR-5。OPTN 标准与 LI-RADS 标准几乎相同。但作为具有最高风险的级别，OPTN-5 评估 <2cm 病灶的标准更加严格，病灶必须具有"强化"和"廓清"的影像学特征并伴随"阈值增长"或"假包膜"表现，才符合 OPTN-5 级。然而存在争议的是，某些患者经 LI-RADS 评估分级会偏高，而经 OPTN 评估分级会偏低。OPTN 标准已被批准用于所有肝移植候选的患者，并且是作者所在机构的诊断报告标准。但未来仍需通过大样本研究将 LI-RADS 和 OPTN 分期整合为统一的美国诊断标准。

在美国的三级医疗中心，包括作者的机构，怀疑肝细胞癌的患者将进行多学科团队讨论。团队成员应至少由肿瘤外科、移植外科、肝病科、肿瘤科和介入放射科医生组成。根据临床和影像学检查的程度，对肝脏病变不明确的患者或直接进行治疗或进行额外的断层成像检查，或者继续进行定期的临床监测。对于经影像学标准评估高度怀疑为肝细胞癌的病灶，AASLD 不推荐进行常规活检，因为活检会增加肿瘤播散和出血的风险，而且经皮穿刺肝结节活检的假阴性率可高达 30%[1]。然而，在通过其他方式诊断仍不明确的情况下，可能需要进行活检。在进行消融之前通过建立的经皮穿刺通道获取活检组织虽然不是目

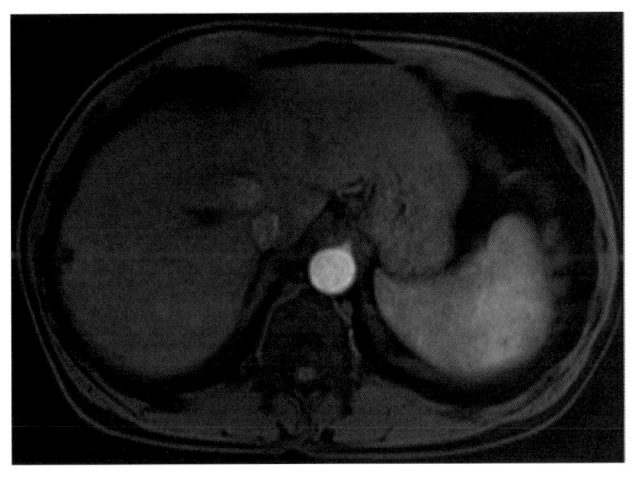

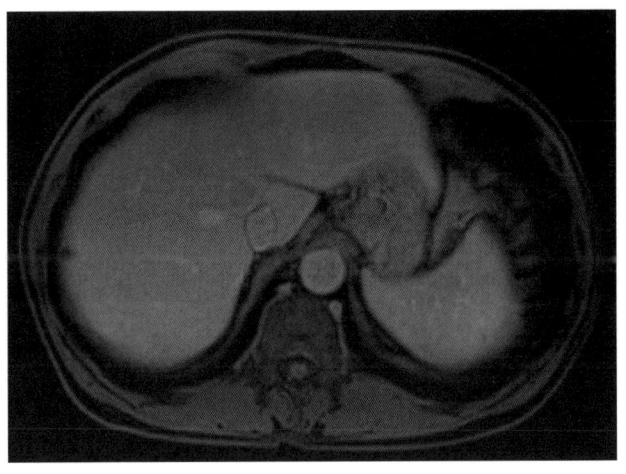

▲ 图 6-1 MRI 的 T_1 相脂肪抑制序的多期对比增强图像

在肝Ⅳ段和尾状叶的边界有一个 1.5cm 大小的病灶，表现出相对均匀的动脉期中央强化（左）和随后的静脉期廓清伴周围假包膜形成（右）。这同时符合 LI-RADS 和 OPTN 5 标准诊断为肝细胞癌（本章所有病例图片由威斯康星医学院放射学系医学博士兼美国介入放射学会委员 William S. Rilling 提供）

前的标准做法，但却是通过与组织病理学分析关联以完善 LI-RADS 和 OPTN 影像学标准的可行方法。随着新型生物标志物的发现为治疗的决策提供更多信息，对肝细胞癌进行活检的意义可能越重大。

值得注意的是，通过超声测得的＜1cm 的性质不明的肝结节是一个诊断难题，因为即使经更高级的影像学检查也往往不能准确鉴别。这些患者应进行短期随访密切监测[6]（图 6-2）。

五、临床分期

临床上有多种肝细胞癌的分期系统。包括 AASLD 在内的一些学会采用巴塞罗那肝癌分期系统（Barcelona Clinic Liver Cancer，BCLC），其对患者预后的评估能力已被临床广泛验证（图 6-3）[6]。此分期综合考虑了用来评估患者肝功能的 Child-Pugh 评分（表 6-1）和评估患者整体功能状态的美国东部肿瘤协作组（Eastern Cooperative Oncology Group，ECOG）评分。Child-Pugh 和 ECOG 这两种评分系统分别能预测肝病患者和恶性肿瘤患者的生存期，并能进一步预测患者对细胞毒性药物治疗的耐受能力。肿瘤的解剖学特征是这个分期的第三个组成部分，对治疗方案的选择有一定影响。

六、治疗

有关肝细胞癌治疗的出版文献来源于各大洲且时间跨越几十年，无论是临床实践还是治疗技术报告的质量都存在很大差异。由于这些差异，我们很难准确、客观地比较现有疗法的安全性和有效性。另外，由于研究技术、工具和药物的不断更替，更加难以做出比较和总结。因此，目前大多数肝细胞癌的治疗指导并不是基于主要的、高水平的证据之上，虽然 AASLD 提出了基于 BCLC 分期的治疗建议（图 6-4），但在美国，肝癌患者的治疗最终取决于多种因素，包括患者的临床状况、肝移植候选情况、社会支持、当地的专业知识水平和可利用的资源。在大型三级治疗中心，多学科团队会整合这些信息并设计相应的治疗策略。作者所在机构的典型治疗模式见图 6-5。

肝癌的治疗策略大致可分为两大类：根治性治疗和姑息性治疗。根治性治疗策略的目的是根除所有恶性肿瘤细胞。肝移植、经皮消融和手术切除通常被认为是根治性疗法。不幸的是，仅有不到 30% 的肝细胞癌患者最终有机会接受根治

影像引导肿瘤介入治疗学
Image-Guided Interventions in Oncology: An Interdisciplinary Approach

监测

```
                        超声监测合并 / 不合并 AFP
                                 │
                                 ▼
                                结果 ◄──────────  特殊患者行多期 CT 或 MRI 检查 a
           ┌─────────────────────┼──────────────────────┐
           ▼                     ▼                      ▼
         阴性               临界值                   阴性（病灶>10mm
                        （病灶<10mm）               或 AFP ≥20ng/ml）
           │                     │                      │
           ▼                     ▼                      │
    6 个月内重复超        3~6 个月重复                    │
    声合并 / 不合并       超声合并 / 不合            │
    AFP 检查             并 AFP 检查                    │
```

诊断

```
                      行多期 CT 或 MRI 的诊断性影像学检查
                                 │
                                 ▼
                                结果 ◄───────────┐
           ┌─────────────────────┼────────────────────────────────────────────┐
           ▼                     ▼
       未发现病灶            根据观察结果分类
```

阴性 未发现病灶	LI-RADS NC 不可分类 b	LI-RADS 1 肯定良性	LI-RADS 2 可能良性	LI-RADS 3 介于 2 级和 4 级之间	LI-RADS 4 可能 HCC	LI-RADS 5 肯定 HCC	LI-RADS M 恶性但 不一定是 HCC
6 个月内重复监测	3 个月内重复或间断进行诊断性影像学检查	6 个月内重复影像学监测	6 个月内重复影像学监测 可考虑 6 个月内重复诊断性影像学检查	3~6 个月重复或间断进行诊断性影像学检查	推荐对特异性检查进行多学科讨论，包括活检（特殊病例）或 3 个月内重复或间断进行诊断性影像学检查	确诊 HCC	推荐对特异性检查进行多学科讨论，包括活检（特殊病例）或 3 个月内重复或间断进行诊断性影像学检查

如果活检 → **病理学诊断**（LI-RADS 4）
如果活检 → **病理学诊断**（LI-RADS M）

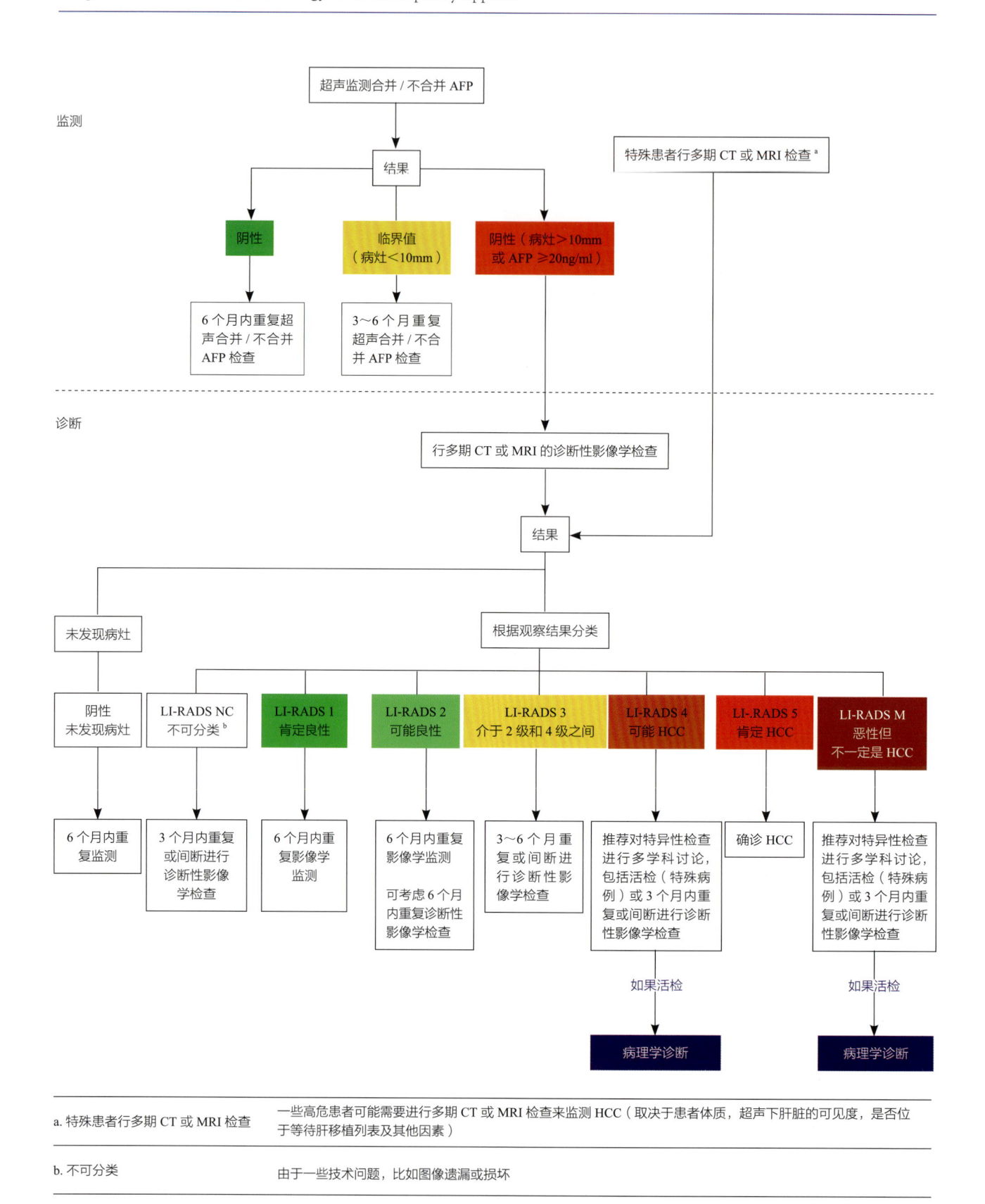

a. 特殊患者行多期 CT 或 MRI 检查　　一些高危患者可能需要进行多期 CT 或 MRI 检查来监测 HCC（取决于患者体质，超声下肝脏的可见度，是否位于等待肝移植列表及其他因素）

b. 不可分类　　由于一些技术问题，比如图像遗漏或损坏

▲ 图 6-2　美国肝病研究协会（AASLD）肝细胞癌的诊断流程
AASLD 版权所有，并获得 Marrero 等的转载许可 [6]。由 Wiley & Sons 原创出版

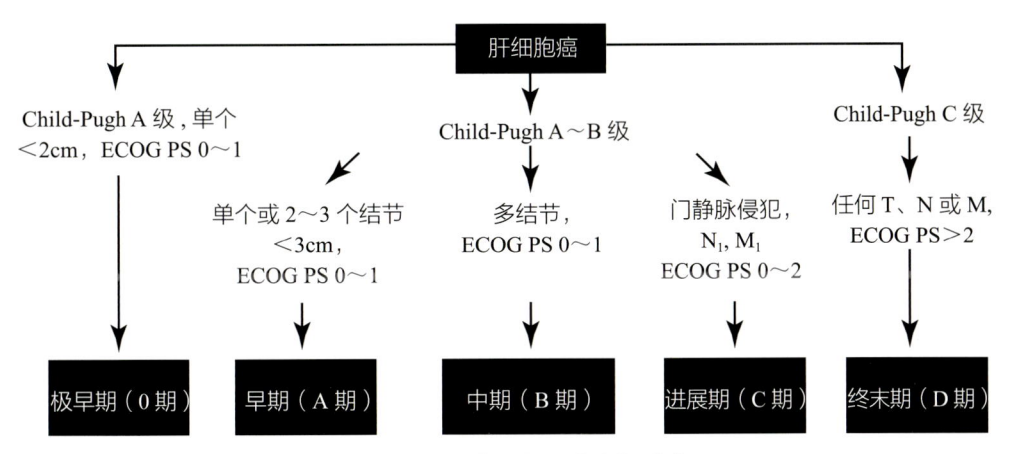

▲ 图 6-3 巴塞罗那肝癌分期系统

ECOG. 美国东部肿瘤协作组；PS. 体力状态评分；T. 肿瘤原发灶情况；N. 淋巴结转移；M. 肝外转移（美国肝病研究协会版权所有，并获得 Marrero 等的转载许可[6]。由 Wiley & Sons 原创出版）

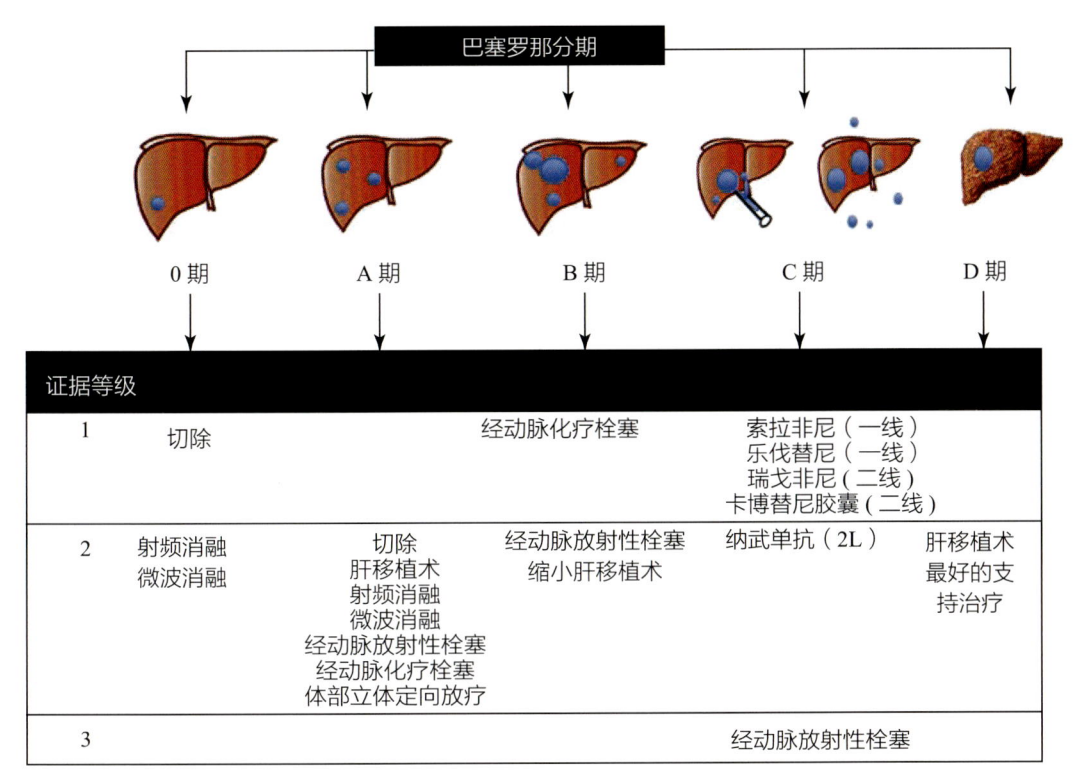

▲ 图 6-4　AASLD 根据 BCLC 推荐的治疗方案

AASLD. 美国肝病研究协会；BCLC. 巴塞罗那临床肝癌分期系统（美国肝病研究协会版权所有，并获得 Marrero 等的转载许可[6]。由 Wiley & Sons 原创出版）

性治疗[16]。姑息治疗的目的是延长晚期及终末期患者的生存期和尽量缓解症状。姑息治疗通常包括经动脉化疗栓塞（TACE）、经动脉放射性栓塞（TARE）、系统治疗和立体定向放射治疗（SBRT）。

肝硬化的自然病程由代偿期（大部分患者无症状）转归至失代偿期。失代偿性肝硬化的特征是不同程度的继发性门静脉高压及肝脏内在合成

▲ 图 6-5 威斯康星医学院目前的治疗流程

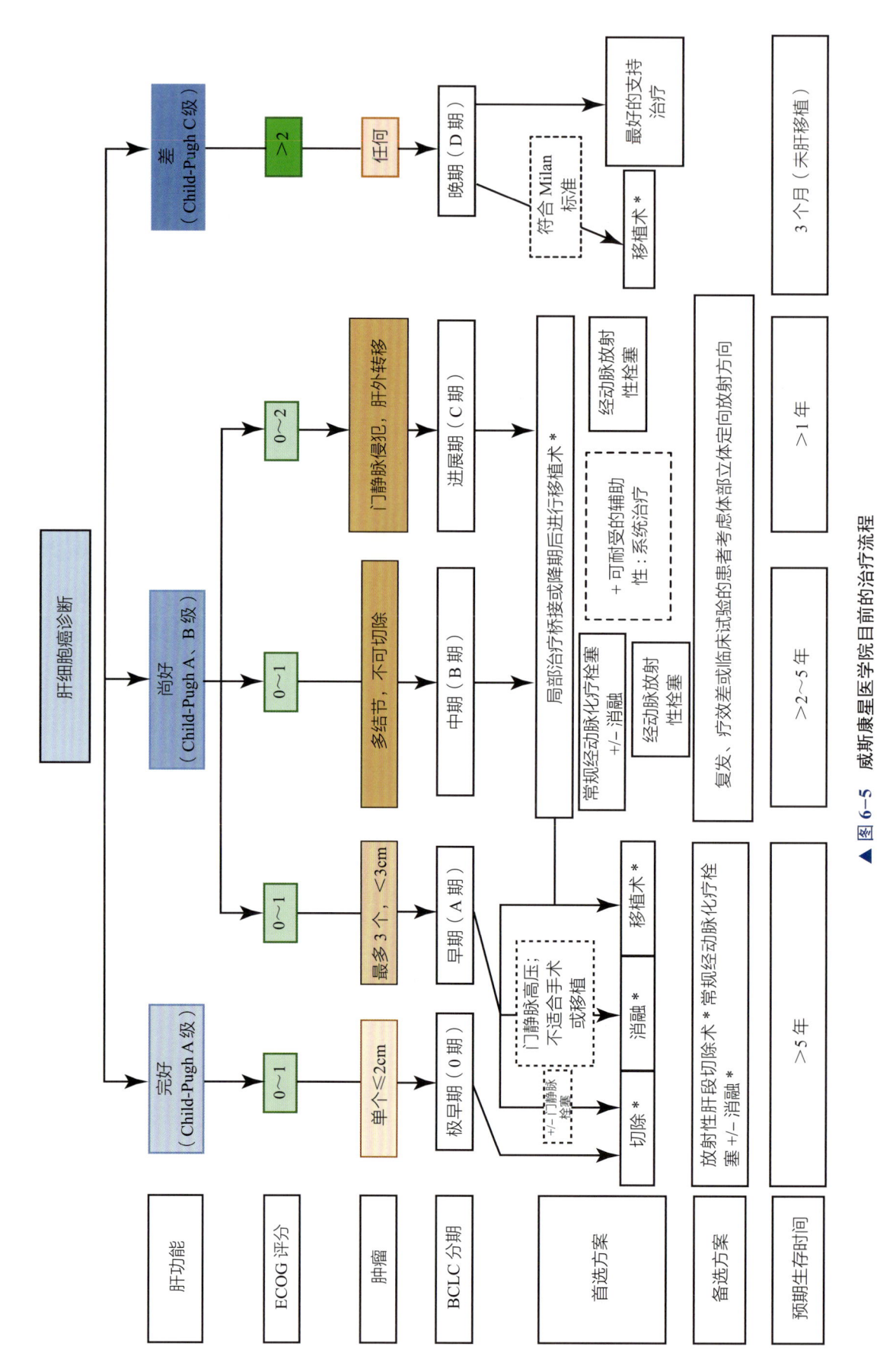

*. 治疗意图；BCLC. 巴塞罗那临床肝癌分期系统；ECOG. 美国东部肿瘤协作组

和代谢功能的衰竭。据报道，代偿性肝硬化患者的中位生存期约为12年，而进入失代偿后中位生存期仅为2年。绝大多数肝细胞癌发生在有肝硬化背景的患者中，因此除肝移植外的治疗必须兼顾肿瘤反应的预期疗效和对肝功能可能造成的损伤，以最大限度地降低医源性肝功能失代偿的风险。

（一）BCLC 0期（极早期）和A期（早期）

BCLC 0期或称极早期肝细胞癌，定义为单个病灶小于2cm且患者肝功能保持完好（Child-Pugh A级）。BCLC A期或早期肝细胞癌定义为单个病灶无论大小或3个病灶均小于3cm，且患者肝功能保持完好或尚好（Child-Pugh A级或B级）、患者整体的功能状态良好（ECOG 0～1分）。一项针对美国BCLC 0～A期肝细胞癌患者的研究报告显示，无治疗干预时，这些患者的中位生存期约为14个月[18]。从解剖学来看，BCLC 0～A期患者的病灶体积较小，通常可以在进行消融或手术切除的同时保留足够剩余肝体积，使肝功能不受影响。据报道，若选择合适的患者行切除术或肝移植，这些患者5年生存率高达60%～80%。经RFA治疗直径≤3cm病灶的肝细胞癌患者已被证实与手术治疗具有相近的总生存期结果[19]。因此，BCLC 0～A期患者有机会在其一生中至少安全地接受一次切除术或消融治疗。

1. 肝移植

原位肝移植是治疗早期肝细胞癌的金标准，因为它能同时解决恶性肿瘤和肝脏基础疾病这两个问题。Milan标准的制订是为了确保患者在肝移植后有尽可能良好的预后结果。符合Milan标准的患者指存在不超过5cm的单发病灶或至多3个病灶且均小于3cm，同时没有肝外转移及肝血管侵犯的患者。这基本上包含了所有BCLC 0～A期的患者和直径较大、单发病灶的BCLC B期患者。对于符合Milan标准且行肝移植的患者，5年生存率一般超过70%，1年复发率和死亡率一般约为10%。患者肝移植后肝细胞癌复发的风险较低（为10%～15%）[1,3,19]。

一般来说，对于失代偿性肝硬化、严重门静脉高压症或其他复杂因素所致不适合行根治性切除或消融术的早期患者，肝移植是首选的治疗方法。

在美国，死者的全器官捐献是主要肝源。不幸的是，捐献的器官往往供不应求。在美国，器官获取和移植网络（Organ Procurement and Transplant Network，OPTN）和器官共享联合网络（United Network for Organ Sharing，UNOS）共同承担着管理器官移植的繁重责任。规范肝移植的相关规则相当复杂，必须经过严格的科学和法医学审查，因此一直处于不断地完善之中。OPTN在其网站上免费提供最新的指南和资讯。

经当地移植中心的专科委员会同意后，患者可被列入移植候选人名单。成功的供体与受体匹配取决于组织抗原、患者预后和地域等多种因素。几十年来，美国成人肝移植的候选者都是根据终末期肝病模型（MELD）评分进行先后排名。MELD是一个预测短期（3个月）死亡率的指标。候选者的MELD评分会定期重新计算。若MELD评分较高，表明肝硬化失代偿程度较重，对于大多数患者一定程度上反映了进行肝移植的紧迫性。考虑到额外的疾病特异性死亡风险，候选者在某些特定情况下（包括肝细胞癌）的MELD评分在原基础上应适当加分。"35分优先"规则于2013年引入，该规则指出MELD评分超过35分的患者将享受同一区域内所有肝移植中心的优先分配机会。这将因附加分而致MELD评分升高的患者在内的所有高危患者的肝移植供体范围从本地扩大到区域。最初，这项规则的颁布致使肝移植的优先分配额全国性地转向了肝细胞癌患者。为了重新平衡各种肝病患者的器官分配，OPTN和UNOS的政策一直被反复修订。为规范MELD评分附加分的分配，截至2019年，国家审查委员会取代了区域监督。先前建立的肝移植地域划分因嫌疑武断而饱受争议，目前已被更严格的规则所取代，即根据至各移植中心之间的客观距离来优化供体与受体的匹配。

自2017年起，从肝细胞癌诊断到列入移植候选名单需要至少6个月的等待时间。这使肝移植团队有时间去监测患者肿瘤的生物学侵袭行为，这对移植术的预后特别是复发风险的判断有较大意义。患者被列入肝移植名单至移植手术的平均等待时间在美国各地肝移植中心不尽相同，一般在6～18个月。

2. 手术切除

对于不伴有肝硬化且解剖学上合适的肝细胞癌患者，手术切除是推荐的根治性治疗方法。不幸的是，在美国这些患者仅占不到10%[6]。对于符合Milan标准且肝硬化代偿良好的患者及不迫切需要肝移植的患者，切除术仍然是AASLD认可的一线治疗方法。AASLD也承认，对于"可切除"的肝恶性肿瘤的定义尚未统一。各地区临床操作与资源方面参差不齐，甚至某些地区的高风险患者也接受手术治疗，因此术后结果存在差异。目前，在美国，无论肿瘤负荷大小，肉眼可见的门静脉侵犯往往是肝癌一期切除的禁忌证[1]。门静脉高压症患者也不适合手术治疗。Berzigotti等进行的一项荟萃分析发现，对存在明显的症状性门静脉高压的患者行一期切除术会使3年和5年的死亡率风险提高2倍，并致使术后肝硬化失代偿的风险提高3倍[21]。

3. 门静脉栓塞

是否行切除术治疗在很大程度上取决于当地医生的专业水平。Milan标准内的病灶分布范围广，而对于某些大小或位置的病灶并不适合行切除治疗。局部楔形切除术、肝段切除术或肝叶切除术都可作为治疗方式，但切除后，剩余的肝体积将会非常有限。肝切除术后，肝功能衰竭和其他并发症的发生风险与预估的术后肝剩余体积及功能呈负相关。若计划行扩大切除术，可由介入放射科医生在术前行门静脉栓塞术，在分布门静脉血流离开患病侧肝脏，使肿瘤所在的肝叶萎缩，而肝脏独特的血流动力学和再生能力会使剩余肝组织发生代偿性增生。术前门静脉栓塞术是一项成熟的技术，可降低术后肝功能衰竭的发生风险，并可能为那些本不合适肝切除术的患者提供根治性治疗的机会[22]。

4. 经皮消融术

肿瘤消融术被广泛定义为通过直接应用化学方法或温度改变来破坏特定区域病灶中的所有细胞。许多早期的肝细胞癌患者因肿瘤负荷、肝功能问题或各种合并症而不太适合行手术治疗。影像引导下的经皮消融术已成为这些高风险患者的可行选择。经皮介入治疗通常较手术具有并发症发生率低、恢复时间和住院时间短等优点[23]。

5. 射频消融

在美国，经皮热消融治疗肝细胞癌被认为优于化学消融。射频消融（RFA）是目前研究最广泛的肝脏热消融技术[6]。RFA通过将消融针插入靶病灶，在针尖端周围产生一定范围的热场，使靶病灶发生凝固性坏死。与切除术一样，成功的经皮消融术需确保消融范围完全覆盖肿瘤并留有足够的边缘。为消灭任何局部的、隐匿的、可导致复发风险的镜下播散病灶，治疗范围应覆盖至病灶边缘之外5～10mm的健康组织。大多数的消融针会产生一个平面上最大直径达5cm的治疗性热场，但该热场的外围温度不太均匀，对细胞只具有亚致死性的作用。因此，如果病灶的解剖位置合适，直径3cm或更小的病变一般都可以推荐进行消融治疗。一些靠近肝脏膈顶部、肝包膜、心脏或与主要血管和胆道结构接近的病灶，可能因增加周围组织器官损伤的风险而无法处理。采用一些先进的技术，病灶即使在困难的解剖位置也能安全地进行消融（图6-11）。

消融可解决多发性孤立性病变，同时比手术切除保留更多的正常肝组织。多发性肿瘤可以一次完成消融，或者在手术切除或其他局部治疗后再进行消融也是安全的。AASLD目前建议对BCLC 0期和A期不适合手术切除的患者进行RFA。不幸的是，将切除术与经皮消融术进行比较的主要证据质量仍然不理想，尤其是在西方人群中[3]。Huang等最近的回顾性研究，评估了800多名美国肝细胞癌患者。在仅接受RFA或切除术治疗的小病灶（≤2cm）患者之间，未发现总生存率的显著差异[2 4]。另一项对2014 SEER数据库的回顾性分析（该数据库跟踪美国的癌症统计数据）发现，对于采用手术切除或热消融治疗的单发病灶≤4cm的患者，总体生存和疾病特异性生存率相似[25]。在亚洲人群中，对比射频消融和切除术疗效的文献更多，但往往相互矛盾。一些作者提到手术切除术比消融治疗的疗效更好，尽管这里所提到的消融治疗既不是经皮完成的，也不是由有介入背景的医生完成的。

尽管如此，在亚洲进行的几项前瞻性随机试验和随后的荟萃分析（比较外科切除术和经皮消融术）发现，1年和3年的总生存率相似。关于5年生存率的数据不太确定。RFA的局部复发率在有的文献中显示较高，在有的文献中没有显著差异[23, 24, 26, 27]。

6. 微波消融

最靠近热消融针的组织承受最高的温度，而消融针能否将热量传输出去取决于周围软组织的传导特性。在RFA期间，消融针周围的组织气化、炭化限制了热辐射范围，有效消融区域往往小于预期的消融区域。

微波消融是一种较新的消融技术，在美国许多医疗中心，包括作者在内的介入放射科在治疗肝细胞癌时，MWA很大程度上已经取代了RFA（图6-6）。MWA针通常比射频针更快地升温。而且MWA针受热沉积影响较RFA小，针尖端周围炭化干燥组织的导热性不会像RFA那样被抑制。尽管通常认为MWA具备RFA的所有优势，但目前还没有随机对照试验对比RFA和MWA在肝细胞癌治疗中的作用。有数据表明，MWA在5cm的肿瘤治疗中是安全有效的[28]。

7. 冷冻消融

冷冻消融是另一种温度消融技术，它利用挥发性气体在探针尖端周围产生一个冷冻温度区域。冷冻和解冻的交替环会导致在细胞和间质空间内形成冰晶，最终导致组织彻底坏死。与RFA和MWA不同，冷冻消融可以在CT或超声引导

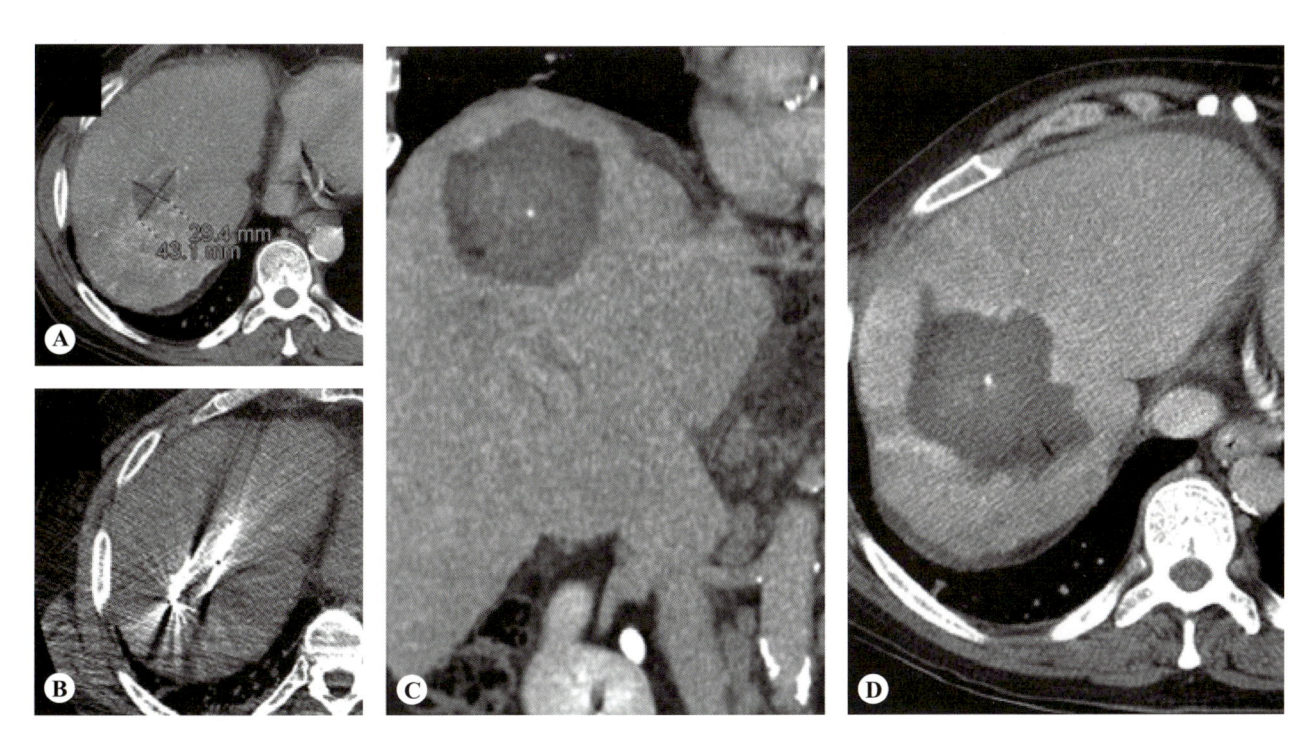

▲ 图 6-6 微波消融
A. 扩大实体Ⅷ段肝细胞癌；B. 使用多个重叠探针进行微波消融；C 和 D. 短期间隔随访 CT 显示治疗后的病变周围有广泛的坏死边缘。病变内有一个小的钙化，无残余增强

下主动监测。对比 RFA 和 MWA 的消融区大小受到局部组织因素的影响，而不能完全可预测，冷冻消融具有显著的优势。而且，冷冻消融可能耐受性更好，有数据表明，在大血管和胆道结构附近使用冷冻消融比其他热消融更安全。早期的比较数据表明，冷冻消融与射频消融治疗肝细胞癌的效果相似[29]。2004—2013 年，SEER 数据库的回顾性倾向匹配分析发现，接受冷冻消融或 RFA 治疗的肝癌患者的总生存期和特异性生存期没有显著差异[30]。虽然这些数据很振奋人心，但 SEER 数据库缺少包括患者接受其他治疗的情况及 BCLC 的不同分期，这些信息对于患者选择哪种治疗方式非常重要。

8. 复发早期阶段的治疗

在亚洲进行的回顾性研究表明，对于既往接受过手术治疗的患者，使用 TACE 或 RFA 治疗早期复发的结果基本相似。两种治疗方案的总体 5 年生存率均约为 25%。一项研究发现，RFA 可能更适合 BCLC 0 期的患者。值得注意的是，作者发现，在肿瘤再次复发时，对比单一治疗模式，联合治疗模式无论是先行 RFA 再行 TACE，还是先行 TACE 再行 RFA，生存期都会显著提高[31,32]。

（二）BCLC B 期（中期）和 C 期（进展期）

BCLC B 期的患者与 A 期患者一样，肝功能储备良好，体能状态良好。然而，他们的疾病被认为是中间态的，因为有更多、多灶性的肿瘤负担，直径 3cm 的结节超过 3 个，但没有明显的肝内血管侵犯和肝外扩散。

BCLC C 期被认为是晚期肿瘤。这些患者无论肿瘤负荷大小，只要伴有门静脉侵犯或肝外转移扩散的，不光预后较差，而且对局部治疗的反应也较差。这些患者有一定的肝脏功能储备（Child-Pugh A 级或 B 级），但身体功能状态有轻度的下降（ECOG<2）。

在美国一个研究队列中，未经治疗的 BCLC B 期患者的中位生存期为 9~10 个月。未经治疗的 BCLC C 期患者的中位生存期约为 4 个月[18]。

1. 桥接和降期治疗

为防止病情恶化，AASLD 目前建议对 BCLC B 期患者采用常规 TACEA（conventional TACE，cTACE）治疗，对 BCLC C 期患者采用索拉非尼的全身治疗。然而，在包括作者所在机构在内的专业移植中心，这些患者经常采用更积极的治疗方案。只要可行，患者将最大限度地接受移植治疗。

在患者等待移植的过程中，肿瘤可能就进展超过肝移植的 Milan 标准。这时候通常使用局部治疗控制早期疾病的进展，以防止患者失去移植的资格，被称为移植的"桥接治疗"。从 2004 年到 2014 年，美国登记接受移植的患者数量保持相对稳定，但由于移植死亡或因疾病进展而无法移植的患者数量增加了 30%[20]，AASLD 虽然推荐患者为了接受移植治疗而采用桥接治疗，但不推荐再使用其他的治疗策略。

此外，在美国，超出 Milan 标准的 BCLC 中晚期患者可能会以降低疾病分期为目的进行治疗。根据大多数研究报道的结果，AASLD 建议如果局部治疗成功降期到 Milan 标准，应考虑进行移植治疗[6]。

对于不适合移植的 BCLC B 期和 C 期患者，作者所在机构的标准治疗方案是多模式的姑息治疗。无论治疗意图如何，这些患者经常接受至少一种局部治疗和服用一种可耐受的系统治疗药物，以改善症状和延长生存。

2. 局部治疗

(1) 栓塞治疗：栓塞治疗是指在影像引导下通过导管将栓塞剂（栓塞）注入血管。这是一种基本的介入放射学技术，具有广泛的临床应用。在肝细胞癌的栓塞治疗中，经动脉栓塞利用了肿瘤主要由肝动脉供血，正常肝组织主要由门静脉供血这一特点。栓塞后，供血组织变得暂时或永久性缺血，这取决于所使用的栓塞材料。

当栓塞治疗直接从左肝动脉或者右肝动脉的主干进行栓塞时，这种栓塞方式会被认为是全肝叶栓塞或非选择性栓塞。在整个肝叶分散栓塞以及混合任何药物栓塞，栓塞到靶病灶（s）的概率都较低，并且有更多的正常肝组织受到治疗的影响。相比之下，现代临床实践中，多采用微导管选择肿瘤较小的供血分支动脉，以便以节段性、选择性、亚选择性或超选择性对病灶进行栓塞。随着超选择的深入，栓塞至肿瘤组织对比正常肝组织的比例不断增加，这对于那些不能耐受肝功能进一步恶化的患者是尤为重要的。

(2) 经动脉化疗栓塞：经动脉化疗栓塞（TACE）的目的是在栓塞阻断肿瘤供血的同时，使化疗药物在肿瘤局部达到饱和的状态。化疗和缺血的串联细胞毒性能协同造成肿瘤坏死。在 cTACE 中，化疗药物与超液化碘油结合会形成一种微黏性、放射线下可显影的混合物质，当化疗药碘油乳液渗透到肿瘤血管系统时，局部血管分支末梢也可被观察到（图 6-7）。常见的化疗药物包括多柔比星、顺铂和丝裂霉素[33]。通常随后采用明胶海绵颗粒或聚乙烯醇（PVA）颗粒进行栓塞。

TACE 于 1977 年在日本首次使用。由于导管技术存在一定的经验差别，药物 - 栓塞剂的选择也不同，即使此技术在世界各地被广泛采用，临床结果也必然不同。随着微导管的引入，超选择性 TACE 被更广泛地采用。直到 2002 年，西方的 Llovet 等和东方的 Lo 等分别发表了开创性的临床随机对照试验结果：首次证实了 TACE 相比传统的治疗手段有更明显的生存获益[34-36]。

规范的介入技术标准在治疗预后中起着重要的作用。2011 年，Golfieri 等通过行 TACE 桥接至肝移植患者的组织病理学分析证明了这一点。肝叶 TACE 导致约 30% 的病变完全坏死，而超选择性介入治疗的完全坏死率可达到 54%。超选择性治疗 3～5cm 的结节组织坏死效果最佳[37]。Kwan 等还注意到，超选择性 TACE 比肝叶栓塞组织病理学坏死率更高。他们的分析还发现坏死程度与 TACE 后肿瘤内药物油乳完全、均匀沉积程度相关[38]。其他作者证实，超液化碘油栓塞肿瘤内沉积的程度能预测肿瘤完全坏死程度和预后相关，病变中碘油完全沉积（49% 和 29%）和病变中碘油部分沉积（29% 和 15%）两组对比，所对应的 1 年和 2 年生存率（分别为 67% 和 50%）也有显著差异[39]。

Lencioni 等在 2016 年的一项大型系统综述中进一步强调了这些技术进步的重要性。尤其是，在 2002 年以后发表的主要使用超选择性 TACE 技术的试验中，长期生存率有显著提高[33]。他们的综述汇总超过 30 年 10 000 余名接受 cTACE 治

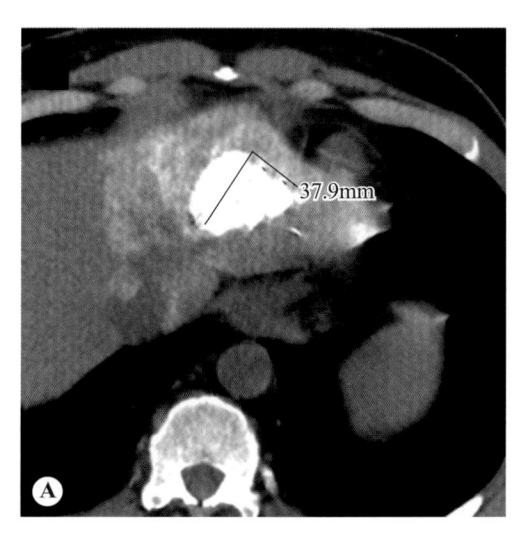

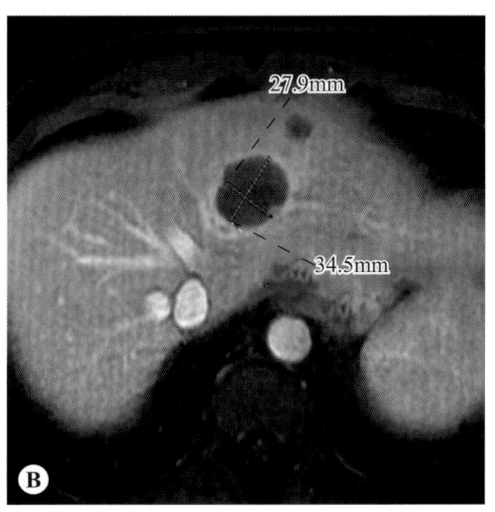

▲ 图 6-7 常规 TACE
A. 接受常规 TACE 治疗 1 天后 CT 显示肝左叶肿瘤碘化油完全沉积且均匀；B. 随访 MRI 显示病灶和小卫星结节的治疗达到完全缓解。TACE. 经动脉化疗栓塞

疗的患者，技术和栓塞材料各不相同。作者发现整体中位生存期为 19.4 个月。1 年、2 年、3 年和 5 年的总生存率分别为 70%、52%、40% 和 32%。最常见的不良事件是自限性肝酶异常和栓塞后综合征，包括发热、腹痛和恶心。此研究中共涉及 50 953 例 TACE 手术，共报道了 214 例死亡，死亡率为 0.6%，整体而言，这项技术被认为是安全的。虽然并不是所有的死亡原因都与手术直接相关，最常见的死亡原因是肝功能储备不全，这也说明了 TACE 治疗更适合肿瘤解剖学部位合适和具有足够肝脏储备的患者[33]。

对 TACE 的反应良好通常反映了较好的肿瘤生物学特征，这使得桥接和（或）降期治疗成功的可能性更高，从而获得移植的机会[34]。第一次化疗栓塞的完全缓解（complete response，CR）可以预测较好的长期预后。在一项对 300 多名患者的研究分析中，Kim 等发现对初始 TACE CR 的患者的总生存率几乎是多次疗程才能达到 CR 患者的 2 倍，最长生存期可达只有部分缓解（partial response，PR）患者的 4 倍[40]。

(3) 载药微球经动脉化疗栓塞（drug-eluting bead transarterial chemoembolization，DEB-TACE）：载药微球是一类具有生物相容性的水凝胶微球，可以装载化疗药物，通常是多柔比星（图 6-8）。微球的优点是细小的标准颗粒能更深入肿瘤的微血管系统。试验显示，使用载药微球可使肿瘤内的药物浓度增加，而外周血药物浓度很低。超选择性 TACE 技术会增加载药微球的局部治疗效果，同时减少正常肝实质受到化疗和缺血的影响[41]。微血管系统的栓塞也降低了栓塞后综合征的发生率和严重程度。然而，这些技术优势始终未能转化为有显著意义的生存优势[36,42,43]。

Lammer 等发表论文报道了一项 2009 年发起的名为 PRECISION V 的临床试验：一项大型、国际多中心、单盲、Ⅱ期随机试验。该试验在欧洲进行，患者主要入组酒精相关的肝硬化和肝细胞癌。患者通过 DEB-TACE 加载多柔比星治疗[41]。入组患者分期为：BCLC A～B 期。排除标准为：

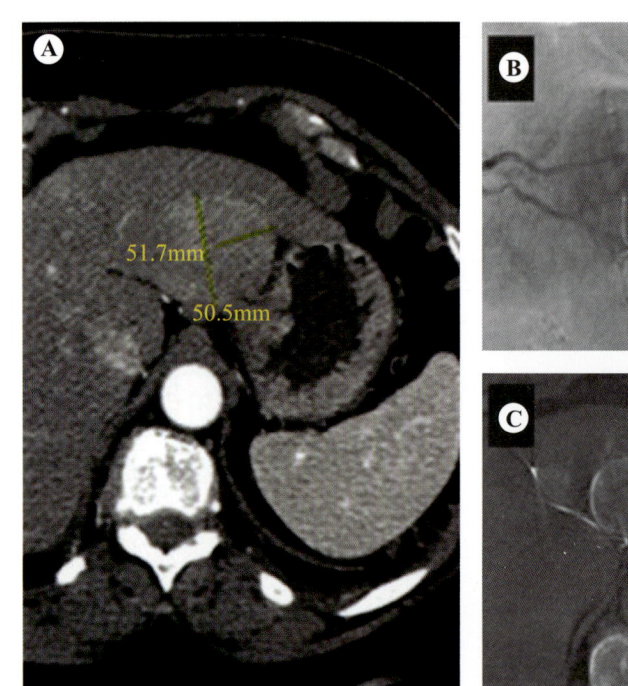

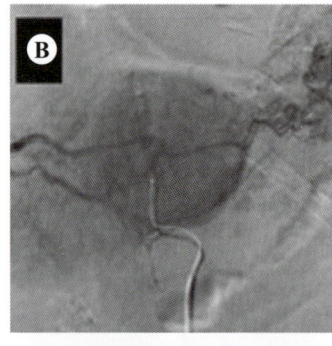

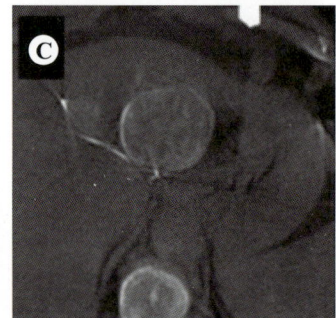

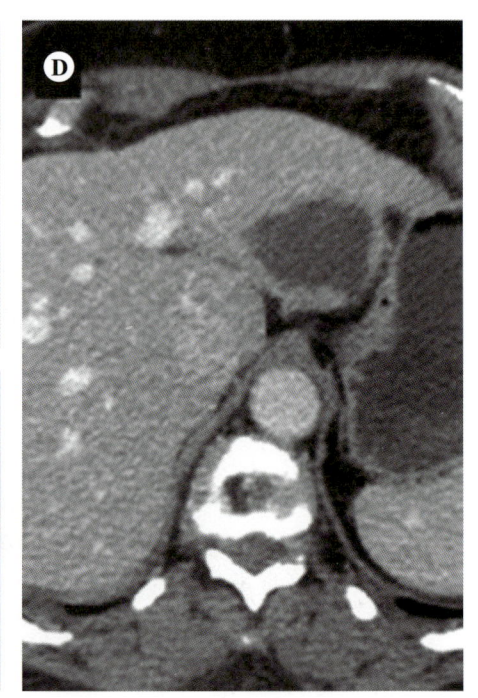

▲ 图 6-8　HCV 肝硬化（治疗后）BCLC B 期
载药微球经动脉化疗栓塞（DEB-TACE）治疗（A）肝左叶体积较大的肝细胞肿瘤（B）数字减影血管造影显示肿瘤供血动脉为左肝动脉（C）通过术中锥形束 CT 证实 DEB-TACE 完成。随访 CT（D）显示肿瘤坏死，治疗效果达到完全缓解，无残余活性病灶。
BCLC. 巴塞罗那肝癌分期系统；HCV. 丙型肝炎

晚期肝功能衰竭或弥漫性 HCC 占肝脏＞50% 等。两组患者在 6 个月内都接受了最多 3 种治疗，研究终点为安全性评估和肿瘤客观反应。DEB-TACE 的总体应答率有改善的趋势，但由于对 cTACE 的反应比预想中要好，因此没有统计学意义。作者注意到，与 cTACE 相比，DEB-TACE 的给药局部剂量更高，多柔比星毒性率更低，但主要的毒性反应是暂时性脱发。亚组分析显示，对于有较重肝病背景的患者，在 DEB-TACE 后的总体肿瘤反应率相对提高。然而，这并没有在随后的研究中得到证实。

(4) 经动脉栓塞：经动脉栓塞（TAE）也被称为空白微球栓塞或肝动脉栓塞，一些介入医生认为，肝经动脉栓塞在治疗肝细胞癌方面与 TACE 相当。支持者认为，cTACE 的主要治疗机制是局部缺血，而不是化疗药的局部作用。

2002 年，Camma 等发表了一项回顾性 Meta 分析，其中包括 400 多名接受了几十年治疗的肝细胞癌患者。分析中发现，与保守治疗相比，接受 TACE 治疗的患者 2 年死亡率显著降低。然而，文中也提到，接受 TAE 和 TACE 治疗的患者总生存期没有统计学差异。[44] 可是统计中的 TACE 治疗，从化疗药物、栓塞剂到血管的选择均大不相同，而且许多研究缺乏必要的临床数据，如肿瘤负荷大小或 Child-Pugh 评分来对患者进行分类。随后，Llovet 和 Bruix 在 2003 年进行的系统分析发现，TACE 后的 2 年生存率显著提高，但 TAE 没有显著改善[16]。

虽然大多数作者支持 cTACE 是有生存获益优势的，但也有大量数据表明，TAE 与 DEB-TACE 具有相似的疗效。2016 年，Brown 等开展了一单盲随机对照试验，结果发表在 Journal of Oncology 上[45]。患者主要为 BCLC A～B 期，并随机分组到使用相似粒径的栓塞微球 DEB-TACE 或空白微球 TAE 治疗。作者发现，使用 DEB-TACE 比 TAE 在总体生存或无进展生存方面没有显著差异。在大约 20 个月时，总生存期与其他 DEB-TACE 试验相似。然而，该队列 DEB-TACE 的平均无进展生存期相对较低，为 2.8 个月。

(5) 经动脉放射性栓塞（TARE）：90Y 经动脉内照射栓塞是一种近距离放射疗法。栓塞后的微球都是预装好的 ^{90}Y 内照射微球，相当于组织穿透力 2～11mm 的 β 射线放射源。半衰期约 65h，辐射为 ^{90}Y 射线，在不到 2 周的时间内衰减为惰性锆[46]。单个微球足够小，能通过肿瘤的微血管网，但在大量使用时最终会积累并堵塞这些血管网。TARE 前必须评估肿瘤血管是否有动静脉瘘，动静脉瘘是 TARE 的禁忌，因为预期照射剂量很大一部分将通过肿瘤血管动静脉瘘进入肺部或胃肠道。

TARE 被 AASLD 推荐为二线治疗，尽管它已经成为美国许多移植中心的首选治疗。早期 TARE 是用于肝叶治疗弥漫性和浸润性肿瘤。TARE 适用于有足够肝储备的患者，使用最小计量的分流时，TARE 的毒性也会降到最低。治疗效果和副作用主要与局部放射性坏死的影响有关。微球栓塞的缺血反应很小，典型的栓塞后综合征的发生率很小，严重程度也很低。

肝脏肿瘤合并门静脉癌栓形成和弥漫浸润性肿瘤亚型对 TACE 的治疗效果历来都很不理想[47]。TARE 对于上述两类肝癌是相对更安全的，可能也比 TACE 更有效（图 6-9C）[48, 49]。在一项对肝癌 BCLC 中晚期患者的研究中，Mazzeferro 等观察到对于伴有门静脉癌栓形成的肝癌，实施肝叶水平 TARE 后疗效显著，中位总生存期可达 13 个月，患者的总生存期接近 18 个月[50]。

正如 TACE 已经从肝叶水平给药发展到超选治疗一样，TARE 也是如此。放射性肺叶切除术和放射性肝段切除术是一个新兴的概念，很有前景。放射性肝段切除术是把一个肝叶的 ^{90}Y 剂量（＞190Gy）集中给在一个或两个肝段。这种放射剂量不光可以顾及部分已知病变，未被检查到的微卫星病变也可以被辐射到，而这些未被检查的微卫星病变正是进展和复发的主要因素（图 6-9）。

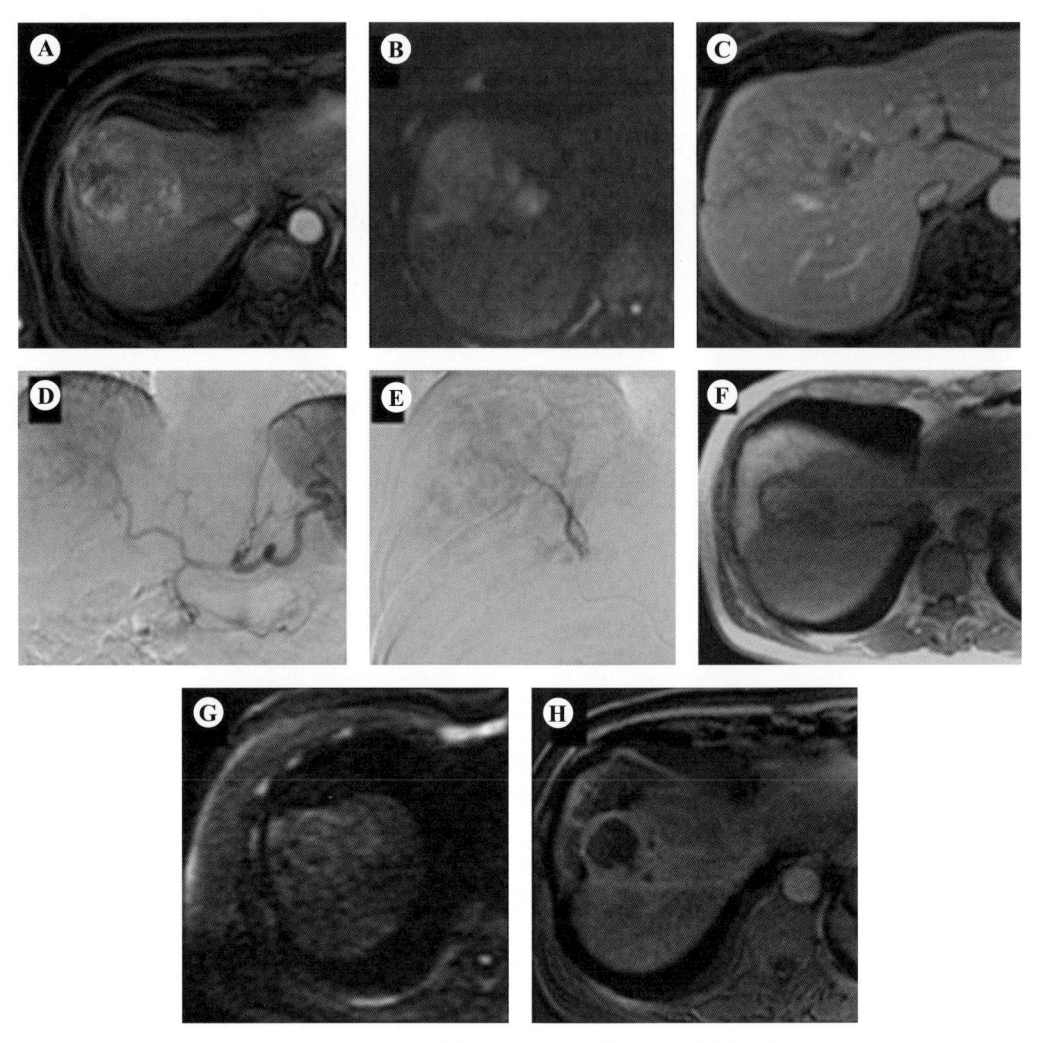

▲ 图 6-9　HCV 肝硬化，BCLC C 期 放射段肝段切除术

A. 动脉期脂肪饱和 MRI T_1 相显示Ⅷ段 6.5cm 特异性强化区域，周围因右肝门静脉受侵导致区域异常灌注改变；B. 弥散加权显像；C. 静脉延迟显示肿瘤癌栓延伸至右肝门静脉主干；D 和 E. 数字减影血管造影显示Ⅷ段肿瘤染色；F. 4 个月后的 MRI 随访，T_1 显示 3cm 治疗后的不明显强化病变，中央高信号，反映局部出血性小灶和（或）凝固性坏死；G. 在治疗区域没有明显的弥散特异信号；H. 治疗后病灶周围组织界限清晰，大致呈楔形区域与纤维化信号一致，表现为静脉晚期的轻度强化。这种瘢痕导致了局部实质和包膜的明显收缩。动脉期未见明确强化，提示病变或门静脉中无残留的活肿瘤，也没有看到新的病变。治疗后 AFP 从＞200 降至 35。患者可耐受口服低剂量的仑伐替尼，因此，他将有机会接受肝移植治疗

2013 年的一项研究数据表明，增加对肿瘤的局部辐射剂量可能会带来更好的预后[51]。本研究主要包括 BCLC B 期和 C 期无法手术的肝细胞癌患者，由于肿瘤负荷增加或既往治疗进展，他们也可以被认为是 TACE 姑息性化疗栓塞疗效不佳的补救治疗。经过术前影像学和临床安全性评估，一部分患者接受了放射剂量超过 205Gy 的放射性肝段根治术治疗，中位无进展生存期（mPFS）和中位总生存期（mOS）分别为 13 个月和 23.2 个月。在本研究中，增加剂量 TARE 对门静脉血栓患者也获得了令人鼓舞的 mPFS 和 mOS，分别为 10 个月和 21.5 个月，而接受常规剂量的伴有门静脉癌栓患者的 mPFS 和 mOS 分别为 4.5 个月和 10 个月。总的来说，显著放射性肝损伤的发生率很低（8%），在标准治疗组和强化治疗组之间没有差异。

Padia 等在 2017 年发表了一项单中心、回顾性、倾向性评分匹配、纳入了 178 例患者共计 235 例结节的临床研究，分别采用肝段 TARE（靶剂量＞200Gy）或肝段 TACE（常规或 DEB）治疗[47]。肝段 TARE 后的部分和完全缓解率分别为 92% 和 84%，而肝段 TACE 后的部分和完全缓解率分别为 74% 和 58%。TARE 治疗 1 年和 2 年肿瘤进展的累计发生率分别为 7.7% 和 15%，TACE 治疗后 1 年和 2 年肿瘤进展的累计发生率分别为 30% 和 42%。TARE 后的 mPFS 为 18.5 个月，比 TACE 长 9 个月。两组患者的中位 OS 相似，约为 3 年。

2018 年，Biederman 等发表了另一项回顾性、倾向评分匹配的研究。作者发现，在不可切除、结节≤3cm、既往未接受过局部治疗的患者中，放射性肝段切除术的疗效要优于超选 TACE，完全反应率（92% vs. 52%）和需要再次接受治疗的时间间隔（812 天 vs. 181 天）均显示出放射性肝段切除术的优越性[52]。亚组分析显示，有血管侵犯和无血管侵犯的病变对 TARE 的反应率相似。一次 TARE 治疗就可以控制住疾病的患者占 93%；一次 TACE 治疗就可以控制住疾病的患者只占 79%。患者接受肝段 TARE 治疗后 1 年复发率为 8%，与 Padia 等的报道相似，而且这个复发率几乎与切除和消融的复发率一样。放射性肝段切除术后，3 级胆红素和 AST 的毒性分别为 5.5% 和 5.5%，无患者出现严重的肝功能衰竭。这表明，TARE 可能是一种更理想的降期或桥接策略，但是肿瘤局部疗效的提高并没有转化为两组之间总生存期的显著差异，两组的平均总生存期均为 2.3 年。

放射性肝叶切除术的一个独有好处是，它导致未治疗的肝叶延迟性、代偿性增生。研究表明，放射性肝叶切除术后未经治疗的肝脏体积与门静脉栓塞 PVE 后的大小相似。然而，这种代偿性增生（一般需 6~9 个月）比 PVE（几周）的速度要慢得多。伴有门静脉癌栓形成的患者，这种代偿性增生效应会更显著，可以认为是另一种有效的自体 PVE。术前 PVE 后等待手术的患者最害怕的就是在剩余肝内的疾病进展。在这方面，TARE 更能控制住靶病灶的潜在转移，尽管在肝硬化患者中，未治疗的肝叶发生异时性转移或侵犯的风险是更需要关注的。总之，放射性肝叶切除术耐受性良好，患者通常能够通过放射性肝叶切除术安全地获得真正手术切除的机会[53-55]。对于早期患者来说，放射性肝叶切除术并不是 PVE 的标准选择，但它可以在更晚期的肿瘤疾病中使用，并帮助不符合手术或消融条件的患者在适当的情况下进行转化治疗。

2016 年的一项关于西方临床试验的系统综述和 Meta 分析比较了使用 TARE 或 TACE 治疗肝细胞癌的结果[56]。纳入的大多数患者为 BCLC 早期和中期患者，总生存率或安全性的统计均没有显著差异，尽管 TARE 具有较好的趋势。接受 TARE 治疗 1 年后的无进展生存期显著提高，且文章也再次突出了更为有效的桥接和降期的潜在作用。缺点是在本次分析中没有提到在 TACE 或 TARE 过程中动脉是如何选择的。一项综述回顾性分析了一组美国在 2006 年至 2013 年期间根据临床表现和肿瘤特征选择不同治疗方法桥接或降期移植的患者。在最初的随访中，TARE 中达到影像学完全缓解的为 33%，TACE 为 25%，RFA 为 22%，SBRT 为 9%。接受移植治疗后病理评效达到完全缓释的，TARE 为 75%，RFA 为 60%，TACE 为 41%，SBRT 为 29%。文章没有提 TACE 或 TARE 的血管选择方法，尽管大多数 TACE 是常规的。该队列的 5 年无病生存期和总生存率分别为 86% 和 79%，队列中有 5% 不符合 Milan 标准的患者接受了移植治疗，移植后的复发率为 11%，其中近一半表现为肝外转移。接受 SBRT 治疗患者的中位移植时间比其他任何治疗都至少短 2 个月。没有接受 TARA 或 RFA 的患者在研究过程中死亡，移植后中位随访时间为 41 个月[57]（图 6-10）。

3. 系统治疗

对于 BCLC C 期的肝细胞癌患者，推荐的一

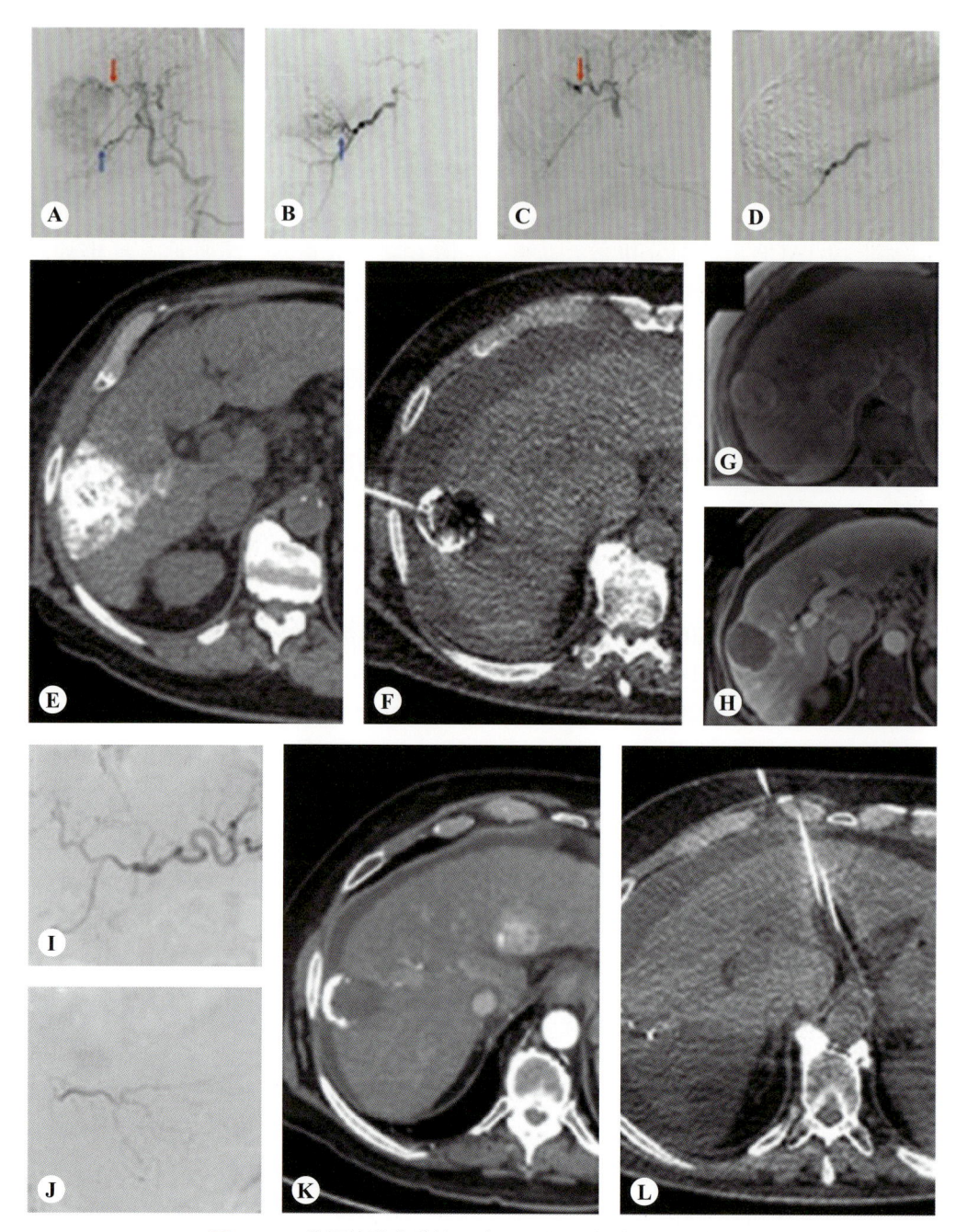

▲ 图 6-10 非酒精性脂肪性肝炎肝硬化、多灶性肝细胞癌患者

大病灶位于肝Ⅵ段，小病灶位于Ⅱ段，分期为 BCLC B 期，多模式下治疗和桥接。A 至 C. 肝Ⅵ段 4.7cm 病灶的 DSA，cTACE 栓塞肿瘤供应的两根血管（红箭和蓝箭）。D. 通过碘油和 PVA 栓塞后肿瘤血供消失。Ⅱ段病变由左肝动脉供应，而左肝动脉起自于胃左动脉，微导管超选时该动脉痉挛，所以此部位治疗推迟至下次。E.TACE 后 CT 复查显示肝Ⅵ段病灶和周边肝实质情况。F. 6 个月后复查 MRI，Ⅵ段病灶边缘有残留肿瘤生长，随后用微波消融治疗。Ⅱ段的病灶大小稳定，但有几个新的微小结节出现。在此期间患者尝试进行全身化疗，但耐受性很差。与此同时，肝功能从 Child-Pugh A 级下降到 B 级。G 至 H. 1 个月后 MRI 随访Ⅵ段病灶完全消失，AFP 从 1800 以上降至 220。患者符合 Milan 标准，但是Ⅱ段病变仍旧缓慢增长，同时还有其他不确定的结节。从这阶段开始，患者开始使用索拉非尼并能耐受。I. 针对Ⅱ段病灶尝试 cTACE 治疗，DSA 显示胃左动脉发出左肝动脉。J. 通过胃左动脉进入Ⅱ段病灶血管，再次导致了血管痉挛。可以看到最低程度的肿瘤显影，但Ⅲ段分支显示不佳。对肝左叶病灶行近距离 TACE。K. 2 个月后随访显示Ⅱ段病灶持续缓慢增长，大小不足 3cm，同时还有几个不确定的结节。L. 患者胆红素轻度升高，不能行进一步 TACE 治疗，对Ⅱ段病灶行冷冻消融。患者冷冻消融后 2 周情况良好，病灶稳定。在初次确诊后 13 个月配型成功并接受肝移植治疗。AFP. 甲胎蛋白；cTACE. 常规经动脉化疗栓塞；DSA. 数字减影血管造影；PVA. 聚乙烯醇；TACE. 经动脉化疗栓塞

线治疗方案为系统治疗。同时，对于无法接受局部治疗或难治性的BCLC B期的患者，也推荐使用系统治疗。鉴于现在可供选择的治疗方案越来越多，作者所在机构建议患者在接受局部治疗的同时有必要联合辅助性系统治疗。

(1) 一线治疗：第一个被证实确切疗效并获得FDA批准用于晚期肝细胞癌的系统治疗药物是索拉非尼。其作用机制是通过靶向RAF1和BRAF抑制了丝氨酸-苏氨酸激酶活性。与此同时，它还能抑制酪氨酸激酶受体的活性，如血管内皮生长因子受体1~3（VEGF1~3）和PDGFRβ。索拉非尼治疗肝癌的疗效已在两项随机III期临床研究中得到了证实。在具有里程碑意义的SHARP实验中，602例未接受系统治疗的晚期肝细胞癌患者被随机分为索拉非尼组和安慰剂组[58]。结果显示，索拉非尼组能够显著提高总生存期，与安慰剂对照组相比总生存期分别为10.7个月和7.9个月。同样，在亚太人群中的研究也得到了索拉非尼组优于安慰剂组的结论。

在近期，另一种酪氨酸激酶抑制剂仑伐替尼，也被FDA批准用于治疗晚期肝细胞癌。该药所作用的靶点有VEGF1~3、FGF1~4、PDGFα、RET和KIT。RELFLECT三期随机对照实验的结果显示，仑伐替尼疗效不劣于索拉非尼[59]，具体的数据为仑伐替尼的无进展生存期（7.3个月 vs. 3.6个月）和治疗反应率（18.8%和6.5%）要优于索拉非尼。仑伐替尼的疗效持续时间为7.3个月，索拉非尼为6.2个月。与索拉非尼相比，仑伐替尼有着微弱的总生存期优势（13.6个月 vs. 12.3个月），没有统计学差异，但达到了当初设定的非劣效性的标准。总的来说，在REFLECT研究中索拉非尼和仑伐替尼的不良反应率相似。值得注意的是，这两种药物的数据都是在肝功能较好（Child-Pugh A级）患者中得出的结论，至于在肝功能为Child-Pugh B级或C级肝硬化患者中的有效性值得商榷。这些药物的毒性和安全性往往限制了其在临床上的应用。

(2) 二线治疗：仑伐替尼或者索拉非尼作为一线治疗失败的患者可使用第二代酪氨酸酶抑制剂如瑞戈非尼、c-Met抑制剂如卡博替尼，还有免疫检查点抑制剂，如纳武单抗、帕博丽珠单抗和阿替利珠单抗等等。瑞戈非尼具有抗血管生成活性是通过抑制VEGFR2-TIE2酪氨酸激酶发挥作用。在RESORCE III期临床研究中，573例既往有索拉非尼治疗史的患者被随机分为瑞戈非尼组和安慰剂组[60]。研究结果表明，在二线治疗中瑞戈非尼比安慰剂组有着明显的生存获益（10.6个月 vs. 7.8个月）。与瑞戈非尼相关的常见不良反应有高血压、手足综合征、疲劳、腹泻和声音嘶哑。

雷莫芦单抗是另一种针对VEGFR2的抗血管生成药物，近期已被FDA批准用于晚期肝细胞癌的二线治疗。REACH研究为其首次与安慰剂之间进行比较的研究[61]。在这项研究中，565例接受过索拉非尼后进展的晚期肝细胞癌患者被随机分配到雷莫芦单抗组和安慰剂组。患者接受治疗直至疾病进展或不可耐受的毒性。意向分析集显示，与安慰剂组相比，雷莫芦单抗组可获得较长的总生存期（9.2个月 vs. 7.6个月），但无统计学意义。但对于基线甲胎蛋白（AFP）>400ng/ml的亚组分析中发现雷莫芦单抗总生存期优于安慰剂（7.8个月 vs. 4.2个月）。为了进一步验证这个结论，针对基线甲胎蛋白>400ng/ml且接受索拉非尼后进展的晚期肝细胞癌患者开展了REACH2 III期临床研究[62]。研究显示，雷莫芦单抗相比于安慰剂可有生存获益（8.5个月 vs. 7.3个月）。与雷莫芦单抗相关的常见不良反应有低钠血症、腹泻、高血压和头痛。

与此同时，研究人员正在研究针对c-Met通路的药物。大约50%的晚期肝细胞癌患者中发现有c-Met通路突变。卡博替尼是一种新型药物，其主要作用的靶点有c-Met、RET、VEGFR2、AXL1和TIE2。在CELESTIAL III期临床试验中，纳入了707例至少有一次系统治疗的晚期肝细胞癌患者，随机分配到卡博替尼组或安慰剂组[63]。CELESTIAL与其他临床试验不同之处在于卡博替尼同时用于二线和三线治疗的患者中。在意向分析集中，卡博替尼相比于安慰剂有着明显的生存获益（10.2个月 vs. 8个月）。在亚组分析中，卡博替尼延长了乙肝患者的总生存期和无进展生存期，但没有改善丙肝患者的总生存期。卡博替尼常见的不良反应包括手足反应、高血压、肝功能损害、疲劳和腹泻。

(3) 免疫疗法：免疫检查点抑制剂正在研究用于索拉非尼治疗后进展的晚期肝细胞癌患者。这类药物通过抑制PD-1/PD-L1轴来激活对肿瘤的免疫反应。2017年9月，纳武单抗，一种重组单克隆免疫球蛋白IgG4抗体，具有PD-1特异性。基于CheckMate040研究优异的结果[64]，纳武单抗被FDA快速批准用于既往接受过索拉非尼治疗的肝细胞癌患者。CheckMate 040研究是一个Ⅰ/Ⅱ期、开放、非比较性剂量递增的纳武单抗扩展实验，用于病理学确诊的晚期肝细胞癌成年患者。262名患者参与了此项研究（48例在剂量递增阶段，214例在剂量扩展阶段）。在剂量递增阶段，纳武单抗客观缓解率为15%；在剂量扩展阶段，纳武单抗客观缓解率为20%，缓解持续时间为17个月。剂量递增阶段最常见的3级毒性反应为天门冬氨酸转移酶上升（10%），丙氨酸转移酶上升（3%）和脂肪酶上升（3%）。

CheckMate 459 Ⅲ期随机对照试验对比了一线不可切除肝细胞癌人群中纳武单抗和索拉非尼的疗效。这项研究没有达到预期改善患者总生存期的研究终点（16.5个月 vs. 14.6个月）。纳武单抗的客观缓解率为15%，索拉非尼为7%[65]。

帕博利珠单抗是另外一种抗PD-1药物。根据一项Ⅱ期非随机研究（KEYNOTE-224）的研究结果[66]，它也被FDA快速批准用于二线治疗的晚期肝细胞癌患者。在研究的104例患者中，帕博利珠单抗的客观缓解率为17%，3级以上AE发生率为24%，常见的有AST升高（7%）、ALT升高（4%）和疲劳（4%）。

KEYNOTE-240是一项Ⅲ期、随机、安慰剂对照的确认性研究，即比较帕博利珠单抗和对症支持治疗在既往接受过治疗的晚期肝细胞癌患者中的疗效。这项研究的结果在2019年的ASCO会议上公布[67]。此研究413名患者按2:1比例进行随机分组，278名患者接受帕博利珠单抗（200mg，3周1次）；135名患者接受安慰剂治疗。意向分析集显示，与安慰剂相比，帕博利珠单抗组总生存期略有提高，但统计学上无意义。同时在无进展生存期上帕博利珠单抗也未显示出明显改善。因为这项研究未达到所设计的两个主要终点，所以次要终点总反应率就未行评估。

4. 联合治疗

任何联合治疗策略的目标都是增强细胞毒性，并获得比单一疗法更持久的反应。这必须权衡多模式治疗策略的预期收益与患者的可耐受潜在累积副作用的能力。一项有效的计划还必须考虑到治疗实施方面的实际限制，包括额外的时间和资源成本。

(1) 经动脉化疗栓塞（TACE）联合消融：临床实践中，消融在直径>4cm的病灶，完美的彻底消融边界往往很难达到，而某些TACE治疗可能难以穿透大肿瘤血管系统的最中央部分。最初，治疗失败在放射学上可能不易察觉，因为即使在被认为是"完全缓解"的情况下，微小的病灶可能仍然低于影像学的分辨率。TACE联合消融治疗不仅弥补了各自的缺陷，而且似乎增强了彼此的治疗效果（图6-11）。TACE导致的缺血被认为是使肿瘤细胞对热能及化学疗法敏感的原因。阻断肿瘤周围的血流可以减少局部散热，并允许产生一个更大的坏死消融区[68]。在作者的机构，因为肿瘤摄取乙基碘油也有助于CT引导的定位，传统的TACE通常在消融前进行。

① TACE联合RFA：随机对照试验和随后的荟萃分析表明TACE联合RFA在总生存期、无进展生存期和复发方面优于单一疗法[69, 70]。Peng等在一组靶病灶≤7cm的患者中，联合治疗后的5年生存率达62%[71]。

TACE联合RFA除了在范围更加广泛的病变具有显著优势，该联合治疗也被认为似乎与切除

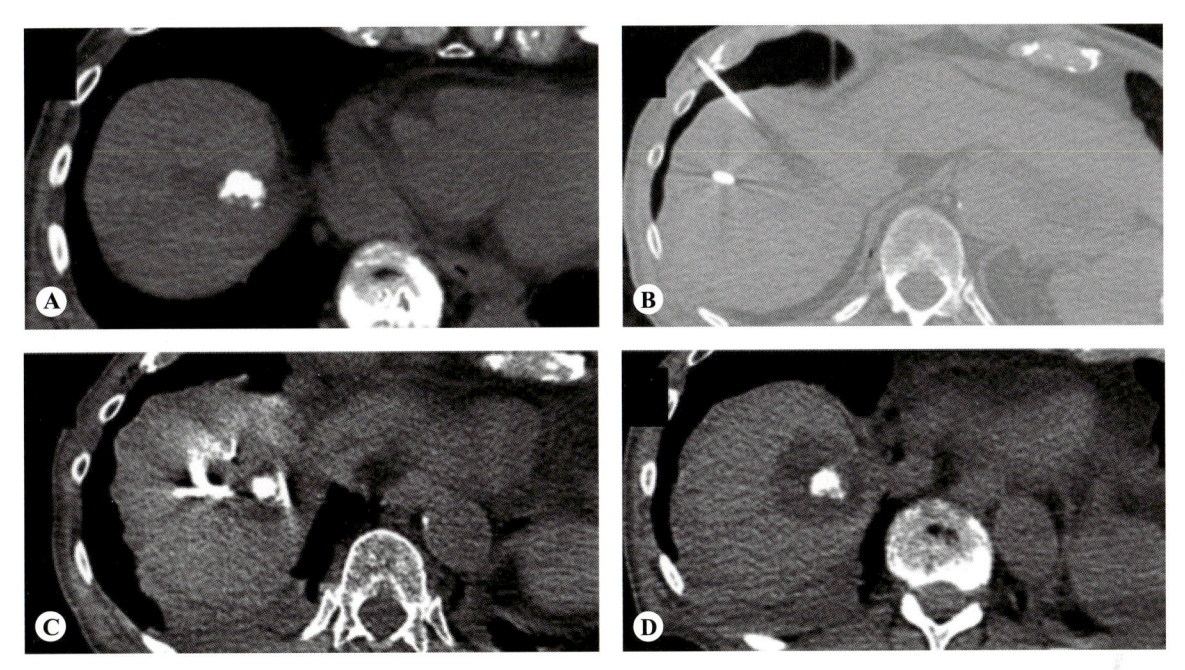

▲ 图 6-11　位于肝脏内侧膈顶直径为 **2cm** 的孤立性肿瘤，肝细胞癌，**BCLC A** 期，伴有慢性乙型病毒性肝炎
由于在解剖学上难以切除且靠近膈肌，应用 TACE 联合冷冻消融术治疗。A. TACE 治疗后，横断面 CT 平扫示病灶内乙基碘油沉积饱和。B. 全身麻醉下时人工气胸分离和保护肺。C. 使用多个重叠探针进行冷冻消融。D. 坏死的低密度环显示足够的消融边缘

术相比更有利于早期疾病。韩国的一项荟萃分析评估了符合 Milan 标准的接受 TACE 联合 RFA 或切除治疗的肝细胞癌患者。作者发现两组队列 1、3 和 5 年的总生存率以及 5 年的无复发生存率均没有显著差异[72]。另一项针对在日本一家中心接受明确的超选择性 TACE 联合 RFA 治疗的患者进行的回顾性分析的结果同样值得注意。该试验纳入 BCLC 0 期的患者，倾向性匹配分析的结果显示 TACE 联合 RFA 治疗后的 5 年生存率达 70%，与切除术相比没有显著差异[73]。

② TACE 联合 MWA：TACE 联合 MWA 最近越来越受到广泛应用。早期证据表明它与 TACE 联合 RFA 相似，甚至更有效。需要继续研究以确定最佳的联合治疗方案。

一项小样本的研究随机选取了一组直径＞4cm 的孤立性、不可切除病变的患者分别接受 cTACE 单一治疗、TACE 联合 RFA 和 TACE 联合 MWA 治疗。作者发现联合治疗对所有病变的疗效均优于 TACE 单一治疗。短期肿瘤治疗反应方面，TACE 联合 MWA 是最有效的（完全缓解率为 80%），且安全性与 TACE 联合 RFA 相似[68]。

Zhang 等 2018 年的回顾性研究比较了 BCLC B 期、病灶个数＜5 且肿瘤总的直径≤7cm 的患者分别接受 MWA 联合 TACE 和 cTACE 单一治疗。联合治疗的 1、3 和 5 年生存率分别为 93%、79% 和 68%，中位总生存期近 19 个月[74]。与 cTACE 单一治疗相比，生存率显著提高，该结果与 Lencioni 等对 TACE 治疗进行的大型系统性综述所描述的类似[33]。

最近，Fang 等回顾性评估了一小样本的在 MWA 前接受 cTACE 或 DEB-TACE 联合治疗的患者。联合治疗的 1 年生存率和中位总生存期与 Zhang 等的研究发现类似[75]。治疗后的病灶大小约为 3cm。在实现消融区大小（67.2 ± 51.3）cm^3 vs.（43.5 ± 26.9）cm^3 和总生存期（25 个月 vs. 19 个月）方面，数据趋势倾向于 cTACE 而不是 DEB-TACE。然而，所有差异均未达到统计学显著性。值得注意的是，这组患者在 cTACE 后出现更大的消融区，这表明油碘油和颗粒栓塞大血管在减少局部散热，使组织对热疗致敏方面可能

比微球更有效。

(2) 立体定向放射治疗：在作者单位，立体定向放射治疗（SBRT）通常被认为是对接受常规治疗中进展的肝细胞癌患者的挽救性治疗，或者是作为临床试验的一部分。关于使用 SBRT 治疗肝细胞癌的长期临床结果的高质量数据有限，尤其是在西方人群中。在许多已发表的小型的单中心研究中，将其作为患者桥接移植的辅助方式可能高估了其本身的个体生存获益。

由于缺乏长期结果，很多关于 SBRT 作为主要治疗的文章都强调了单个病变治疗后的反应作为主要终点[76]。对于肝硬化患者来说，这不是一个足够的衡量指标。因为整体肝功能和治疗外的异时性病变的发展都对生存率有公认的影响，这些在其他常规疗法的评估中是被考虑在内的。

在 Kwon 等完成的一项关于 SBRT 治疗后长期结果的研究中，中位无进展间期为 15.4 个月，1 年和 3 年的总生存率分别为 93% 和 59%[77]。然而，在 3 年的随访期间，每 3 例接受 SBRT 治疗的患者中有 2 例出现了局部复发，随后都接受了移植或接受了不同的局部区域治疗作为挽救性治疗。SBRT 治疗后有近 30% 的肿瘤复发。尽管研究人群中 90% 基线肝功能是 Child-Pugh A 级，其余为 B 级，但仍有 1 例患者死于放射性肝功能衰竭。

鉴于治疗计划中必须包括的肝实质，当考虑 SBRT 作为主要治疗方法时须注意其带来的显著的肝毒性。在美国的一项研究中，1/5 的患者的肝功能在 SBRT 作为主要治疗后进展到下一个 Child-Pugh 级别[78]。相继发表在 *Journal of Clinical Oncology* 上的两项试验评估了接受 SBRT 治疗中晚期肝癌的美国患者。所有患者基线肝功能为 Child-Pugh A 级。尽管如此，30% 的患者有放射性肝损伤，多达 7 例的患者死亡可能归因于治疗[79]。

在一组接受 SBRT 治疗的亚洲患者中，辐射性肝损伤的发生率略低于 25%。这项研究的作者发现，在 Child-Pugh 评分仅为 6 分时，辐射性肝损伤的风险显著增加，而 8 分时损伤后的恢复能力显著下降[80]。

Rajyaguru 等使用国家癌症数据库回顾性评估了近 4000 例美国肝细胞癌患者。研究纳入了接受 RFA 或 SBRT 作为主要治疗的 TNM Ⅰ期或Ⅱ期的患者。接受手术、替代性局部治疗或任何形式化疗的患者被排除在外。在倾向评分加权和匹配分析中，接受 RFA 治疗的患者的 5 年总生存率约为 30%，显著高于接受 SBRT 治疗的患者的 19%。即使在考虑到肝病的严重程度时，RFA 相比 SBRT 在 1 年、3 年和 5 年的生存优势在所有亚组分析中也是一致的。总的来说，RFA 较 SBRT 的潜在生存获益的绝对差值约为 10 个月[76]。一个可能导致相对较低的生存率的原因也是本研究的局限性是使用 TNM 分期，这在肝细胞癌文献中是非常规的。TNM 1 期和 2 期的患者内部是存在异质性，可能是 BCLC A 期、B 期或 C 期。作者无法可靠地区分这些患者群体，相应地这两种治疗方法的适应证选择尚不清楚。

截至 2019 年，第一项比较 SBRT 和 RFA 治疗直径 <5cm 的孤立性病变的前瞻性随机试验仍正在进行中。

七、前景展望

（一）根治性内放射性肝段切除

根治性内放射治疗对于合适的患者已经是一种有效的桥接或降期治疗方法，还有可能成为早期肝细胞癌的标准的微创治疗方法。

在一项大样本的 TARE 的长期结果分析中，Lewandowski 等发现在 BCLC 0～A 期患者中，根治性内放射性肝段切除的反应率、疾病控制和生存率与外科手术切除和消融相当。90% 的治疗病变显示阳性的影像学反应，其中近 60% 为完全缓解。到疾病进展的中位时间为整整 2.4 年。72% 的患者在 5 年内无目标病变进展。值得注意的是，中位总生存期为 6.7 年。1 年、3 年和 5 年的生存率分别为 98%、68% 和 57%。文章发表时，1 例患者进行了为期 9 年的随访后得到了完全缓解，被认定为治愈[19]。Gabr 等在同一个机构里进行了另一项回顾性审查。研究纳入了 BCLC 0 期和 A 期、直径＞3cm 的孤立性病变的患者。在考虑过治愈性 RFA 但最终被推迟的情况下应用放射性肝段切除。所有患者治疗前均没有接受过局部治疗，也没有接受过随后的交叉治疗。放射性肝段切除后 3 年和 5 年的总生存率分别为 83% 和 75%，而 RFA 后的总生存率分别为 60% 和 45%。8 年的随访中，RFA 后的中位总生存期仅为 4 年以上，不及放射性肝段切除[81]。

Biederman 等也回顾性分析了在他们的机构治疗的患者，主要是 BCLC A 期、＜3cm 的孤立性之前未行局部治疗的病变。患者接受了 TACE 联合 MWA 或放射性肝段切除。两种治疗方式获得了相似的影像学反应（完全缓解率约 82%）。消融组中靶病灶进展的总体情况更多。在随访期间没有发现总生存率的显著差异，尽管该研究不能进行总生存率的比较。放射性肝段切除的平均生存期为 31 个月[82]。

（二）术中血流调控技术

球囊闭塞导管在肝脏外有几种公认的血管内应用。充盈微导管尖端的球囊可用于防止加压注射期间栓塞材料的反流，也可放置于保护目标远端的血管床。如果应用适当，改变的压力梯度可以重新定向和促使血流向预期的目标病变。这可能导致治疗药物在肿瘤和邻近微血管内的更密集沉积，并可能增强病变对选择性 TACE 或 TARE 的反应[83, 84]。

（三）探索性系统性治疗

鉴于近期 FDA 批准了几种系统性药物，人们对许多辅助药物的试验重新产生了兴趣。局部治疗可能增强免疫系统的激活，特别是增强新的免疫调节剂的作用。

目前已有多项研究正在探索 TACE 与系统性治疗联合治疗中期肝细胞癌的可行性。大多数评估 TACE 和酪氨酸激酶抑制剂在这种情况下的联合作用的研究结果都是阴性的。然而，最近在 ASCO 胃肠肿瘤研讨会上展示了令人鼓舞的 TACTICS 试验的初步结果[86]。TACTICS 试验是一项多中心随机对照研究，在 156 例不可切除的 HCC 患者中比较了 TACE+ 索拉非尼和单独使用 TACE 的疗效。纳入本研究的 Child-Pugh A 级患者，之前最多接受过 2 次 TACE 治疗，结节≤10 个且肿瘤直径≤10cm；且排除有肝外扩散和血管侵犯的患者。结果显示，联合治疗组和单独 TACE 组的无进展生存期分别在 25.2 个月和 13.5 个月，且联合治疗组疗效较好，具有统计学意义（HR=0.59, P=0.006），总的生存结果还在随访研究中。临床研究 EMERALD 1 比较了 TACE 联合度伐利尤单抗组和 TACE 联合度伐利尤单抗 + 贝伐珠单抗组局部治疗肝细胞癌的疗效。另一项名为 LEAP 12 的试验正在评估 TACE 联合仑伐替尼 + 帕博利珠单抗对比 TACE 单独姑息治疗未转移肝细胞癌的安全性和有效性。

到目前为止，在治愈性治疗后没有一种系统治疗在辅助治疗中显示出长期获益，因此也不受临床指南的推荐。例如，临床Ⅲ期研究 STORM 评估了肝癌根治性切除或消融后，以索拉非尼和安慰剂作为辅助治疗，两组结果没有差异[85, 87]。然而，研究表明，手术切除后 TACE 辅助治疗可能会改善伴有血管侵犯患者等高危患者的复发和生存时间。基于以上结果，研究人员现在正在评估多种联合治疗的疗效，例如 TACE 联合免疫治疗的疗效。IMBRAVE 50 研究正在评估阿替利珠单抗联合贝伐珠单抗作为辅助治疗的疗效。此外，EMERALD 2 试验正在评估度伐利尤单抗联合贝伐珠单抗作为辅助治疗的疗效。免疫治疗具有不同的作用机制，联合治疗方案可能发挥协同作用来抑制肿瘤的免疫逃逸。

（四）乙醇化学栓塞

乙醇化学栓塞（ACE）是一种使用碘油和乙醇混合成乳剂栓塞的治疗方法。一项针对中国 BCLC A～B 期患者的前瞻性Ⅰ期试验发现 ACE 非常有效，中位无进展生存期超过 2 年。与 TACE 相比，ACE 后影像学评效肿瘤的完全缓解比例更高（100% vs. 43%），且有更多的患者最终有机会接受桥接肝切除术。在此项研究中，肿瘤的中位大小约为 4cm，更难得的是，近一半的病灶直径更大，为 5~10cm。且在 ACE 组无不良事件报道。在试验随访结束时，ACE 后的肿瘤复发率低于 5%，患者接受手术切除后，只有 1/4 的术后病理分析显示有残存活性病灶。而 cTACE 组在随访结束时 74% 的患者有瘤内进展，接受手术切除患者的术后病理样本中均残存肿瘤活性[88]。现在仍需要更进一步的研究来证实这些结果，并确定它们是否适用于西方人群。

要　点

1. 肝细胞癌的发病率在美国持续上升，有相当大比例的新病例与代谢紊乱有关。
2. 早期肝细胞癌在治愈性经皮消融术（联合或不联合 TACE）和手术切除后的长期结果相似。对于适合放射性肝段切除的患者，放射性肝段切除是一个有前途的新兴替代治疗方案。
3. 在美国或世界范围内，目前还没有关于晚期肝细胞癌的治疗标准。一些治疗策略已经开发出来并在继续改进。TACE 和 TARE 是常用的治疗方式。随着几种新的系统性药物的批准，人们对结合局部和全身治疗来增强肿瘤反应重新产生了兴趣。
4. 晚期肝细胞癌的多学科治疗模式在美国三级治疗中心很常见。在可行的情况下，应努力进行适当的桥接或降期，以使患者获得治愈性肝移植。同样的系统性药物和治疗也可以被用作那些最终仍然不适合移植的患者的姑息治疗。

参考文献

[1] Forner A, Reig M, Bruix J. Hepatocellular carcinoma. Lancet. 2018;391:1301-14.

[2] Galle PR, Forner A, Llovet JM, Mazzaferro V, Piscaglia F, Raoul J-L, Schirmacher P, Vilgrain V. EASL clinical practice guidelines: management of hepatocellular carcinoma. J Hepatol. 2018;69:182-236.

[3] Heimbach JK, Kulik LM, Finn RS, Sirlin CB, Abecassis MM, Roberts LR, Zhu AX, Murad MH, Marrero JA. AASLD guidelines for the treatment of hepatocellular carcinoma: Heimbach et al. Hepatology. 2018;67:358-80.

[4] Tang A, Hallouch O, Chernyak V, Kamaya A, Sirlin CB. Epidemiology of hepatocellular carcinoma: target population for surveillance and diagnosis. Abdom Radiol. 2018;43:13-25.

[5] Jindal A, Thadi A, Shailubhai K. Hepatocellular carcinoma: etiology and current and future drugs. J Clin Exp Hepatol. 2019;9:221-32.

[6] Marrero JA, Kulik LM, Sirlin CB, Zhu AX, Finn RS, Abecassis MM, Roberts LR, Heimbach JK. Diagnosis, staging, and management of hepatocellular carcinoma: 2018 practice guidance by the American Association for the Study of Liver Diseases. Hepatology. 2018;68:723-50.

[7] Welzel TM, Graubard BI, Quraishi S, Zeuzem S, Davila JA, El-Serag HB, McGlynn KA. Population-attributable fractions of risk factors for hepatocellular carcinoma in the United States. Am J Gastroenterol. 2013;108:1314-21.

[8] Chalasani N, Younossi Z, Lavine JE, Charlton M, Cusi K, Rinella M, Harrison SA, Brunt EM, Sanyal AJ. The diagnosis and management of nonalcoholic fatty liver disease: practice guidance from the American Association for the Study of Liver Diseases: Hepatology, Vol. XX, No. X, 2017. Hepatology. 2018;67:328-57.

[9] Kim D, Kim WR, Kim HJ, Therneau TM. Association between noninvasive fibrosis markers and mortality among adults with nonalcoholic fatty liver disease in the United States. Hepatology. 2013;57:1357-65.

[10] Perumpail BJ, Khan MA, Yoo ER, Cholankeril G, Kim D, Ahmed A. Clinical epidemiology and disease burden of nonalcoholic fatty liver disease. World J Gastroenterol. 2017;23:8263-76.

[11] Dolganiuc A. Alcohol and viral hepatitis: role of lipid rafts. Alcohol Res Curr Rev. 2015;37:299-309.

[12] Alferink L, Kiefte-de Jong J, Darwish Murad S. Potential mechanisms underlying the role of coffee in liver health. Semin Liver Dis. 2018;38:193-214.

[13] Thorgeirsson SS, Grisham JW. Molecular pathogenesis of human hepatocellular carcinoma. Nat Genet. 2002;31:339-46.

[14] Pinyol R, Montal R, Bassaganyas L, et al. Molecular predictors of prevention of recurrence in HCC with sorafenib as adjuvant treatment and prognostic factors in the phase 3 STORM trial. Gut. 2019;68:1065-75.

[15] Ren A-H, Zhao P-F, Yang D-W, Du J-B, Wang Z-C, Yang Z-H. Diagnostic performance of MR for hepatocellular carcinoma based on LI-RADS v2018, compared with v2017: LI-RADS v2018 of MRI for diagnosing HCC. J Magn Reson Imaging. 2019;50:746-55.

[16] Llovet J, Bruix J. Systematic review of randomized trials for unresectable hepatocellular carcinoma: chemoembolization improves survival. Hepatology. 2003;37:429-42.

[17] Zipprich A, Garcia-Tsao G, Rogowski S, Fleig WE, Seufferlein T, Dollinger MM. Prognostic indicators of survival in patients with compensated and decompensated cirrhosis. Liver Int. 2012;32:1407-14.

[18] Khalaf N, Ying J, Mittal S, Temple S, Kanwal F, Davila J, El-Serag HB. Natural history of untreated hepatocellular carcinoma in a US cohort and the role of cancer surveillance. Clin Gastroenterol Hepatol. 2017;15:273-281.e1.

[19] Lewandowski RJ, Gabr A, Abouchaleh N, et al. Radiation segmentectomy: potential curative therapy for early hepatocellular carcinoma. Radiology. 2018;287:1050-8.

[20] Fayek SA, Quintini C, Chavin KD, Marsh CL. The current state of liver transplantation in the United States: perspective from American Society of Transplant Surgeons (ASTS) Scientific Studies Committee and Endorsed by ASTS Council. Am J Transplant. 2016;16:3093-104.

[21] Berzigotti A, Reig M, Abraldes JG, Bosch J, Bruix J. Portal hypertension and the outcome of surgery for hepatocellular carcinoma in compensated cirrhosis: a systematic review and meta-analysis. Hepatology. 2015;61:526-36.

[22] May B, Madoff D. Portal vein embolization: rationale, technique, and current application. Semin Interv Radiol. 2012;29:081-9.

[23] Xu X-L, Liu X-D, Liang M, Luo B-M. Radiofrequency ablation versus hepatic resection for small hepatocellular carcinoma: systematic review of randomized controlled trials with meta-analysis and trial sequential analysis. Radiology. 2018;287:461-72.

[24] Huang Y, Shen Q, Bai HX, Wu J, Ma C, Shang Q, Hunt SJ, Karakousis G, Zhang PJ, Zhang Z. Comparison of radiofrequency ablation and hepatic resection for the treatment of hepatocellular carcinoma 2 cm or less. J Vasc Interv Radiol. 2018;29:1218-1225.e2.

[25] Mironov O, Jaberi A, Kachura JR. Thermal ablation versus surgical resection for the treatment of stage T1 hepatocellular carcinoma in the surveillance, epidemiology, and end results database population. J Vasc Interv Radiol. 2017;28:325-33.

[26] Lee HW, Lee JM, Yoon J-H, Kim YJ, Park J-W, Park S-J, Kim SH, Yi N-J, Suh K-S. A prospective randomized study comparing radiofrequency ablation and hepatic resection for hepatocellular carcinoma. Ann Surg Treat Res. 2018;94:74.

[27] Ng KKC, Chok KSH, Chan ACY, Cheung TT, Wong TCL, Fung JYY, Yuen J, Poon RTP, Fan ST, Lo CM. Randomized clinical trial of hepatic resection versus radiofrequency ablation for early-stage hepatocellular carcinoma: resection versus radiofrequency ablation for early-stage hepatocellular carcinoma. Br J Surg. 2017;104:1775-84.

[28] Thamtorawat S, Hicks RM, Yu J, Siripongsakun S, Lin W-C, Raman SS, McWilliams JP, Douek M, Bahrami S, Lu DSK. Preliminary outcome of microwave ablation of hepatocellular carcinoma: breaking the 3-cm barrier? J Vasc Interv Radiol. 2016;27:623-30.

[29] Song KD. Percutaneous cryoablation for hepatocellular carcinoma. Clin Mol Hepatol. 2016;22:509-15.

[30] Xu J, Noda C, Erickson A, Mokkarala M, Charalel R, Ramaswamy R, Tao Y, Akinwande O. Radiofrequency ablation vs. cryoablation for localized hepatocellular carcinoma: a propensity-matched population study. Anticancer Res. 2018;38:6381-6.

[31] Chen R, Gan Y, Ge N, Chen Y, Wang Y, Zhang B, Wang Y, Ye S, Ren Z. Transarterial chemoembolization versus radiofrequency ablation for recurrent hepatocellular carcinoma after resection within Barcelona clinic liver Cancer stage 0/a: a retrospective comparative study. J Vasc Interv Radiol. 2016;27:1829-36.

[32] Koh PS, Chan ACY, Cheung TT, Chok KSH, Dai WC, Poon RTP, Lo CM. Efficacy of radiofrequency ablation compared with transarterial chemoembolization for the treatment of recurrent hepatocellular carcinoma: a comparative survival analysis. HPB. 2015;1:72-8.

[33] Lencioni R, de Baere T, Soulen MC, Rilling WS, Geschwind J-FH. Lipiodol transarterial chemoembolization for hepatocellular carcinoma: a systematic review of efficacy and safety data: Lencioni et al. Hepatology. 2016;64:106-16.

[34] Llovet JM, Real MI, Montaña X, et al. Arterial embolisation or chemoembolisation versus symptomatic treatment in patients with unresectable hepatocellular carcinoma: a randomised controlled trial. Lancet. 2002;359:1734-9.

[35] Lo C. Randomized controlled trial of transarterial lipiodol chemoembolization for unresectable hepatocellular carcinoma. Hepatology. 2002;35:1164-71.

[36] Horikawa M, Miyayama S, Irie T, Kaji T, Arai Y. Development of conventional transarterial chemoembolization for hepatocellular carcinomas in Japan: historical, strategic, and technical review. Am J Roentgenol. 2015;205:764-73.

[37] Golfieri R, Cappelli A, Cucchetti A, Piscaglia F, Carpenzano M, Peri E, Ravaioli M, D'Errico-Grigioni A, Pinna AD, Bolondi L. Efficacy of selective transarterial chemoembolization in inducing tumor necrosis in small (<5 cm) hepatocellular carcinomas. Hepatology. 2011;53:1580-9.

[38] Kwan SW, Fidelman N, Ma E, Kerlan RK, Yao FY. Imaging predictors of the response to transarterial chemoembolization in patients with hepatocellular carcinoma: a radiological-pathological correlation. Liver Transpl. 2012;18:727-36.

[39] Kawaguchi T, Ohkawa K, Imanaka K, Tamai C, Kawada N, Ikezawa K, Uehara H, Itou Y, Nakanishi K, Katayama K. Lipiodol accumulation and Transarterial chemoembolization efficacy for HCC patients. Hepato-Gastroenterology. 2011; https://doi.org/10.5754/hge11258.

[40] Kim BK, Kim SU, Kim KA, et al. Complete response at first chemoembolization is still the most robust predictor for favorable outcome in hepatocellular carcinoma. J Hepatol. 2015;62:1304-10.

[41] Lammer J, Malagari K, Vogl T, et al. Prospective randomized study of doxorubicin-eluting-bead embolization in the treatment of hepatocellular carcinoma: results of the PRECISION V study. Cardiovasc Intervent Radiol. 2010;33:41-52.

[42] Gao S, Yang Z, Zheng Z, Yao J, Deng M, Xie H, Zheng S, Zhou L. Doxorubicin-eluting bead versus conventional TACE for unresectable hepatocellular carcinoma: a meta-analysis. Hepato-Gastroenterology. 2013;60:813-20.

[43] Golfieri R, Renzulli M, Cioni R, et al. Randomised controlled trial of doxorubicin-eluting beads vs conventional chemoembolisation for hepatocellular carcinoma. Br J Cancer. 2014;111:255-64.

[44] Cammà C, Schepis F, Orlando A, Albanese M, Shahied L, Trevisani F, Andreone P, Craxì A, Cottone M. Transarterial chemoembolization for unresectable hepatocellular carcinoma: meta-analysis of randomized controlled trials. Radiology. 2002;224:47-54.

[45] Brown KT, Do RK, Gonen M, et al. Randomized trial of hepatic artery embolization for hepatocellular carcinoma using doxorubicin-eluting microspheres compared with embolization with microspheres alone. J Clin Oncol. 2016;34:2046-53.

[46] Tong AKT, Kao YH, Too CW, Chin KFW, Ng DCE, Chow PKH. Yttrium-90 hepatic radioembolization: clinical review and current techniques in interventional radiology and personalized dosimetry. Br J Radiol. 2016;89:20150943.

[47] Padia SA, Johnson GE, Horton KJ, et al. Segmental Yttrium-90 radioembolization versus segmental chemoembolization for localized hepatocellular carcinoma: results of a single-center, retrospective, propensity score-matched study. J Vasc Interv Radiol. 2017;28:777-785.e1.

[48] Iñarrairaegui M, Thurston KG, Bilbao JI, D'Avola D, Rodriguez M, Arbizu J, Martinez-Cuesta A, Sangro B. Radioembolization with use of Yttrium-90 resin microspheres in patients with hepatocellular carcinoma and portal vein thrombosis. J Vasc Interv Radiol. 2010;21:1205-12.

[49] Silva JP, Berger NG, Tsai S, Christians KK, Clarke CN, Mogal H, White S, Rilling W, Gamblin TC. Transarterial chemoembolization in hepatocellular carcinoma with portal vein tumor thrombosis: a systematic review and meta-analysis. HPB. 2017;19:659-66.

[50] Mazzaferro V, Sposito C, Bhoori S, et al. Yttrium-90 radioembolization for intermediate-advanced hepatocellular carcinoma: a phase 2 study. Hepatology. 2013;57:1826-37.

[51] Garin E, Lenoir L, Edeline J, et al. Boosted selective internal radiation therapy with 90Y-loaded glass microspheres (B-SIRT) for hepatocellular carcinoma patients: a new personalized promising concept. Eur J Nucl Med Mol Imaging. 2013;40:1057-68.

[52] Biederman DM, Titano JJ, Korff RA, Fischman AM, Patel RS, Nowakowski FS, Lookstein RA, Kim E. Radiation Segmentectomy versus selective chemoembolization in the treatment of early-stage hepatocellular carcinoma. J Vasc Interv Radiol. 2018;29:30-37.e2.

[53] Lewandowski RJ, Donahue L, Chokechanachaisakul A, Kulik L, Mouli S, Caicedo J, Abecassis M, Fryer J, Salem R, Baker T. ^{90}Y radiation lobectomy: outcomes following surgical resection in patients with hepatic tumors and small future liver remnant volumes: liver resection after ^{90}Y radiation lobectomy. J Surg Oncol. 2016;114:99-105.

[54] Vouche M, Lewandowski RJ, Atassi R, et al. Radiation lobectomy: time-dependent analysis of future liver remnant volume in unresectable liver cancer as a bridge to resection. J Hepatol. 2013;59:1029-36.

[55] Theysohn JM, Ertle J, Müller S, Schlaak JF, Nensa F, Sipilae S, Bockisch A, Lauenstein TC. Hepatic volume changes after lobar selective internal radiation therapy (SIRT) of hepatocellular carcinoma. Clin Radiol. 2014;69:172-8.

[56] Facciorusso A, Serviddio G, Muscatiello N. Transarterial radioembolization vs chemoembolization for hepatocarcinoma patients: a systematic review and meta-analysis. World J Hepatol. 2016;8:770.

[57] Mohamed M, Katz AW, Tejani MA, et al. Comparison of outcomes between SBRT, yttrium-90 radioembolization, transarterial chemoembolization, and radiofrequency ablation as bridge to transplant for hepatocellular carcinoma. Adv Radiat Oncol. 2016;1:35-42.

[58] Llovet JM, Ricci S, Mazzaferro V, et al. Sorafenib in advanced hepatocellular carcinoma. N Engl J Med. 2008;359:378-90.

[59] Kudo M, Finn RS, Qin S, et al. Lenvatinib versus sorafenib in first-line treatment of patients with unresectable hepatocellular carcinoma: a randomised phase 3 non-inferiority trial. Lancet. 2018;391:1163-73.

[60] Bruix J, Qin S, Merle P, et al. Regorafenib for patients with hepatocellular carcinoma who progressed on sorafenib treatment (RESORCE): a randomised, double-blind, placebo-controlled, phase 3 trial. Lancet. 2017;389:56-66.

[61] Zhu AX, Park JO, Ryoo B-Y, et al. Ramucirumab versus placebo as second-line treatment in patients with advanced hepatocellular carcinoma following first-line therapy with sorafenib (REACH): a randomised, double-blind, multicentre, phase 3 trial. Lancet Oncol. 2015;16:859-70.

[62] Zhu AX, Kang Y-K, Yen C-J, et al. Ramucirumab after sorafenib in patients with advanced hepatocellular carcinoma and increased α-fetoprotein concentrations (REACH-2): a randomised, double-blind, placebo-controlled, phase 3 trial. Lancet Oncol. 2019;20:282-96.

[63] Abou-Alfa GK, Meyer T, Cheng A-L, et al. Cabozantinib in patients with advanced and progressing hepatocellular carcinoma. N Engl J Med. 2018;379:54-63.

[64] El-Khoueiry AB, Sangro B, Yau T, et al. Nivolumab in patients with advanced hepatocellular carcinoma (CheckMate 040): an open-label, non-comparative, phase 1/2 dose escalation and expansion trial. Lancet. 2017;389:2492-502.

[65] Yau T, Park JW, Finn RS, et al. CheckMate 459: a randomized, multi-center phase Ⅲ study of nivolumab (NIVO) vs sorafenib (SOR) as first-line (1L) treatment in patients (pts) with advanced hepatocellular carcinoma (aHCC). Ann Oncol. 2019;30:mdz394.029.

[66] Zhu AX, Finn RS, Edeline J, et al. Pembrolizumab in patients with advanced hepatocellular carcinoma previously treated with sorafenib (KEYNOTE-224): a non-randomised, open-label phase 2 trial. Lancet Oncol. 2018;19:940-52.

[67] Finn RS, Ryoo B-Y, Merle P, et al. Results of KEYNOTE-240: phase 3 study of pembrolizumab (Pembro) vs best supportive care (BSC) for second line therapy in advanced hepatocellular carcinoma (HCC). J Clin Oncol. 2019;37:4004.

[68] Sheta E, El-Kalla F, El-Gharib M, Kobtan A, Elhendawy M, Abd-Elsalam S, Mansour L, Amer I. Comparison of single-session transarterial chemoembolization combined with microwave ablation or radiofrequency ablation in the treatment of hepatocellular carcinoma: a randomized-controlled study. Eur J Gastroenterol Hepatol. 2016;28:1198-203.

[69] Ni J-Y. Meta-analysis of radiofrequency ablation in combination with transarterial chemoembolization for hepatocellular carcinoma. World J Gastroenterol. 2013; 19: 3872.

[70] Cao J, Zhou J, Zhang X, Ding X, Long Q. Meta-analysis on radiofrequency ablation in combination with transarterial chemoembolization for the treatment of hepatocellular carcinoma. J Huazhong Univ Sci Technolog Med Sci.

[71] Peng Z-W, Zhang Y-J, Chen M-S, Xu L, Liang H-H, Lin X-J, Guo R-P, Zhang Y-Q, Lau WY. Radiofrequency ablation with or without transcatheter arterial chemoembolization in the treatment of hepatocellular carcinoma: a prospective randomized trial. J Clin Oncol. 2013;31:426-32.

[72] Wang W, Zhang L, Ni J-Y, Jiang X, Chen D, Chen Y, Sun H, Luo J, Xu L. Radiofrequency ablation combined with transcatheter arterial chemoembolization therapy versus surgical resection for hepatocellular carcinoma within the Milan criteria: a meta-analysis. Korean J Radiol. 2018;19:613.

[73] Takuma Y, Takabatake H, Morimoto Y, Toshikuni N, Kayahara T, Makino Y, Yamamoto H. Comparison of combined transcatheter arterial chemoembolization and radiofrequency ablation with surgical resection by using propensity score matching in patients with hepatocellular carcinoma within Milan criteria. Radiology. 2013;269:927-37.

[74] Zhang R, Shen L, Zhao L, Guan Z, Chen Q, Wang L. Combined transarterial chemoembolization and microwave ablation versus transarterial chemoembolization in BCLC stage B hepatocellular carcinoma. Diagn Interv Radiol. 2018;24:219-24.

[75] Fang A, Morel-Ovalle L, Kao J, Pereira K, Gadani S, Sherwani A, Vaheesan K. 04:21 PM abstract no. 217 retrospective comparison of conventional versus drug-eluting beads transarterial chemoembolization prior to microwave ablation (MWA) in patients with hepatocellular carcinoma (HCC). J Vasc Interv Radiol. 2019;30:S97-8.

[76] Rajyaguru DJ, Borgert AJ, Smith AL, Thomes RM, Conway PD, Halfdanarson TR, Truty MJ, Kurup AN, Go RS. Radiofrequency ablation versus stereotactic body radiotherapy for localized hepatocellular carcinoma in nonsurgically managed patients: analysis of the National Cancer Database. J Clin Oncol. 2018;36:600-8.

[77] Kwon JH, Bae SH, Kim JY, Choi BO, Jang HS, Jang JW, Choi JY, Yoon SK, Chung KW. Long-term effect of stereotactic body radiation therapy for primary hepatocellular carcinoma ineligible for local ablation therapy or surgical resection. Stereotactic radiotherapy for liver cancer. BMC Cancer. 2010;10:475.

[78] Andolino DL, Johnson CS, Maluccio M, Kwo P, Tector AJ, Zook J, Johnstone PAS, Cardenes HR. Stereotactic body radiotherapy for primary hepatocellular carcinoma. Int J Radiat Oncol. 2011;81:e447-53.

[79] Bujold A, Massey CA, Kim JJ, et al. Sequential phase I and II trials of stereotactic body radiotherapy for locally advanced hepatocellular carcinoma. J Clin Oncol. 2013;31:1631-9.

[80] Jun BG, Kim YD, Cheon GJ, et al. Clinical significance of radiation-induced liver disease after stereotactic body radiation therapy for hepatocellular carcinoma. Korean J Intern Med. 2018;33:1093-102.

[81] Gabr A, Ali R, Mora R, Sato K, Desai K, Mouli S, Riaz A, Salem R, Lewandowski R. 3:18 PM abstract no. 83 radiation segmentectomy vs. radiofrequency ablation in early stage hepatocellular carcinoma. J Vasc Interv Radiol. 2018;29:S39-40.

[82] Biederman DM, Titano JJ, Bishay VL, Durrani RJ, Dayan E, Tabori N, Patel RS, Nowakowski FS, Fischman AM, Kim E. Radiation segmentectomy versus TACE combined with microwave ablation for unresectable solitary hepatocellular carcinoma up to 3 cm: a propensity score matching study. Radiology. 2017;283:895-905.

[83] Hatanaka T, Arai H, Kakizaki S. Balloon-occluded transcatheter arterial chemoembolization for hepatocellular carcinoma. World J Hepatol. 2018;10:485-95.

[84] Meek J, Fletcher S, Gauss CH, Bezold S, Borja-Cacho D, Meek M. Temporary balloon occlusion for hepatic arterial flow redistribution during Yttrium-90 radioembolization. J Vasc Interv Radiol. 2019;30:1201-6.

[85] Bruix J, Takayama T, Mazzaferro V, et al. STORM: a phase III randomized, double-blind, placebo-controlled trial of adjuvant sorafenib after resection or ablation to prevent recurrence of hepatocellular carcinoma (HCC). J Clin Oncol. 2014;32:4006.

[86] Kudo M, Ueshima K, Ikeda M, et al. Randomized, open label, multicenter, phase II trial comparing transarterial chemoembolization (TACE) plus sorafenib with TACE alone in patients with hepatocellular carcinoma (HCC): TACTICS trial. J Clin Oncol. 2018;36:206.

[87] Bruix J, Takayama T, Mazzaferro V, et al. Adjuvant sorafenib for hepatocellular carcinoma after resection or ablation (STORM): a phase 3, randomised, double-blind, placebo-controlled trial. Lancet Oncol. 2015;16:1344-54.

[88] Yu SCH, Chan SL, Lee KF, et al. Ablative chemoembolization for hepatocellular carcinoma: a prospective phase I case-control comparison with conventional chemoembolization. Radiology. 2018;287:340-8.

推荐阅读

[1] Forner A, Reig M, Bruix J. Hepatocellular carcinoma. Lancet. 2018;391:1301-14.

[2] Heimbach JK, Kulik LM, Finn RS, Sirlin CB, Abecassis MM, Roberts LR, Zhu AX, Murad MH, Marrero JA. AASLD guidelines for the treatment of hepatocellular carcinoma. Hepatology. 2018;67:358-80.

[3] Lencioni R, de Baere T, Soulen MC, Rilling WS, Geschwind J-FH. Lipiodol transarterial chemoembolization for hepatocellular carcinoma: a systematic review of efficacy and safety data. Hepatology. 2016;64:106-16.

[4] Lewandowski RJ, Gabr A, Abouchaleh N, et al. Radiation segmentectomy: potential curative therapy for early hepatocellular carcinoma. Radiology. 2018;287:1050-8.

[5] Marrero JA, Kulik LM, Sirlin CB, Zhu AX, Finn RS, Abecassis MM, Roberts LR, Heimbach JK. Diagnosis, staging, and management of hepatocellular carcinoma: 2018 practice guidance by the American Association for the Study of Liver Diseases. Hepatology. 2018;68:723-50.

第 7 章 肝细胞癌：东方国家的经验
Hepatocellular Carcinoma: Eastern Experience

Hyo-Cheol Kim　Jin Woo Choi　Jin Wook Chung　著
刘瑞宝　王天宵　译　张跃伟　校

一、流行病学 / 病理生理学

肝细胞癌（HCC）是东亚和撒哈拉以南非洲地区第二大癌症死亡原因，在西方国家是第六大常见原因。据《今日癌症》报道，80%的肝细胞癌病例发生在东亚和撒哈拉以南非洲地区。蒙古国每10万人的年龄标准化肝癌发病率最高（93.7%），其次是埃及、冈比亚和越南。在韩国和亚洲，肝癌最常见的病因是乙型肝炎病毒（HBV）感染，而在日本和西方国家，丙型肝炎病毒（HCV）感染是最常见的病因。

在韩国，每年约有1.5万名新发肝细胞癌患者。2011年病例数和发病率分别为16 714例和33.4/10万，此后略呈下降趋势[1]。HBV感染的原因占肝细胞癌的70%，HCV约占10%。20世纪80年代，乙型肝炎病毒感染率为8%~10%，2013年因国家免疫治疗计划而下降到2.9%。2014年基于抗HCV阳性的HCV感染患病率为0.7%。最近的抗病毒治疗显示了良好的效果，肝细胞癌风险降低。大量饮酒约占肝癌病例的5%。非酒精性脂肪性肝病（NAFLD）相对少见（不足5%），但与非酒精性脂肪性肝病相关的肝细胞癌病例正在增加。

在日本，肝癌是第五大常见癌症，2012年约有3万人死于肝癌。其中65%肝癌患者患有慢性HCV，而慢性HBV感染仅占肝细胞癌的15%。

在中国，肝癌是第二大常见癌症，每年约有38万人死于肝癌。慢性HBV感染占肝细胞癌的65%，而慢性HCV感染仅占肝细胞癌的25%。

肝动脉栓塞治疗肝细胞癌的主要病理特征是肝脏的双重血供。虽然正常肝实质75%以上的血液来自门静脉，但肝细胞癌的大部分血液来自肝动脉。这有助于在肿瘤供血肝动脉栓塞后对肿瘤进行选择性缺血损伤，而正常肝细胞仍可存活。

肝细胞癌血供的动脉化是逐步发生的，是一个多步骤的发展过程。因此，肝癌的血供会因不同肿瘤的分化而不同。典型的有包膜的结节性肝细胞癌几乎完全由肝动脉供血，而早期肝细胞癌和晚期肝细胞癌周围部分可同时由肝动脉和门静脉供血。这是肝癌经肝动脉栓塞治疗后疗效存在差异的主要原因之一。

二、外科手术

对于肝功能储备充足单个病灶的肝癌患者，手术切除是最佳的治疗选择。肝功能 Child-Pugh A 级，ECOG 体能评分 0~2 的患者常行肝切除术。Child-Pugh 分级被普遍用于术前评估肝切除术的安全性。但是，Child-Pugh 分级还不充分，因为很多患者虽然是晚期肝硬化，但仍属于 Child-Pugh A 级。因此，在韩国和日本常用吲哚菁绿 15min 保留率（ICG-R15）评估手术切除安全性。通常情况下 ICG-R15≤10% 的患者推荐手术切除。在西方国家，门静脉高压被定义为肝静脉压力梯度≥10mmHg，是评估可切除性的指标。通常应用与脾肿大相关的食管静脉曲张和血小板减少＜100 000/mm³ 等门静脉高压的临床指标替代直接测量肝静脉压梯度。

大肿瘤常伴有血管侵犯，肝切除术的最佳适应证通常是 1 个或 2 个小肿瘤。对于无血管侵犯的大肝癌切除同样会有好的疗效。由于术前检查和手术技术（包括腹腔镜手术）的进步，肝癌肝切除术的预后已经显著改善，而且肝癌切除术后的死亡率＜1%。5 年总生存率为 46%～69.5%，无病生存率为 23%～56.3%。

对于符合 Milan 标准（单个肿瘤≤5cm，多个肿瘤≤3 个结节，且每个肿瘤≤3cm）的肝细胞癌患者，一般推荐肝移植。据报道，符合 Milan 标准的患者的肝移植患者 5 年生存率高达 78%。由于死亡供体肝源缺少并主要用于终末期肝硬化患者（MELD 评分＞30），死亡供体肝移植很少被用作原发性肝癌伴代偿性肝硬化的初始治疗。因此，活体肝移植是韩国肝细胞癌患者肝移植的主要类型，经常作为肝细胞癌的挽救性选择进行。

三、系统/免疫治疗

系统治疗包括常规的细胞毒性化疗药物，如 5-FU 和顺铂；分子靶向药物，如索拉非尼和仑伐替尼；免疫检查点抑制剂，如纳武利尤单抗。

索拉非尼是一种多激酶抑制剂，靶向血管内皮生长因子受体 -2（VEGFR-2）、血小板衍生生长因子受体（PDGFR）、Raf-1 和 c-kit。索拉非尼是第一个被批准用于晚期肝细胞癌全身治疗的多激酶抑制剂。在全球随机对照试验（RCT）和亚洲随机对照试验中[2,3]，索拉非尼治疗晚期肝细胞癌患者的中位生存期均明显长于安慰剂组。因此，索拉非尼已成为 BCLC C 期肝癌的标准治疗方法。

仑伐替尼是一种口服多激酶抑制剂，与索拉非尼相比，仑伐替尼在晚期肝细胞癌患者中显示非劣效总生存率。仑伐替尼的无进展生存期明显长于索拉非尼[4]，可作为一线治疗。

纳武利尤单抗是一种破坏程序性细胞死亡受体 –1（PD-1）的免疫检查点抑制剂，是一种可静脉给药的重组抗体。尽管纳武利尤单抗的Ⅰ/Ⅱ期临床试验显示了良好的肿瘤应答率（20%），但近期的随机对照试验未能显著延长索拉非尼作为一线治疗晚期肝细胞癌的总生存期。

细胞因子诱导的杀伤细胞辅助治疗显著提高肝癌患者在根治性切除或局部消融治疗后的无复发生存期和总生存期[5]。

许多关于不同联合治疗（局部和全身联合治疗）的随机对照试验正在研究中，在不久的将来，全身治疗可能扩大其在中晚期肝癌治疗中的作用。

四、放射治疗

由于肝细胞癌对放疗的耐受性较低，肝细胞癌外放射治疗（EBRT）的作用受到了限制。然而，现代放疗技术如调强放射治疗（intensity-modulated radiotherapy，IMRT）和立体定向放射治疗（SBRT）在选定的肝细胞癌患者中具有良好的疗效和可接受的毒性。外放射治疗可应用于肝功能储备良好的患者（Child-Pugh A 级或 B 级 7 分）。对于因医学因素或解剖学原因，如靠近大血管而无法手术切除或消融治疗并且肝动脉化疗栓塞治疗无效的早期肝癌患者，RT 可作为一种治疗选择。

在韩国对于合并门静脉或肝静脉癌栓的晚期肝癌患者多采用肝动脉化疗栓塞联合体外放射治疗治疗。

在最近一项针对门静脉侵犯的肝细胞癌患者的随机研究中，与单独索拉非尼相比，肝动脉化疗栓塞和体外放射治疗联合治疗的总生存期明显更长（55 周 vs. 43 周，P=0.04）[6]。

在肝细胞癌患者中，质子束治疗（PBT）比 X 线 RT 具有剂量学上的优势，在照射路径上没有射线能量的损耗。尽管质子束治疗成本高、可及性有限，但其治疗肝细胞癌的临床经验正在迅速扩大。

五、动脉内治疗

由于门静脉高压、肝功能差、肿瘤数目多、血管侵犯、高龄、残肝残量不足等原因，大多数 HCC 在诊断时无法切除。经动脉化疗栓塞（TACE）是 HCC 最主要的治疗方式，可分为应用碘油为栓塞剂的常规 TACE（cTACE）和载药微球 TACE（DEB-TACE）。

（一）常规经动脉化疗栓塞

1. 适应证

TACE 最常见的适应证是不能切除的多结节性肝细胞癌，并且肝功能正常（Child-Pugh 分级为 A 或 B7）、体能评分（ECOG）0 或 1。在 BCLC 分期中，推荐 TACE 作为中期肝细胞癌（多结节性肝细胞癌，无血管侵犯或肝外扩散的无症状肿瘤）的一线治疗。只有不到 15% 的肝细胞癌患者发现时处于这个阶段。在临床中，对于单发肝细胞癌或伴有血管侵犯的肝细胞癌患者也常采用 TACE 治疗。最近一项研究显示，应用 TACE 治疗单发小肝癌，可以获得与肝切除和射频消融（RFA）相似的长期生存[7]。对于因全身状况或者病变位置等不适合手术切除或者消融治疗的早期肝癌，TACE 可以作为一种根治性治疗选择。在出现血管侵犯的肝细胞癌患者中，应用索拉非尼全身治疗是标准治疗方法，在亚洲国家也经常采用 TACE 单独或联合体外放射治疗。对于 Child-Pugh C 级疾病患者，支持治疗或肝移植（如果符合 Milan 标准）是最佳标准治疗选择。在肿瘤负荷有限的情况下，对于 Child-Pugh C 疾病患者，在肝动脉节段或亚节段进行超选择性 TACE 是安全的。

肝细胞癌破裂引起血流动力学不稳定可通过急诊 TACE 治疗。对于破裂的肿瘤或有破裂风险的肿瘤，如伴有外生性生长的结节性肝细胞癌进行选择性栓塞或超选择栓塞，在患者肝功能较差情况下也能在一定程度上提高手术安全性。TACE 也可以用于新辅助治疗，应用于外科手术切除或移植前的降期或者桥接治疗。

TACE 并无绝对禁忌证。虽然失代偿性肝硬化（Child-Pugh B8 或以上）、巨块性肝细胞癌侵犯双叶、主要门静脉侵犯被认为是相对禁忌证，但这些病例可以在调整栓塞化疗药物和栓塞程度后进行 TACE[8]。其他相关禁忌证有活动性消化道出血、难治性腹水、肝外播散和肝性脑病。

2. 步骤

(1) 准备：TACE 前应采血进行血常规、凝血功能、肌酐水平和肝功能检查。测量基线肿瘤标志物（如甲胎蛋白和维生素 K 缺失诱导的蛋白——PIVKA-Ⅱ）等用于对比治疗后的肿瘤反应。在横断面成像方面，应评估肿瘤的大小、所处肝段位置，其生长方式（结节状 vs. 浸润性），以及肉眼可见的肝静脉或门静脉血管浸润。评估胸部和其他盆腹器官也有助于确定转移和合并疾病。静脉注射镇吐药和麻醉性镇痛药，对比剂过敏的患者可以在手术前 1h 先口服类固醇。除非患者有胆肠吻合，胆道支架，或胆道引流，不推荐预防性应用性抗生素。

(2) 血管造影评估：腹腔干和肠系膜上动脉造影以确定门静脉的动脉解剖和间接发现门静脉的通畅性。经常会遇到腹腔干和肝动脉的解剖变异，这可以在行 TACE 之前的动脉期 CT 图像上显示。起源于肠系膜上动脉的右肝动脉和起源于胃左动脉的左肝动脉是两种最常见的肝动脉变异[9]。当只有 SⅡ段动脉起源于胃左动脉时，常会被操作者漏掉（图 7-1）。所以要进行全面的血管造影，显示所有的肝动脉血管，识别全部肿瘤供血动脉。经常需要做选择性段或亚段肝动脉造影，必要时需要多角度或放大造影，以确定小肝癌的供血动脉。为了避免异位栓塞，必须识别胆囊动脉、胃右动脉、肝镰状动脉的起源，以及起源于左肝动脉的胃副动脉。

(3) 锥形束 CT：最近，锥形束 CT 已被常规应用于所有的 TACE 手术，在许多病例中，它

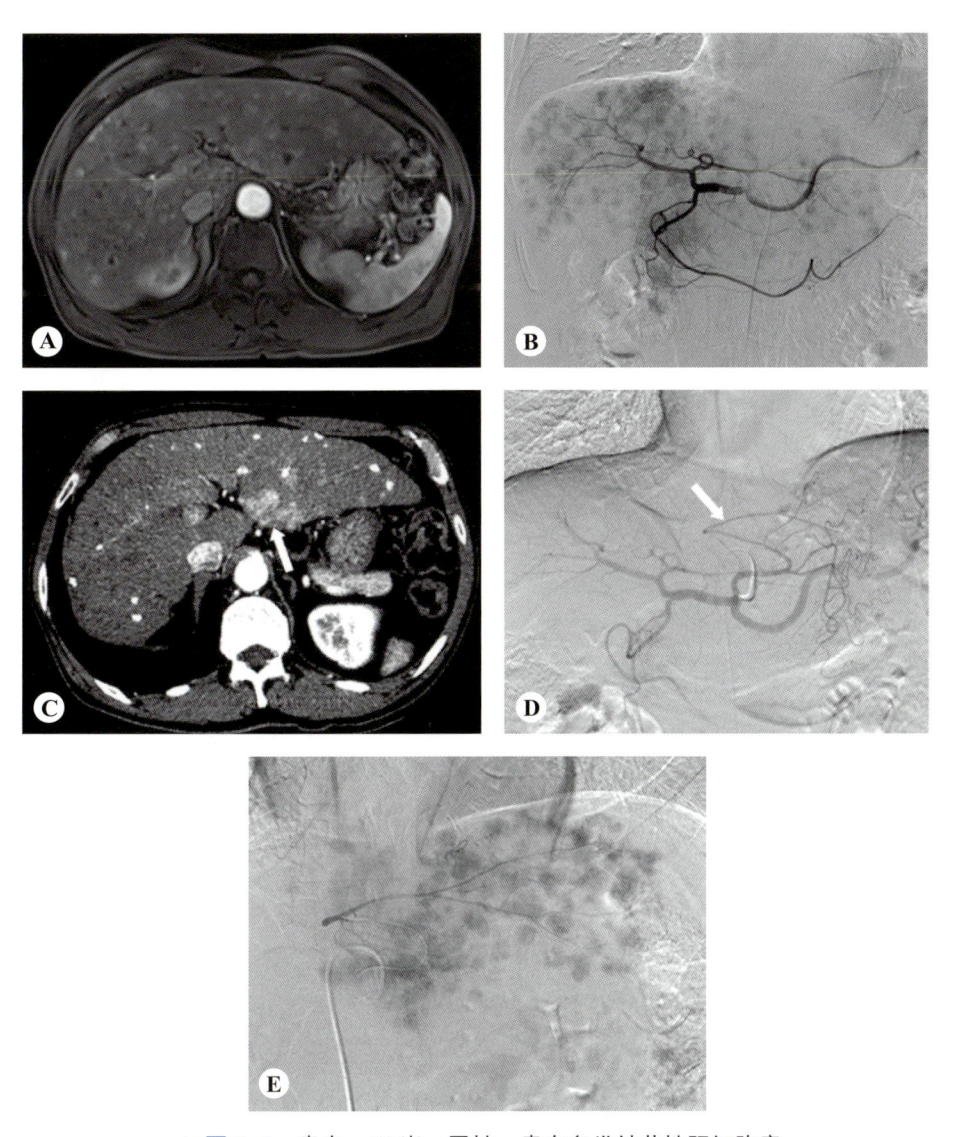

▲ 图 7-1 患者，66 岁，男性，患有多发结节性肝细胞癌

A. 肝动脉期 MRI 显示整个肝脏内有多个结节；B. 腹腔动脉造影显示肝的两叶内有大量结节状肿瘤显影，对两侧肝动脉进行非选择性常规化疗栓塞术（未显示）；C. 化疗栓塞术后 2 个月的 CT 扫描显示在肝的第二段（SⅡ）中出现肿瘤进展（箭），而在肝的其余部分肿瘤负担减轻；D. 在近端腹腔干处获得的腹腔动脉造影显示第二段（SⅡ）分段动脉（箭），其起源于左胃动脉；E. 第Ⅱ肝段的选择性动脉造影定位了多个肿瘤显影区域，而这些区域在之前的化疗栓塞术中未被处理

减少了选择性肝血管造影的需要。锥形束 CT 通常在肝固有动脉或肝总动脉处进行，以显示整个肝动脉解剖、肿瘤供血动脉以及肿瘤血流征（图 7-2）。通常使用未稀释的造影剂注射后延迟扫描 4~6s。它提供了患者血管解剖和肿瘤供血动脉的信息，增加了操作者选择靶动脉的信心，并借助三维血管结构方便置管，缩短了手术时间。此外，确定供应非靶器官的肝外动脉，如十二指肠上动脉或十二指肠后动脉、胃右动脉、膈动脉和镰状动脉，对于避免非靶动脉栓塞至关重要。它有时能发现在术前 CT/MRI 或数字减影血管造影中不明显的小肝癌。当在肝固有动脉造影时未能完全显示锥形束 CT 小肿瘤或大肿瘤，应有肝外侧支动脉供应肿瘤（图 7-3）。为了获得高质量的锥形束 CT 图像，患者在旋转 C 臂时应屏住呼吸。因此，在锥形束 CT 前很少使用镇静剂。

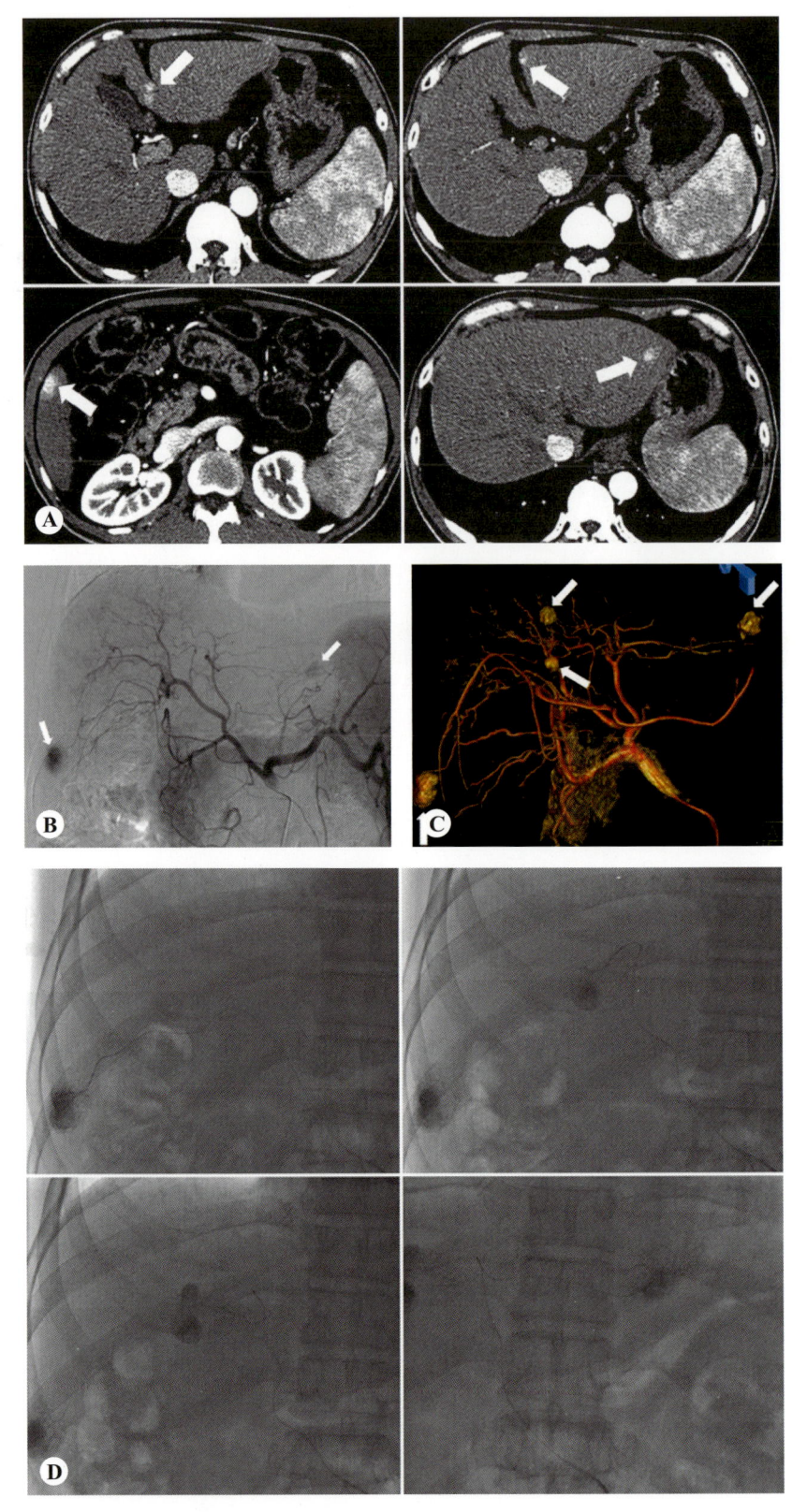

▲ 图 7-2 患者，57 岁，男性，患肝细胞癌（HCC），肝内有 4 个病灶

A. 肝动脉期 CT 扫描显示肝脏两叶内有 4 个结节（箭）；B. 腹腔动脉造影定位了两处肿瘤显影区域（箭），但其余 2 个结节的肿瘤显影不够清晰；C. 在肝总动脉处获得的锥形束 CT 图像显示 4 个肿瘤显影区域（箭）；D. 在超选择性化疗栓塞术期间获得的斑点图像显示 4 个病灶内碘油致密沉积

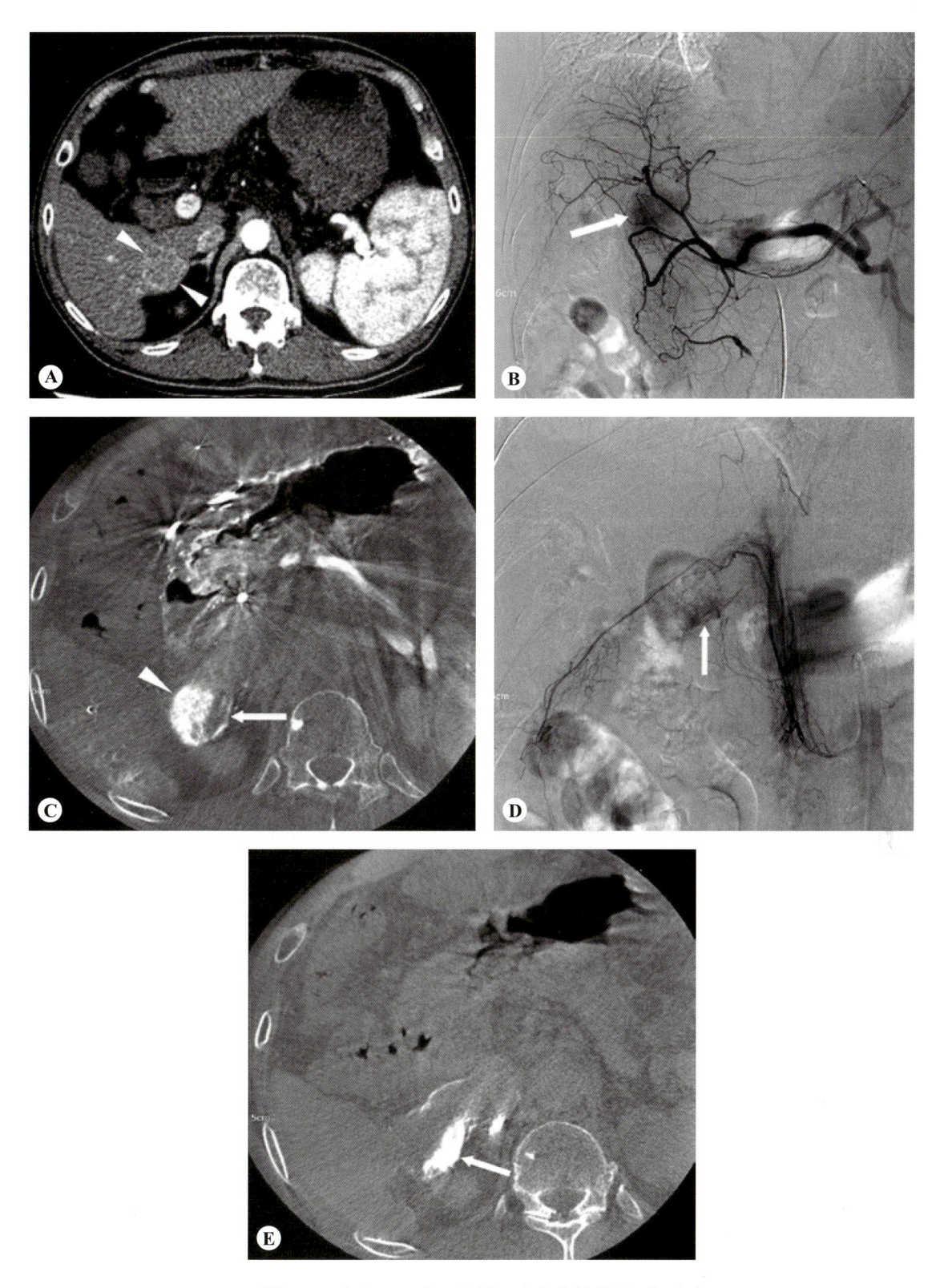

▲ 图 7-3 患者，66 岁，男性，患多发结节型肝细胞癌

A. 肝动脉期 CT 扫描显示肝右叶内的富血供肿瘤（箭头）；B. 腹腔动脉造影显示肝右叶的结节状肿瘤显影（箭）；C. 通过扫描肝总动脉获得的锥形束 CT 轴位图像显示了肿瘤强化（箭头）。值得注意的是，肿瘤强化区域内的局部缺陷（箭）表明存在肝外侧循环动脉向肿瘤供血；D. 肾上腺中动脉和肾包膜动脉的共同干支血管造影结果提示可能存在疑似肿瘤（箭）；E. 通过扫描肾上腺中动脉获得的锥形束 CT 轴位图像显示了肿瘤强化（箭）

(4) 碘油-抗癌药物乳剂的制备：迄今为止，对于最佳的化疗药物还没有共识。最常用的化疗药物是多柔比星。将粉状表柔比星溶于水溶性造影剂中与碘油混合，碘油的用量超过表柔比星溶液量，制成稳定的油包水乳剂。碘油与多柔比星溶液的最佳体积比为4：1。在注射碘油乳剂前，通过靶动脉注射0.5~2ml 2%利多卡因，以防止疼痛和血管痉挛。

(5) 化疗栓塞：当注射碘油入肝动脉时，由于肿瘤与正常肝实质的血流动力学差异，碘油乳剂优先积聚在肿瘤内是碘油的特性。碘油一旦积聚在肿瘤血管中，由于肿瘤中没有Kupffer细胞，碘油通常会保留很长时间。与此相反，在正常肝实质中，碘油通过胆道周围神经丛在终末门静脉内积聚，随后在2周内肝窦过窦道进入体循环。

当足够量的碘油乳剂注入肿瘤供血动脉时，碘油乳剂可填充瘤内新生血管，经窦前动门静脉或肿瘤静脉流入瘤周门静脉。随后肝动脉栓塞允许肝细胞癌双（动脉和门静脉）栓塞，并在肿瘤内高剂量输送化疗药物。

对于门静脉参与血液供应的早期肝癌、肿瘤包膜外浸润、子灶获得理想的碘油栓塞终点有着重要的临床意义。

碘油乳剂的用量取决于肿瘤的大小和血管状况。多柔比星和碘油的剂量上限通常分别为50mg和10ml。对于小肝癌或中等大小的肝癌，应尽量栓塞达到肿瘤周围门静脉显示。对于大肿瘤（＞7cm），10ml碘油不足以栓塞瘤内新生血管。可以加大碘油的应用剂量（最大剂量为20ml），栓塞时应当特别注意肺内分流。另外，对于多血供的大肿瘤，可以用小颗粒栓塞剂栓塞主要供血动脉，以减少碘油乳剂的用量，剩余的周围肿瘤部分可用碘油乳剂治疗。

注入碘油乳剂后，应用颗粒状栓塞材料栓塞肿瘤供血肝动脉。肝动脉栓塞会引起肿瘤缺血性坏死，并通过减慢肝循环流出的速度而增加化疗药物在肿瘤中的停留时间。应避免近端动脉闭塞，因为它刺激肝内和肝外侧支血管生长，并妨碍重复性操作。因此，栓塞材料的大小应根据供血动脉的大小、瘤内血管的大小以及导管所选择的位置来确定。理想的栓塞材料应该足够小，能够到达并阻断供应肝细胞癌的终末肿瘤内小动脉。但是，栓塞剂的直径应当大于动静脉分流和胆道周围毛细血管丛。最常用的栓塞材料是明胶海绵颗粒，它被认为是一种可吸收栓塞材料。当明胶海绵颗粒密集地堆积在肝动脉时，它们可能会永久阻塞。明胶海绵颗粒可由术者制成1~2mm³大小碎屑，应用三通进一步抽吸变碎。手工制备的明胶海绵颗粒大小基本不均匀，容易堵塞瘤外供血肝动脉。由于明胶海绵颗粒柔软并且可被压缩，因此更容易向远端迁移。因此，对于存在较大的肿瘤内血管扩张的富血供肿瘤栓塞后应延迟造影，以防止栓塞后早期出现再通而导致的栓塞不彻底。近年来已经有大小比较标准的吸收性明胶海绵颗粒（直径150~500μm）可供使用，也可以用PVA以及其他微球。由于存在较高的胆管坏死或永久性肝动脉闭塞的风险，应用直径较小的或永久性的栓塞材料应该超选择性栓塞。

(6) 技术因素：提高疗效和减少手术并发症的最佳方法是分别插管选择每支肿瘤供血动脉，微导管插管的位置应尽可能靠近肿瘤，达到理想的碘油化疗栓塞终点。通过超选择插管技术避免非肿瘤区域肝动脉栓塞，以保护肝功能。随着微导管和导丝技术的发展，配有可塑性微导丝的2.0Fr或更小直径微导管可用于肝亚段动脉。在选择插管肿瘤供血血管时可能会出现血管痉挛，由于血管痉挛，虹吸效应的丧失妨碍了肿瘤内优先摄取碘油。如果等待之后血管痉挛仍不缓解，可以考虑使用血管扩张药（如硝酸甘油）来恢复顺行动脉流动。

在小肿瘤中，肿瘤供血动脉的直径等于或比微导管的外径更细。在这种情况下，微导管插入到肿瘤的供血血管内，可以通过加压推注碘油进入肿瘤内，而不是依靠血流冲击。使用这种超选择性技术，即使在少血供的肿瘤也可以实现碘油乳剂沉积[10]。

在有多支肿瘤供血动脉情况下，应根据各供血血管供应的肿瘤体积的比例分配碘油。碘油栓塞沉积过程应在透视下监测完成，确保完全栓塞。锥形束CT可用于评价碘油在肿瘤中的沉积。如果肿瘤周边存在无碘油沉积区，应考虑存在肝外侧支血供。

发现肝外侧支供应肿瘤是实现彻底治疗的关键。当肿瘤与肝裸区或悬韧带比邻，或侵入到邻近器官时，应对可能存在的肝外供血血管进行动脉造影。这些侧支血管可以在术前薄层（3mm或更小）的CT扫描中识别出来。在肝固有动脉处进行的锥形束CT也可以用于发现肝外肿瘤供血血管（图7-3）。常见的肝外支包括膈下动脉、网膜动脉、内乳动脉、肠系膜上动脉、肾上腺动脉、肋间动脉、肾包膜动脉、胃动脉[11]。当肝动脉和肝外侧支供血时，需要做肝外侧支的TACE，以提高疗效。在肝动脉闭塞时，这些肝外侧支也可作为肿瘤栓塞的通路。较大的肿瘤在最初TACE时常存在肝外侧支供血。肝脏表面小肿瘤在经肝动脉多次TACE治疗后可出现肝外侧支动脉供血。

评估肿瘤相关动静脉瘘对于手术的安全性非常重要。对于有明显的动-门静脉瘘或动静脉瘘的患者，建议在TACE前用颗粒栓塞剂或胶栓塞瘘口。否则，碘油乳剂可能渗入门静脉或肝静脉，造成肝损伤或碘油肺栓塞。球囊阻塞供肝动脉用于动-门静脉分流或球囊阻塞肝静脉引流用于动静脉分流可能有效。如果较大的动-门静脉瘘栓塞成功，从肝脏动脉分流向门静脉内的血流会转向正常肝内血流，肝功能状态和腹水可得到改善。大量碘油乳剂流入肝静脉，可引起症状性碘油肺栓塞，造成严重低氧血症。在极少数情况下，如果有肝动脉-门静脉瘘和门静脉-肺静脉瘘，碘油乳剂流入门静脉可引起脑栓塞。

3. 复查随访

麻醉镇痛药、氯丙嗪和对乙酰氨基酚可根据需要使用。如果在不使用静脉镇痛药的情况下，患者可以进行日常生活活动，患者就可以出院。手术后2~4周推荐肝功能和肿瘤标志物等实验室检查。为了评价疗效，术后每2~3个月进行增强CT或MRI检查。如果随访影像学发现肿瘤残留或复发或肿瘤标志物升高，可根据患者肝功能考虑再次TACE。目前，对于重复性TACE治疗次数还没有共识。从肿瘤学的角度来看，化疗应每3周进行一次，以适应细胞周期，但这样的策略会对疗效比较好的患者增加不良反应和肝损害的风险，是不必要的治疗。因此，一般只在影像学上发现肝细胞癌进展时推荐重复手术（按需策略）。

对于至少经过2次介入治疗后，疾病出现不可治疗性进展，靶病灶仍没有达到客观缓解，临床或功能恶化（ECOG评分＞2或肝脏失代偿），尽管从技术上讲可行，仍应考虑停止治疗，此为TACE的禁忌证。

4. 结果

大量研究表明，对肝功能良好的患者，TACE可致肿瘤明显坏死，但对肝功能没有影响。据报道，肿瘤坏死的程度在60%~100%。应用微导管超选择肝动脉亚段TACE，肿瘤坏死率显著提高。应用2.0F微导管的超选择性TACE治疗1年、3年局部复发率分别为25.6%和34.7%[10]。当在TACE中门静脉显示程度较高时，局部肿瘤复发明显较低。

两项重要的随机对照研究（RCT）证实TACE可取得生存获益，一项来自巴塞罗那[12]，一项来自香港[13]荟萃分析结果明确表明，与保守治疗相比，接受TACE治疗的HCC患者2年生存率提高[14]。由于这些研究，TACE已成为符合BCLC分期系统中B期的标准治疗方法。

按日本指南推荐，4966例肝癌患者接受TACE治疗。分层结果显示，病灶数目为2~3个大小超过3cm或病灶数目为≥4个，肝功能Child-Pugh A级患者3年生存率分别为55%和46%；肝功能Child-Pugh B级分别为30%和22%[15]。一项日本、韩国合作前瞻性研究中，99例不可切除的

HCC 患者的 2 年生存率为 75.0%。中位进展时间为 7.8 个月，中位总生存期为 3.1 年[16]。

在亚洲，肝癌患者初诊时 20%～30% 存在门静脉内瘤栓。依据 BCLC 分期系统中各分期推荐的治疗方法，索拉非尼是这类患者的标准选项。然而，在亚洲对这些患者会采取更积极的治疗，如 TACE 和体外放射治疗。这些通常是基于在索拉非尼出现之前在亚洲人群中所获得的循证医学证据。

如果患者肝功能良好，肝癌合并门静脉侵犯 TACE 后肝功能衰竭的风险非常低。一项单中心随机对照试验报道，与索拉非尼单药治疗相比，TACE 联合体外放射治疗显著提高了肝内 HCC 合并门静脉浸润患者的无进展生存期（PFS）、总生存期（OS）、客观缓解率（OSS）和进展时间（TTP）。因此，即使出现主干血管侵犯[6]，对于肝功能正常且病变局限的患者，应积极采用 TACE 或 TACE 联合体外放射治疗。

5. 并发症

据报道，TACE 的并发症发生率约为 4%。主要并发症包括肝功能衰竭或梗死、肝脓肿、胆道坏死、肿瘤破裂、胆囊炎和异位栓塞[17]。手术相关死亡率约为 1%。已知的危险因素是主要门静脉侵犯、肝功能储备受损、胆道梗阻、既往胆道手术、过量使用碘油和非选择性栓塞。

栓塞后综合征（PES）指非感染性发热、疼痛、恶心和呕吐，发病比例高达 60%～80%。PES 是肝动脉栓塞治疗后一种预期可出现的不良反应，而不是并发症。栓塞后综合征的病因尚未完全明了。可能由于是肝实质急性缺血、肝包膜扩张和胆囊动脉栓塞引起的胆道缺血。栓塞后综合征具有自限性，只需要支持治疗，包括镇吐药、镇痛药和解热药。然而，它仍然是 TACE 术后延长住院时间的主要原因，尤其是在大肝癌患者中。类固醇预防可缓解栓塞后综合征。

肝功能衰竭是 TACE 术后最致命的并发症。诱发因素有高胆红素血症、基线肝功能差、高剂量化疗药物和晚期肝硬化。大多数 Child-Pugh C 级患者需要住院治疗。通常 Child-Pugh A 级和 B 级患者的选择性插管 TACE 不会引起临床相关的肝功能障碍。

肝脓肿是一种罕见的（0.5%～2%）但潜在致命的 TACE 并发症。门静脉阻塞、转移性肿瘤和胆道异常与肝脓肿的发生有关。尤其是，以往的胆肠分流术和 Oddi 括约肌功能障碍是肝脓肿发生的最重要的危险因素。肝脓肿一旦发生，可经皮穿刺置管脓肿引流及应用肠外抗生素有效治疗。对于高危患者，应选择性地进行 TACE，减少化疗栓塞剂的用量，并在手术后密切监测。

由于在 TACE 过程中胆道周围毛细血管丛可被栓塞，缺血可引起胆管损伤。其发病率在 2%～12.5%。胆管损伤在几个月内可表现为肝内胆汁瘤、胆总管局灶性狭窄、肝内胆管弥漫性扩张，继而发展为邻近门静脉闭塞、肝实质萎缩、肝脓肿。转移性肿瘤、非肝硬化和非选择性栓塞与 TACE 术后发生胆管损伤的高概率相关。预防主要胆管损伤的最佳方法是选择性地对肿瘤供血动脉进行 TACE。选择性栓塞肝尾叶供血血管时，应特别注意利用锥形束 CT 或血管造影 CT 监测栓塞剂扩散的区域。大多数 TACE 术后胆管损伤的患者无症状。如怀疑胆道感染，对有症状的患者应使用肠外抗生素和经皮穿刺胆道引流。

通过细致的血管造影评估和适当的栓塞技术，可预防非靶栓塞并发症。急性胆囊炎是由非靶栓塞引起的最常见的并发症。因为胆囊动脉在肝动脉造影中往往不能充分显示，胆囊动脉起源从肝段动脉到右肝动脉主干变化很大。化学栓塞材料误栓入胆囊动脉可引起长时间发热、疼痛、恶心和呕吐。虽然大多数症状是自限性的，但如果注入大量的栓塞剂，也可能发生胆囊穿孔、坏疽性胆囊炎或气肿性胆囊炎。严重者应采取胆囊切除术或经皮胆囊造口术。

肝外侧支血管，特别是内乳动脉和肋间动脉经 TACE 术后可发生皮肤并发症。大多数患者主诉疼痛、皮肤硬化和变色，但极少出现皮肤坏死需要移植治疗。肿瘤供血动脉内选择性插管及小心注射化疗栓塞剂可以防止此并发症发生。如果无法避开皮肤血管分支，强烈建议应用空白栓塞。当碘油乳剂注入镰状动脉时，患者可表现为脐上皮疹。因此，当造影发现明显的镰状动脉并且在目标栓塞范围内（如经左肝动脉非选择性 TACE），应在注射碘油乳剂前使用弹簧圈或颗粒栓塞剂。并非所有镰状动脉都参与皮肤血供。如果镰状动脉由于解剖上的困难不能预先应用弹簧圈或颗粒栓塞剂栓塞，可试验性注入栓塞剂，同时仔细观察腹部情况，如无异常可进行 TACE。

当栓塞左肝动脉时，胃十二指肠溃疡可发生，特别是当左肝动脉从胃左副动脉或胃右动脉发出时。与镰状动脉栓塞相同，当计划通过左肝动脉进行非选择性 TACE 时，应使用弹簧圈栓塞这些胃动脉分支，以防止远端栓塞引起缺血诱导溃疡。

通过膈下动脉进行化疗栓塞时可导致肺部相关并发症，如肺油异位栓塞、肺梗死和胸腔积液。大约一半的患者膈下动脉伴有动静脉瘘，而奇食管静脉分支是最常见的动静脉瘘分支。如果可以插管奇食管分支，应在注射碘油乳剂前使用 PVA 颗粒或明胶海绵颗粒进行缓慢栓塞。虽然膈肌无力在临床上不像肺并发症那样严重，但约有 1/3 的患者也会出现缺血性并发症。

（二）载药微球经动脉化疗栓塞

药物洗脱珠（DEB）是一种专门设计的微球，可以装载特定的化疗药物，并在较长时间内将药物释放到局部靶组织内。药物洗脱珠可以减少全身药物毒性，因为它能持续控制药物的释放。

DEB-TACE 的患者选择与 cTACE 基本相同。虽然 cTACE 仍是亚洲肝癌患者的主要治疗手段，但 DEB-TACE 通常用于（直径 3～7cm）单发或少结节性肝细胞癌患者。

50～75mg 多柔比星装入一瓶药物洗脱珠中，一次最多使用两瓶。对于符合 Milan 标准的肝细胞癌，通常使用小瓶药物洗脱珠。对于超过 Milan 标准的晚期疾病，通常使用两瓶药物洗脱珠。在大的肿瘤（>10cm）中，两瓶药物洗脱珠的使用很少达到肿瘤供血动脉的近停滞状态。在这种情况下，可以采取两种选择：第一种选择是使用明胶海绵颗粒或普通微球进行额外栓塞；第二种选择是短期（间隔 2～4 周）重复 DEB-TACE。由于胆道并发症的风险增加，一般不推荐使用微球进行非选择性的额外栓塞。

在 DEB-TACE 中，微导管不应卡入目标动脉，在注射 DEB 时，微导管周围应保持顺行血流。在 DEB-TACE 中，栓塞终点是由肝动脉血流决定的，而不是由载药微球栓塞量决定的。

栓塞治疗的目标终点是供应肿瘤的节段动脉的血流接近停滞。如果可以实现超选择性置管到亚节段动脉远端，则肿瘤的供血动脉完全停滞，以达到完全缓解，同时将胆道并发症的风险降至最小化。然而，整个肝段/节段/叶动脉完全停滞可能会导致相关的胆道损伤[18]。DEB-TACE 术后，必须进行全面的血管造影，以检查肿瘤染色是否消失，并确认血管湖是否存在。

肿瘤内的造影剂池称为血管湖，在 DEB-TACE 中经常可见（图 7-4）。虽然血管湖的确切原因和危害尚不清楚，但位于肝表面的血管湖被认为是 DEB-TACE 术后肝细胞癌破裂的主要原因。如果存在血管湖，肿瘤边缘紧靠肝脏表面，建议使用明胶海绵颗粒进一步栓塞，以防止肿瘤破裂。

对 DEB-TACE 和 cTACE 进行了比较，并发表了有争议的结果。Meta 分析显示两者无进展生存期和总生存期无显著性差异。最近的研究显示，在小于 3cm 的小肿瘤中，DEB-TACE 比 cTACE 缩短无进展生存期[19]。到目前为止，在亚洲，还没有强有力的证据表明 DEB-TACE 在疗效和成本效益方面优于 cTACE，并且 cTACE 优先用于肝细胞癌治疗。

在生活质量方面，DEB-TACE 比 cTACE 疼痛更少，栓塞后综合征更轻，住院时间更短。对这种差异的一个可能的解释是，肝实质没有痛觉神经，但肝包膜和门静脉高压三联征能感觉到疼

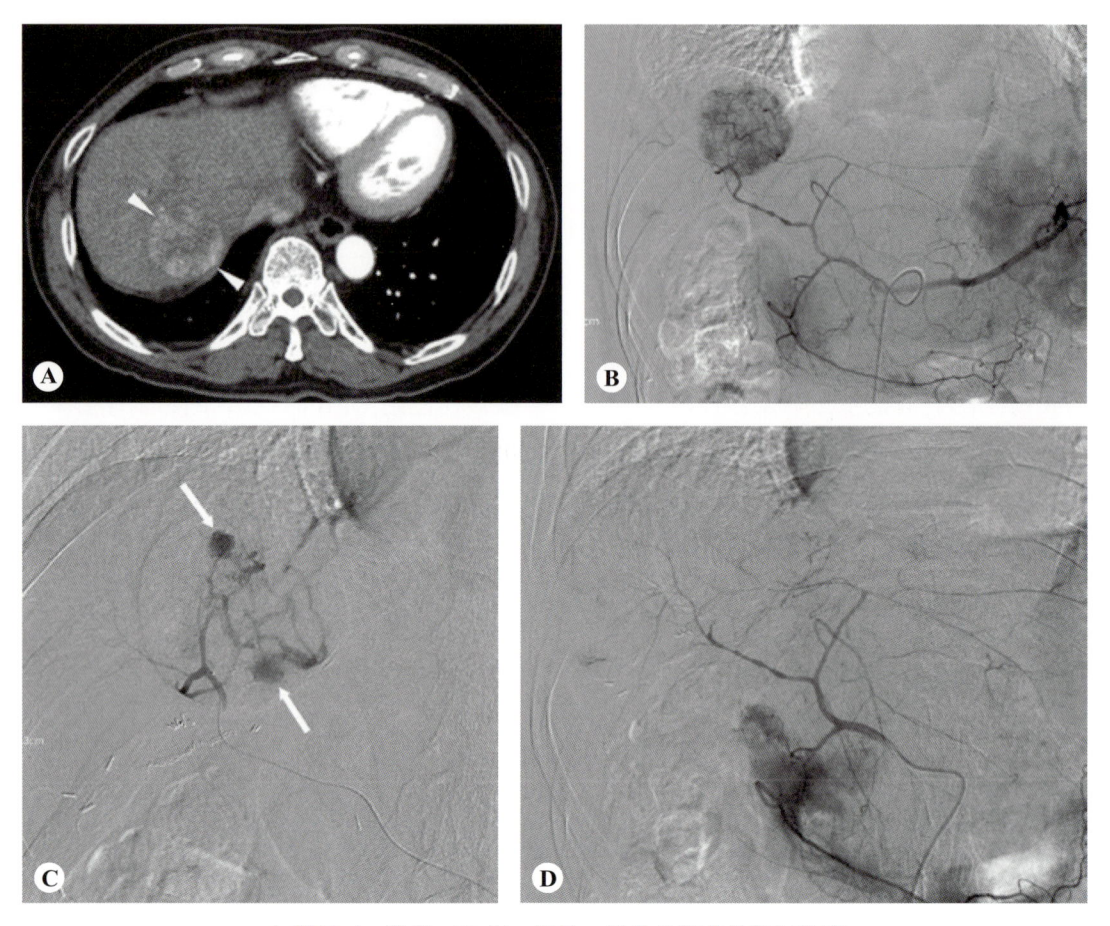

▲ 图 7-4 患者，72 岁，男性，患单发结节性肝细胞癌

A. 肝动脉期 CT 扫描显示肝右叶内的富血供肿瘤（箭头）。B. 腹腔动脉造影显示肝右叶的结节状肿瘤显影。C. 在使用载药微球（DEB）栓塞术后，选择性的肿瘤供血动脉造影显示肿瘤显影区域内出现了血管湖（箭）。随后使用明胶海绵颗粒进行再次栓塞以达到完全阻塞肿瘤供血动脉的目的。D. DEB-TACE 后进行的肝总动脉造影显示肿瘤完全失去血供

痛。碘油乳剂能深入胆道周围神经丛和肝包膜，刺激这些结构引起疼痛。

（三）放射性栓塞

放射栓塞，也被称为经动脉放射性栓塞（TARE）、选择性内放射治疗（SIRT）和 ^{90}Y 治疗，是一种使用含有钇-90（^{90}Y）的放射性微球的经导管动脉内治疗。TARE 在肝细胞癌治疗中的作用尚未完全确定。根据最新的文献，尽管 TARE 和 TACE 的总生存率相当，但与 TACE 相比，TARE 的进展时间更长，生活质量更高，住院时间更短。在大多数亚洲国家，由于放射性微球价格昂贵，医疗保险系统还没有报销，所以只能在有限的患者中进行 TARE。

1. 指征

TARE 的患者选择和适应证与 TACE 相似。在亚洲，经济地位和私人医疗保险是重要因素。相对禁忌证包括 ECOG 评分 >2，血清胆红素 >2mg/dl，Child-Pugh 分级 >B 级 8 分，肿瘤负荷过重（超过肝脏体积的 70%），严重的动脉门静脉分流。绝对禁忌证为高肺分流（>20%）或高肺剂量（>30Gy）。

2. 步骤

进行血管造影和 ^{99m}Tc-MAA 核扫描以确定辐射剂量和评估肺分流部分。当放射性微球注入非肝动脉时，如胆囊动脉、胃左副动脉和胃右动脉，会出现严重的并发症。因此，在血管造影

时，当肝左副动脉、胃右动脉、肝镰状动脉、取代的左肝动脉的食道分支被纳入目标肝动脉时，通常采用弹簧圈栓塞。因为锥形束CT对于识别起源于肝动脉的非肝动脉非常有用，TARE中必须使用锥形束CT。^{99m}Tc-MAA核扫描包括平面图像和SPECT/CT。虽然肺分流分数是用平面图像计算的，但SPECT/CT可以在TARE之前提供关键信息。SPECT/CT能清晰显示MAA在轴位上的分布，可预测肿瘤的反应。当SPECT/CT显示肝外局灶性高活性时，应复查血管造影图像，以发现可能的非肝动脉。

标准技术包括将放射性微球输送到靶肝叶肝动脉，估计辐射剂量为120Gy。对于树脂微球，通常采用分区模型，对肿瘤的预期辐射剂量为120Gy，肝脏限制剂量为70Gy，肺限制剂量为25Gy。对于玻璃微球，采用简单剂量法，灌注组织体积为120Gy，不考虑肿瘤体积。

肝节段动脉选择性导管强化栓塞治疗，即所谓的放射节段切除术，已成为经皮消融和手术切除小肿瘤（<3cm）的一种治疗选择和可行选择。1000Gy的消融剂量可安全地给药至一段或两段，引起包括肿瘤及周围正常肝脏在内的靶组织完全坏死，导致靶节段完全萎缩，与手术节段切除相同。即使是在大肿瘤（>5cm）中，使用小口径微导管，提高剂量的超选择性放射栓塞也可能有良好的肿瘤反应（图7-5）[20]。为了提高TARE的疗效，最简单的方法是尽可能增加对肿瘤的预期放射剂量。为保证TARE的安全，应尽量避免照射正常肝脏。

肝残体（FLR）不足的肝细胞癌患者禁止手术切除。对于这些患者，术前常规采用门静脉栓塞（PVE），使未来肝残体体积增加40%以上，有利于肝硬化患者的手术切除。然而，门静脉栓塞因未来肝残体生长而延迟手术切除1~2个月，且无法控制肿瘤，可能因肿瘤进展而退出手术。相比之下，放射性肺叶切除术，即肺叶灌注放射性微球，不仅可以使未治疗的肺叶体积增加，而且可以使肿瘤得到控制。辐射叶切除术诱导肥厚的一个缺点是，它需要比门静脉栓塞更长的时间来实现足够的未来肝残体生长。

3. 结果

根据西方国家的数据，与TACE相比，TARE的总生存率相似，但进展时间（TTP）更长。迄今为止，亚洲的TARE临床经验有限，也没有来自亚洲的大型TARE研究。与TACE相比，TARE还提供了更好的术后生活质量，因为它需要更短的住院时间、更少的必要治疗时间和更少的住院次数。由于放射性微球体积小，患者在手术后只会出现轻微的栓塞后综合征，这使得短期住院甚至是门诊治疗成为可能。因此，TARE通常推荐给肿瘤负担较大且医疗费用昂贵的患者，如果进行TACE，预计会出现严重的栓塞后综合征。

口服索拉非尼被认为是治疗BCLC C期（如门静脉侵犯）肝癌的标准方案。最近的随机对照试验显示，与索拉非尼相比，TARE在门静脉癌栓患者中有相似的总生存期和更少的不良事件。TACE后体外放射治疗比TACE单独或索拉非尼单独效果更好[6]。因此，门静脉肿瘤癌栓患者TARE与TACE术后体外放射治疗的进一步比较研究是必要的。

4. 并发症

非靶辐射可能导致严重的并发症，如辐射胃肠道溃疡和辐射胆囊炎，可能需要外科治疗。这些并发症大部分可以通过综合血管造影评估和仔细观察锥形束CT和SPECT/CT来预防。尽管需要手术切除胆囊的放射线性胆囊炎的发生率相当低，但仍需要特别注意不要将放射性微球送入胆囊动脉。为预防放射性胆囊炎，微导管超选择至胆囊动脉开口前方是最好的方法。当微导管不能放置在胆囊动脉起源的远端时，使用可回收弹簧圈暂时栓塞囊性动脉可能是一个有价值的选择。当肝左叶需要治疗时，胃左副动脉、胃右动脉、镰状动脉应采用弹簧圈栓塞。胃十二指肠动脉栓塞不再是常规栓塞。

如果对可接受肺分流的患者进行适当的^{90}Y

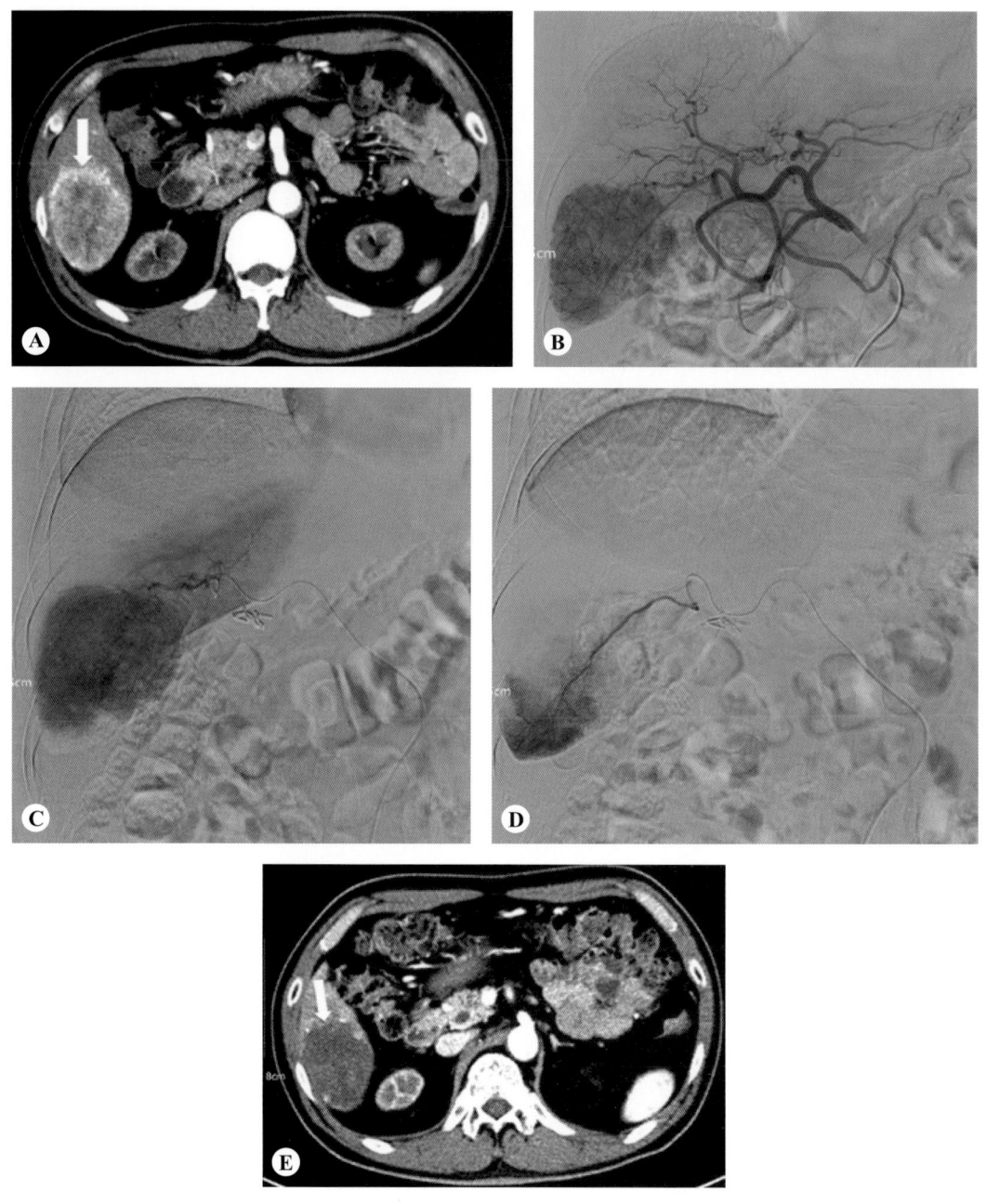

▲ 图 7-5 患者，49 岁，男性，患单发结节性肝细胞癌

A. 肝动脉期 CT 检查显示肝右叶内的富血供肿瘤（箭）。B. 肝动脉造影显示肝右叶的结节状肿瘤。C. 右后肝动脉的选择性血管造影提示肿瘤显影。在该血管内注射了放射性微球，给药时的放射性活度为 3.82GBq。D. 位于近端右后肝动脉分支的肿瘤供血动脉的选择性血管造影提示肿瘤显影。在该血管内注射了放射性微球，给药时的放射性活度为 0.73GBq。该患者的总给药活度为 4.55GBq，估算平均剂量为 600Gy。E. 放射性栓塞术后 1 个月进行的肝动脉期 CT 显示肿增强显影完全消失（箭）

剂量测量，放射性肺炎是可以预防的。^{90}Y 可以通过右膈下动脉输送，这是最常见的肝外侧支，需要特别小心。由于大约一半的患者右膈下动脉伴有肺动脉分流，因此在 TARE 前通过右膈下动脉进行血管造影和锥形束 CT 可以发现肺动脉分流的存在。肺分流的常见原因是右膈下动脉的奇食管支突出。如果存在奇食管分支，需要用弹簧圈、PVA 颗粒或明胶海绵颗粒栓塞，以防止放射

性肺炎。当胸膜疾病时，通常可以看到弥漫的肺分流从膈下动脉发出。在这种情况下，使用PVA颗粒栓塞可能会引起肝动脉血液供应的再分配。

放射性肝病的典型表现包括无黄疸性腹水、碱性磷酸酶水平升高和血小板减少。在TARE过程中，对于肝脏的确切安全剂量尚未确定，对非肿瘤肝脏的实际吸收剂量难以估计。然而，预防辐射引起的肝脏疾病的一个简单原则是避免在单一治疗或在序贯治疗中进行全肝照射。

（四）消融

射频消融是目前应用最广泛的肝细胞癌消融技术。对于直径＜2cm的小肝癌患者，不适合肝移植，射频消融可以作为一线根治性方案。一般情况下，射频消融可用于单结节或少结节（直径≤3cm）的肝细胞癌，局部肿瘤控制良好，并发症发生率可接受。射频消融的侵袭性比手术切除小，然而与手术切除相比，射频消融有更高的局部肿瘤进展（LTP）率。肿瘤大小和消融边缘是肝细胞癌射频消融后局部肿瘤进展发展的众所周知的危险因素。因此，为了实现肝癌的完全消融，多电极射频消融或TACE与射频消融联合治疗可以创造更大的消融体积。

在射频消融中使用多电极具有消融体积大和"无接触"消融技术可能性的优点。传统上，肝细胞癌的射频消融是通过将一个电极插入肿瘤的中心部位来完成的。据报道，肠道播种或腹膜播种的潜在风险高达2.8%。此外，如果电极插入远离中心位置的肿瘤，由于消融不完全，局部肿瘤进展的概率会提高。"无接触"技术表明多个电极沿着肿瘤边缘插入正常肝脏。它可以获得更大的消融体积和足够的消融边界，并且在射频消融过程中没有轨迹播种的风险。与单电极射频消融相比，多电极"无接触"消融5年局部肿瘤进展发生率低（7.1% vs. 28.7%）[21]。然而，由于多电极植入和消融体积较大，出血等主要并发症的可能性也会增加。

近年来，微波消融和冷冻消融日益流行。微波消融相对于射频消融的优点是治疗效果受肿瘤附近血管的影响较小，消融面积较大。冷冻消融的优点是手术过程疼痛少，而且可以监测消融范围，因为冰球在引导图像上显示了清晰的边缘。此外，冷冻消融可以安全地对靠近心脏或肝脏表面的肿瘤进行操作，而不会对邻近器官造成伤害。

（五）多模态处理

有人提出，TACE可能联合其他局部治疗，以获得协同治疗肿瘤坏死的效果。射频消融和体外放射治疗联合治疗已经被研究过，并且联合治疗比单独使用这两种治疗方法的效果更好。

TACE通过血流动力学消除了热沉效应，因此它为射频消融提供了更大的消融面积。TACE与射频消融联合治疗可降低中等大小（3~5cm）肿瘤患者的局部肿瘤进展。然而，对于小肝癌（<3cm），联合治疗是否能提高疗效尚存争议。考虑到额外TACE增加的医疗费用和患者的不适，应该合理地将联合治疗限制在中等大小肿瘤的范围。

治疗门静脉、下腔静脉癌栓常用TACE联合体外放射治疗，以提高TACE的治疗效果。

TACE诱导局部缺氧，进而增加血管生成因子，如血管内皮生长因子（VEGF）。相比之下，索拉非尼可抑制血管内皮生长因子受体和其他促血管生成信号通路的活性。因此，在TACE期间和术后给予索拉非尼可能会抑制缺氧诱导的血管生成，并可能减少肿瘤复发。然而，最近的一项随机对照试验显示，与单独索拉非尼相比，索拉非尼联合cTACE并不能改善晚期肝细胞癌患者的OS[22]。

六、东方独特的治疗方案

（一）肝动脉灌注化疗

与全身化疗相比，肝动脉灌注化疗（hepatic arterial infusion chemotherapy，HAIC）直接将细胞毒性抗癌药物注入肝动脉。肝动脉灌注化疗给肿瘤提供了更高的局部浓度的药物，减少了全身反应。在亚洲，肝动脉灌注化疗被广泛用于伴有或不伴有门静脉癌栓的晚期肝细胞癌患者，特别是日本、韩国和中国[23]。最常见的方案是氟尿嘧啶和顺铂的单独或联合使用。患者将导管放置在肝动脉，化疗药物通过皮下植入端口系统持续注入。为保证药物在肝脏的合理分布，胃十二指肠动脉和胃右动脉常被弹簧圈栓塞。虽然在韩国和中国指南中不推荐肝动脉灌注化疗作为门静脉癌栓患者的一线治疗，但在日本指南中，对于无肝外转移的门静脉癌栓患者，肝动脉灌注化疗被推荐作为与肝切除术、TACE 和分子靶向治疗并行的方案。此外，在日本指南中，对于 3 个以上结节且无血管侵犯的多结节性肝癌，建议将肝动脉灌注化疗作为二线选择。在韩国的指南中，对于系统性治疗失败或不能使用的进行性肝细胞癌和门静脉侵犯，以及肝功能和功能状态良好的患者，可以考虑采用肝动脉灌注化疗。

（二）经动脉乙醇消融

乙醇注入动脉后可导致内皮损伤和血栓形成，因此常用于动静脉畸形的治疗。经动脉乙醇消融（transarterial ethanol ablation，TEA）是 TACE 的一种变体，涉及使用碘油和乙醇混合物。当以 2∶1 的比例将碘油和乙醇的混合物注入肝动脉时，长时间的栓塞小动脉和门静脉是非常有效的，可以引起肿瘤和周围边界的坏死。与 cTACE 相比，乙醇的消融作用可能带来更好的肿瘤控制和更长的无进展生存期[24]。由于经动脉乙醇消融仅在中国香港等少数地区的机构进行，因此，它没有被纳入亚太肝病研究学会（Asian Pacific Association for the Study of the Liver，APASL）的指南。

（三）^{125}I 粒子的血管内放置

放射性粒子植入治疗各种肿瘤已有很长的历史，尤其是前列腺肿瘤。碘 –125（^{125}I）粒子在门静脉癌栓血管内植入已在我国多家中心进行了尝试。^{125}I 的半衰期为 59.4 天，有效照射范围为 2cm。^{125}I 粒子成股制备，经皮肝穿刺直接植入门静脉癌栓。由于 ^{125}I 粒子的可用性有限，除我国外，其他国家很少进行 ^{125}I 粒子的血管内植入[25]。

要　点

1. 在东方国家，对于不可切除的肝细胞癌，传统的碘油栓塞化疗是主要的动脉内治疗方法。
2. 积极应用超选择性置管技术，以保证化疗和放射栓塞的良好疗效和安全性。
3. 在小肝细胞癌中，常规化疗栓塞比 DEB-TACE 更能控制局部肿瘤。
4. 东方国家动脉内治疗的适应证较西方国家广泛。一项随机对照试验显示，在门静脉严重侵犯的肝细胞癌患者中，常规化疗栓塞联合外束放疗比单独索拉非尼具有生存优势。
5. 尽管亚洲有多个国家或区域肝细胞癌管理实践指南[26-30]，但治疗方案的选择仍然取决于国家、机构、医疗保险制度、肿瘤分期和肝功能。

参考文献

[1] Kim BH, Park JW. Epidemiology of liver cancer in South Korea. Clin Mol Hepatol. 2018;24(1):1-9.

[2] Llovet JM, Ricci S, Mazzaferro V, Hilgard P, Gane E, Blanc JF, et al. Sorafenib in advanced hepatocellular carcinoma. N Engl J Med. 2008;359(4):378-90.

[3] Cheng AL, Kang YK, Chen Z, Tsao CJ, Qin S, Kim JS, et al. Efficacy and safety of sorafenib in patients in the Asia-Pacific region with advanced hepatocellular carcinoma: a phase Ⅲ randomised, double-blind, placebo-controlled trial. Lancet Oncol. 2009;10(1):25-34.

[4] Kudo M, Finn RS, Qin S, Han KH, Ikeda K, Piscaglia F, et al. Lenvatinib versus sorafenib in first-line treatment of patients with unresectable hepatocellular carcinoma: a randomised phase 3 non-inferiority trial. Lancet. 2018;391(10126):1163-73.

[5] Lee JH, Lee JH, Lim YS, Yeon JE, Song TJ, Yu SJ, et al. Adjuvant immunotherapy with autologous cytokine-induced killer cells for hepatocellular carcinoma. Gastroenterology. 2015;148(7):1383-91.

[6] Yoon SM, Ryoo BY, Lee SJ, Kim JH, Shin JH, An JH, et al. Efficacy and safety of transarterial chemoembolization plus external beam radiotherapy vs sorafenib in hepatocellular carcinoma with macroscopic vascular invasion: a randomized clinical trial. JAMA Oncol. 2018;4(5):661-9.

[7] Yang HJ, Lee JH, Lee DH, Yu SJ, Kim YJ, Yoon JH, et al. Small single-nodule hepatocellular carcinoma: comparison of transarterial chemoembolization, radiofrequency ablation, and hepatic resection by using inverse probability weighting. Radiology. 2014;271(3):909-18.

[8] Chung GE, Lee JH, Kim HY, Hwang SY, Kim JS, Chung JW, et al. Transarterial chemoembolization can be safely performed in patients with hepatocellular carcinoma invading the main portal vein and may improve the overall survival. Radiology. 2011;258(2):627-34.

[9] Song SY, Chung JW, Yin YH, Jae HJ, Kim HC, Jeon UB, et al. Celiac axis and common hepatic artery variations in 5002 patients: systematic analysis with spiral CT and DSA. Radiology. 2010;255(1):278-88.

[10] Miyayama S, Matsui O, Yamashiro M, Ryu Y, Kaito K, Ozaki K, et al. Ultraselective transcatheter arterial chemoembolization with a 2-f tip microcatheter for small hepatocellular carcinomas: relationship between local tumor recurrence and visualization of the portal vein with iodized oil. J Vasc Interv Radiol. 2007;18(3):365-76.

[11] Kim HC, Chung JW, Lee W, Jae HJ, Park JH. Recognizing extrahepatic collateral vessels that supply hepatocellular carcinoma to avoid complications of transcatheter arterial chemoembolization. Radiographics. 2005;25(Suppl 1):S25-39.

[12] Llovet JM, Real MI, Montaña X, Planas R, Coll S, Aponte J, et al. Arterial embolisation or chemoembolisation versus symptomatic treatment in patients with unresectable hepatocellular carcinoma: a randomised controlled trial. Lancet. 2002;359:1734-9.

[13] Lo CM, Ngan H, Tso WK, Liu CL, Lam CM, Poon RT, et al. Randomized controlled trial of transarterial lipiodol chemoembolization for unresectable hepatocellular carcinoma. Hepatology. 2002;35:1164-71.

[14] Llovet JM, Bruix J. Systematic review of randomized trials for unresectable hepatocellular carcinoma: chemoembolization improves survival. Hepatology. 2003;37(2):429-42.

[15] Takayasu K, Arii S, Kudo M, Ichida T, Matsui O, Izumi N, et al. Superselective transarterial chemoembolization for hepatocellular carcinoma. Validation of treatment algorithm proposed by Japanese guidelines. J Hepatol. 2012;56:886-92.

[16] Ikeda M, Arai Y, Park SJ, Takeuchi Y, Anai H, Kim JK, et al. Prospective study of transcatheter arterial chemoembolization for unresectable hepatocellular carcinoma: an Asian cooperative study between Japan and Korea. J Vasc Interv Radiol. 2013;24:490-500.

[17] Chung JW, Park JH, Han JK, Choi BI, Han MC, Lee HS, et al. Hepatic tumors: predisposing factors for complications of transcatheter oily chemoembolization. Radiology. 1996;198(1):33-40.

[18] Lee M, Chung JW, Lee KH, Won JY, Chun HJ, Lee HC, et al. Korean multicenter registry of transcatheter arterial chemoembolization with drug-eluting embolic agents for nodular hepatocellular carcinomas: six-month outcome analysis. J Vasc Interv Radiol. 2017;28(4):502-12.

[19] Lee IJ, Lee JH, Lee YB, Kim YJ, Yoon JH, Yin YH, et al. Effectiveness of drug-eluting bead transarterial chemoembolization versus conventional transarterial chemoembolization for small hepatocellular carcinoma in Child-Pugh class A patients. Ther Adv Med Oncol. 2019;11:1758835919866072.

[20] Kim HC, Kim YJ, Lee JH, Suh KS, Chung JW. Feasibility of boosted radioembolization for hepatocellular carcinoma larger than 5 cm. J Vasc Interv Radiol. 2019;30(1):1-8.

[21] Hocquelet A, Aubé C, Rode A, Cartier V, Sutter O, Manichon AF, et al. Comparison of no-touch multi-bipolar vs. monopolar radiofrequency ablation for small HCC. J Hepatol. 2017;66(1):67-74.

[22] Park JW, Kim YJ, Kim DY, Bae SH, Paik SW, Lee YJ, et al. Sorafenib with or without concurrent transarterial chemoembolization in patients with advanced hepatocellular carcinoma: the phase III STAH trial. J Hepatol. 2019;70(4):684-91.

[23] Kudo M, Ueshima K, Yokosuka O, Ogasawara S, Obi S, Izumi N, et al. Sorafenib plus low-dose cisplatin and fluorouracil hepatic arterial infusion chemotherapy versus sorafenib alone in patients with advanced hepatocellular carcinoma (SILIUS): a randomised, open label, phase 3 trial. Lancet Gastroenterol Hepatol. 2018;3(6):424-32.

[24] Yu SC, Hui JW, Hui EP, Chan SL, Lee KF, Mo F, et al. Unresectable hepatocellular carcinoma: randomized controlled trial of transarterial ethanol ablation versus transcatheter arterial chemoembolization. Radiology. 2014;270(2):607-20.

[25] Yang M, Fang Z, Yan Z, Luo J, Liu L, Zhang W, et al. Transarterial chemoembolisation (TACE) combined with endovascular implantation of an iodine-125 seed strand for the treatment of hepatocellular carcinoma with portal vein tumour thrombosis versus TACE alone: a two-arm, randomised clinical trial. J Cancer Res Clin Oncol. 2014;140(2):211-9.

[26] Yau T, Tang VY, Yao TJ, Fan ST, Lo CM, Poon RT. Development of Hong Kong Liver Cancer staging system with treatment stratification for patients with hepatocellular carcinoma. Gastroenterology. 2014;146(7):1691-700.e3.

[27] Omata M, Cheng AL, Kokudo N, Kudo M, Lee JM, Jia J, et al. Asia-Pacific clinical practice guidelines on the management of hepatocellular carcinoma: a 2017 update. Hepatol Int. 2017;11(4):317-70.

[28] Kokudo N, Takemura N, Hasegawa K, Takayama T, Kubo S, Shimada M, et al. Clinical practice guidelines for hepatocellular carcinoma: the Japan Society of Hepatology 2017 (4th JSH-HCC Guidelines) a 2019 update. Hepatol Res. 2019;49(10):1109-13.

[29] Zhou J, Sun HC, Wang Z, Cong WM, Wang JH, Zeng M, et al. Guidelines for diagnosis and treatment of primary liver cancer in China (2017 edition). Liver Cancer. 2018;7(3):235-60.

[30] Korean Liver Cancer Association; National Cancer Center. 2018 Korean Liver Cancer Association-National Cancer Center Korea practice guidelines for the management of hepatocellular carcinoma. Gut Liver. 2019;13(3):227-99.

第 8 章 肝内胆管癌
Intrahepatic Cholangiocarcinoma

Sarah B. White　Dilip Maddrela　著
李　肖　译　　王晓东　校

一、历史回顾

胆管癌（cholangiocarcinoma，CCA）是第二常见的原发性肝癌，患者 5 年生存率约为 5%，生存期一般为 5~13 个月[1]。在全球范围内，其发病率和死亡率的增长速率一直高于肝细胞癌（HCC）。由于 1997—2012 年间美国的 CCA 相关住院次数和医疗费用显著上升，美国的医疗卫生系统对其日益关注[2]。CCA 是一种好发于男性的少见疾病，患者就诊时多为晚期，70 岁以上的老年患者不适合手术切除，且对化疗药物不敏感[3, 4]。由于肝内胆管细胞癌（ICC）起病隐匿，发现时多为晚期，因此很少有患者能符合手术切除的条件。未经治疗的患者生存期不足一年。公认的 CCA 危险因素包括肝吸虫、胆石症、饮食中或内源性亚硝胺化合物，以及原发性硬化性胆管炎[5]。有关 CCA 的综述表明，肝门部 CCA 约占全部 CCA 病例的 50%，远端 CCA 约占 40%，肝内 CCA 占比不到 10%[6]。ICC 的临床诊治流程见图 8-1[7]。姑息性治疗包括单纯全身治疗或联合放射治疗，这些治疗均不能达到治愈效果，而且有较高的毒性反应。作为替代治疗，影像引导的局部治疗，如经动脉化疗栓塞（TACE）、射频消融（RFA）和经动脉放射性栓塞（TARE），已被证明能提高无法手术切除的 ICC 患者的生存率且毒性反应较小。随着治疗手段的进步和临床疗效的提高，最近的焦点已经转移到将动脉介入治疗与全身治疗相结合来最大化临床疗效的方向上。我们将介绍 cTACE、DEB-TACE 和 TARE 的治疗效果，以提供关于不能切除的 ICC 患者使用动脉介入治疗的临床证据概述。使用不同治疗方式治疗 ICC 的临床试验总结见表 8-1。

二、肝内胆管癌治疗方案的选择

1. 全身治疗

当手术无法切除或术后复发时，应考虑全身治疗。自 2010 年起，吉西他滨和顺铂的组合一直是晚期 ICC 的一线治疗药物，且在多个中心得到临床验证。Valle 等[23]进行了一项荟萃分析，包括两个前瞻性随机对照试验，英国 ABC-02 Ⅲ 期临床试验（$n=410$）和日本 BT 22 随机 Ⅱ 期临床试验（$n=84$）的晚期胆管癌患者数据，这些研究使用吉西他滨单药治疗或顺铂联合吉西他滨治疗。分析显示，与单独使用吉西他滨相比，联合用药治疗的疾病进展风险降低了 36%，死亡风险降低了 35%。两项研究中联合用药治疗组的中位总生存时间（OS）分别为 11.7 个月和 11.1 个月，均取得了较为良好的治疗效果。联合应用顺铂和吉西他滨较吉西他滨单药可延长无进展生存期（progression-free survival，PFS）[HR=0.64，

第8章 肝内胆管癌
Intrahepatic Cholangiocarcinoma

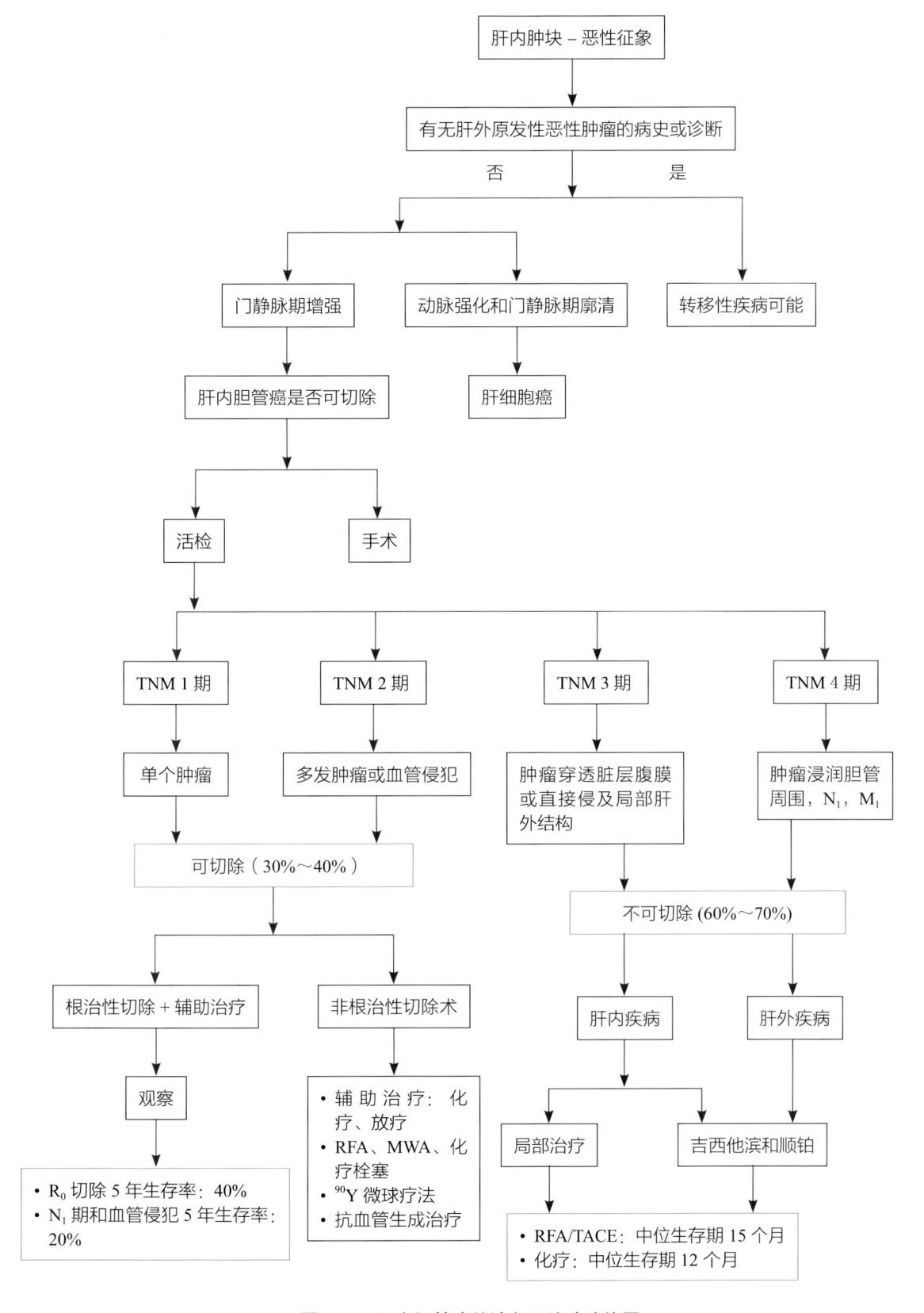

▲ 图 8-1 肝内胆管癌的诊断和治疗路线图

部分引用于 Bridgewater 等 [7]。MWA. 微波消融；RFA. 射频消融术；TACE. 经动脉化疗栓塞

表 8-1 关于评价肝内胆管癌动脉介入治疗的研究汇总

治疗方式	作 者	患者数量	所用药物	毒性反应	疾病控制	中位生存期（月）
全身治疗	Valle 等, ABC-02[9]	410	顺铂＋吉西他滨 vs. 吉西他滨	肝功能下降：吉西他滨组 27%，顺铂＋吉西他滨组 16.7%	肿瘤控制率：顺铂＋吉西他滨（81.4%）vs. 吉西他滨（71.8%）	11.7
	Okusaka 等[10]	83	顺铂＋吉西他滨 vs. 吉西他滨	• 中性粒细胞减少：顺铂＋吉西他滨组 56.1%，吉西他滨组 38.1% • 血小板减少：顺铂＋吉西他滨组 39%，吉西他滨组 7.1% • 白细胞减少：顺铂＋吉西他滨组 29.3%，吉西他滨组 19.0%	肿瘤控制率：顺铂＋吉西他滨（68.3%）vs. 吉西他滨（50.0%）	11.2
TACE	Kim 等[11]	49	TACE、TACI、顺铂	＞90% 有 1 级不良反应	55% 的患者影像图像上有好转	12（其中富血供肿瘤组：15）
	Kiefer 等[12]	62	顺铂、多柔比星和丝裂霉素、TACE、聚乙烯醇（PVA）	1.6% 肺水肿合并心肌酶升高（n=1）（4级）、急性肾衰竭（n=1）	73% 病例可根据 RECIST 标准进行反应评估	20
	Gusani 等[13]	42	TACE、吉西他滨、顺铂、草酸铂	4% 急性心肌梗死、肝脓肿、血小板减少（1～2级）	根据 RECIST 标准评估 SD 组平均存活期 13.1 个月 vs. PD 组 6.9 个月	9.1
	Vogl 等[14]	115	吉西他滨、顺铂、丝裂霉素 -C	13% 有 1 级不良反应	PR8.7%、SD57%、PD33.9%（RECIST）	13
	Yang 等[15]	26	吉西他滨、草酸铂（cTACE 联合微波消融）	88% 发热、84.6% 轻中度疼痛、11.5% 血小板减少	ECOG 0～2	19.5
DEB-TACE	Kuhlmann 等[16]	26	伊立替康、DC/LC beads	26% 有 3 级或 4 级不良反应	66% 实现肿瘤局部控制（RECIST）	iDEB-TACE 11.7 vs. cTACE 5.7 vs. 草酸铂＋吉西他滨 11.0
	Poggi 等[17]	20	草酸铂载药微球 TACE vs. 草酸铂＋吉西他滨	疼痛、恶心、呕吐、无力、AST 和 ALT 升高	44%（4/9）患者实现 PR、56%（5/9）患者获得 SD	化疗联合 TACE 30 vs. 化疗 12.7

(续表)

治疗方式	作 者	患者数量	所用药物	毒性反应	疾病控制	中位生存期（月）
	Al-Adra 等[18]	298	90Y 微球	20%～70% 1 级不良反应，19.3% 2 级不良反应，7.9% 3 级不良反应，0.9% 4 级不良反应	28%PR，54%SD	15.5
90Y 微球疗法	Hoffmann 等[19]	33	90Y 树脂微球	84% 腹痛	CA 19-9 的中位下降值在放射性栓塞后 3 个月内为 28.3%	22
	Rafi 等[20]	19	90Y 树脂微球	21% 疲劳，32% 腹痛，5.2% 3 级不良反应	11%PR，13%SD，21%PD	11.5
	Mouli 等[21]	46	90Y 玻璃微球	54% 疲劳，28% 一过性腹痛，9% 3 级不良反应，2% 胃溃疡	WHO 标准：25%PR，73%SD；EASL 标准：73%PR，27%SD	单个肿瘤组 14.6 个月 vs. 多发肿瘤组 5.7 个月
动脉介入治疗比较	Hyder 等[22]	198	DEB、TAE、90Y	21% 1 级不良反应	35% 患者 CR 或 PR（mRECIST）	TACE 13.4 vs. DEB 10.5 vs. TAE 14.3 vs. 90Y 11.3

CR. 完全缓解；DEB-TACE. 载药微球经动脉化疗栓塞；ECOG. 美国东部肿瘤协作组；iDEB. 伊立替康洗脱珠；mRECIST. 改良实体瘤临床疗效评价标准；PD. 疾病进展；PR. 部分缓解；RECIST. 实体瘤临床疗效评价标准；SD. 疾病稳定；TAE. 经动脉栓塞术；TACI. 经动脉化疗灌注

95%CI 0.53~0.76，P<0.001] 和 OS[HR=0.65，95%CI 0.54~0.78，P<0.001]。PS 评分（0~1）好的患者更多地受益于联合治疗（PFS 和 OS 的 HR 分别为 0.61（95%CI 0.51~0.74）和 0.63（95%CI 0.53~0.77），P<0.001。吉西他滨和顺铂联合治疗可延长肝内外胆管癌和胆囊癌的 PFS 和 OS。虽然壶腹癌组的风险降低了 25% 和 30%，但该组人数较少并不能说明结果具有统计学意义。新的研究报告显示，当吉西他滨/顺铂与白蛋白结合型紫杉醇联合使用时，缓解率会更高，同时 OS 也有所延长。

2. 动脉介入治疗

(1) 常规肝动脉化疗栓塞：常规肝动脉化疗栓塞（cTACE）已成为一种治疗肝内胆管癌的有效手段。一些回顾性研究和少量前瞻性研究给出了 cTACE 的生存时间范围。然而，操作技术和碘油乳剂中的化疗药物都没有特定标准。因此，这些研究包含不同情况的患者，所得结果不尽相同。Burger 等[24]对无法手术的肝内胆管癌患者行 cTACE 治疗后进行回顾性研究。在这项研究中，他们对 1995 年至 2004 年间 17 名接受 cTACE 的患者进行了评估。cTACE 方案包括顺铂、多柔比星和丝裂霉素 C，然后用聚乙烯醇（PVA）或三丙烯明胶颗粒栓塞。在这 17 例患者中，肝功能 Child-Pugh A 级 15 例，14 例的 ECOG PS<2，中位 OS 为 23 个月，82% 的患者能耐受此手术，且无副作用。2 例（12%）原本无法手术切除的患者在 cTACE 后进行了手术成功切除，1 例（6%）在 TACE 术后死亡。

在关于动脉介入治疗对 ICC 治疗效果的较大样本量研究中，Vogl 等[14]对 115 例接受 cTACE 的患者进行了回顾性分析，这些患者共接受了 819 次 cTACE。该研究比较了 4 种不同化疗方案（单独使用丝裂霉素 C、单独使用吉西他滨、丝裂霉素+吉西他滨、丝裂霉素+吉西他滨+顺铂）的疗效。临床结果显示 8.7% 患者获得部分缓解（partial response，PR），57.4% 的患者处于疾病稳定（Stable disease，SD），疾病进展（progressive disease，PD）为 33.9%，平均和中位 OS 分别为 13 个月和 20.8 个月，术后 1、2、3 年生存率分别为 52%、29% 和 10%。接受不同治疗方案的患者间差异无统计学意义。肝功能 Child-Pugh A 级患者的 OS 在统计学上有显著改善，而肝功能 Child-Pugh B 级患者、肿瘤血供少和疾病进展是影响患者生存的不良预后因素。

另一项回顾性研究评估了 42 例肝切除术后复发的 ICC 患者[25]。在这个患者队列中，9 名早期复发的患者接受了 cTACE 治疗。显著影响生存结果的预后因素包括：肿瘤大小>5cm（HR=4.682，95% CI 1.092~20.074，P=0.022），介入治疗（HR=0.239，95% CI 0.055~1.039，P=0.039），AJCC 3 期和 4 期（HR=6.370，95% CI 2.420~16.770，P<0.001），淋巴结转移（HR=3.968，95% CI 1.654~9.521，P=0.001），CA 19-9>35kU/L（HR=2.968，95% CI 1.000~8.809，P=0.040）。与未接受 TACE 治疗的患者（生存率：1 年 63.6%，3 年 30.8%，5 年 13.0%）相比，cTACE 组患者的 OS 显著延长（生存率：1 年 88.9%，3 年 77.8%，5 年 66.7%）。Halappa 等[26]也回顾分析了 2005—2010 年间接受 TACE 治疗的 29 例不能手术切除的胆管癌患者的早期反应，共计 69 次 TACE 手术，并利用体积表观扩散系数（apparent diffusion coefficient，ADC）的变化来评估治疗反应。患者在接受 TACE 治疗后均没有生命危险，平均体积 ADC 值由 $1.54 \times 10^{-3} mm^2/s$ 增加到 $1.92 \times 10^{-3} mm^2/s$（P<0.0001）。生存期在 10 个月及以上的患者平均体积 ADC 值显著增加，大于阈值 $1.6 \times 10^3 mm^2/s$（P<0.002），肿瘤全体积 ADC 改变超过 60%（n=12，时序检验，P<0.009）。因此，ADC 的变化可以将患者分为治疗有反应和无反应两类。结果显示以 ADC 改变≥45% 作为截断值，患者生存期分别为 19 个月和 8 个月，以≥60% 为截断值，分别为 42 个月和 17 个月。虽然 TACE 治疗 1 个月后肿瘤大小没有改变，但肿瘤 ADC 增加了 25.1%。

(2) 载药微球经动脉化疗栓塞（DEB-TACE）：

药物洗脱微球疗法是一种微创的治疗方法，对于无法手术切除的肿瘤，通过向动脉内注射携带药物的微球，在栓塞肿瘤血管的同时局部释放化疗药物。Kuhlmann 等[16]将 DEB-IRI（伊立替康 200mg，DC/LC Beads，n=26）与 cTACE（丝裂霉素 –C 15mg，吸收性明胶海绵，n=10）和全身化疗（吉西他滨和奥沙利铂，n=31）进行比较，发现 DEB-IRI 比 cTACE 疗效更好。DEB-IRI 组中有 7 名患者（26.9%）在之前接受过全身化疗。与 cTACE 和全身化疗相比，DEB-IRI 组中位 OS 延长（DEB-IRI 11.7 个月，cTACE 5.7 个月，全身化疗 11.0 个月）。在 DEB-IRI 组患者的随访中，50% 的患者处于 PD，42% 的患者处于 SD，1 例患者 PR 并接受了手术切除。DEB-IRI 术后并发症（＞3 级）包括腹痛（n=7，27%）、肝脓肿（n=1，4%）、胆漏导致脓胸（n=1，4%）和肝硬化死亡 1 例（n=1，4%）。栓塞后综合征常见于所有低热持续 2 周的患者。

一项囊括了 16 项研究的荟萃分析[27]汇总了 542 例接受 TACE 治疗的 ICC 患者，与标准化疗相比，肿瘤治疗反应改善，患者生存时间延长，毒副作用可耐受。患者确诊后中位 OS 为（15.7±5.8）个月，介入治疗后中位 OS 为（13.4±6.7）个月，1 年生存率为（58±14.5）%。根据 RECIST 标准，研究中近 1/4 的患者为 PR（21.2%）或 CR（1.6%），获得 SD 的比例为 53.9%，发生 PD 的占比为 23.2%。84 例患者出现严重毒性反应（NCI/WHO 分级＞3），包括血液学和非血液学相关的并发症。2010 年及之后发表的研究所报道的严重并发症发生率高于 2009 年及更早的，特别需要注意的是，在三个使用伊立替康作为化疗药物的研究中，有两项研究的患者严重并发症发生率高达 30.8% 和 30.6%。TACE 术后（＜30 天）发生死亡的患者有 4 例，死亡率为 0.7%。所有研究都出现了栓塞后综合征，其发生率为 16%~100%。研究中 cTACE 或 DEB-TACE 治疗方案均未标准化。DEB 治疗组和 TACE 治疗组的患者总体 1 年生存率没有显著差异。

(3) ^{90}Y 内照射栓塞术：内照射栓塞术是一种很有效的经动脉介入治疗方法，相关毒性小。Rayar 等[28]对 45 例接受了 ^{90}Y 内照射栓塞联合全身化疗的无法手术切除的 ICC 患者进行了疗效评价。在这 45 名患者中，联合治疗使得 8 名患者（18%）分期降级并可以完全切除。术后中位随访时间为 15.6 个月。在研究结束时共有 5 例患者存活，其中 1 例为术后患者，只有 2 名患者复发。因此，化疗加 ^{90}Y 内照射栓塞治疗是可以将原本不能切除的 ICC 降级至可手术的有效方法。

同样，将肿瘤降级至可手术切除是局部治疗的另一作用。Mouli 等[21]评估了 46 名接受 ^{90}Y 治疗患者，其中 5 名（11%）接受了手术切除。在随访中（中位时间 2.5 年）所有接受手术切除的患者均存活，并且在接受 ^{90}Y 治疗前未接受过其他治疗。治疗相关并发症包括胃十二指肠溃疡（n=1，2%）。影像检查结果显示 PR 11 例（25%）、SD 33 例（73%）、PD 1 例（2%）。生存时间（月）结果显示，多发 vs. 单发病变（5.7 vs. 14.6），浸润性 vs. 非浸润性病变（6.1 vs. 15.6），双叶 vs. 单叶病变（10.9 vs. 11.7）。

Al-Adra 等[18]系统回顾了挽救性 ^{90}Y 微球内照射栓塞治疗不可切除 ICC 后的生存率和治疗反应。共有 12 项研究，其中 7 项是前瞻性研究，5 项是回顾性研究，包括 298 名患者，每项研究的患者数量从 2 人到 46 人不等。中位随访时间 10.8 个月（6~29 个月）。数据显示，54% 的患者曾接受过全身化疗，33% 的患者曾接受过手术切除。平均 ^{90}Y 的治疗次数为 1.5 次。中位 OS 为 15.5 个月，平均 OS 为 17.7 个月。在 ^{90}Y 治疗 3 个月时，28% 的患者获得 PR，54% 的患者 SD。仅有 73 名患者进行了可切除性评估，在该队列中，7/73（10%）被降期为可切除。^{90}Y 治疗后的常见并发症包括疲劳（33%）、腹痛（28%）和恶心（25%）。

为了评估无法切除的 ICC 患者的 OS，Mosconi 等[29]对 2010—2015 年间接受内照射栓塞治疗的 23 例 ICC 患者进行了回顾性研究。分析显示中位 OS 为 17.9 个月（95%CI 14.3～21.4 个月）。研究中随访 16 个月（2～52 个月），发生死亡的患者 17 例，1 年累计生存率为 67.9%，2 年累计生存率为 20.6%。与在 TARE 治疗之前接受包括手术在内的其他治疗的患者相比，4 名初治患者的生存时间显著延长（52 个月 vs. 16 个月，P=0.009）。在单因素分析中，不同年龄、性别、ECOG、门静脉血栓情况、病变位置和结节或转移的数量，OS 没有统计学意义上的差异。同时使用 mRECIST 和 EASL 标准进行影像学评估，治疗反应在存活率方面没有统计学意义上的差异。根据 mRECIST 或 EASL 标准，在对比增强扫描延迟期进行评估，^{90}Y 治疗能改善不能切除或复发的 ICC 预后，特别是那些在治疗 3 个月时有治疗反应的患者中，这表明 ^{90}Y 是一种安全的治疗。共 10 例患者在围术期发生 1 级不良事件或 3 级晚期并发症。

由于伦理方面的考虑和研究周期长，前瞻性和随机试验总是具有挑战性。最近，White 等[30]前瞻性研究 TARE 治疗不能切除、化疗无效的原发性 ICC 患者的存活率。这项研究是一项单臂研究，观察性研究于 2013 年 12 月至 2017 年 2 月在英国的 10 个中心进行。在接受 TARE 治疗的 61 名患者中，91% 的患者 ECOG 评分为 0～1，92% 的患者曾接受过化疗，59% 的患者没有肝外疾病。随访 13.9 个月（95%CI 9.6～18.1），在研究结束时 54% 的患者发生死亡。OS 为 8.7 个月（95%CI 5.3～12.1），37% 的患者存活至 12 个月。TARE 后 PFS 为 2.8 个月，肝脏 PFS 为 3.1 个月（95%CI 1.3～4.8）。TARE 术后可发生腹痛（1～2 级），在 30 名患者中总共发生了 49 起不良事件，其中 8% 的不良事件≥3 级。

最近，Nezami 等[31]进行了一项小型 Ⅰb 期前瞻性研究，评估不能切除的 ICC（n=5）和胰腺癌肝转移（n=3）的 8 例患者联合使用吉西他滨（一种有效的放射增敏剂）和 ^{90}Y 治疗的疗效。患者先接受吉西他滨治疗，随后接受 ^{90}Y 治疗，并在 ^{90}Y 治疗后再次接受吉西他滨治疗。其中 7 名患者均能耐受 400mg/m^2 剂量水平和 600 mg/m^2 剂量水平的两种吉西他滨方案。所有患者的肝 PFS 为 8.7 个月，而 ICC 患者 PFS 为 20.7 个月。治疗后 30 天没有发生治疗相关死亡病例，SPECT/CT 扫描也没有发现 ^{90}Y 后的非靶栓塞。治疗相关的毒性反应较小，所有患者均出现疲劳（n=8，100%），25% 的患者有轻度腹痛。

一项大型多中心回顾性研究[22]评估了经动脉介入治疗无法手术的 ICC 患者的安全性和有效性，这些患者来自于美国五大肝胆中心。该研究囊括了各种动脉介入治疗（cTACE：64.7%，DEB：5.6%，TAE：6.6%，TARE：23.1%），中位治疗次数为 2 次（范围 1～8 次）。结果表明，在 1/3 的患者中，介入治疗与 ORR 相关。不良事件相对少见，围术期发病率为 29.8%。研究中大约 1/3 的患者出现了某种并发症，在大多数情况下，并发症很轻微（n=43）。然而，16 名患者（8.1%）出现 3～4 级严重并发症（肾衰竭、肝功能衰竭和肝脓肿）。25.5% 的患者完全或部分缓解，61.5% 的患者病情稳定，13% 的患者病情进展。对于肿瘤反应评估，mRECIST 和 EASL 标准之间的相关性为 k=0.62。在疾病进展的患者中，从介入治疗到疾病进展的中位时间为 1.6 个月（95%CI 1.4～1.9）。在这项回顾性研究中，所有患者中位总生存期为 13.2 个月（cTACE 13.4 个月 vs. DEB 10.5 个月 vs. TAE 14.3 个月 vs. ^{90}Y 11.3 个月，P=0.46），生存获益较好。单因素分析表明，基线时较高的 ECOG 评分（HR=1.5，95%CI 1.08～2.10），严重并发症（HR=1.76，95%CI 1.05～2.97）和疾病进展（HR=2.35，95%CI 1.44～3.82）预示着总生存率较差。在多因素分析中，肿瘤治疗反应是生存的预测因素：CR/PR（HR=0.49，95% CI 0.30～0.81）和 PD（HR=2.45，95%CI 1.47～4.09），中位 OS 为 6.4 个月。本研究局限性在于较小样本量混合群体、患者选择有偏倚，也没有对照组提供结果作比较。

目前有一项正在进行的前瞻性、多中心、随

机对照研究，将 SIR-Sphere ^{90}Y 树脂微球联合吉西他滨加顺铂化疗和吉西他滨加顺铂一线治疗 ICC 患者的效果进行比较。本研究的主要终点是 18 个月的生存率，次要终点包括肝 PFS、任何部位 PFS、ORR、不良事件，以及患者是否有能力接受切除和（或）消融。对患者进行随访，直至研究结束或患者死亡。图 8-2 展示了一例 ^{90}Y 治疗联合全身化疗的病例，患者的 OS 为 19 个月。

总而言之，动脉介入治疗为不能切除的 ICC 患者提供了一个有希望改善预后的治疗策略。据报道，单用全身治疗的中位 OS 约为 11 个月。当动脉介入治疗或与全身治疗联合使用时，在所有报道的研究中，中位 OS 更长，相关毒性反应小。

此外，10%~18% 动脉介入治疗后的患者降期到可手术切除。因此，将动脉介入治疗纳入 ICC 的治疗中可延长生存期，且不会严重损害生活质量，并有可能得到治愈性切除。

(4) 消融治疗：虽然手术是 ICC 唯一的根治性治疗，但其术后复发率高达 70%，5 年存活率 20% 到 40% 不等[32]。影像引导下消融治疗，如 RFA 和 MWA，应用越来越广泛，并已成为一种可行的手术替代方案。消融治疗创伤小，并发症少[33, 34]，临床治疗有效率达 80%[35]。消融治疗已成为较小的肿瘤复发一线治疗方法。SEER 数据库显示，消融治疗增加了 6 倍（P=0.39），近 3/5 的 ICC 患者接受了手术切除[36]。在不能手术切除

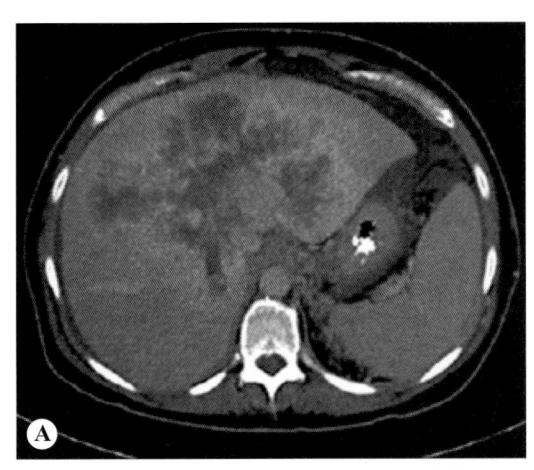

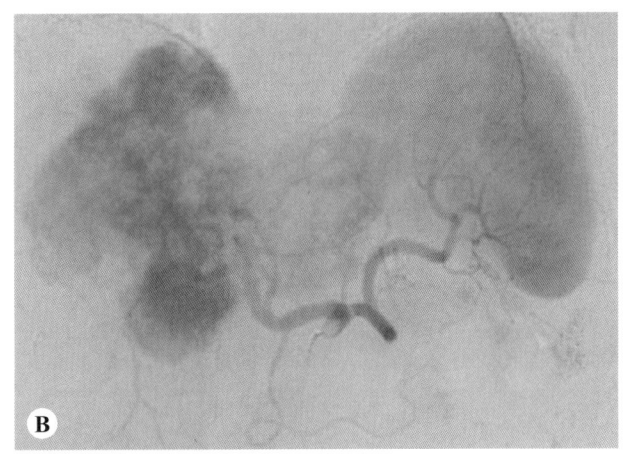

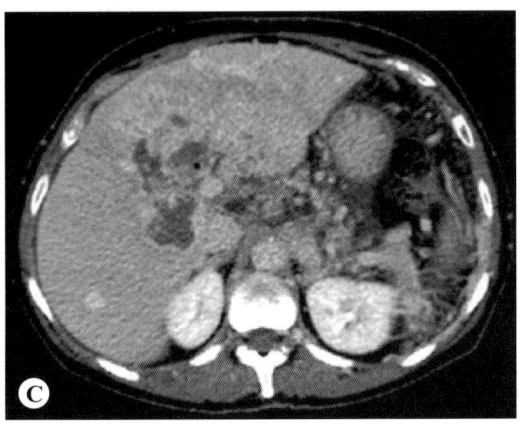

▲ 图 8-2 患者，63 岁，女性，患肝内胆管癌，起初的症状为腹痛和腹胀，CA-19-9 为 138.8U/ml
A. 增强 CT 的轴位图像显示 18cm 的肝内肿块、腹膜增厚和淋巴结肿大，活检结果为胆管癌。患者开始接受吉西他滨加顺铂化疗，11 个月后有很好的治疗效果，然而在开始化疗 7 个月后，患者出现全血细胞减少，需要多次输注血小板。因此，患者被转诊接受内照射栓塞治疗。B. 数字减影血管造影图像显示瘤体染色明显，患者接受了内照射栓塞治疗。C. ^{90}Y 治疗 18 个月后进行腹部对比增强 CT 扫描图像显示残留病灶。患者在 TARE 治疗 19 个月后死亡

的ICC患者中，肿瘤周围需有0.5～1.0cm的消融边界。

RFA的临床结局是基于小规模的回顾性研究[33, 37-42]。据报道，RFA治疗复发ICC的有效率为90%，治疗后5年生存率为20%[40, 41]。在一个样本量较大的研究中，13例ICC患者的17个原发性病灶在接受RFA治疗时，肿瘤大小<5cm的有效率为88%，但对于>5cm的肿瘤消融无效。中位无进展生存期和OS期分别为32.2个月和38.5个月，1、3、5年生存率分别为85%、51%、15%。当肿瘤大小为1～4cm时，RFA治疗成功率更高，中位生存期为20个月[38]。同样，当肿瘤在2.5～3.2cm时，报道的无复发生存率>80%[43]。然而，当病变>5cm时，RFA被证明是无效的，即使是结合单纯动脉栓塞也是如此[8, 38]。与RFA相关的并发症有肝脓肿、胸腔积液、黄疸、局部疼痛和胆道狭窄。

最近，Uhlig等回顾性分析美国国家癌症数据库（2003—2015）原发性ICC患者在化疗的基础上进行局部消融的获益。在确诊的18 343名患者中，7462名（41%）接受了化疗，根据患者联合治疗的意愿进行1∶1匹配。这项研究的倾向匹配得分队列由每个治疗组中的90名患者组成，基线指标和肿瘤因素（包括肿瘤分期和分级）的分布无统计学差异。与单纯化疗相比，联合治疗组的OS更长（HR=0.6659，95%CI 0.4835～0.91，P=0.013）。同样，接受消融和化疗的患者（20.5个月）比单纯化疗（12.5个月）的患者中位OS更长。联合治疗组患者的肿瘤分期较低，所经受的疼痛也较少[44]。最近对接受RFA治疗ICC的7项观察性研究（84名患者）的系统回顾显示，1、3、5年生存率分别为82%（95%CI 72%～90%）、47%（95%CI 28%～65%）和24%（95%CI 11%～40%）[45]。2名患者出现了严重并发症（肝脓肿和胆道狭窄），1名患者死于与肝脓肿相关的并发症。

MWA治疗恶性实体肿瘤具有瘤内温度更高、消融范围大、手术时间短等优点。对于不能切除的ICC患者采用MWA治疗，1年、3年和5年生存率分别为93.5%、39.6%和7.9%[34]。最近的一项回顾性研究[46]分析了121例肝切除术后的生存率和无复发生存率情况，并与经皮MWA进行了比较。虽然MWA的术后5年OS（23%）和手术（21%）几乎相似，但严重并发症发生率（MWA 3/56，5.4% vs. 外科手术 9/65，13.8%，P<0.001）均高于术后组（P<0.001）。MWA与术后3年无复发生存率分别为33.1%和30.6%。OS预测因子包括肿瘤数目（P<0.012）、ALBI分级（P=0.007）和转移情况（P=0.016）[46]。接受MWA和RFA治疗的ICC患者的肿瘤局部进展风险之间没有显著差异（HF=2.72，95%CI 0.58～12.84，P=0.321）[47]。MWA相关并发症包括门静脉血栓形成和出血。因此，在无法手术的ICC患者的多学科治疗方案中，消融技术提供了一种风险较小、同时获益较大的治疗方法。

(5) 放射治疗：虽然消融是无法手术病例的治疗选择，并且能达到媲美外科手术的效果，但消融受到肿瘤大小和位置的限制。放射治疗在ICC中的地位尚不明朗。然而，随着近来剂量学、定位准确性、器官运动评估和治疗计划方面的进步，立体定向放射治疗（SBRT）正逐渐被用于治疗无法手术的ICC[48]。最近一项试验的多因素分析表明[49]，与同步放化疗相比（<5Gy/次，n=61），接受SBRT（n=37）或TARE（n=72）治疗的患者具有更长的OS（HR=0.44，95%CI 0.21～0.91，P=0.028；HR=0.42，95%CI 0.11～0.84，P=0.014）。接受SBRT、TARE或同步放化疗患者的中位OS分别为48个月（95%CI 20）、20个月（95%CI 14～24）和14个月（95%CI 11～20）。一项初步研究[50]包括9例原发性肝脏恶性肿瘤患者（8例HCC，1例ICC），接受了SBRT治疗（1～3次，16～66Gy），在1.5～38个月的随访期内客观缓解率达50%。所有患者均出现了发热和恶心的不良反应。

Ⅰ期临床研究显示，ICC患者（n=10）接受SBRT治疗（从姑息性6次24Gy到高强度6次

54Gy）的中位 OS 为 11.7 个月（95%CI 9.2～21.6 个月）[51]。最近的一项大型回顾性研究（34 例患者，42 个病灶）评估了 SBRT（30～40Gy）对不能切除的 ICC、肝门部 CCA 和切缘阳性的患者的疗效，并每 3 个月进行一次临床随访。中位随访时间 38 个月（8～71 个月），到 4 年时肿瘤局部控制率为 79%，中位 OS 为 17 个月，中位 PFS 为 10 个月。SBRT 耐受性良好，仅有 4 例（12%）发生 3 级不良反应，包括十二指肠溃疡、胆管炎和肝脓肿[52]。另一项研究表明，SBRT 的十二指肠辐射暴露较高，伴有严重的十二指肠、幽门溃疡和十二指肠狭窄[53]。因此，在采用 SBRT 治疗 ICC 时，高剂量区域附近的正常组织存在被非靶向辐射的风险[54]。

3. 系统治疗联合肝脏局部治疗

ICC 患者在生存时间和生活质量方面均可从手术中受益，但术后并发症和死亡率较高。姑息性全身治疗和辅助治疗的益处微乎其微，需要在Ⅲ期临床试验中探索。越来越多的证据表明，多手段治疗的有效性需要进一步研究，探寻无法手术的 ICC 的最理想和有效的治疗组合。肿瘤级别较高的患者接受系统治疗后的生存获益有限[36]。

先前的研究表明，通过 cTACE、DEB-TACE 和 ^{90}Y 与系统治疗的联合治疗计划，不能手术的患者可以通过序贯治疗转为手术治疗[1]。例如，报道的各种化疗联合 TACE 治疗的最长生存时间为 30 个月[24]。由于这种疾病少见，很难进行前瞻性随机对照试验。目前的数据仅限于回顾性研究，然而还需要随机对照试验来探寻动脉介入治疗联合全身治疗在 ICC 治疗中的疗效。为了进一步验证，前瞻性研究需要统一患者入组标准，其结果可以提供包括治疗安全性在内的一定数据支持[16]。如前所述，全身化疗联合其他疗法治疗不能切除的 ICC 有更好的针对性和更少的全身不良反应[55]。当全身治疗联合 TACE（吉西他滨单药或奥沙利铂 + 吉西他滨）[17]或联合 RFA 治疗[38]时，中位 OS 显著提高。一项前瞻性的Ⅰ期临床试验已经确定了在 ICC 中使用固定剂量的卡培他滨时，^{90}Y 的最高和最大耐受剂量为 170Gy[56]，但尚不清楚这种组合是否能提供显著的生存优势。越来越多的证据表明，肝脏局部疗法与全身疗法结合起来，ICC 的客观缓解率和生存率可能比单纯系统治疗更好[1, 55]，但还需要大规模前瞻性随机研究提供确凿的证据。

参考文献

[1] Zechlinski JJ, Rilling WS. Transarterial therapies for the treatment of intrahepatic cholangiocarcinoma. Semin Interv Radiol. 2013;30(1):21-7.

[2] Wadhwa V, Jobanputra Y, Thota PN, Narayanan Menon KV, Parsi MA, Sanaka MR. Healthcare utilization and costs associated with cholangiocarcinoma. Gastroenterol Rep. 2017;5(3):213-8.

[3] Banales JM, Cardinale V, Carpino G, Marzioni M, Andersen JB, Invernizzi P, et al. Expert consensus document: cholangiocarcinoma: current knowledge and future perspectives consensus statement from the European Network for the Study of Cholangiocarcinoma (ENS-CCA). Nat Rev Gastroenterol Hepatol. 2016;13(5):261-80.

[4] Taylor AC, Maddirela D, White SB. Role of radioembolization for biliary tract and primary iver Cancer. Surg Oncol Clin N Am. 2019;28(4):731-43.

[5] Chung YE, Kim MJ, Park YN, Choi JY, Pyo JY, Kim YC, et al. Varying appearances of cholangiocarcinoma: radiologic-pathologic correlation. Radiographics. 009;29(3):683-700.

[6] Razumilava N, Gores GJ. Cholangiocarcinoma. Lancet (London, UK). 2014;383(9935):2168-79.

[7] Bridgewater J, Galle PR, Khan SA, Llovet JM, Park JW, Patel T, et al. Guidelines for the diagnosis and management of intrahepatic cholangiocarcinoma. J Hepatol. 2014;60(6):1268-89.

[8] Sommer CM, Kauczor HU, Pereira PL. Locoregional therapies of cholangiocarcinoma. Visceral Med. 2016; 32(6): 414-20.

[9] Valle J, Wasan H, Palmer DH, Cunningham D, Anthoney A, Maraveyas A, et al. Cisplatin plus gemcitabine versus gemcitabine for biliary tract cancer. N Engl J Med. 2010;362(14):1273-81.

[10] Okusaka T, Nakachi K, Fukutomi A, Mizuno N, Ohkawa S, Funakoshi A, et al. Gemcitabine alone or in combination with cisplatin in patients with biliary tract cancer: a comparative multicentre study in Japan. Br J Cancer.

2010;103(4):469-74.
[11] Kim JH, Yoon HK, Sung KB, Ko GY, Gwon DI, Shin JH, et al. Transcatheter arterial chemoembolization or chemoinfusion for unresectable intrahepatic cholangiocarcinoma: clinical efficacy and factors influencing outcomes. Cancer. 2008;113(7):1614-22.
[12] Kiefer MV, Albert M, McNally M, Robertson M, Sun W, Fraker D, et al. Chemoembolization of intrahepatic cholangiocarcinoma with cisplatinum, doxorubicin, mitomycin C, ethiodol, and polyvinyl alcohol: a 2-center study. Cancer. 2011;117(7):1498-505.
[13] Gusani NJ, Balaa FK, Steel JL, Geller DA, Marsh JW, Zajko AB, et al. Treatment of unresectable cholangiocarcinoma with gemcitabine-based transcatheter arterial chemoembolization (TACE): a single-institution experience. J Gastrointest Surg. 2008;12(1):129-37.
[14] Vogl TJ, Naguib NN, Nour-Eldin NE, Bechstein WO, Zeuzem S, Trojan J, et al. Transarterial chemoembolization in the treatment of patients with unresectable cholangiocarcinoma: results nd prognostic factors governing treatment success. Int J Cancer. 2012;131(3):733-40.
[15] Yang GW, Zhao Q, Qian S, Zhu L, Qu XD, Zhang W, et al. Percutaneous microwave ablation combined with simultaneous transarterial chemoembolization for the treatment of advanced intrahepatic cholangiocarcinoma. Onco Targets Therapy. 2015;8:1245-50.
[16] Kuhlmann JB, Euringer W, Spangenberg HC, Breidert M, Blum HE, Harder J, et al. Treatment of unresectable cholangiocarcinoma: conventional transarterial chemoembolization compared with drug eluting bead-transarterial chemoembolization and systemic chemotherapy. Eur J Gastroenterol Hepatol. 2012;24(4):437-43.
[17] Poggi G, Amatu A, Montagna B, Quaretti P, Minoia C, Sottani C, et al. OEM-TACE: a new therapeutic approach in unresectable intrahepatic cholangiocarcinoma. Cardiovasc Intervent Radiol. 2009;32(6):1187-92.
[18] Al-Adra DP, Gill RS, Axford SJ, Shi X, Kneteman N, Liau SS. Treatment of unresectable intrahepatic cholangiocarcinoma with yttrium-90 radioembolization: a systematic review and pooled analysis. Eur J Surg Oncol. 2015;41(1):120-7.
[19] Hoffmann RT, Paprottka PM, Schon A, Bamberg F, Haug A, Durr EM, et al. Transarterial hepatic yttrium-90 radioembolization in patients with unresectable intrahepatic cholangiocarcinoma: factors associated with prolonged survival. Cardiovasc Intervent Radiol. 2012;35(1):105-16.
[20] Rafi S, Piduru SM, El-Rayes B, Kauh JS, Kooby DA, Sarmiento JM, et al. Yttrium-90 radioembolization for unresectable standard-chemorefractory intrahepatic cholangiocarcinoma: survival, efficacy, and safety study. Cardiovasc Intervent Radiol. 2013;36(2):440-8.
[21] Mouli S, Memon K, Baker T, Benson AB 3rd, Mulcahy MF, Gupta R, et al. Yttrium-90 radioembolization for intrahepatic cholangiocarcinoma: safety, response, and survival analysis. J Vasc Interv Radiol. 2013;24(8):1227-34.
[22] Hyder O, Marsh JW, Salem R, Petre EN, Kalva S, Liapi E, et al. Intra-arterial therapy for advanced intrahepatic cholangiocarcinoma: a multi-institutional analysis. Ann Surg Oncol. 2013;20(12):3779-86.
[23] Valle JW, Furuse J, Jitlal M, Beare S, Mizuno N, Wasan H, et al. Cisplatin and gemcitabine for advanced biliary tract cancer: a meta-analysis of two randomised trials. Ann Oncol. 2014;25(2):391-8.
[24] Burger I, Hong K, Schulick R, Georgiades C, Thuluvath P, Choti M, et al. Transcatheter arterial chemoembolization in unresectable cholangiocarcinoma: initial experience in a single institution. J Vasc Interv Radiol. 2005;16(3):353-61.
[25] Jeong S, Zheng B, Wang J, Chi J, Tong Y, Xia L, et al. Transarterial chemoembolization: a favorable postoperative management to improve prognosis of hepatitis B virus-associated intrahepatic cholangiocarcinoma after surgical resection. Int J Biol Sci. 2017;13(10):1234-41.
[26] Halappa VG, Bonekamp S, Corona-Villalobos CP, Li Z, Mensa M, Reyes D, et al. Intrahepatic cholangiocarcinoma treated with local-regional therapy: quantitative volumetric apparent diffusion coefficient maps for assessment of tumor response. Radiology. 2012;264(1):285-94.
[27] Ray CE Jr, Edwards A, Smith MT, Leong S, Kondo K, Gipson M, et al. Meta-analysis of survival, complications, and imaging response following chemotherapy-based transarterial therapy in patients with unresectable intrahepatic cholangiocarcinoma. J Vasc Interv Radiol. 2013;24(8):1218-26.
[28] Rayar M, Sulpice L, Edeline J, Garin E, Levi Sandri GB, Meunier B, et al. Intra-arterial yttrium-90 radioembolization combined with systemic chemotherapy is a promising method for downstaging unresectable huge intrahepatic cholangiocarcinoma to surgical treatment. Ann Surg Oncol. 2015;22(9):3102-8.
[29] Mosconi C, Gramenzi A, Ascanio S, Cappelli A, Renzulli M, Pettinato C, et al. Yttrium-90 radioembolization for unresectable/recurrent intrahepatic cholangiocarcinoma: a survival, efficacy and safety study. Br J Cancer. 2016;115(3):297-302.
[30] White J, Carolan-Rees G, Dale M, Patrick HE, See TC, Bell JK, et al. Yttrium-90 transarterial radioembolization for chemotherapy-refractory intrahepatic cholangiocarcinoma: A Prospective, Observational Study. J Vasc Interv Radiol. 2019;30(8):1185-92.
[31] Nezami N, Camacho JC, Kokabi N, El-Rayes BF, Kim HS. Phase I b trial of gemcitabine with yttrium-90 in patients with hepatic metastasis of pancreatobiliary origin. J Gastrointest Oncol. 2019.
[32] Mavros MN, Economopoulos KP, Alexiou VG, Pawlik TM. Treatment and prognosis for patients with intrahepatic cholangiocarcinoma: systematic review and meta-analysis. JAMA Surg. 2014;149(6):565-74.
[33] Zhang SJ, Hu P, Wang N, Shen Q, Sun AX, Kuang M, et al. Thermal ablation versus repeated hepatic resection for recurrent intrahepatic cholangiocarcinoma. Ann Surg Oncol. 2013;20(11):3596-602.
[34] Zhang K, Yu J, Yu X, Han Z, Cheng Z, Liu F, et al. Clinical and survival outcomes of percutaneous microwave ablation for intrahepatic cholangiocarcinoma. Int J Hyperth. 2018;34(3):292-7.
[35] Shindoh J. Ablative therapies for intrahepatic cholangiocarcinoma. Hepatobiliary Surg Nutr. 2017;6(1):2-6.
[36] Amini N, Ejaz A, Spolverato G, Kim Y, Herman JM, Pawlik

TM. Temporal trends in liver-directed therapy of patients with intrahepatic cholangiocarcinoma in the United States: a population-based analysis. J Surg Oncol. 2014;110(2): 163-70.

[37] Chiou YY, Hwang JI, Chou YH, Wang HK, Chiang JH, Chang CY. Percutaneous ultrasound-guided radiofrequency ablation of intrahepatic cholangiocarcinoma. Kaohsiung J Med Sci. 2005;21(7):304-9.

[38] Carrafiello G, Lagana D, Cotta E, Mangini M, Fontana F, Bandiera F, et al. Radiofrequency ablation of intrahepatic cholangiocarcinoma: preliminary experience. Cardiovasc Intervent Radiol. 2010;33(4):835-9.

[39] Kamphues C, Seehofer D, Eisele RM, Denecke T, Pratschke J, Neumann UP, et al. Recurrent intrahepatic cholangiocarcinoma: single-center experience using repeated hepatectomy and radiofrequency ablation. J Hepatobiliary Pancreat Sci. 2010;17(4):509-15.

[40] Kim JH, Won HJ, Shin YM, Kim KA, Kim PN. Radiofrequency ablation for the treatment of primary intrahepatic cholangiocarcinoma. AJR Am J Roentgenol. 2011;196(2):W205-9.

[41] Kim JH, Won HJ, Shin YM, Kim PN, Lee SG, Hwang S. Radiofrequency ablation for recurrent intrahepatic cholangiocarcinoma after curative resection. Eur J Radiol. 2011;80(3):e221-5.

[42] Xu HX, Wang Y, Lu MD, Liu LN. Percutaneous ultrasound-guided thermal ablation for intrahepatic cholangiocarcinoma. Br J Radiol. 2012;85(1016):1078-84.

[43] Giorgio A, Calisti G, Stefano G DE, Farella N, Sarno A DI, Amendola F, et al. Radiofrequency ablation for intrahepatic cholangiocarcinoma: retrospective analysis of a single centre experience. Anticancer Res. 2011;31(12):4575-80.

[44] Uhlig J, Sellers C, Stein S, Lacy J, "Kevin" Kim HS. J Clin Oncol. 2018;36(15_suppl):e16150.

[45] Han K, Ko HK, Kim KW, Won HJ, Shin YM, Kim PN. Radiofrequency ablation in the treatment of unresectable intrahepatic cholangiocarcinoma: systematic review and meta-analysis. J Vasc Interv Radiol. 2015;26(7):943-8.

[46] Xu C, Li L, Xu W, Du C, Yang L, Tong J, et al. Ultrasound-guided percutaneous microwave ablation versus surgical resection for recurrent intrahepatic cholangiocarcinoma: intermediate-term results. Int J Hyperth. 2019;36(1):351-8.

[47] Takahashi EA, Kinsman KA, Schmit GD, Atwell TD, Schmitz JJ, Welch BT, et al. Thermal ablation of intrahepatic cholangiocarcinoma: safety, efficacy, and factors affecting local tumor progression. Abdom Radiol (NY). 2018;43(12):3487-92.

[48] Venkat PS, Hoffe SE, Frakes JM. Stereotactic body radiation therapy for hepatocellular carcinoma and intrahepatic cholangiocarcinoma. Cancer Control. 2017; 24(3): 1073274817729259.

[49] Sebastian NT, Tan Y, Miller ED, Williams TM, Alexandra DD. Stereotactic body radiation therapy is associated with improved overall survival compared to chemoradiation or radioembolization in the treatment of unresectable intrahepatic cholangiocarcinoma. Clin Transl Radiat Oncol. 2019;19:66-71.

[50] Blomgren H, Lax I, Naslund I, Svanstrom R. Stereotactic high dose fraction radiation therapy of extracranial tumors using an accelerator. Clinical experience of the first thirty-one patients. Acta Oncol. 1995;34(6):861-70.

[51] Tse RV, Hawkins M, Lockwood G, Kim JJ, Cummings B, Knox J, et al. Phase I study of individualized stereotactic body radiotherapy for hepatocellular carcinoma and intrahepatic cholangiocarcinoma. J Clin Oncol. 2008;26(4):657-64.

[52] Mahadevan A, Dagoglu N, Mancias J, Raven K, Khwaja K, Tseng JF, et al. Stereotactic body radiotherapy (SBRT) for intrahepatic and hilar cholangiocarcinoma. J Cancer. 2015;6(11):1099-104.

[53] Kopek N, Holt MI, Hansen AT, Hoyer M. Stereotactic body radiotherapy for unresectable cholangiocarcinoma. Radiother Oncol. 2010;94(1):47-52.

[54] Sterzing F, Brunner TB, Ernst I, Baus WW, Greve B, Herfarth K, et al. Stereotactic body radiotherapy for liver tumors: principles and practical guidelines of the DEGRO Working Group on Stereotactic Radiotherapy. Strahlenther Onkol. 2014;190(10):872-81.

[55] Simo KA, Halpin LE, McBrier NM, Hessey JA, Baker E, Ross S, et al. Multimodality treatment of intrahepatic cholangiocarcinoma: A review. J Surg Oncol. 2016; 113(1): 62-83.

[56] Hickey R, Mulcahy MF, Lewandowski RJ, Gates VL, Vouche M, Habib A, et al. Chemoradiation of hepatic malignancies: prospective, phase 1 study of full-dose capecitabine with escalating doses of yttrium-90 radioembolization. Int J Radiat Oncol Biol Phys. 2014;88(5):1025-31.

第 9 章 结直肠癌肝转移
Colorectal Cancer: Liver Metastatic Disease

Ivan Babin　Maha Jarmakani　Louis Fanucci　Farshid Dayyani　Nadine Abi-Jaoudeh　著
高　嵩　冯艾薇　刘宝将　译　　郭建海　朱　旭　校

全世界范围内，结直肠癌（colorectal cancer，CRC）是男性第三高发恶性肿瘤，是女性第二高发恶性肿瘤。根据世界卫生组织统计，2018 年约有 180 万新发病例和接近 861 000 死亡病例。20%～25% 的患者在确诊时即为Ⅳ期，其中 40% 合并肝脏转移[1]。除此之外，35%～60% 的患者将在后续病程中出现肝转移[2]。转移性结直肠癌（metastatic colorectal cancer，mCRC）预后差，5 年生存率低于 11%。由于大量肿瘤组织占据了正常的肝实质，以及化疗药物的毒性作用而导致功能损伤，因此，大约 2/3 转移性 CRC 相关的死亡是由肝功能衰竭所致。

CRC 的发生是一个多因素作用过程。基因、饮食以及其他环境因素和感染在其发生发展过程中都起着重要作用。尽管已经发现许多遗传情况与 CRC 相关，但是，大部分病例是散发的。从癌前病变到浸润性腺癌的形成涉及多种基因改变，包括腺瘤样息肉基因（APC）、KRAS 和 p53 抑癌基因突变，这些内容不是本章讨论的范围。

多学科综合治疗（multidisciplinary team，MDT）可以优化 mCRC 的治疗。一项前瞻性研究显示，尽管 84% 的临床医生已在 MDT 讨论前确定了他们的最初治疗方案，但是，MDT 讨论后有 36% 的病例建议修改治疗方案，其中 72% 是重大的治疗方案修改[3]。

一、手术治疗

手术切除给可切除的 mCRC 患者带来了最佳的长期生存获益，因此，应该在尽可能的情况下选择手术切除。接受手术的病例术后 5 年生存率在 24%～58%，平均为 40%[5-8]。mCRC 手术切除后生存达到 5 年的患者，其癌症相关死亡仅占约 1/3，而术后生存达到 10 年的患者通常被认为是治愈。一项针对 612 例接受肝转移切除的 mCRC 患者的研究显示，术后随访至少 10 年，17%（102 例）患者生存超过 10 年，其中仅 1 例患者发生疾病相关性死亡[9]。

尽管既往关于 mCRC 切除的指南的目标是基于病灶数目、大小、CEA 水平和切缘这些因素来判定可切除性，但是，这些判定系统不能准确预判各中心的长期生存情况。现在，越来越多的共识把可切除定义为肿瘤能够 R_0（切缘阴性）切除，同时保留足够的剩余肝体积代偿正常肝功能，这意味着至少需要保留两个连续肝段维持正常的肝功能、入肝和出肝血流，以及胆汁引流。mCRC 的可切除性最好 MDT 讨论后确定[10]。

在进行较大的肝切除前评估肝功能储备是至关重要的。CT 容量测量常规被用于计算预留残余肝脏体积（future liver remnant，FLR），肝切除术后 FLR 为正常肝的 25% 或病变肝的 40% 是可接受的。但是，值得注意的是 FLR 体积不一定与肝功能一致，尤其是接受新辅助化疗后会影响肝细胞的功能[11]。

二、系统治疗

对于可切除的 mCRC，ESMO 指南推荐从技术学和肿瘤学两个标准来评估可切除性[12]。围术期化疗对于可切除且肿瘤学符合标准的患者的作用尚不清楚。理论上，新辅助化疗具有缩小肿瘤负荷、减少肝切除范围和治疗微小转移灶的作用。一项重要的前瞻性随机对照研究（EORTC inter-group trial 40983）显示，围术期 FOLFOX 方案（亚叶酸、氟尿嘧啶和奥沙利铂；术前 6 周期，术后 6 周期）化疗组与单纯手术对照组比较，3 年无病生存率略有改善（42.4% vs. 33.2%），但是，围术期死亡率显著增加（25% vs. 16%）[4]。多达 38% 患者发生奥沙利铂相关的肝窦阻塞综合征。试验中，9.3% 患者发生伊立替康相关的脂肪变性和脂肪肝，这与术后风险增加有关。最后，7% 的患者出现疾病进展，需要扩大手术或者完全变为不可切除。EPOC 研究也报道围术期化疗组 5 年生存率达 51%（95%CI 45%～58%），对比仅手术组为 48%（95%CI 40%～55%）。尽管联合治疗组无病生存时间显著延长，但是，ESMO 仍认为这是缺乏说服力的。此外，术前和术后 FOLFOX 方案化疗增加 EGFR 抑制剂西妥昔单抗与无进展生存期更差相关（14.8 个月 vs. 24.2 个月）。贝伐珠单抗是一种抗血管内皮生长因子（VRGF）抗体。在大型随机试验中，贝伐珠单抗联合 CAPEOX 或 FOLFOX 仅比单纯化疗略提高可切除率（8.4% vs. 6.1%），总生存的差别未达到统计学显著性[13]。另一项研究显示，对于可切除 mCRC 贝伐珠单抗联合 FOLFIRI 作为新辅助治疗可获得 66.7% 有效率，这是否能转化为生存获益仍有待探究[14]。同时，一项纳入 18 项研究的 Meta 分析也得出结论：总的来说，新辅助治疗并不能带来无进展生存期或总生存获益。然而，对一些特定的高复发风险的病例可能有益[15]。综上所述，基于目前可获得的数据，对于可切除肝转移的患者有三种治疗选择：一种选择是，他们可以先接受同期或分期肠切除和肝切除，术后联合 FOLFOX 或 CAPEOX 方案辅助治疗；另一种选择是，先行 FOLFOX 或 CAPEOX 方案（不能耐受奥沙利铂的患者可选择 FOLFIRI 方案）新辅助化疗 2～3 个月，之后接受肠切除和肝切除；最后一种选择是，首选接受肠切除术，术后予 FOLFOX 或 CAPEOX 方案辅助化疗，再进行分期肝转移切除。然而，需要注意的是，最后一种方法只适用于那些肝脏转移的系统治疗可延迟至从前期肠切除术恢复的患者。根治切除病例的化疗时间总共应该为 6 个月（包括任何术前化疗）。

对于不能切除的 mCRC，除手术外，指南建议在尽可能的情况下通过系统治疗、局部消融治疗（locoregional ablative therapies，LAT）消除可见病灶。对于最初不可切除的 mCRC，可以使用新辅助化疗；然而，将真正不可切除的病例降期至可切除程度的可能性只有 10%～15%。此外，较长疗程的化疗增加了肝脏毒性和术后并发症风险。NCCN 指南建议根据基因突变情况决定是否应用生物靶向治疗。每 2 个月应重新评估是否可转化为可切除，同时也建议总共进行 6 个月的围术期化疗。值得注意的是，这些建议是基于 EORTC 组间试验 40 983 的外推结果，该试验表明，围术期 FOLFOX 可使 PFS 获益，但不影响 OS。最近的数据显示，与 FOLFOX 或 FOLFIRI 加贝伐珠单抗的双药方案相比，使用强力三药化疗联合靶向治疗的方案，即 FOLFOXIRI 加贝伐珠单抗，可以提高应答率和获得更好反应。TRIBE2 研究将 mCRC 患者随机分为 FOLFOXIRI/ 贝伐单抗组和 FOLFOX/ 贝伐单抗组，并在首次进展时切换到 FOLFIRI/ 贝伐单抗组[16]。FOLFOXIRI/ 贝伐单抗显著提高了应答率，从 50% 提高到 62%，改善了无进展生存期，初步分析显示，与序贯双药化疗方法相比，FOLFOXIRI/ 贝伐单抗具有一致的总体生存优势。重要的是，作者报道了 FOLFOXIRI/ 贝伐单抗组 R_0 切除术率较高。德国

VOLFI 试验采用了一项随机 II 期设计，以评估 FOLFOXIRI 方案加 panitumumab（全人源化抗 EGFR 抗体）对 RAS 野生型不可切除的 mCRC 的作用[17]，结果达到总体应答率的主要研究终点（85.7% vs. 54.5%；P=0.0013）。一项关于潜在可切除患者的前瞻性队列分析显示，降期后，FOLFOXIRI/panitumumab 组比 FOLFOXIRI 组具有更高的二次切除率（60.0% vs. 36.4%）。为了更好地评估接受以 FOLFOXIRI 方案为基础的一线治疗后行根治性切除的晚期患者的长期预后，需要更长时间的随访观察。因此，应用更有效的系统治疗方案，对于那些身体足以承受积极治疗的患者，与目前估计的 10%～15% 相比，间隔时间长的根治性切除将成为可能。

不可切除的患者一般分为两类，这取决于他们的体能状态和是否有能力接受强化治疗以减少肿瘤或解决迫在眉睫的器官功能衰竭威胁，而那些不能接受强化治疗的患者则以疾病控制为目标。一线系统用药的主体包括氟尿嘧啶，联合奥沙利铂或伊立替康，同时联合或不联合生物靶向药，如有可能，应停止或维持化疗一段时间。对功能状态良好、器官功能适宜的患者应该给予二线治疗和三线及以上治疗方案。二线和三线的治疗方案取决于先前的治疗方法和分子图谱。

当存在微卫星不稳定（microsatellite instability，MSI）高表达时，其他免疫治疗，尤其是检查点抑制剂已被纳入 NCCN 指南作为不适合强化治疗患者的一线方案，或者二线、三线方案。对于存在 BRAF V600E 突变且二三线治疗选择有限的预后不良患者，相比西妥昔单抗加伊立替康为基础的细胞毒药物方案，不含化疗方案的恩可非尼（BRAF 抑制剂）、binimetinib（MEK 抑制剂）和西妥昔单抗（抗 EGFR）可提高有效率和总生存[18]。少数有 Her-2 扩增的 CRC（2%～3%），抗 Her-2 靶向药物的治疗策略显示出很有希望的效果（后线治疗中有效率约为 30%），并正在积极研究中。对系统治疗的全面回顾不在本章讨论范围内，但可以在结肠癌 NCCN 指南和 ESMO 指南中找到

相关内容[6, 19]。未来的研究需要具体解决这个问题，即基于肿瘤特征的个性化靶向治疗是否会导致肝转移性疾病患者更高的切除率。

三、立体定向放射治疗

有限的证据证实立体定向放射治疗（SBRT）的效果是令人鼓舞的，因为它能够获得和 RFA 相似的、高的局部控制率。SBRT 治疗后的复发也与肿瘤大小相关。一项对 18 项研究（10 项回顾性、6 项前瞻性和 2 期研究）的系统回顾显示，1 年和 2 年局部控制率分别为 67% 和 59.3%，1 年和 2 年 OS 分别为 67.2% 和 56.5%。这些研究纳入病例的标准不一致，一些研究仅包括表现良好、病灶少于 3 个、病变大小<3cm 的患者。不良反应包括轻度/中度肝毒性（30.7%）和严重毒性（8.7%）。结果需要大型随机研究进行最终验证[20]。

四、动脉内治疗

用于 mCRC 的动脉内治疗（IAT）包括用伊立替康经动脉化疗栓塞（TACE），肝动脉灌注化疗（HAI）和经动脉放射性栓塞（TARE）。在所有的病例中，IAT 的病理生理学基础是正常肝脏和肿瘤之间的血供差异，即正常肝细胞主要由门静脉供血，而肝脏原发或转移瘤主要由肝动脉供血。因此，IAT 治疗使肿瘤最大限度地暴露于细胞毒性药物或微球，同时避免正常肝实质的暴露，从而将肝毒性最小化[19, 21]。

五、肝动脉放射性栓塞

（一）选择标准和适应证（表 9-1）

^{90}Y 放射栓塞是指动脉内给予加载发射 β 射线的同位素钇-90 的微球（树脂或玻璃）[22]。其作用机制不依赖于微球的栓塞作用，而依赖于其放射性。CRC 细胞对射线高度敏感，甚至对化疗耐药的患者也是如此。^{90}Y 可用于进行全身化疗的患者，目的是减少肿瘤负荷，或者作为化疗耐药患者的补救治疗。^{90}Y 不应作为一线治疗，然而，它已被证明作为二三线治疗是有效的。

表 9-1 经动脉放射性栓塞的禁忌证	
绝对禁忌证	相对禁忌证
体检时有肝功能衰竭的临床体征（如临床难治性腹水）	肝功能异常： • 白蛋白＜2.5g/dl • AST 及 ALT＞5×ULN • ALP＞5×ULN • 总胆红素＞2.0mg/dl
显著的肝肺分流导致单次肺部剂量＞30Gy 或肺部累计剂量达 50Gy[2]	
严重门静脉高压伴逆肝血流	出血风险： • Hgb＜8.5g/dl • 血小板＜50 000/μl • INR＞2.0
不可纠正的出血倾向	白细胞＜2500/μl
	既往肝脏的外放射治疗

ALP. 碱性磷酸酶；ALT. 谷丙转氨酶；AST. 天冬氨酸转氨酶；INR. 国际标准化比值；ULN. 健康人群高限

对于体力状态差、基线肝功能差和广泛的多器官病变的患者，^{90}Y 不是一个可行的选择。Weiner 等得出结论，CEA、AST、中性粒细胞与淋巴细胞比值（NLR）的升高，以及肝外肿瘤负荷增加是放射栓塞治疗后总生存较差的独立相关因素。

MORE 研究的生存分析表明，良好的体力状态、无腹水、低肿瘤负荷、既往化疗、正常的白蛋白和胆红素、较低的 AST 和 CEA 是改善总生存的相关因素。

因严重外周血管性疾病或系统治疗药物继发大血管毒性而妨碍安全插管的患者可能不适合放射栓塞治疗。患者放射栓塞治疗前应停用贝伐单抗至少 6 周，最好 8 周。此外，与 TACE 不同，由于 ^{90}Y 微球末梢栓塞的作用有限，放射栓塞仍是合并门静脉癌栓患者的一种治疗选择。^{90}Y 也可用于不适合消融治疗的晚期肝病患者[22]。绝对禁忌证和相对禁忌证见表 8-1。

（二）技术

术前应仔细查看多期 CT 或 MRI 检查，以便准确计算放射活度。活度可以通过三种方法之一计算，即体表面积（BSA）法、医疗内部辐射剂量（MIRD）和分割法[21]。

放射性活度和剂量学不在本章的讨论范围。

^{90}Y 放射栓塞治疗是分阶段进行的。第一步是计划性血管造影或检查，其目的是详细了解肝脏和肿瘤血管解剖，评估肝外动脉供血，必要时进行栓塞，同时计算肝肺分流比。

操作是在全身麻醉或中度镇静下进行的，通过桡动脉或股动脉穿刺并插入 5F 或 6F 血管鞘。通过血管鞘，用 5F 导管（最常用的是 C2 或 SOS Omni 导管）选择肠系膜上动脉造影，以验证门静脉主干的通畅性，并评估是否存在副肝血管[22,23]。接下来，行腹腔干插管并进行血管造影，以描绘肝脏血供，除外肝外侧支供血。然后用微导管行选择性肝动脉造影，一般包括肝总动脉、肝固有动脉、右肝动脉和左肝动脉。进一步的超选择性插管取决于造影所见和手术医生的决定。一旦了解肿瘤的供血血管和血流情况，就可以确定治疗时导管的位置，并确保覆盖全部肿瘤[23]。

值得注意的是，确保包括全部血管分支的完全血管显影是至关重要的。此外，诊断性血管造影可以为治疗时提供非常丰富的血流动力学信息。

对选定为治疗注射点远端的任何供应肝外的血管应给予预防性栓塞，以避免非靶器官栓塞。这些血管包括但不限于胃的分支[胃右动脉（right gastric artery，RGA）]、十二指肠上分支和食道分支。然而，如果血管在治疗注射点近端，是否预防性栓塞取决于几个因素，包括 ^{90}Y 注射点到血管开口的距离、微球的量、肿瘤的大小、血管血流（因系统靶向药物而导致患者血流改变）、血流达到停滞的可能性和治疗期间的反流，因为这些因素都与胃十二指肠溃疡相关。最常见的需要用弹簧圈栓塞的动脉有胃右动脉、胃十二指肠动脉（gastroduodenal artery，GDA）、膈动脉和镰状动脉。同样值得注意的是，常规的弹簧圈栓塞这些血管可能导致肝肠侧支形成，这有潜在的可能限制将来放射栓塞技术的实施[22,23]。

处理 GDA 最具挑战性的是，当栓塞近血管开口时发生弹簧圈移位。解决这一问题的一种技术是将弹簧圈固定在一个小分支内，并将主支持导管推进至 GDA 开口处，以防止微导管移位。使用可控弹簧圈或血管塞也有助于更精确地放置弹簧圈，因为如果放置位置不对时，可以在释放前收回弹簧圈或血管塞[23]。

RGA 最常见起源于肝固有动脉，但也可起源于 GDA、肝右动脉或左肝动脉，最少见起源于肝总动脉。RGA 的插管比较有挑战性，因此充分的肝总动脉造影以显示其起源是很重要的。如果不能在其起源处成功插管，可以经胃左动脉通过胃动脉弓逆行的方式选择插管[22,23]。

常规不再推荐用弹簧圈栓塞胆囊动脉。Theysohn 等观察了 295 例患者，其中 20 例在胆囊中有显著的 ^{99m}Tc MAA 聚集。对于大多数患者，通过改变导管位置可以避免胆囊动脉。剩余的患者用吸收性明胶海绵或微导丝故意使血管痉挛的方法暂时闭塞胆囊动脉。没有患者需要胆囊切除，只有 1 例患者表现出胆囊炎的临床症状[24]。此外，可以考虑 1 周时间的预防性抗生素治疗[23]。

锥形束 CT 比数字减影血管造影更容易发现肝脏镰状动脉。尽管如此，栓塞这支动脉也不是常规操作。患者很少出现临床并发症，为了进行预防，治疗期间可以在前腹部放置冰袋。如果这支动脉特别粗能够成功插管，可以考虑用吸收性明胶海绵或弹簧圈栓塞[22]。

建议在微导管选择的治疗位置进行锥形束 CT 扫描，因为这被证明可以增加肿瘤病灶和肝外血供的检出率[22]。

预防性弹簧圈栓塞后，在 ^{90}Y 给药部位给予锝 99m 大聚集白蛋白（^{99m}Tc MAA）。在解剖变异的情况下，^{99m}Tc MAA 可以分开注射[22,23]。给予 ^{99m}Tc MAA 后，对患者进行多平面 SPECT/CT 检查，计算肝肺分流率。

最近，一些中心开始给患者同一天进行计划性血管造影和治疗。然而，这还不是普遍的做法。通常，^{90}Y 注射在计划性血管造影 2 周内进行。建议对每个肝叶分别进行治疗，因为全肝单次治疗与肝毒性增加和辐射诱发肝病（REILD）独立相关。治疗过程像计划性造影一样，以诊断血管造影为开始，以确保门静脉持续开放和无肝外动脉供血。确定导管位置，然后通过闭路给药系统注射计划剂量[21]。

（三）风险和并发症

治疗的预期副作用包括短暂的腹痛及栓塞后综合征：治疗后发热、嗜睡、疲乏、食欲减退和持续长达 10 天的恶心。这些副作用通常轻微，且发生率小于 TACE。

该治疗操作的潜在风险包括放射性栓塞诱发的肝病（REILD）、放射性肺炎、非靶性放射栓塞、淋巴细胞减少症和与血管造影术相关的并发症，例如，腹股沟血肿、血管夹层和造影剂诱发的肾衰竭[22]。

放射性肝病（REILD）以术后发生腹水和 6~8 周的黄疸为特征的综合征，通常无疾病进展或胆道梗阻发生，实验室检查胆红素>3mg/dl、

PALK/GGT 升高伴 AST 和 ALT 正常是其典型特征。在大多数严重病例的病理检查中，提示存在肝窦阻塞综合征伴静脉闭塞性疾病。4%～5.4% 的既往接受化疗病例会发生 REILD，尤其是 2 个月内接受放射栓塞、全肝单次大剂量 ^{90}Y 治疗、肝体积较小、高龄和肝储备有限均是治疗的风险因素[19, 20]。

放射性肺炎罕见，发生率低于 1%。症状将在 ^{90}Y 手术后 1～6 个月出现，并根据呼吸短促、咳嗽和通气功能障碍情况（肺部检查显示限制模式）以及计算机断层扫描（CT）显示双侧肺浸润程度进行分类。放射性肺炎是由微球环绕毛细血管系统，通过肿瘤血管内的动静脉分流到达肺所致。一项研究证明，在严格遵守剂量测定调整的情况下，包括根据肺分流分数，如果其大于 20% 则不进行治疗，可以将放射性肺炎的风险降低到 20%[25, 26]。

非靶放射栓塞可能导致胃或十二指肠溃疡、食管损伤、胰腺炎和皮肤损伤。^{90}Y 治疗后 4～6 周可发生放射性胆囊炎，症状包括右上腹疼痛、压痛和发热。影像学上表现为胆囊壁增厚、囊周积液以及壁内气体。值得注意的是，这些影像学结果也存在于无症状患者中。胆管坏死非常罕见，但在广泛病变的患者中已有报道。据报道，大约有 25% 的病例存在淋巴细胞减少的情况，尤其是在使用玻璃微球治疗后。但这些情况通常无临床意义，与感染风险增加无关。医生应意识到这些可能的情况，并适当告知患者。

（四）随访

治疗后，需密切监测患者的毒性反应。应在治疗结束至少 8 周后进行定期的 CT、MRI 或 PET/CT 随访检查，以确保及时发现任何潜在的不良反应。

（五）结果

几项研究分析了 ^{90}Y 在 mCRC 中的疗效和不良事件。MORE 研究（放射栓塞治疗 mCRC）是 2002 年至 2015 年的一项回顾性病例对照登记研究，分析了 ^{90}Y 治疗的预后因素以及不良事件[26]。

几项临床试验研究了 ^{90}Y 在 mCRC（包括Ⅰ期、Ⅱ期和Ⅲ期）一线治疗中的作用，最终，3 项Ⅲ期多中心随机对照试验：SIRFLOX、FOXFIRE 和 FOXFIRE-Global，用以评估有限肝外转移或无肝外转移的化疗初治的 mCRC 患者的总生存期。值得注意的是，超过一半的队列原发性肿瘤未切除。35% 的患者存在有限的肝外转移（定义为 5 个或更少的肺结节或包括淋巴结在内的单个部位的肝外转移）。^{90}Y 治疗组减少患者全身治疗剂量，同时 ^{90}Y 后 4～6 周开始生物制剂治疗。数据报道了 1100 多例患者，随机分配至单独化疗组与全身化疗联合放射栓塞组[27]。

尽管联合分析未显示总生存期和总无进展生存期的改善，但放射栓塞组的疾病进展在统计学上显著改善。与单独化疗组相比，联合治疗组中也更常观察到客观缓解（72.2% vs. 63%，P=0.012）[27]。正常情况下，右侧原发性肿瘤是不良预后因素，亚组分析表明，在 ^{90}Y 组右侧原发性肿瘤患者的总生存期显著改善。

在二线治疗中，几项回顾性研究和在挽救性治疗中的几项前瞻性试验显示了更积极的结果（图 9-1）。Hendlisz 在 44 例患者中进行的一项前瞻性Ⅲ期研究中显示，肝脏肿瘤进展和总体肿瘤进展得到显著改善；然而，中位总生存期无显著差异，仅有中位总生存期改善的趋势[26, 28]。

六、经动脉化疗栓塞

经动脉化疗栓塞（TACE）是一种基于导管的局部治疗手段，用于治疗不可切除的 mCRC，与全身化疗相比，其可将更高浓度的细胞毒性药物递送至肝转移灶。TACE 的主要适应证是作为全身化疗失败后的二线治疗，通常以延长生存期为目的进行[19]（图 9-2）。

（一）选择标准和适应证（表 9-2）

TACE 适用于预期寿命>3 个月且体能状态良好（ECOG≤2）的不可切除 mCRC 患者。患者必须有足够的肝功能。因为 TACE 可加重肝功能不全，存在肝性脑病或黄疸是治疗的绝对禁

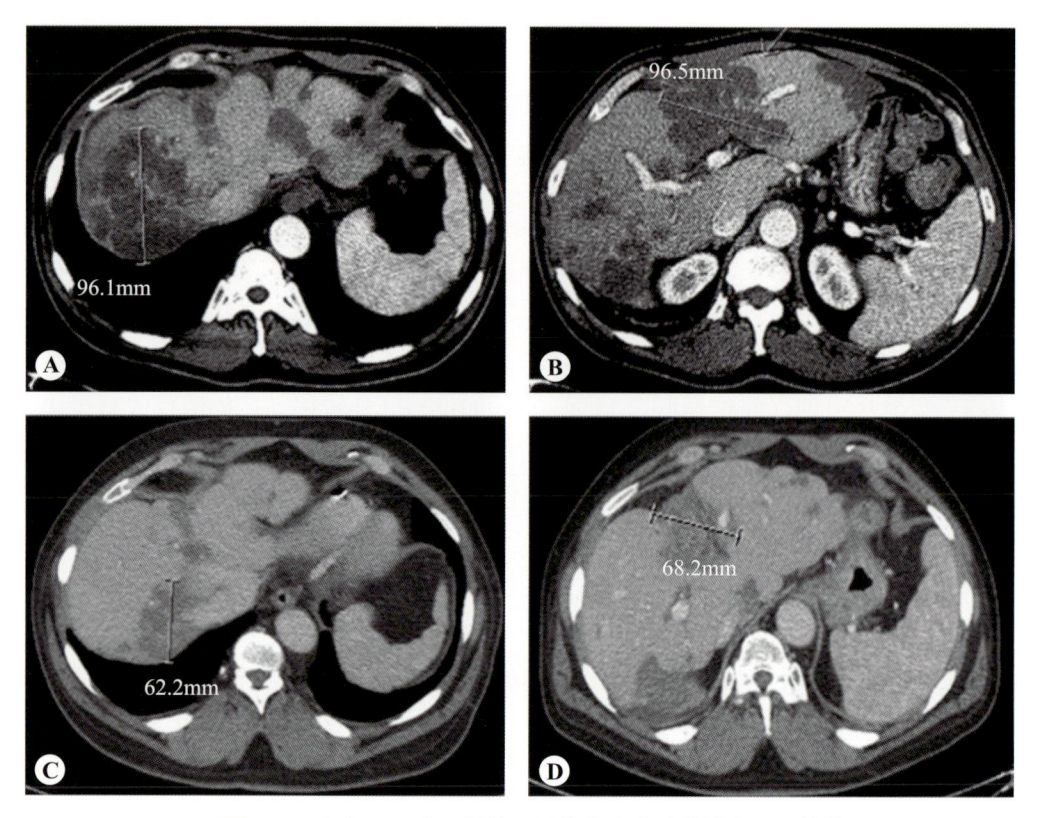

▲ 图 9-1 患者，56 岁，男性，两线化疗失败的结直肠肝转移

肝脏为主的转移病灶，CEA 水平升高。患者被推荐并接受了肝树脂微球放射栓塞治疗。A 和 B. 横断面增强 CT 图像显示与患者已知的结直肠转移一致的巨大低密度肿块。C 和 D. 放射栓塞后 9 个月的横断面增强 CT 图像显示所有肝脏病变的大小持续减小。患者 CEA 降至正常水平。CEA. 癌胚抗原

忌证。必须仔细评估门静脉通畅性，门静脉血栓形成曾被认为是绝对禁忌证，现在被定义为相对禁忌证，因为如果存在肝外侧支血流，仍可进行 TACE。胆肠吻合、胆道支架或既往十二指肠括约肌切开术后，肠道细菌可在胆管内定植，因此，尽管可以使用抗生素预防，TACE 后脓肿形成的风险仍会较高。严重的外周血管疾病和其他原因导致无法选择性插管也是禁忌证。理想的治疗患者是具有足够的体能状态，肝功能代偿，门静脉通畅，一个或几个肝转移灶累及小于 50% 的肝脏体积 [29]。

（二）技术

需要使用对比增强 CT 或 MRI 进行介入前分期，以精确评估肿瘤范围和动脉解剖，包括解剖变异，门静脉的通畅性应予确认。通常常规给予预防性抗生素，然而这并没有基于循证医学证据。

手术从桡动脉或股动脉穿刺开始，插入血管鞘。通过鞘管，使用 5F 导管（最常见的是 C2 或 SOS Omni 导管）选择插管肠系膜上动脉造影，验证门静脉主干的通畅性，并评估是否存在替代的肝血管等解剖变异 [29, 30]。

接下来，对腹腔干进行插管，并行血管造影，显示肝脏血管解剖结构，描绘所有肿瘤及其血管供应。然后通过 5F 导管同轴插入微导管/微导丝系统，并推进到为肿瘤供血的节段性或亚节段性动脉中。

理想情况下，微导管应以超选择性方式推进，确保完全覆盖肿瘤，同时保留正常肝实质。锥形束 CT 血管造影已被证明在病变检测、肿瘤血管供应映射和肿瘤完全覆盖评估方面具有优越性 [30]。

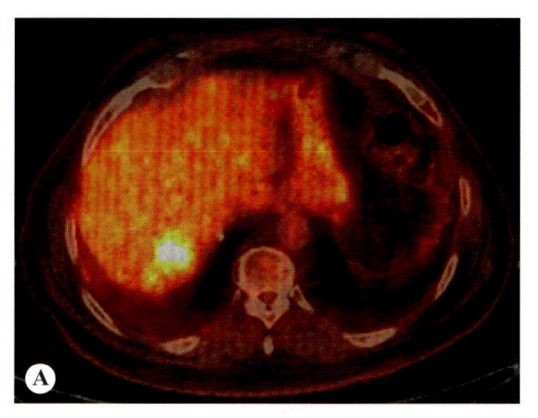

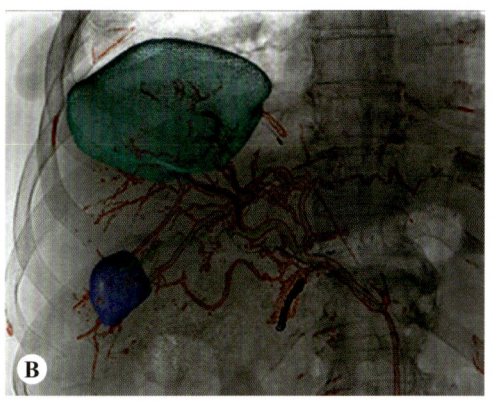

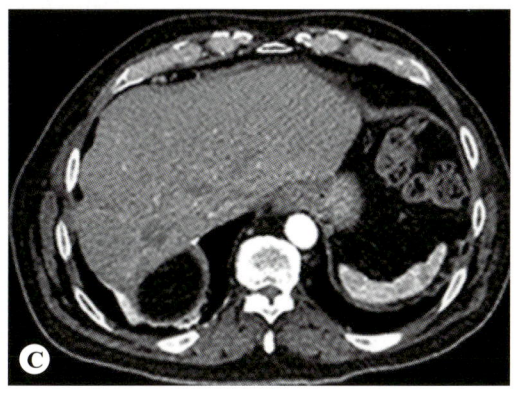

第9章 结直肠癌肝转移
Colorectal Cancer: Liver Metastatic Disease

▲ 图 9-2 患者，72 岁，男性，患有转移性结直肠癌，肝脏 S7 段病变

A. 横断面 PET/CT 显示 PET 显影病变。B. 药物洗脱微球化疗栓塞期间导航透视覆盖图像，其中有两处病变被分割（青色和蓝色）。病变明显增大。C. 栓塞后 14 个月的增强 CT 证实病变明显缩小。患者的 CEA 也恢复正常。CEA. 癌胚抗原

表 9-2 经动脉化疗栓塞禁忌证

绝对禁忌证	相对禁忌证
肝性脑病	完全性主门静脉血栓形成（只有存在肝顶侧支血流时才能进行经动脉化疗栓塞）
不可纠正的出血体质	肝功能不良： • 白蛋白＜2.5g/dl • AST 和 ALT＞5×ULN，ALP＞5×ULN • 总胆红素＞2.0mg/dl 出血风险： • Hgb＜8.5g/dl
妨碍动脉插管的严重外周血管疾病	• 血小板＜50 000/μl • INR＞2.0
肿瘤广泛性累及肝两叶	白细胞＜2500/μl 存在胆肠吻合、胆道支架或既往括约肌切开术

ALP. 碱性磷酸酶；ALT. 丙氨酸氨基转移酶；AST. 天冬氨酸氨基转移酶；INR. 国际标准化比值；ULN. 正常值上限

当确认微导管正确放置时，在X线透视下进行栓塞，直至在靶血管内血流接近停滞。可以使用多种化疗药物和栓塞剂，并以不同的组合使用。迄今为止，尚无循证治疗标准方案。传统TACE包括以乳剂形式输送化疗水溶液和碘油的混合物，通常随后给予颗粒栓塞剂栓塞[30]。

载药微球经动脉化疗栓塞（DEB-TACE）是一种较新的技术，利用负载细胞毒性药物的微球进行治疗，最常用的是伊立替康（DEBIRI）治疗mCRC。已发表的方案包括将100mg伊立替康载于75～150μm微珠上[31]。将DEB注射到肿瘤后，吸附的药物在数小时甚至数天内缓慢释放，同时还伴随有颗粒的栓塞作用。然后可以重新定位微导管以治疗其他的病变，并可根据需要进行多次治疗。

（三）风险和并发症

在有经验的中心，TACE术中和术后的主要和轻微并发症发生率通常非常低。并发症发生率随着栓塞材料的选择、技术及肿瘤负荷的不同而不同。主要并发症包括肝功能不全或梗死（2%）、肝脓肿（2%）以及较少见的胆管坏死或狭窄、胆囊炎、非靶器官栓塞或肾衰竭。肝功能不全以肿瘤负荷高、肝叶栓塞淤滞多见。

栓塞后综合征表现为恶心、呕吐、腹痛和发热。TACE术后发生于大多数患者，许多中心会将收治的患者进行观察和症状管理。

（四）结果

一项Ⅲ期RCT研究在不可切除的mCRC患者中比较了DEBIRI与全身FOLFIRI治疗。与全身化疗相比，DEBIRI与总生存期延长、无进展生存期和生活质量改善相关[31]。

2013年，对5项观察性试验和1项前瞻性试验的系统综述推荐DEBIRI用于不适合切除的患者，尤其是化疗失败的患者[32]。不幸的是，同年，一项针对mCRC的化疗栓塞与无干预或安慰剂治疗mCRC肝转移的荟萃分析得出结论，目前没有足够的证据推荐临床试验以外的TACE治疗[33]，NCCN指南引用了该荟萃分析作为其建议的基础[19]。

七、肝动脉灌注

在mCRC治疗领域，肝动脉灌注（HAI）治疗尚未得到广泛推广。NCCN指南建议HAI"仅推荐在这项技术领域具有大量外科操作和肿瘤学专业经验的机构内进行"，其涉及肝动脉港或泵放置和化疗灌注两方面内容[19]。

临床试验显示HAI可改善客观缓解率和无进展生存期，但仍缺乏总生存期研究结果。关于HAI在不可切除疾病向可切除转化治疗中作用的临床数据目前越来越多[34]。

值得关注的是，在对90项mCRC动脉内治疗（IAT）相关的前瞻性研究进行的荟萃分析后，得出的结论认为，TACE、TARE和HAI同样有效。对于一线化疗失败的患者，TACE的生存获益为21.3个月，HAI为12.6个月，TARE为10.9个月。然而，这些是仅单独治疗给药时观察到的结果，当IAT联合全身治疗时，这些疗效却并不能维持[35]。因此，荟萃分析得出结论，总生存期方面仅有"边缘获益"。NCCN指南也认为目前IAT在mCRC治疗中的作用仍存在争议[25]。

（一）消融

随着对结直肠癌肝转移治疗相关的多种消融治疗的探索，介入肿瘤消融的策略正在逐渐转变。消融治疗是一个术语，包括几种消融技术，可以将消融方式分为化学消融和基于能量的消融策略。化学消融治疗采用乙醇或乙酸等物质诱导肿瘤凝固性坏死。基于能量的消融包括不可逆电穿孔、冷冻消融、射频和微波消融[19]。

具体的消融模式不在本章的讨论范围内。目前在文献和临床实践中，热消融是最常用的肝脏消融治疗方式。

（二）选择标准和适应证

目前，使用射频消融治疗结直肠癌肝转移尚无公认的选择标准。然而，有人主张使用基于临床评分的建议和寡转移性疾病的治疗理念。外科手术切除仍然是结直肠癌肝转移的标准治疗；然而，越来越多的数据支持消融在寡转移性疾病非手术候选者中的作用。而且，只要所有病变部位都能进行完成治疗，消融也可以作为手术的辅助手段[19, 36, 37]。

基于临床评分基础，建议应用4个标准以方便选择合适的患者进行消融。这些标准包括对全身治疗的反应、≤3处结直肠癌肝转移、≤3cm病灶大小和低CEA水平[36]。此外，作者支持mCRC消融的适应证与寡转移性疾病的公认定义一致：肿瘤最大直径<5cm、不适合手术且以治愈为目的的转移病灶<4个的患者[38]。

此外，如果所有的肝转移瘤均能获得完整的消融，那么肿瘤的数量就不应被认为是一个绝对的限制因素。在汇总mCRC肝转移瘤接受消融治疗的选择标准时，一般提倡均认为理想的最大直径小于3cm的病变，可以施行成功完整消融。

（三）技术

根据病变可见性、引导设备的能力和术者经验，在超声、计算机断层扫描或磁共振成像下进行消融治疗。超声引导的优点包括实时、成本低、无电离辐射。超声造影有助于治疗前计划、病变穿刺和消融评估。消融区域应通过对比增强成像进行评估。

消融治疗可在清醒镇静或全身麻醉下进行，这取决于患者的伴发的疾病和病变位置。是否预防性抗生素应用通常由实施的机构决定，除非已进行胆道治疗的患者；建议进行肠道准备和全程抗生素给药，以避免脓肿形成。应完成全面实验室检查，包括全血细胞计数、凝血功能、尿素、电解质、肝功能检查和肿瘤标志物[36-38]。

消融的边界应包括肿瘤及周围理想上至少1cm的肝实质，多针的组合应用，可以产生协同作用以保证完整消融肿瘤。消融针应根据消融区的范围合理排布，以避免消融区之间存在未消融的空隙，2针之间的距离应根据消融针的技术参数进行调整。当消融整个肿瘤并获得满意的消融效果时，就取得了初步的技术成功。

（四）随访

患者在治疗后通常建议住院24h。推荐在治疗后4周进行临床、实验室和影像学随访，以评估肿瘤反应及并发症。病灶周围结节状边缘强化是残留肿瘤的特征[36, 39]。

（五）风险和并发症

肝脏消融的主要并发症发生率极低。一项系统性综述报道称，消融术的死亡率为0.16%，而总体并发症发生率为3.29%。最常见的并发症包括肿瘤种植（0.5%）、腹腔内出血（0.37%）和肝脓肿（0.32%），而腹水、胸腔积液、肝梗死、肝功能衰竭、血胸和穿孔均低于0.25%[40]。

（六）结果

消融后的局部肿瘤复发取决于肿瘤大小、位置和消融获得的边界。事实上，无论使用何种消融技术，1cm的边缘均与无复发相关，在位于大血管附近的肿瘤中使用MWA也是如此[41]。

EORTC-CLOCC试验将患者随机分配至消融±手术联合化疗组及单独化疗组，联合治疗组进展生存期得到改善[42]。一项比较射频消融（RFA）、微波消融（MWA）、全身化疗和部分肝切除术（PH）治疗转移性结直肠癌的荟萃分析显示，PH在肿瘤复发方面优于射频消融，但是不优于PH联合射频或联合微波消融。与PH相比，RFA的并发症较低，但MWA的并发症没有显示出优势[43]。要将消融正式纳入NCCN和ESMO指南，仍需要进行前瞻性随机临床试验[12, 19]。

转移性结直肠癌的肿瘤介入治疗数据越来越多；但是，加入NCCN和ESMO指南还需要更多前瞻性、随机临床研究的数据支持。

参考文献

[1] Adam R, de Gramont A, Figueras J, Kokudo N, Kunstlinger F, Loyer E, et al. Managing synchronous liver metastases from colorectal cancer: a multidisciplinary international consensus. Cancer Treat Rev. 2015;41(9):729-41.

[2] Chow FC, Chok KS. Colorectal liver metastases: an update on multidisciplinary approach. World J Hepatol. 2019;11(2):150-72.

[3] Oxenberg J, Papenfuss W, Esemuede I, Attwood K, Simunovic M, Kuvshinoff B, et al. Multidisciplinary cancer conferences for gastrointestinal malignancies result in measureable treatment changes: a prospective study of 149 consecutive patients. Ann Surg Oncol. 2015;22(5):1533-9.

[4] Nordlinger B, Sorbye H, Glimelius B, Poston GJ, Schlag PM, Rougier P, et al. Perioperative chemotherapy with FOLFOX4 and surgery versus surgery alone for resectable liver metastases from colorectal cancer (EORTC Intergroup trial 40983): a randomised controlled trial. Lancet. 2008;371(9617):1007-16.

[5] Fernandez FG, Drebin JA, Linehan DC, Dehdashti F, Siegel BA, Strasberg SM. Five-year survival after resection of hepatic metastases from colorectal cancer in patients screened by positron emission tomography with F-18 fluorodeoxyglucose (FDG-PET). Ann Surg. 2004;240(3):438-47; discussion 47-50.

[6] Scheele J, Stang R, Altendorf-Hofmann A, Paul M. Resection of colorectal liver metastases. World J Surg. 1995;19(1):59-71.

[7] Cummings LC, Payes JD, Cooper GS. Survival after hepatic resection in metastatic colorectal cancer: a population-based study. Cancer. 2007;109(4):718-26.

[8] Rees M, Tekkis PP, Welsh FK, O'Rourke T, John TG. Evaluation of long-term survival after hepatic resection for metastatic colorectal cancer: a multifactorial model of 929 patients. Ann Surg. 2008;247(1):125-35.

[9] Tomlinson JS, Jarnagin WR, DeMatteo RP, Fong Y, Kornprat P, Gonen M, et al. Actual 10-year survival after resection of colorectal liver metastases defines cure. J Clin Oncol. 2007;25(29):4575-80.

[10] Berri RN, Abdalla EK. Curable metastatic colorectal cancer: recommended paradigms. Curr Oncol Rep. 2009;11(3):200-8.

[11] Cieslak KP, Runge JH, Heger M, Stoker J, Bennink RJ, van Gulik TM. New perspectives in the assessment of future remnant liver. Dig Surg. 2014;31(4-5):255-68.

[12] Van Cutsem E, Cervantes A, Adam R, Sobrero A, Van Krieken JH, Aderka D, et al. ESMO consensus guidelines for the management of patients with metastatic colorectal cancer. Ann Oncol. 2016;27(8):1386-422.

[13] Saltz LB, Clarke S, Diaz-Rubio E, Scheithauer W, Figer A, Wong R, et al. Bevacizumab in combination with oxaliplatin-based chemotherapy as first-line therapy in metastatic colorectal cancer: a randomized phase Ⅲ study. J Clin Oncol. 2008;26(12):2013-9.

[14] Nasti G, Piccirillo MC, Izzo F, Ottaiano A, Albino V, Delrio P, et al. Neoadjuvant FOLFIRI+bevacizumab in patients with resectable liver metastases from colorectal cancer: a phase 2 trial. Br J Cancer. 2013;108(8):1566-70.

[15] Liu W, Zhou JG, Sun Y, Zhang L, Xing BC. The role of neoadjuvant chemotherapy for resectable colorectal liver metastases: a systematic review and meta-analysis. Oncotarget. 2016;7(24):37277-87.

[16] Cremolini C, Antoniotti C, Lonardi S, Rossini D, Morano F, Cordio S, et al. Updated results of TRIBE2, a phase Ⅲ, randomized strategy study by GONO in the 1st- and 2nd-line treatment of unresectable mCRC. Ann Oncol. 2019;30(Suppl 4):iv154.

[17] Geissler M, Tannapfel A, Reinacher-Schick A, Martens U, Ricke J, Riera-Knorrenschield J, et al. Final results of the randomized phase Ⅱ VOLFI trial (AIO- KRK0109): mFOLFOXIRI + Panitumumab versus FOLFOXIRI as first-line treatment in patients with RAS wild-type metastatic colorectal cancer (mCRC). Ann Oncol. 2019;30(Suppl 4):iv119-iv20.

[18] Kopetz S, Grothey A, Yaeger R, Van Cutsem E, Desai J, Yoshino T, et al. Encorafenib, Binimetinib, and Cetuximab in BRAF V600E-Mutated Colorectal Cancer. N Engl J Med. 2019;381(17):1632-43.

[19] National Comprehensive Cancer Network. Colon Cancer (Version 1.2019). 2019. https://www.nccn.org/professionals/physician_gls/pdf/colon.pdf.

[20] Chang DT, Swaminath A, Kozak M, Weintraub J, Koong AC, Kim J, et al. Stereotactic body radiotherapy for colorectal liver metastases: a pooled analysis. Cancer. 2011;117(17):4060-9.

[21] Raval M, Bande D, Pillai AK, Blaszkowsky LS, Ganguli S, Beg MS, et al. Yttrium-90 radioembolization of hepatic metastases from colorectal cancer. Front Oncol. 2014;4:120.

[22] Tong AK, Kao YH, Too CW, Chin KF, Ng DC, Chow PK. Yttrium-90 hepatic radioembolization: clinical review and current techniques in interventional radiology and personalized dosimetry. Br J Radiol. 2016;89(1062):20150943.

[23] Gaba RC. Planning arteriography for yttrium-90 microsphere radioembolization. Semin Intervent Radiol. 2015; 32(4):428-38.

[24] Theysohn JM, Muller S, Schlaak JF, Ertle J, Schlosser TW, Bockisch A, et al. Selective internal radiotherapy (SIRT) of hepatic tumors: how to deal with the cystic artery. Cardiovasc Intervent Radiol. 2013;36(4):1015-22.

[25] Sangro B, Martinez-Urbistondo D, Bester L, Bilbao JI, Coldwell DM, Flamen P, et al. Prevention and treatment of complications of selective internal radiation therapy: expert guidance and systematic review. Hepatology. 2017;66(3):969-82.

[26] Kennedy AS, Ball D, Cohen SJ, Cohn M, Coldwell DM, Drooz A, et al. Multicenter evaluation of the safety and efficacy of radioembolization in patients with unresectable colorectal liver metastases selected as candidates for (90)Y resin microspheres. J Gastrointest Oncol. 2015;6(2):134-42.

[27] Wasan HS, Gibbs P, Sharma NK, Taieb J, Heinemann V, Ricke J, et al. First-line selective internal radiotherapy plus chemotherapy versus chemotherapy alone in patients

[28] Hendlisz A, Van den Eynde M, Peeters M, Maleux G, Lambert B, Vannoote J, et al. Phase Ⅲ trial comparing protracted intravenous fluorouracil infusion alone or with yttrium-90 resin microspheres radioembolization for liver-limited metastatic colorectal cancer refractory to standard chemotherapy. J Clin Oncol. 2010;28(23): 3687-94.

[29] Kritzinger J, Klass D, Ho S, Lim H, Buczkowski A, Yoshida E, et al. Hepatic embolotherapy in interventional oncology: technology, techniques, and applications. Clin Radiol. 2013;68(1):1-15.

[30] Kandarpa K, Machan L, editors. Handbook of interventional radiologic procedures. Philadelphia: Lippincott Williams & Wilkins; 2011.

[31] Fiorentini G, Aliberti C, Tilli M, Mulazzani L, Graziano F, Giordani P, et al. Intra-arterial infusion of irinotecan-loaded drug-eluting beads (DEBIRI) versus intravenous therapy (FOLFIRI) for hepatic metastases from colorectal cancer: final results of a phase Ⅲ study. Anticancer Res. 2012;32(4):1387-95.

[32] Richardson AJ, Laurence JM, Lam VW. Transarterial chemoembolization with irinotecan beads in the treatment of colorectal liver metastases: systematic review. J Vasc Interv Radiol. 2013;24(8):1209-17.

[33] Riemsma RP, Bala MM, Wolff R, Kleijnen J. Transarterial (chemo)embolisation versus no intervention or placebo intervention for liver metastases. Cochrane Database Syst Rev. 2013;4:CD009498.

[34] Levi FA, Boige V, Hebbar M, Smith D, Lepere C, Focan C, et al. Conversion to resection of liver metastases from colorectal cancer with hepatic artery infusion of combined chemotherapy and systemic cetuximab in multicenter trial OPTILIV. Ann Oncol. 2016;27(2):267-74.

[35] Zacharias AJ, Jayakrishnan TT, Rajeev R, Rilling WS, Thomas JP, George B, et al. Comparative effectiveness of hepatic artery based therapies for unresectable colorectal liver metastases: a meta-analysis. PLoS One. 2015;10(10):e0139940.

[36] Mahnken AH, Pereira PL, de Baere T. Interventional oncologic approaches to liver metastases. Radiology. 2013; 266(2): 407-30.

[37] Petre EN, Sofocleous C. Thermal ablation in the management of colorectal cancer patients with oligometastatic liver disease. Visc Med. 2017;33(1):62-8.

[38] Tsitskari M, Filippiadis D, Kostantos C, Palialexis K, Zavridis P, Kelekis N, et al. The role of interventional oncology in the treatment of colorectal cancer liver metastases. Ann Gastroenterol. 2019;32(2):147-55.

[39] Foltz G. Image-guided percutaneous ablation of hepatic malignancies. Semin Intervent Radiol. 2014;31(2):180-6.

[40] Bertot LC, Sato M, Tateishi R, Yoshida H, Koike K. Mortality and complication rates of percutaneous ablative techniques for the treatment of liver tumors: a systematic review. Eur Radiol. 2011;21(12):2584-96.

[41] Shady W, Petre EN, Do KG, Gonen M, Yarmohammadi H, Brown KT, et al. Percutaneous microwave versus radiofrequency ablation of colorectal liver metastases: ablation with clear margins (A0) provides the best local tumor control. J Vasc Interv Radiol. 2018;29(2):268-75e1.

[42] Ruers T, Van Coevorden F, Punt CJ, Pierie JE, Borel-Rinkes I, Ledermann JA, et al. Local treatment of unresectable colorectal liver metastases: results of a randomized phase Ⅱ trial. J Natl Cancer Inst. 2017;109(9):djx015.

[43] Meijerink MR, Puijk RS, van Tilborg A, Henningsen KH, Fernandez LG, Neyt M, et al. Radiofrequency and microwave ablation compared to systemic chemotherapy and to partial hepatectomy in the treatment of colorectal liver metastases: a systematic review and meta-analysis. Cardiovasc Intervent Radiol. 2018;41(8):1189-204.

第 10 章 神经内分泌肿瘤
Neuroendocrine Neoplasms

Adam Schwertner　Emily K. Bergsland　Thomas A. Hope　Eric K. Nakakura
Moishir Anwar　Maureen P. Kohi　Nicholas Fidelman　著
马亦龙　赵　昌　译　　刘　鹏　校

一、流行病学和病理生理学

神经内分泌肿瘤（neuroendocrine neoplasms，NENs）是具有神经内分泌功能的上皮组织肿瘤。神经内分泌肿瘤可以发生在体内任何部位，但最常见于胃肠道、胰腺、支气管、甲状腺或神经嵴组织（副神经节细胞瘤／嗜铬细胞瘤）。神经内分泌肿瘤是仅次于结肠癌的第二大常见胃肠道恶性肿瘤，其年发病率为 6.98/10 万。神经内分泌肿瘤的发病率在过去几十年中一直持续上升，从 1994 年到 2009 年其发病率增加了 1 倍以上[1]。

神经内分泌肿瘤根据肿瘤来源部位、是否具有内分泌功能和组织学等级将其分为功能性和非功能性两大类。功能性神经内分泌肿瘤可以通过分泌有生物学活性的激素引起的相关临床症状，例如类癌综合征、胃泌素瘤导致的 Zollinger-Ellison 综合征或胰岛素瘤导致的低血糖症等。功能性神经内分泌肿瘤最常分泌的激素是胰岛素和胃泌素，血管活性肠肽（vasoactive intestinal peptide，VIP）、胰高血糖素、生长抑素、促肾上腺皮质激素、5-羟色胺和甲状旁腺激素相关蛋白等激素分泌较少见。非功能性神经内分泌肿瘤不分泌有生物学活性的激素，临床上主要表现为非特异性的消化道症状或肿瘤局部占位症状，因此就诊时患者常处于临床较晚分期。

神经内分泌肿瘤根据组织分化类型可分为分化良好的神经内分泌肿瘤和低分化的神经内分泌肿瘤。而核分裂象数和 Ki-67 阳性指数是肿瘤病理分级的重要指标：1 级为 Ki-67 指数 <3% 及核分裂象数 <2/10 高倍视野；2 级为 Ki-67 指数在 3%~20% 及核分裂象数（2~20）/10 高倍视野；3 级为 Ki-67 指数在 >20% 及核分裂象数 >20/10 高倍视野。神经内分泌肿瘤确切发病机制目前尚不完全清楚，但部分神经内分泌肿瘤的发生与遗传易感性有关，如多发性内分泌腺瘤（mutiple endocrine neoplasia，MEN）1 型和 2 型、Von Hippel-Lindau 综合征、神经纤维瘤病 1 型、结节性硬化症和遗传性副神经节瘤。

神经内分泌肿瘤靶向生长抑素受体的放射性诊断根据肿瘤分化程度的不同而选择不同的放射性核素。由于分化良好的神经内分泌肿瘤细胞表面生长抑素受体高表达，其可与 [111]In 或 ^{68}Ga-DOTA-TATE 或 ^{68}Ga-DOTA-TOC 标记的生长抑素类似物奥曲肽相结合后，通过单光子发射计算机断层显像（single-photon emission computed tomography，SPECT）扫描来进行诊断。既往研究结果显示，该检查方法对分化良好的神经内分泌肿瘤诊断的灵敏度约为 85%。近年来 [68]Ga 等标记的正电子发射断层显像（positron emission tomography，PET）具有更高的空间分辨率和组织对比度，并且将诊断的灵敏度提高至约90%，因此，111In 已逐步被取代。在低分化神经内分泌癌中，由于其细胞表面缺乏生长抑素受体表达，病灶存在无任何放射性摄取现象，对于常规影像学高度怀疑的神经内分泌肿瘤，可采用氟代脱氧葡萄糖（fluorode-oxyglucose，FDG）PET 进行扫描。

高分化神经内分泌肿瘤生长速度相对缓慢，其预后与原发病灶的部位、肿瘤诊断时的临床分期和肿瘤的病理分级密切相关。神经内分泌肿瘤最常见的转移器官是肝脏，无肝脏转移患者较肝脏转移患者的预后更佳。

在仅有局部类癌肿瘤病灶的情况下，类癌组织分泌的 5-羟色胺将被机体吸收并储存于血小板中，并进一步经肝脏和肺组织的代谢转化为 5-羟吲哚乙酸（5-hydroxyindoleacetic acid，5-HIAA），从小便中排出。而在肝脏转移的情况下，肿瘤分泌的血管活性物质可能会避开在肝脏中降解的过程，直接进入机体外周循环血液中，从而导致类癌综合征。其典型临床症状有皮肤潮红、腹泻、腹痛和喘息发作等。在类癌综合征的基础上伴随着血流动力学改变可进一步导致心动过速或过缓、低血压或高血压等医疗急症等发生。

约 40% 类癌综合征等患者会伴随有右心内膜纤维化或三尖瓣或肺动脉瓣瓣膜病。而晚期三尖瓣或肺动脉瓣瓣膜病被报道与神经内分泌肿瘤的不良预后相关联，同时也是导致约 1/3 肿瘤患者死亡的因素，比肿瘤远处转移导致的死亡人数还多。发生这类循环系统症状的主要原因是 5-羟色胺刺激成纤维细胞增生，由于静脉血中 5-羟色胺浓度很高，因此约 95% 的患者纤维增生发生于右心瓣膜，以三尖瓣关闭不全和肺动脉瓣关闭不全为主要特征，并进一步发展为右心功能衰竭。但是仍然有约 10% 的患者会出现左心病变，这主要与心绞痛和冠状动脉痉挛密切相关。

二、手术治疗

外科手术治疗是局限性或只有肝转移的神经内分泌肿瘤的主要治疗措施，通过切除原发病灶和肝转移灶达到根治性切除的目的。特别是来源于肠道的神经内分泌肿瘤，能否手术切除肿瘤原发病灶除与患者预后密切相关外[2]，还与肿瘤或区域淋巴结导致的肠道缺血坏死或肠梗阻的是否发生相关联。同理，胰腺内的神经内分泌肿瘤也可根据肿瘤大小和部位进行切除或摘除术。而肺神经内分泌肿瘤的减瘤术则可以减少支气管恶性梗阻导致的阻塞性肺炎的发生率。

肝脏是胃肠道和胰腺神经内分泌肿瘤最常见的转移器官，对于只有肝转移的患者可以选择手术切除治疗。虽然肝转移患者可以从手术治疗中获益[3]，但是还是面临着术后极高的肿瘤复发率。在一项全球多中心研究结果中，肝转移的神经内分泌肿瘤患者接受手术治疗后，其 5 年和 10 年的复发率分别为 94% 和 99%[3]。近年来，对于肝转移瘤减瘤术的减瘤原则有从 90% 逐渐减少为 70% 的趋势，因为报道显示两种减瘤比例的患者 5 年生存率无显著差异[4]。

目前肝移植已经应用在肝转移神经内分泌肿瘤患者中。但由于接受该治疗的患者数量较少，因此这种治疗手段在有更多的研究结果发表之前，只能作为肝转移神经内分泌肿瘤治疗的重要临床研究方向之一。

三、系统治疗

对于无法手术切除的神经内分泌肿瘤患者，全身系统性治疗可以控制疾病（影像学检查评估肿瘤病灶稳定，无进展）和缓解类癌综合征的临床症状（图 10-1）。生长抑素类似物奥曲肽和兰瑞肽是肿瘤细胞表面表达生长抑素受体的神经内分泌肿瘤患者的一线治疗药物。其通过与生长抑素受体相结合减少多种激素的分泌来发挥治疗作用，能显著提高高分化神经内分泌肿瘤患者的无进展生存期（progression-free survival，PFS）。

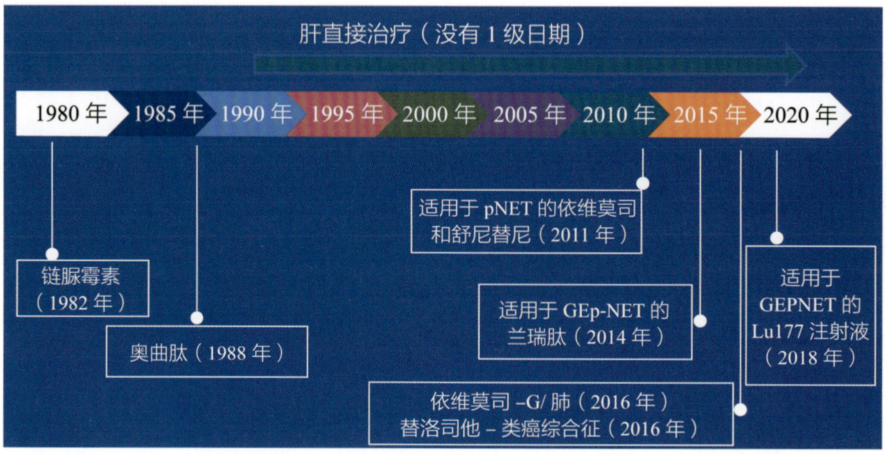

▲ 图 10-1　高分化神经内分泌肿瘤系统治疗药物的使用及 FDA 批准的时间表

PROMID 临床试验结果显示，与安慰剂相比较，长效奥曲肽治疗的高分化转移性小肠神经内分泌肿瘤患者的无进展生存期从 5.9 个月提高至 15.6 个月[5]。同样，CLARINET 临床试验报道表明，兰瑞肽可显著延长 1 级或 2 级转移性胃肠胰来源的神经内分泌肿瘤患者的无进展生存期[6]。长效奥曲肽推荐从每月 20mg 肌内注射开始，并逐渐将剂量增至每月 60mg 或每周 2 次注射。兰瑞肽推荐剂量为 120mg/mo 皮下注射。而色氨酸羟化酶抑制剂 telotristat 可用于治疗类癌综合征的腹泻症状。

对于接受生长抑素类似物治疗后肿瘤进展且有远处转移的患者，可以选择依维莫司、舒尼替尼或放射性核素治疗。虽然依维莫司和舒尼替尼通过抑制肿瘤血管生成和肿瘤细胞增殖来控制神经内分泌肿瘤的生长，但是两种药物的治疗机制有所不同。依维莫司是通过抑制哺乳动物中介导细胞生长和增殖信号通路信号传导的西罗莫司靶蛋白（mammalian target of rapamycin，mTOR）来发挥治疗作用。而舒尼替尼是通过抑制血管内皮生长因子相关的受体酪氨酸激酶发挥治疗作用。两种药物治疗上主要是抑制肿瘤细胞的生长，而不是杀灭肿瘤细胞。既往研究结果显示，在肿瘤进展的胰腺神经内分泌肿瘤患者（11 个月 vs. 4.6 个月）[7] 和呼吸功能受损的胃肠神经内分泌肿瘤患者（11 个月 vs. 3.9 个月）[8] 中，与安慰剂相比较，依维莫司延长两种患者无进展生存期。而舒尼替尼可延长肿瘤进展的胰腺神经内分泌肿瘤患者的无进展生存期（11.4 个月 vs. 5.5 个月）[9]。而依维莫司和舒尼替尼联合生长抑素类似物在神经内分泌肿瘤中的治疗效果的研究目前正在进行中。

多肽 - 受体介导的放射性核素治疗（peptide receptor radionuclide therapy，PRRT）是一种针对定向位点的放射靶向治疗，通过放射性核素标记的生长抑素类似物与肿瘤细胞表面表达的生长抑素受体发生高亲和力、高特异性的配体 - 受体作用将射线的细胞毒性作用传递至肿瘤细胞内，从而发挥抗肿瘤治疗的作用。^{90}Y 和 ^{177}Lu 是两种用于 PRRT 的主要放射性核素，其均可通过 β 衰变产生高能电子，这些电子使周围组织细胞的双链 DNA 断裂，导致细胞死亡。^{90}Y 具有更高能的电子，因此具有更深的组织穿透范围，与 ^{177}Lu 相比较，其对体积较大的肿瘤疗效较好。NETTER 临床试验证明，与接受更高剂量的生长抑素类似物治疗的晚期高分化中肠神经内分泌肿瘤患者相比较，接受 PRRT 治疗患者的无进展生存期显著延长（8.9 个月 vs. >40 个月），且肿瘤体积也显著缩小（有 18% 的患者获得了肿瘤的完全或部分缓解）[10]。PRRT 治疗的主要不良反应有骨髓抑制、骨髓异常增生综合征（2.7%）、白血病（0.5%）和肾功能不全（2%）。但是在 NETTER 试验中，接受了 PRRT 治疗的患者只有不到 10% 出现了明显的骨髓抑制症状。

对于肿瘤快速生长且远处转移的神经内分泌肿瘤患者可选择全身化疗的策略。高分化神经内分泌肿瘤的化疗方案有卡培他滨和替莫唑胺以及基于奥沙利铂的方案（如 FOLFOX）。一项在胰腺神经内分泌肿瘤患者进行的临床研究结果显示，基于 RECIST 标准进行评估下，卡培他滨联合替莫唑胺治疗的总体反应率可达到 54%[11]。

四、经动脉介入治疗

神经内分泌肿瘤肝转移病灶介入治疗的适应证主要有 4 种。
- 进展的肝转移病灶（单发病灶或多发病灶）。
- 具有临床症状的肝转移病灶（如疼痛、恶心或腹胀等）。
- 无法控制类癌综合征的临床症状和（或）24h 尿 5-HIAA 显著升高（有增加类癌综合征循环损害风险）的肝转移病灶。
- 生物学行为不一致的肝转移病灶（肝内病灶增大速度显著超过其他部位的病灶和（或）肝内病灶在 SSTR-PET 扫描中显示对放射性核素的摄取显著低于其他部位的病灶）。

（一）经动脉化疗栓塞治疗和经动脉栓塞治疗

常规经动脉化疗栓塞治疗（cTACE）是将化疗药物（多柔比星、丝裂霉素 C 和顺铂）与碘化油一起进行乳化后通过供应肝转移病灶的肝动脉分支直接注入肝转移病灶内的治疗策略。碘化油是是从罂粟籽油中提取的油状液体，其具有不透 X 线的性质，注入肝动脉后可减缓动脉内的血流并可作为化疗药物的载体输送化疗药物。在进入肝转移病灶后，碘化油可被肿瘤细胞吸收并长时间沉淀在肿瘤细胞内，而正常肝细胞吸收的碘化油在约 4 周后可排出细胞外。肿瘤组织由于碘化油栓塞和其输送的化疗药物的细胞毒性而出现缺血坏死和细胞死亡，但正常肝组织由于有来自门静脉足够的血液供应而不会出现缺血坏死的情况。

经动脉栓塞治疗（transarterial embolization，TAE）是另一种治疗策略。由于神经内分泌肿瘤肝转移病灶主要由肝动脉供血，因此单纯肝动脉肿瘤供血分支的栓塞将使动脉内血流速度缓慢及血液淤滞，导致肿瘤组织缺血缺氧坏死和肿瘤细胞死亡。目前有多种类型的永久栓塞剂可用于肝动脉的栓塞治疗。3- 丙烯酸微球（Embosphere™，Merit Medical，San Jose，CA，USA），是乙酸乙烯和丙烯酸甲酯生成的聚合物，具有亲水性和不可吸收的性质，并有多种直径的球体。肝动脉栓塞最常用的球体直径为 40~120μm、100~300μm 或 300~500μm。另一种常用的永久栓塞剂是水凝胶微球（Embozene™，Boston Scientific，Natick，MA，USA），其具有良好的生物兼容性，有 40μm、75μm、100μm、250μm、400μm 和 500μm 的不同直径可用于肝动脉栓塞治疗。聚乙烯醇（polyvinyl alcohol，PVA）颗粒可替代 3- 丙烯酸微球进行栓塞治疗，其直径范围在 100~1100μm。与 3- 丙烯酸微球相比较，PVA 颗粒形状不均匀，且在注射过程中有相互聚集的倾向，从而导致比预期的动脉更近端的动脉被栓塞。一般来说，较小的 PVA 颗粒（＜100μm）可用于较小和较少血管的肿瘤栓塞治疗，而较大的 PVA 颗粒（＞100μm）可用于包含肝动脉至肝静脉分流的富血管肿瘤栓塞治疗。

目前尚未有 cTACE 和 TAE 神经内分泌肿瘤肝转移中治疗效果的前瞻性研究结果发表，但是一项神经内分泌肿瘤肝转移栓塞治疗的前瞻性随机临床试验（Randomized Embolization Trial for NeuroEndocrine Tumor Metastases to the Liver，RETNET）正在进行中（NCT #02724540）。而既往回顾性病例 - 对照研究结果表明，在接受上述两种不同治疗策略的神经内分泌肿瘤肝转移患者的临床症状改善、生化指标的变化、影像学疗效评估和无进展生存期方面，两种方法并无显著差异（表 10-1）。TACE 治疗（图 10-2）和 TAE 治疗（图 10-3）在以肝转移为主的肿瘤进展患者、导致多种临床症状的肿瘤肝转移患者或难以控制

表 10-1 TAE 和 cTACE 的疗效对比 [12]

类 别	TAE	cTACE
临床症状缓解率	64%～93%	60%～95%
生化指标缓解率	50%～69%	50%～90%
影像学评估缓解率	32%～82%	33%～80%
无进展生存期	18～88 个月	18～24 个月

cTACE. 常规经动脉化疗栓塞；TAE. 经动脉栓塞

类癌综合征的临床症状或 24h 尿 5-HIAA 水平显著升高的肿瘤肝转移患者的治疗中，两种治疗策略是可以相互替换的。

TACE 治疗和 TAE 治疗的不良反应发生率和严重程度是相似的。栓塞后综合征是最常见的不良反应，发生率接近 100%。其常见症状包括腹痛、恶心、呕吐、发热、盗汗和疲劳。严重但罕见的不良反应有胆道狭窄、胆管炎、肝脓肿和肝功能衰竭。有胆道手术病史（胆肠吻合术、胆道支架或经皮胆道引流）的患者发生肝内胆管感染的风险极高。

对于复发的肝转移神经内分泌肿瘤患者可以选择相同或不同的栓塞策略再次进行治疗。特别是碘化油的 40μm 微粒所携带的化疗药物能渗透过完全或部分阻塞的肝动脉肿瘤供血分支进入残留肿瘤组织内，因此，cTACE 治疗推荐用于既往经历过肝动脉栓塞治疗患者的再次栓塞治疗。

载药微球经动脉化疗栓塞（DEB-TACE）是将加载有多柔比星的微球注射到肝动脉肿瘤供血分支中，为 cTACE 治疗策略的升级。通过离子反应，微球加载的多柔比星在数天到数周的时期内缓慢地释放到肿瘤组织内发挥抗肿瘤作用。在 RETNET 临床试验初始阶段，患者被分为 cTACE 治疗组、DEB-TACE 治疗组和 TAE 治疗组。但是在最初 30 名接受三种不同治疗策略的患者中，由于接受 DEB-TACE 治疗的 10 名患者出现了数量众多的严重不良反应，其中包括 4 名患者出现了肝内胆管坏死和胆汁瘤的严重不良反应，因此最终导致 DEB-TACE 治疗组被取消[13]。同样，另一项在肝转移神经内分泌肿瘤患者中评估 DEB-TACE 治疗效果的研究同样发现胆管不良反应的发生率高于预期值，其中 54% 的患者治疗后发展成了胆汁瘤[14]。因此，DEB-TACE 治疗策略已经不被推荐作为肝转移神经内分泌肿瘤患者的治疗策略。

（二）放射性栓塞治疗

使用直径为 20～60μm 的加载有 ^{90}Y 的微球进行经动脉放射性栓塞（TARE）是近年来新发展的一种栓塞治疗策略。微球沉积在肿瘤微血管中，其加载的 ^{90}Y 通过 β 衰变产生高能电子导致肿瘤细胞双链 DNA 损伤和肿瘤细胞凋亡发

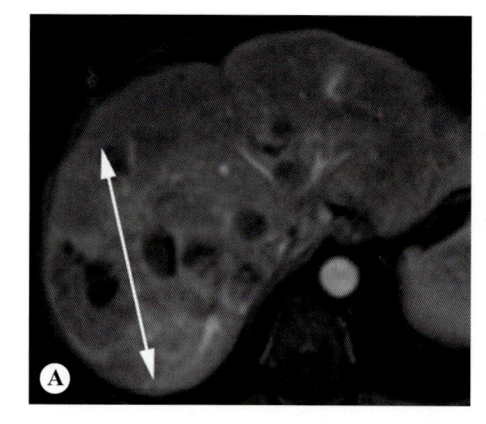

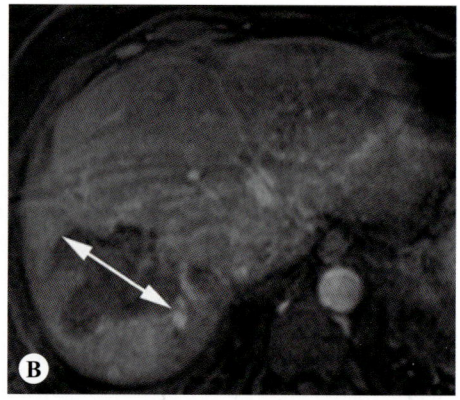

▲ 图 10-2　患者，64 岁，女性，诊断 1 级小肠神经内分泌肿瘤伴肝内巨大转移病灶。TAE 治疗前和经历 3 次 TAE 治疗 3 个月后腹部增强 MRI 图像。可见肝内转移灶内部坏死和体积缩小（箭）
TAE. 经动脉栓塞

第 10 章 神经内分泌肿瘤
Neuroendocrine Neoplasms

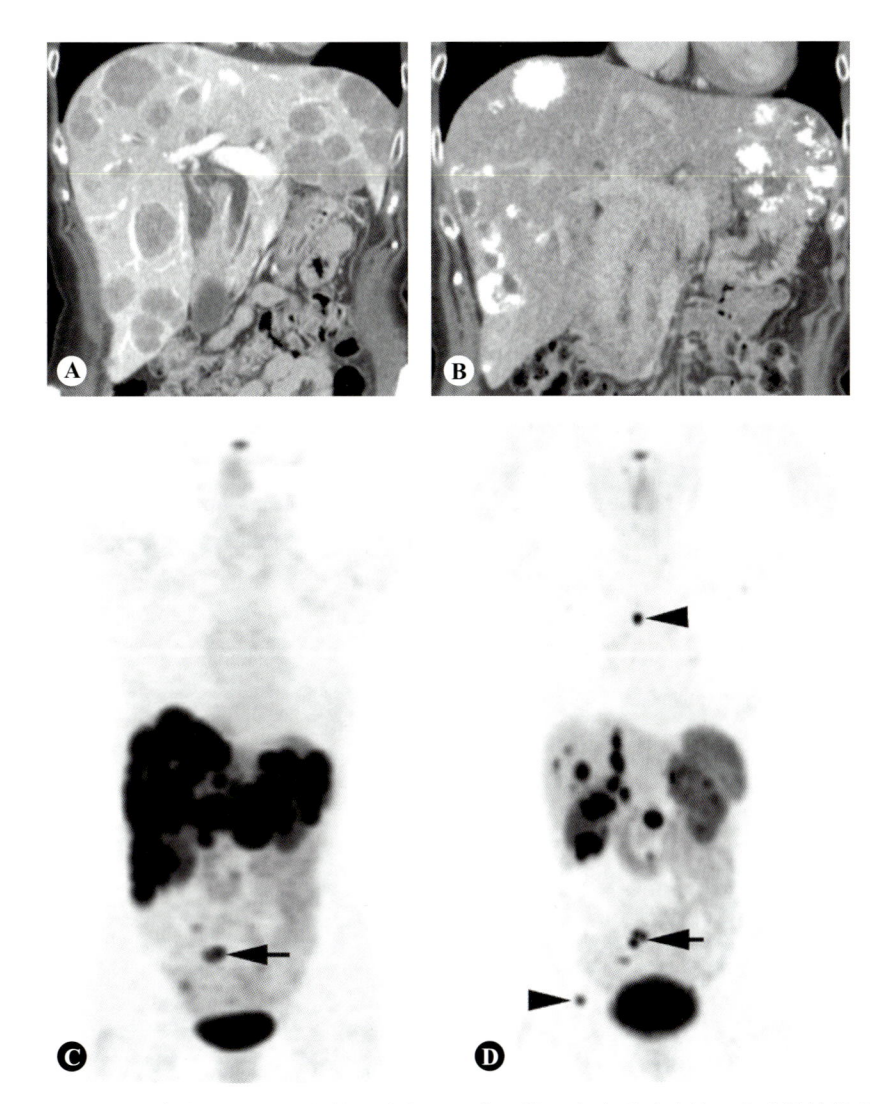

▲ 图 10-3 患者，70 岁，女性，诊断 1 级小肠神经内分泌肿瘤伴肝内弥漫性转移
cTACE 治疗前个月后腹部增强 CT 图像和 SSTR-PET 图像（A），以及经历 3 次 cTACE 治疗 3 个月后腹部增强 CT 图像（B）。经历 3 次 cTACE 治疗 6 个月后 SSTR-PET 图像。回肠原发灶和肝内转移灶放射性核素摄取显著升高（箭）（C）。肝左右叶转移灶内碘化油明显沉积，转移灶体积缩小。肝内转移灶放射性核素摄入显著降低，小肠原发病灶摄入稳定（箭）（D），但纵隔和骨盆中出现新的转移病灶（箭头），该患者随后接受了 PRRT 治疗。cTACE. 常规经动脉化疗栓塞；PRRT. 多肽 - 受体介导的放射性核素治疗；SSTR-PET. 体液肽受体 - 正电子发射断层扫描

挥治疗作用。报道显示高分化神经内分泌肿瘤对 TARE 治疗的射线治疗反应率高达 95%（图 10-4）。一项多中心回顾性研究结果表明[15]，与 cTACE 治疗（33 个月）相比较，接受 TARE 治疗的肝转移神经内分泌肿瘤患者总的中位生存期（48 个月）明显延长。随着最近美国 FDA 批准了 PRRT 治疗在神经内分泌肿瘤中的应用，TARE 治疗在肝转移神经内分泌肿瘤治疗中的地位正发生变化。但是也有很多研究人员担心 TARE 治疗联合 PRRT 治疗会导致肝脏毒性升高。尽管如此，因为可以降低肝内胆管感染的风险，TARE 治疗仍被认为可作为 TAE 或 cTACE 的替代方案，用于肿瘤细胞表面不表达生长抑素受体且既往有胆管介入手术史的肝转移神经内分泌肿瘤患者的治疗[16]。同时，TARE 治疗也可用于既往接受过包括依维莫司、卡培他滨 / 替莫唑胺和 PRRT 多线程治疗后肝内病灶仍继续扩大的肿瘤患者的治疗。

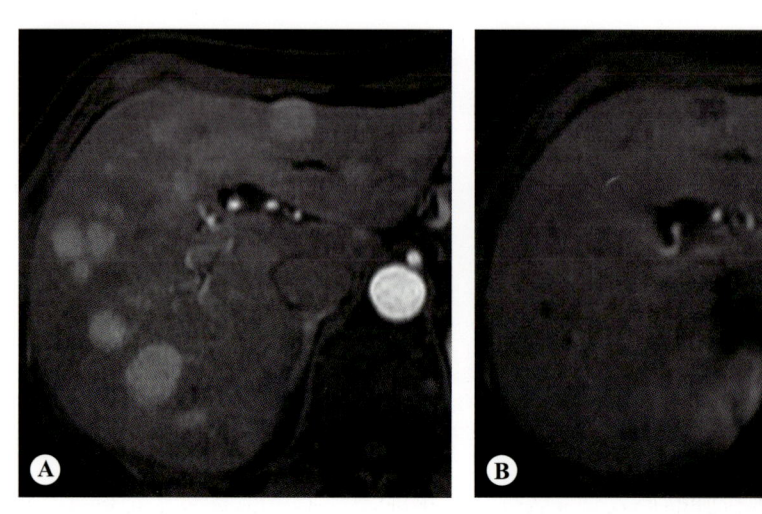

▲ 图 10-4 患者，60 岁，女性，诊断 2 级小肠神经内分泌肿瘤伴肝左右叶转移
^{90}Y 的经动脉放射性栓塞（TARE）治疗前和经历 2 次 TARE 治疗 1 个月后腹部增强 MRI 图像。TARE 治疗后，肝内转移病灶均坏死，首先行 TARE 治疗的肝右叶转移灶几乎消失

TARE 治疗需要在治疗前行血管造影评估肝肺分流量，而 cTACE 治疗和 TAE 治疗则不需要该术前评估检查。如果肝左右叶均要行 TARE 治疗，则在一叶肝叶 TARE 治疗后必须间隔至少 1 个月才能对剩下的肝叶再次行 TARE 治疗，以减少肝毒性反应。此外，血清总胆红素水平高于 2 mg/dl、可能存在肝功能损害的患者也不推荐进行 TARE 治疗。与 TAE 治疗和 cTACE 治疗相比较，接受 TARE 治疗的患者可能更容易出现长期的肝脏毒性和门静脉高压症[17]。

综上所述，cTACE 治疗和 TAE 治疗能够减少肿瘤体积和缓解类癌综合征的临床症状，因此可以作为肿瘤细胞表面生长抑素受体高表达的肝转移神经内分泌肿瘤患者的一线治疗选择。而正在进行的 RETNET 临床试验在将来可能会为 cTACE 治疗和 TAE 治疗是否更合适肝转移神经内分泌肿瘤的治疗提供指导。同时目前的研究数据显示，cTACE 治疗和 TAE 治疗在肿瘤反应率、临床症状的缓解率和术后不良反应率上两种治疗策略无显著差异。对于 TARE 治疗而言，由于存在肝毒性升高的风险，目前研究者们不推荐在 PRRT 治疗前使用 TARE 治疗[17]。一项在肝转移高分化神经内分泌肿瘤患者的回顾性研究生存分析的报道中，患者的体力状况、较低的肿瘤分级和肝内肿瘤负荷是独立的预后风险因素[15]。同时由于术后胆管不良反应的高发率，DEB-TACE 治疗已经不再推荐作为肝转移神经内分泌肿瘤患者的治疗选择。并且为减少肝脏毒性，每次肝动脉栓塞治疗的间隔应尽可能地保障肝功能的恢复。此外，进行肝动脉栓塞治疗时，应尽可能选择肝转移瘤供血动脉分支，尽量减少对正常肝组织的损害。动脉栓塞治疗主要针对相对于其他部位的肿瘤病灶，明显快速增长的肝内转移灶，或在放射性核素扫描中摄入明显低下的肝内转移病灶，因为这些病灶有可能对 PRRT 治疗不敏感。而对于有胆管介入术史和肿瘤细胞表面不表达生长抑素受体的患者，应考虑选择 TARE 治疗。

五、经皮消融治疗

微波消融治疗因为在克服影响射频消融和冷冻消融治疗效果的热沉降效应具有优势，而成为肝脏肿瘤经皮消融治疗的首选治疗策略。热量的热沉降效应是指能量沉积在组织邻近血管内的血液中并被流动血液带离治疗区域的现象。这种现象会导致邻近血管的肿瘤组织的治疗效果由于能量不足而不佳。在肝细胞癌的治疗中，微波消融已被证明与射频消融具有一样的治疗效果，但是在肝转移神经内分泌肿瘤中进行消融治疗的存活率和复发率的临床数据很稀缺。一项对肝转移灶进行射频消融治疗的荟萃分析结果表明，单纯消融治疗或消融治疗联合手术治疗均有良好的治疗效果[18]。消融治疗的适应证是肝内病灶较少（肝内肿瘤负荷＜10%）且单个病灶直径＜4cm 的不适合行手术切除的肿瘤患者。

六、外照射放射治疗

外照射放射治疗主要用于转移性神经内分泌肿瘤的姑息治疗，其对肿瘤导致的临床症状控制率高达 90%[19]。对于无法进行肿瘤原发灶切除的患者，尤其是来源于胰腺或支气管的神经内分泌肿瘤，可以考虑行外照射放射治疗。而立体定向放射治疗（SBRT）可用于肝内孤立转移病灶的治疗。腹部外放射治疗也有助于缓解肿瘤导致的临床症状，例如疼痛和胃肠道出血。由骨转移导致的疼痛则是外放射治疗的另一个常见适应证。

七、多学科综合治疗

动脉栓塞治疗联合消融治疗可以获得更好的治疗效果。虽然在肝转移神经内分泌肿瘤中相关的临床数据极其有限，但是在肝细胞癌的治疗中，对于肝内 3~5cm 的病灶 TACE 治疗联合消融治疗比两种治疗中的任意一种治疗均显著提高了肿瘤的反应率和患者的存活率[20]。在进行联合治疗策略时，首先行肝动脉栓塞治疗，以减少肿瘤供应动脉的血流量，更好地显示肿瘤的消融范围（尤其是经历 cTACE 治疗后），同时还可以减少热沉效应从而最大限度地扩大消融治疗的范围。

八、全身治疗和肝局部治疗的时机

高灵敏度和特异度的靶向生长抑素受体的放射性诊断在神经内分泌肿瘤初始分期中发挥了至关重要的作用，并有助于对疾病进展的监测。此外，由于大多数神经内分泌肿瘤生长较为缓慢，因此影像学评估需要将既往长远的影像资料和近期影像资料进行对比，以评估病灶的缓慢变化过程。

生长抑素类似物如奥曲肽和兰瑞肽被推荐为在分子成像上显示生长抑素受体表达的晚期高分化神经内分泌肿瘤的一线治疗策略。生长抑素类似物治疗通常持续到再次出现肿瘤临床症状或影像学评估肿瘤进展为止。在肿瘤进展后，可以通过提高奥曲肽的治疗剂量或更换另一种生长抑素类似物药物来控制肿瘤生长。

目前缺乏接受生长抑素类似物治疗后进展的神经内分泌肿瘤局部治疗与全身治疗的先后顺序的临床数据。但是对于是否有远处转移的肿瘤进展患者，均应行肿瘤原发灶的手术切除治疗，即使在存在肿瘤远处转移病灶的情况下，切除肿瘤原发病灶也能使患者的总体生存获益。如果术前评估患者能承受的术后并发症和肝功能的损害，且切除至少 70% 的肝内肿瘤负荷在技术上存在可行性，则仅有肝转移的肿瘤进展患者仍可能从减瘤术中获益。此外，由于肝动脉栓塞后会形成瘢痕和肝实质损害，不利于后续的手术治疗，因此应在肝动脉栓塞治疗前行肝转移瘤的手术切除治疗。而对于无法接受手术切除的首诊或肿瘤复发患者，如仅有肝脏转移则转移灶可接受动脉栓塞治疗或消融治疗。

当患者肿瘤临床症状复发或影像学评估肿瘤进展时，应同时评估患者肝脏是否需要局部治疗。当肿瘤以肝转移为主时，应进行肝内转移病灶的局部治疗。LDT 在单个病灶或弥漫性肝转移、激素症状恶化（类癌综合征、低血糖）、全身症状恶化（疼痛、恶心、腹胀）和（或）生物学行为不一致的肿瘤病灶，例如较其他部位的病灶生长较快或放射性核素摄取较少的病灶发生中发挥一定的作用（图 10-5）。值得注意的是，对于类癌综合征控制不佳的患者，肝转移灶栓塞的数量和栓塞程度应根据临床症状的改善情况进行调整，当类癌综合征得到控制且影像学评估肝内病灶稳定时，可不必对整个肝脏的肿瘤负荷进行治疗以达到充分缓解的目的。神经内分泌肿瘤肝转移灶的局部治疗应避免过于频繁的治疗及尽可

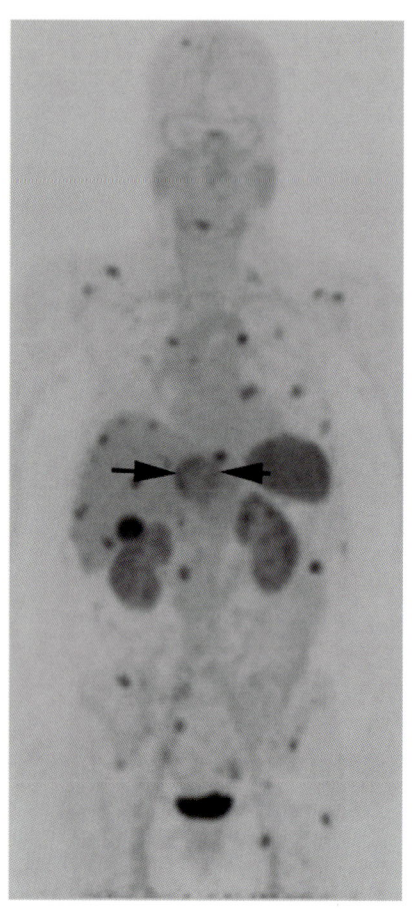

▲ 图 10-5 患者，63 岁，女性，诊断 2 级小肠神经内分泌肿瘤伴全身多发转移 SSTR-PET 图像

其中一个肝脏转移灶放射性核素的摄取量低于其他部位的病灶（箭）。患者接受了 cTACE 治疗以减少病变的活性，cTACE 治疗后，患者接受了 4 个周期的 PRRT 治疗。cTACE. 常规经动脉化疗栓塞；PRRT. 多肽 – 受体介导的放射性核素治疗；SSTR-PET. 生长抑素受体 – 正电子发射体层成像

尼替尼和 PRRT 治疗可能更适合肿瘤进展缓慢的患者。依维莫司可能引起高血糖的不良反应，不适合糖尿病患者使用。舒尼替尼可能导致血细胞减少和高血压的不良反应。PRRT 治疗可能最适合肿瘤弥漫性巨大肿瘤的进展期患者，同时由于骨髓抑制和肾毒性，其不适合弥漫性小肿瘤的进展期患者。

由于肿瘤临床症状、进展速度、肿瘤负荷和肿瘤分布处于动态变化中，因此在治疗转移性神经内分泌肿瘤的患者时，多学科协同治疗模式显得尤为重要。多学科医师团队应由肿瘤内科医生、肿瘤外科医生、介入放射科医生、影像科医生、肿瘤放射治疗医生、营养科医生、治疗诊断学专科医生、姑息治疗专科医生共同组成。

九、未来展望

多项针对神经内分泌肿瘤的药物临床试验正在进行中，包括有阿西替尼、卡博替尼、免疫检查点抑制剂和新化疗药物组合方案。消融治疗、动脉栓塞治疗和放射性栓塞导致肿瘤组织坏死并且可能有助于将特异性肿瘤抗原暴露给机体免疫系统。因此，局部治疗和免疫治疗在肿瘤的联合治疗中可能存在协同作用。一项正在进行的临床试验（NCT03457948）正在对联合两种治疗策略的治疗效果进行探索。免疫检查点抑制剂帕博利珠单抗在神经内分泌肿瘤中的单药疗效及联合化疗的疗效正在被评估中。与其他免疫检查点抑制剂类似，帕博利珠单抗也是通过阻断抑制细胞毒性 T 淋巴细胞的活化 PD-1 受体从而激活人体免疫系统靶向肿瘤细胞。除此之外，为了降低 PRRT 治疗的骨髓抑制和肾毒性，目前正在肿瘤细胞表面表达生长抑素受体的肝转移患者中探索将放射性核素通过肝动脉肿瘤供血分支输送至肝转移病灶进行治疗的尝试。

能少地损害正常肝组织，并且最大限度地降低肝脏毒性发生的长期风险。

接受生长抑素类似物治疗后肿瘤进展，且全身多处转移的患者可能会受益于 PRRT、生物制剂（依维莫司和（或）舒尼替尼）或化疗。全身治疗的选择取决于进展速度、肿瘤负荷和潜在的合并症。生长较快的肿瘤，尤其是 3 级高分化神经内分泌肿瘤对化疗可能更敏感。依维莫司、舒

参考文献

[1] Hallet J, Law CHL, Cukier M, Saskin R, Liu N, Singh S. Exploring the rising incidence of neuroendocrine tumors: a population-based analysis of epidemiology, metastatic presentation, and outcomes. Cancer. 2015;121(4):589-97.

[2] Ahmed A, Turner G, King B, Jones L, Culliford D, McCance D, et al. Midgut neuroendocrine tumours with liver metastases: results of the UKINETS study. Endocr Relat Cancer. 2009;16(3):885-94.

[3] Mayo SC, de Jong MC, Pulitano C, Clary BM, Reddy SK, Gamblin TC, et al. Surgical management of hepatic neuroendocrine tumor metastasis: results from an international multi-institutional analysis. Ann Surg Oncol. 2010;17(12):3129-36.

[4] Morgan RE, Pommier SJ, Pommier RF. Expanded criteria for debulking of liver metastasis also apply to pancreatic neuroendocrine tumors. Surgery. 2018;163(1):218-25.

[5] Rinke A, Müller H-H, Schade-Brittinger C, Klose K-J, Barth P, Wied M, et al. Placebo-controlled, double-blind, prospective, randomized study on the effect of octreotide LAR in the control of tumor growth in patients with metastatic neuroendocrine midgut tumors: a report from the PROMID Study Group. J Clin Oncol Off J Am Soc Clin Oncol. 2009;27(28):4656-63.

[6] Caplin ME, Pavel M, Ćwikła JB, Phan AT, Raderer M, Sedláčková E, et al. Lanreotide in metastatic enteropancreatic neuroendocrine tumors. N Engl J Med. 2014;371(3):224-33.

[7] Yao JC, Shah MH, Ito T, et al. Everolimus for advanced pancreatic neuroendocrine tumors. N Engl J Med. 2011;364:514-23.

[8] Yao JC, Fazio N, Singh S, Buzzoni R, Carnaghi C, Wolin E, et al. Everolimus for the treatment of advanced, non-functional neuroendocrine tumours of the lung or gastrointestinal tract (RADIANT-4): a randomised, placebo-controlled, phase 3 study. Lancet Lond Engl. 2016;387(10022):968-77.

[9] Raymond E, Dahan L, Raoul JL, et al. Sunitinib malate for the treatment of pancreatic neuroendocrine tumors. N Engl J Med. 2011;364:501-13.

[10] Strosberg J, El-Haddad G, Wolin E, Hendifar A, Yao J, Chasen B, et al. Phase 3 trial of 177Lu-Dotatate for midgut neuroendocrine tumors. N Engl J Med. 2017;376(2):125-35.

[11] Cives M, Ghayouri M, Morse B, Brelsford M, Black M, Rizzo A, et al. Analysis of potential response predictors to capecitabine/temozolomide in metastatic pancreatic neuroendocrine tumors. Endocr Relat Cancer. 2016;23(9):759-67.

[12] Vogl TJ, Naguib NNN, Zangos S, Eichler K, Hedayati A, Nour-Eldin N-EA. Liver metastases of neuroendocrine carcinomas: interventional treatment via transarterial embolization, chemoembolization and thermal ablation. Eur J Radiol. 2009;72(3):517-28.

[13] Soulen M, White S, Fidelman N, Garcia-Monaco R, Wileyto E, Avritscher R, et al. 03:27 PM abstract no. 105 randomized embolization trial for NeuroEndocrine tumors (RETNET): first safety report. J Vasc Interv Radiol. 2019;30(3):S49-50.

[14] Bhagat N, Reyes DK, Lin M, Kamel I, Pawlik TM, Frangakis C, et al. Phase Ⅱ study of chemoembolization with drug-eluting beads in patients with hepatic neuroendocrine metastases: high incidence of biliary injury. Cardiovasc Intervent Radiol. 2013;36(2):449-59.

[15] Chen JX, Rose S, White SB, El-Haddad G, Fidelman N, Yarmohammadi H, et al. Embolotherapy for neuroendocrine tumor liver metastases: prognostic factors for hepatic progression-free survival and overall survival. Cardiovasc Intervent Radiol. 2017;40(1):69-80.

[16] Devulapalli KK, Fidelman N, Soulen MC, Miller M, Johnson MS, Addo E, et al. 90Y Radioembolization for hepatic malignancy in patients with previous biliary intervention: multicenter analysis of hepatobiliary infections. Radiology. 2018;288(3):774-81.

[17] Tomozawa Y, Jahangiri Y, Pathak P, et al. Long-term toxicity after transarterial radioembolization with Yttrium-90 using resin microspheres for neuroendocrine tumor metastases. J Vasc Interv Radiol. 2018;29:858-65.

[18] Mohan H, Nicholson P, Winter DC, O'Shea D, O'Toole D, Geoghegan J, et al. Radiofrequency ablation for neuroendocrine liver metastases: a systematic review. J Vasc Interv Radiol. 2015;26(7):935-942.e1.

[19] Contessa JN, Griffith KA, Wolff E, Ensminger W, Zalupski M, Lawrence TS, et al. Radiotherapy for pancreatic neuroendocrine tumors. Int J Radiat Oncol Biol Phys. 2009;75(4):1196-200.

[20] Katsanos K, Kitrou P, Spiliopoulos S, Maroulis I, Petsas T, Karnabatidis D. Comparative effectiveness of different transarterial embolization therapies alone or in combination with local ablative or adjuvant systemic treatments for unresectable hepatocellular carcinoma: a network meta-analysis of randomized controlled trials. PLOS One [Internet]. 2017;12(9). Available from: https://www.ncbi.nlm.nih.gov/pmc/articles/PMC5608206/.

第 11 章 肾细胞癌
Renal Cell Carcinoma

Dimitrios K. Filippiadis　Maria Tsitskari　Thomas D. Atwell　著
熊　斌　译，校

2019 年，肾脏和肾盂恶性肿瘤大约占美国新发癌症病例的 5%，其中肾细胞癌（RCC）是最常见的肾脏癌症，约占此类肿瘤的 90%[1]。RCC 的主要组织学亚型包括透明细胞癌（约 88%）、乳头状癌（约 10%）和嫌色细胞癌（2%）。在预后方面，透明细胞组织学结果和高级别的肿瘤与更低的存活率相关[2]。在过去的几十年里，RCC 的发病率一直在增加。在一定程度上，这归因于医学影像技术的不断发展使得肾脏上偶发小肿块的检出率增加。此类偶发性肿瘤占 RCC 新诊断病例的一半以上，相比于因典型症状的出现而被发现的肿瘤，此类肿瘤被检出时通常体积较小，处于早期且患者的年龄比较大[2]。RCC 患病率的这种趋势推进了其肿瘤治疗的发展，许多患者被重新评估了进行积极手术治疗的可能性（图 11-1）。

无独有偶，介入肿瘤学作为一门发展成熟的临床专业，与 RCC 患者年龄增加、肿瘤体积减小的发展趋势同步。这在一定程度上反映了目前公认的消融术在 RCC 特定患者的一线治疗中的作用。本章的目的是详细介绍介入肿瘤学在 RCC 治疗中的作用，具体展示与热消融治疗和动脉栓塞治疗相关的成果。

一、经皮消融

1. 射频消融

射频消融是目前使用和研究最广泛的经皮消融方法，距今已有 20 多年的临床经验。其原理是通过摩擦产生热量，目标组织的离子受交流电的影响发生震荡。在高温下（通常高于 55℃）加热目标组织会导致组织破坏和凝固坏死。早在 1997 年，Zlotta 等就报告了第一例射频消融治疗肾脏肿块，发展至今这一治疗手段已广泛应用于临床，成为小肾癌的优效治疗选择。外生肿瘤和内生肿瘤均可成功治疗，非中心生长的最大直径为 3~4cm 的肿瘤治疗效果最好（图 11-2）。较大的肿瘤也可以通过重叠消融来治疗。

文献广泛报道了 RFA 治疗 T_1 期小肾细胞癌的安全性和有效性。大多数研究表明，反复消融的病例中，首次消融成功率超过 90%，二次临床成功率高达 100%，并获得了持久和长期的肿瘤治疗效果[3-5]。研究显示肿瘤的大小和位置是临床治疗成功的独立预测因素，且与局部肿瘤的控制和复发相关。肿瘤大小是消融实施成功率的影响因素之一，大小在 3.6cm 以上的肿瘤每增加 1cm[3-5]，治疗失败的风险就增加 1 倍。除了大小，肿瘤的中心位置是另一个限制 RFA 治疗效果的因素，这与局部治疗失败和肾集合系统和血管损伤风险有关。Gervais 等的报告表明位于中心位置的肿瘤有 22% 的治疗失败率，而在外生肿瘤的治疗中，这一比例为 0%[3]。

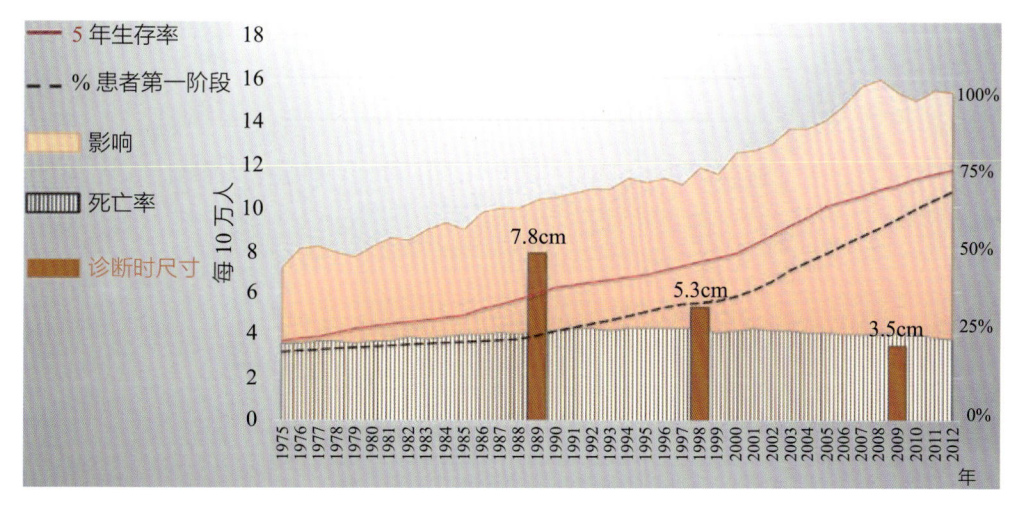

▲ 图 11-1 肾细胞癌的流行病学

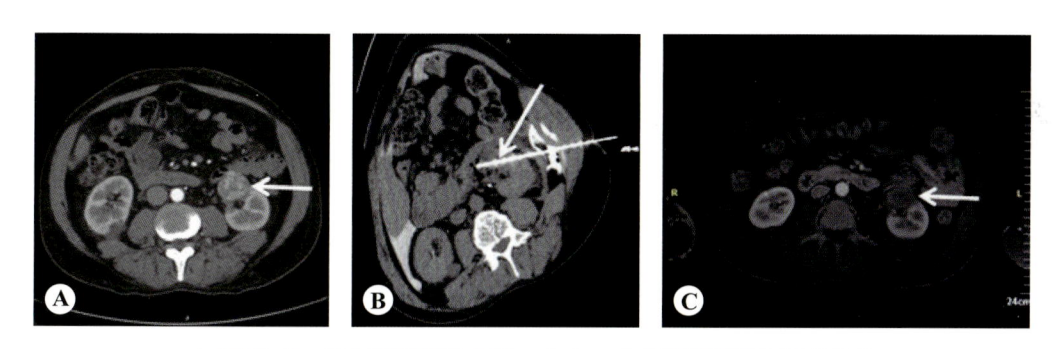

▲ 图 11-2 经皮射频消融左肾一个 3cm 合并肾窦脂肪侵犯的肿块
A. CT 轴位扫描显示的病变（白箭）；B. CT 轴位扫描指示病变内的电极（白箭）；C.MRI 增强显示在 1 年随访时肿瘤完全坏死（白箭）

2. 冷冻消融

经皮冷冻消融术在治疗小的肾脏肿块方面已慢慢奠定了肿瘤治疗效果的基础。与其他热消融技术相比，冷冻消融技术有几个潜在的优势。也许最重要的是可以利用 CT 和 MRI 监测消融范围的能力。具体来说，根据 CT 过程中的温度监测结果显示冰球的前缘相当于 0℃。虽然目前尚未确定肿瘤完整治疗的精确温度，但已知正常肾实质的细胞完全破坏发生在 -19℃。使用 3mm 的冷冻探针，在距冰球外缘 3mm 内可达到 -20℃。这些措施允许在进行肾冷冻消融的同时，对肿瘤的探查仍具有高水平的可预测性和可信度。

与典型的以高温为基础的消融技术相比，使用多个冷冻探针生成一个大的消融区域并进行实时监控有助于更大体积肿瘤的治疗。对 T_1b 甚至 T_2 分期的 RCC 具有更好的治疗效果[6]。值得一提的是，如此大的肿瘤的治疗与出血并发症的发生风险增加有关[7]。

相较于基于高温的消融技术，冷冻消融术的第三个重要属性是有可能将致命温度集中传播到肾脏中以克服热沉效应，并且相对减少对集合系统的损伤（图 11-3）。在一项比较冷冻消融术和射频消融术（RFA）对肾脏小肿块（<3cm）治疗的研究中，冷冻消融在治疗侵犯肾窦脂肪的肿瘤方面比 RFA 有更好的局部控制[8]。其在治疗肾脏肿瘤方面的有效性也得到了初步验证。

近来，更多的冷冻消融经验已经证实了此项治疗的临床有效性（表 11-1）。虽然由于混淆了某些不确定的病理数据，使得统计结果有

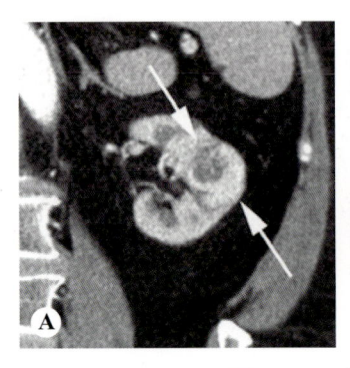

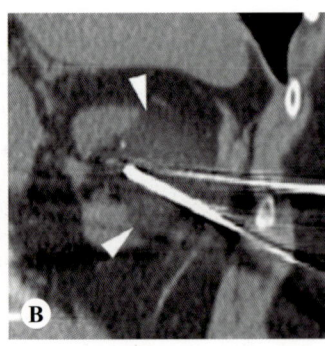

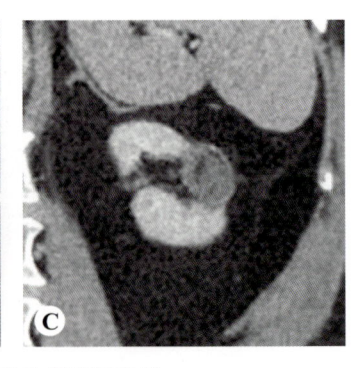

▲ 图 11-3　冷冻消融左肾一个 3cm 合并肾窦脂肪侵犯的肿块

A. CT 增强重建冠状面显示一个 3cm 强化的肾脏肿块（白箭）；B. 冷冻消融过程中 CT 重建冠状面显示低密度冰球延伸很好超出肿瘤边缘，进入肾窦脂肪（白箭头）；C. 在冷冻消融 54 个月后获得的 CT 重建冠状面显示肿瘤治疗成功，没有局部复发

些复杂，但已发表的超过 3 年的研究经验显示 85%～98% 的患者无进展生存。众所周知，小的肾细胞癌通常表现为惰性生长，消融后，短期此特异性癌症生存率接近 100%。

在一项针对 220 例散发性 RCC 患者的研究中，Breen 等描述了患者在接受治疗 3 年后和 5 年的生存情况[9]，经皮冷冻消融术后，患者无进展生存率分别为 97% 和 94%。在这一系列研究中，T_1a 和 T_1b 分期肿瘤的大小和无进展生存期之间没有统计学意义上的相关性（T_1a，HR=0.52，P=0.446）。Andrews 等在 T_1a 和 T_1b 分期的肿瘤研究中也发现了类似的良好治疗结果，其中 T_1a 分期肿瘤的 5 年无进展生存率为 93.4%，T_1b 肿瘤为 92.7%[10]。然而，较大肾脏肿块的冷冻消融治疗效果却鲜有报道。

在思考如何成功治疗大的肾脏肿块时，需要将低温技术应用、冷冻探针类型相关等温线的识别、多个冷冻探针的协同作用，以及 CT 和 MRI 提供的监测等因素纳入考量。众所周知，在大多数情况下，温度低于 -20℃时对肿瘤细胞具有致死性。这暗示了肿瘤的进展可能是由于治疗温度限制了消融治疗的范围。

鉴于较大的肾脏肿块对肠道和其他关键结构的内在侵犯，需要诸如水分离术或气分离术等置换技术使冰球能够延伸到肿瘤边缘之外而尽量减少对邻近脏器的损伤。为了避免消融期间输尿管受累的并发症，可以放置外置输尿管支架，以允许消融期间输尿管的逆向对流达到相对升温的目的。在消融前对肿瘤进行预防性的选择性肾动脉栓塞可减少冷冻消融术后的出血，使术者能适当放心地进行操作。

3. 微波消融

微波辐射应用电磁加热与生物组织相互作用，以达到凝固性坏死的目的。在微波消融过程中，连续切换电场会导致偶极分子振荡发生摩擦生热现象。被辐射组织的所有部分同时迅速均匀地加热且没有热能的传播延迟。将微波消融与射频消融进行比较，前者治疗温度更高，能在更短的时间内形成更大的球形消融范围。微波消融受热沉效应，以及任何类型阻抗驱动形式的影响较小。微波消融无须接地垫，而且术中疼痛更小（图 11-4）。与其他基于热能的技术类似，当在治疗位于肾盂内中心位置的病变时，微波消融比冷冻消融有更高的并发症发生率[11]。近期微波消融的治疗有效性见表 11-2。

二、并发症

影像引导下经皮消融技术用于治疗小 RCC 引起的并发症相对较少，一般来说，主要并发症可分为两类：出血相关并发症和热损伤相关并发症。

出血可能表现为包膜下血肿或腹膜后出血。

表 11-1 现代经皮冷冻消融治疗结果

作 者	年 份	病例数/肿瘤数	平均/中位体积	具体分期	平均/中位随访时间	所有肿瘤的无复发生存期	RCC的无复发生存期	无转移生存期	肿瘤特异性生存率	总生存期
Andrews 等	2019	187 例	—	T₁a	6.3 年	95.9%（5年）	93.4%（5年）	100%（5年）	100%（5年）	77%（5年）
		52 例	—	T₁b	6.0 年	95%（5年）	92.7%（5年）	90%（5年）	91%（5年）	56%（5年）
		269 个肿瘤	—	T₁a	31.8 个月	—	98.1%	—	—	—
Aoun 等	2017	67 个肿瘤	—	T₁b	—	—	94%	—	—	—
		10 个肿瘤	—	T₂	—	—	80%	—	—	—
Breen 等	2018	220 个肿瘤	3.3cm	—	31 个月	—	93.9%（5年）	94.4%（5年）	—	84.8%（5年）
Buy 等	2013	120 个肿瘤	2.6cm	—	28 个月	96.4%（1年）	—	—	—	96.7%（1年）
Fraisse 等	2019	177 例	2.6cm	—	63 个月	85%（5年）	—	—	—	—
Georgiades 等	2014	134 个肿瘤	2.8cm	—	—	—	97.0%（5年）	—	100%	97.8%（5年）
Kim 等	2012	129 个肿瘤	2.7cm	—	30 个月	85%（3年）	—	—	100%	85%（3年）

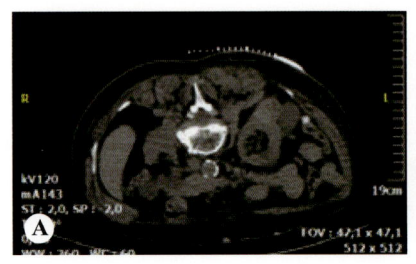

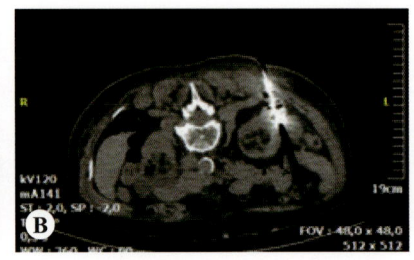

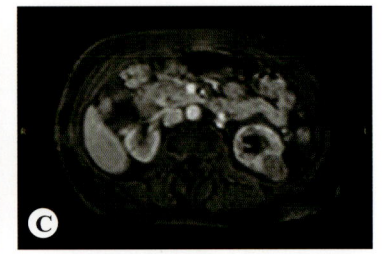

▲ 图 11-4 经皮微波消融左肾 3.8cm 的 RCC
A. CT 轴位显示病变；B. CT 轴位显示病变内的微波针；C. MRI 增强显示在 1 年后随访时病变完全坏死。RCC. 肾细胞癌

表 11-2 现代经皮微波消融治疗结果

作 者	年 份	病例数/肿瘤数	肿瘤体积	具体分期	平均随访时间	RCC 的无进展生存期	肿瘤特异性生存率	并发症	总生存率
Thompson 等	2018	26/27	(2.3±0.8) cm	T₁a	(20.6±11.6) 个月	96%（3 年）	94%（3 年）	19.2%	—
Filippiadis 等	2018	48/48	3.1cm (2.0~4.3)	44/48 T₁a 4/48 T₁b	3 年	93.75%（3 年）		4%	95.8%（3 年）
Lerardi 等	2017	58/58	(23.6±9.3) cm		25.7 个月		96.5%（5 年）	8.6%	80.6%（5 年）
Well 等	2016	29/30	3.1 cm (2.3~3.8)	23/30 T₁a 7/30 T₁b	12 个月	—	97%（1 年）	10%	93%（1 年）
Gao 等	2016	41/41	(3.6±1.2) cm (1.9~6.8)	29/41 T₁a 12/41 T₁b	28 个月	81.55%（5 年）	—	25%	83.6%（5 年）

在大多数的病例中，少量的出血不需要进一步的治疗。据报道，只有 1% 的病例可能出现危及生命的大出血。当保守的输血治疗不足以控制出血时，可以施行经动脉栓塞术。有 0.5%~1% 的概率发生血尿，尤其是在治疗处于中心位置的肿瘤时。在大多数病例中血尿是自限性的，通常能在 12~24h 消退。如果持续存在，可能会导致膀胱内血凝块形成和出口梗阻，因此必须及时识别并进行膀胱冲洗治疗以防止梗阻性尿路病变（图 11-5）。CT 扫描用以排除可能需要额外放置输尿管支架的骨盆系统的热损伤。

输尿管近端的热损伤可能会导致输尿管狭窄或尿性囊肿（图 11-6）。在逆行尿道支架放置后，消融期间连续的肾盂灌注可以降低这种风险。其他的解决方法如改变患者的体位，水分离术和气分离术的使用也可以防止其他部位的热损伤，如小肠和大肠，生殖股神经（图 11-7）和腰部肌肉[12, 13]。

三、随访

由于 RCC 生长缓慢的特性（肿瘤倍增时间约 600 天），建议对患者进行长期随访。前 3 个月的初始随访需要通过对比增强的横断面成像用于排除残留病变（图 11-8）。据报道，肿瘤局部复发时间间隔甚至长达 5 年，建议患者 5 年内每年进行随访。

第 11 章 肾细胞癌
Renal Cell Carcinoma

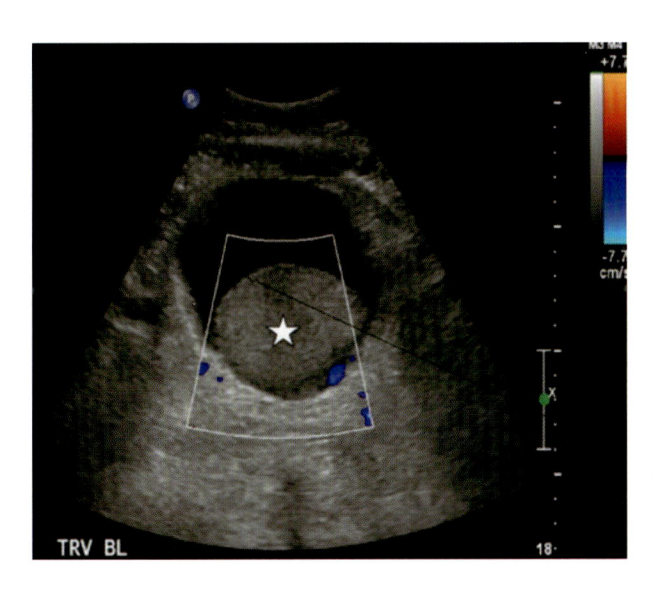

◀ 图 11-5 肾细胞癌患者冷冻消融术后 2h 诉骨盆疼痛且无法排尿。盆腔超声显示一个大的膀胱血块导致膀胱出口阻塞。持续膀胱冲洗治疗后 3h 超声复查显示血块完全消失

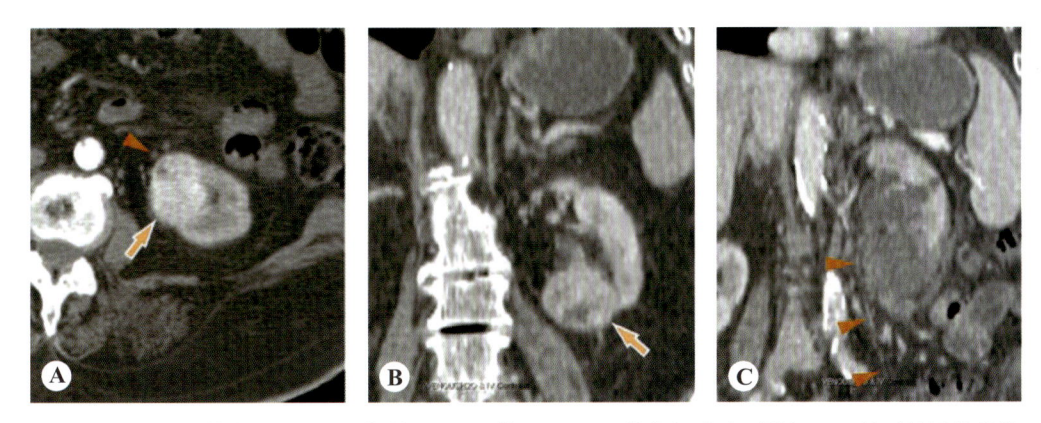

▲ 图 11-6 CT 轴位（A）和冠状位（B）图像显示 3cm 的肾细胞癌（箭）可见接近输尿管的位置显示不清（A. 箭头），患者在消融术后 2 周复查诉腹痛；CT 冠状位（C）显示肿瘤缺乏血供伴肾盂积水，输尿管在靶病灶（C. 箭头）附近受损造成严重狭窄和堵塞，需要长期放置双 J 管

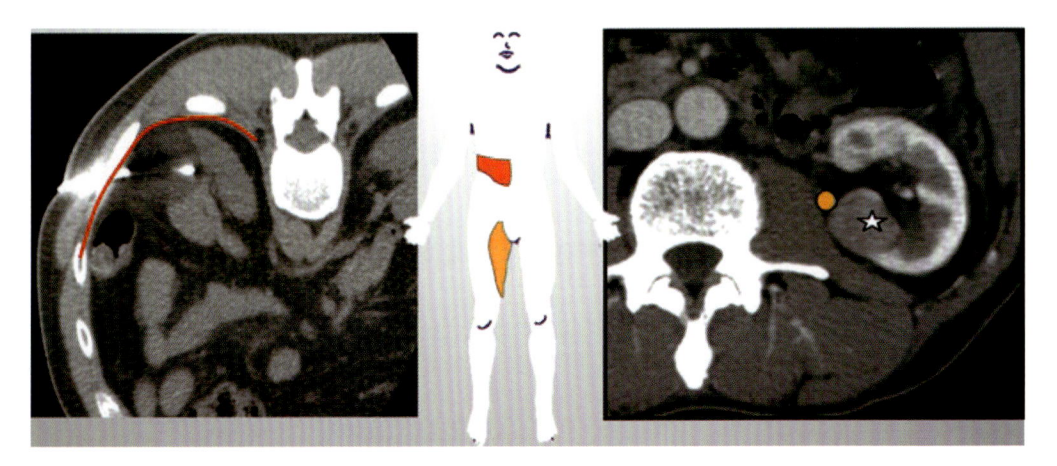

▲ 图 11-7 两种常见的神经在肾消融术期间有损伤风险，肋间神经（左图上的红线）是一种感觉运动神经，在肾后部消融过程中受损可能会导致支配区域的带状疼痛和肌肉松弛。生殖股神经（右图上的棕色点）是一种感觉神经，如果受损可能导致大腿内侧疼痛

133

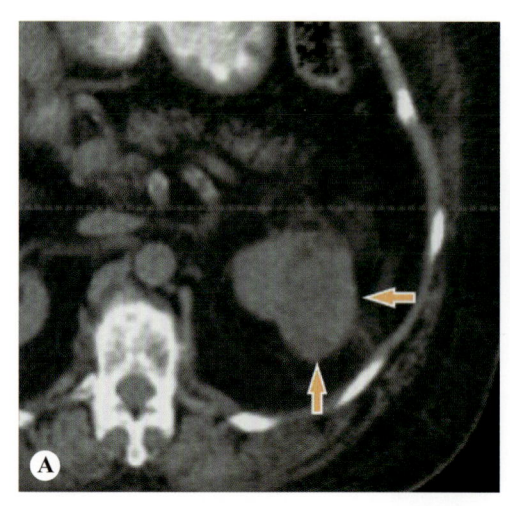

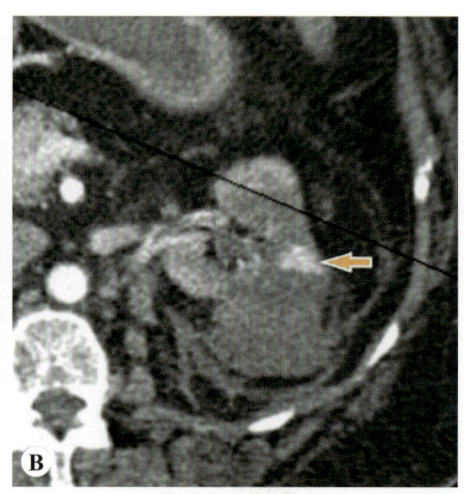

▲ 图 11-8 CT 轴位平扫（A）显示左肾 4cm 的肾细胞癌（箭）；消融后 3 个月后行 CT 对比增强（B）显示肾脏前方有一小的残留病灶（箭），重复消融后肿瘤完全消失

四、与部分和根治性肾切除术的比较

对于 T_1a 分期的肾脏上小肿块，目前的治疗方案包括根治性肾切除术（RN）、部分肾切除术（PN）、消融治疗和保守观察。目前，与根治性肾切除术相比，部分肾切除术保留了肾功能且两者预后相似，因此部分切除成为治疗肾脏上小肿块的标准治疗方案[1]。随着消融治疗的应用扩展到更多的普通患者群体，有必要与外科手术标准进行比较。不幸的是，由于这些对比研究是对患者的回顾性研究，产生的选择偏倚难以避免，所以其价值是有限的。消融术在历史上专为全身状况差或恶病质及有其他手术禁忌证的患者而设，这种选择也说明与外科手术治疗相比，消融患者的总生存期是有限的。

在由美国医疗保健研究与质量机构资助的一篇非常详细的系统回顾和 Meta 分析中，Pierorazio 及其同事向我们展示了，尽管无病生存率相似，但是 PN 组（98.9%）的局部无复发生存率要高于消融组（93%）[14]。然而，考虑到二次消融的疗效能到达 97%~100%，PN 与消融技术的差异也就不再显著。

另一篇由 Uhlig 等于 2019 年发表的系统回顾和 Meta 分析包含了 47 项研究，涉及超过 24 000

名患者[15]。这证实了与 PN 相比，接受消融治疗的患者年龄较大，合并症更多。虽然在接受消融治疗的患者中局部肿瘤进展的发生率更高，但癌症特异性死亡率与 PN 相比没有显著的差异。

目前用于比较生存数据的最优方法莫过于登记人口查询。虽然这种方法能够提供有关治疗发展趋势和存活率的相关信息，但这些研究在具体追踪局灶性肿瘤治疗（如局部复发）疗效方面的能力有限。在 2018 年基于美国国家癌症研究所监测、流行病学和最终结果（SEER）数据库发表的一篇综述中，Zhou 等搜集了 2004—2013 年 T_1a 分期的 RCC 患者病历，其中 809 名患者接受了消融治疗，3783 名患者则接受 PN 治疗[16]。在对数据进行倾向评分匹配后，作者发现 PN 治疗与消融治疗的癌症特异性存活率相似（HR=1.466，P=0.4023）。正如预期的那样，与消融治疗相比，接受 PN 治疗的患者在总生存率上存在优势这一观点得到证实。PN 治疗患者的 5 年生存率为 91.0%，而消融治疗为 86.3%。

在基于 2002—2011 年期间 SEER 数据库的另一篇研究中，Xing 等使用倾向评分匹配的方法来比较消融、手术切除和主动监测在 T_1a 分期肾脏肿块治疗中的作用[17]。在这篇研究中写道，当比较消融治疗和 PN 治疗时，他们的 3 年、5 年和 9

年癌症特异性生存率没有明显差异，其9年癌症特异性存活率分别为96.3%和96.4%（P=0.07）。与接受消融治疗的患者相比，接受PN治疗的患者在手术后的前30天（$P<0.001$）和前一年（$P<0.001$）更有可能发生肾脏、心血管和血栓栓塞的不良反应。

Talenfeld等对SEER数据库进行回顾以比较经皮消融与RN和PN在T_1a分期的RCC治疗中的作用，研究包含了在2006—2011年期间66岁及以上接受治疗的患者[18]。接受消融和RN治疗的患者的5年癌症特异性生存率相似，分别为96%和95%。与PN相比，接受消融治疗的RCC患者的5年生存率较差（98% vs. 95%）。最后，作者发现在30天治疗期间消融治疗引起的并发症要少得多，只有6%的消融患者出现了非泌尿系统的并发症。同样条件下PN治疗出现并发症的概率为29%，RN则达到了30%。

这些有利的非肿瘤学结果在国家癌症数据库的审查中得到了验证。Uhlig等的研究表明，与手术治疗相比接受消融治疗的患者平均住院时间更短，并且意外再入院率更低[19]。与此同时，消融治疗的术后30天和90天死亡率也更低。尽管接受PN治疗的患者的总体生存率较高，但就65岁以上患者的5年整体生存率来说，消融治疗（54%）和肾切除术（59%）相当。

五、患者的选择与现行国际指南

2009年美国泌尿外科协会发布的T_1分期肾脏肿块的临床治疗指南详细指出，在20世纪90年代末和21世纪初，当时相对新颖的消融技术主要应用于治疗有合并疾病或其他传统手术禁忌证的患者。随着消融技术的逐渐成熟，该技术的优势和局限性也越来越清晰，从而能更好地应用于整体的治疗方案中。

消融术主要应用于治疗肾脏上小的肿块。在与消融相关的文献中，治疗范围目前公认为小于3cm。这被认为是RFA的治疗阈值，预期可以达到非常好的肿瘤治疗效果（97%~100%），然而这一结果则很少在大的肾脏肿块治疗中看到。如今这一阈值由3cm被提高到4cm，以便根据TNM分期和泌尿外科指南进行分级。尽管消融治疗T_1b分期肾脏肿瘤的局限性是显而易见的，但使用RFA治疗的效果仍然非常好。有限的临床治疗经验表明一些大的肾脏肿瘤可以使用微波消融术彻底治疗。如前所述，冷冻消融可以用来治疗较大的肾脏肿块，但由于现已公布的治疗结果不尽相同，故没有正式纳入肾癌的治疗指南。

消融技术对外生性肿瘤有着较好的治疗效果。但由于血流的热沉效应，肾脏中心肿瘤的消融效果会受到影响。因此，尽管外生性肿瘤RFA治疗结果显示98%~100%的成功率，但当治疗位于中心位置或内生性肿瘤时，成功率下降到62%~82%。由于低温的协同作用和对尿路上皮相对有限的影响，在治疗相同的位于中心位置的肾脏肿瘤时，冷冻消融有相当良好的治疗效果。

如前所述，一项对比RFA和冷冻消融治疗肾脏上小肿块（≤3cm）的回顾性研究表明，治疗位于肾中心部位肿瘤时，与冷冻消融术（78%）相比，RFA治疗3年期间的局部肿瘤进展更常见（98%）。同样条件下，Mayo组在治疗47例完全内生性肾脏肿块并进行了为期平均56个月的随访，最终取得了87%的治疗成功率[20]。微波消融可能在治疗内生性肾脏肿块中起到很好的作用，Gao等在用微波消融治疗邻近肾窦的41例RCC患者中，T_1a分期的肿瘤治疗成功率为100%，T_1b分期则为75%[21]。

认识到这些消融技术的相对优势的局限性，一些医学协会已经在治疗肾脏肿块的指南中专门讨论了有关消融治疗的问题。

- 欧洲泌尿外科协会（EAU）在2014年更新的RCC治疗指南中指出，就现有消融治疗数据还无法得出关于RFA和冷冻消融的肿瘤治疗效果的任何明确结论[1]。EAU指南规定了消融治疗的几个适应证：①肾脏上小肿块，有合并症的不能耐受手术的老年患者；②多发性肿瘤且具有遗传倾向的患者；③双侧肿瘤、孤立肾患者及PN后有高风险肾功能完全丧失的患者。

- 欧洲心血管和介入放射学会（CIRSE）于2017年发布了关于肾脏小肿块治疗的指南[12]。指南文件中综述提出，经皮消融术是治疗 T_1a 分期 RCC 的外科手术治疗的替代方案。然而，CIRSE 指南指出现今仍然没有足够的证据证实消融治疗可以被强烈推荐为一线治疗方案。在获得相关结果之前，建议对不能耐受或不愿意接受手术的患者进行消融治疗。

- 美国泌尿外科协会（AUA）在 2017 年更新了针对疑似 RCC 的局部肾脏肿块的治疗指南[22]。AUA 指南指出，内科医生应考虑将消融术作为治疗 <3cm 的 cT_1a 分期肾脏肿块的替代治疗方案。RFA 和冷冻消融都是消融治疗的选择，2017 年的指南认为微波消融仍处于研究阶段。如果进行消融治疗，指南推荐采用经皮入路而不是外科手术入路。在与患者进行沟通时，AUA 指南建议术前告知患者：与传统外科手术相比，消融治疗后肿瘤残余或局部复发的可能性增加，但此类情况可以通过反复的消融进行控制。最后，在进行消融治疗前应进行肾脏组织活检提供病理诊断并指导后续治疗监测。

六、经动脉栓塞术

（一）材料和技术

整个操作在 DSA 手术室中进行。患者仰卧在导管床上，通常使用 5F 或者 6F 的血管鞘经股动脉入路或者选择桡动脉通路。首先进行腹主动脉造影显示通往肾动脉的路线图，并评估是否存在任何异常血管例如侧支供血血管。然后使用诊断导管对肾动脉开口进行选择性导管插入术。任何栓塞都需要一个稳定的导管位置，反向弯曲导管（Simmons Ⅰ、SOS Omni）或前视导管（例如 Cobra）都对血管超选有所帮助。再进行肾动脉造影显示肿瘤的位置、评估其血供并显示供血血管的分布情况。

使用微导管以同轴方式插入肿瘤供血动脉，并进行栓塞。可以使用不同的栓塞剂，例如金属弹簧圈、吸收性明胶海绵、液体栓塞剂和颗粒栓塞剂（图 11-9）。目前还没有充分的证据说明这些栓塞剂之间的疗效差异。液体栓塞剂如乙醇和颗粒栓塞剂对于小血管和毛细血管床的远端栓塞是非常理想的，它们可以深入到目标组织末梢中，故而被作为最优选的栓塞剂（图 11-10）。根据供血动脉的管径不同，可以使用不同尺寸的颗粒栓塞剂。乙醇可以深入动脉远端导致毛细血管闭塞，并且能引起很强的缺血反应。当使用乙醇进行栓塞时，通常使用封闭球囊导管输送系统。还可以使用弹簧圈栓塞近端大血管以获得更有效的治疗效果。栓塞的目的是使靶血管内血流瘀滞，同时防止回流到非靶血管[23]。

（二）适应证

- 晚期 RCC 的姑息治疗。
- 肾切除术的术前栓塞治疗。
- 栓塞术结合经皮消融术。
- 保留肾单位手术并发症的治疗。

在姑息治疗方面，经动脉栓塞术可用于血尿/血肿、副肿瘤综合征、疼痛和心功能不全的对症治疗。肾切除术的术前行经动脉栓塞术可以使手术切除肿瘤更易行、用时更短且出血量更少。超选择性动脉栓塞术可最大限度地保留有功能的肾组织，甚至可以安全地应用于孤立肾患者。如果外科手术后肿瘤复发，建议对复杂部位的病变或孤立肾患者进行经动脉栓塞术。在消融前进行栓塞可减少"热沉"效应并降低出血并发症的发生率。保留肾单位的手术并发症发生率为 0.4%~4.9%，包括动静脉瘘、假性动脉瘤和活动性出血，所有的这些并发症都可以通过经动脉栓塞术轻松处理。

七、免疫肿瘤学

对于 RCC 患者接受栓塞术治疗后能够产生一些免疫效应的研究资料目前还较少。这种效应基于 NK 淋巴细胞活性的增加，在栓塞后的前 24h 内表现更为显著。此外，免疫系统在受到栓塞后肿瘤坏死物质的刺激，会发生类似免疫治疗的"自身免疫"现象，这很可能与抗肿瘤抗体的产生有

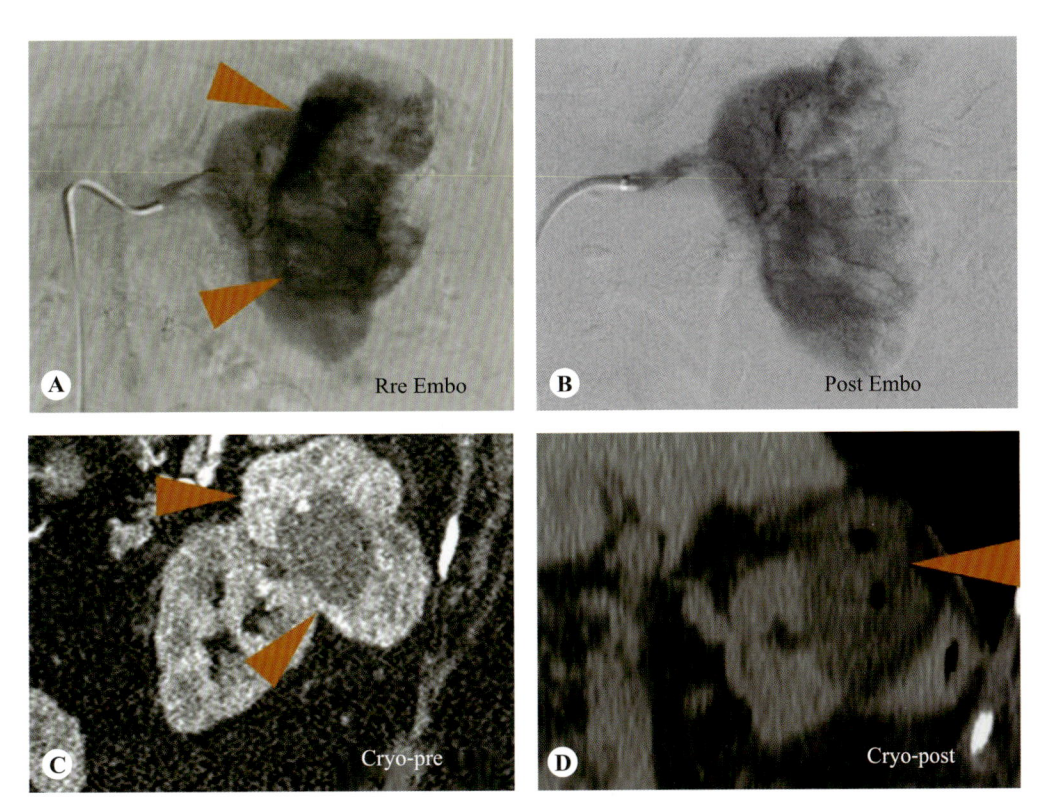

▲ 图 11-9 消融前栓塞可降低一次消融术后出血风险。A. 冷冻消融术前图像显示一个大（9cm）的肿块（箭头）。B. 由于血供丰富，病变几乎没有改变（中央坏死），然后对病变进行冷冻消融。C. 冷冻消融前图像。D. 冷冻消融后图像。多次消融（无热沉效应）使病变完全坏死（冷冻消融后）

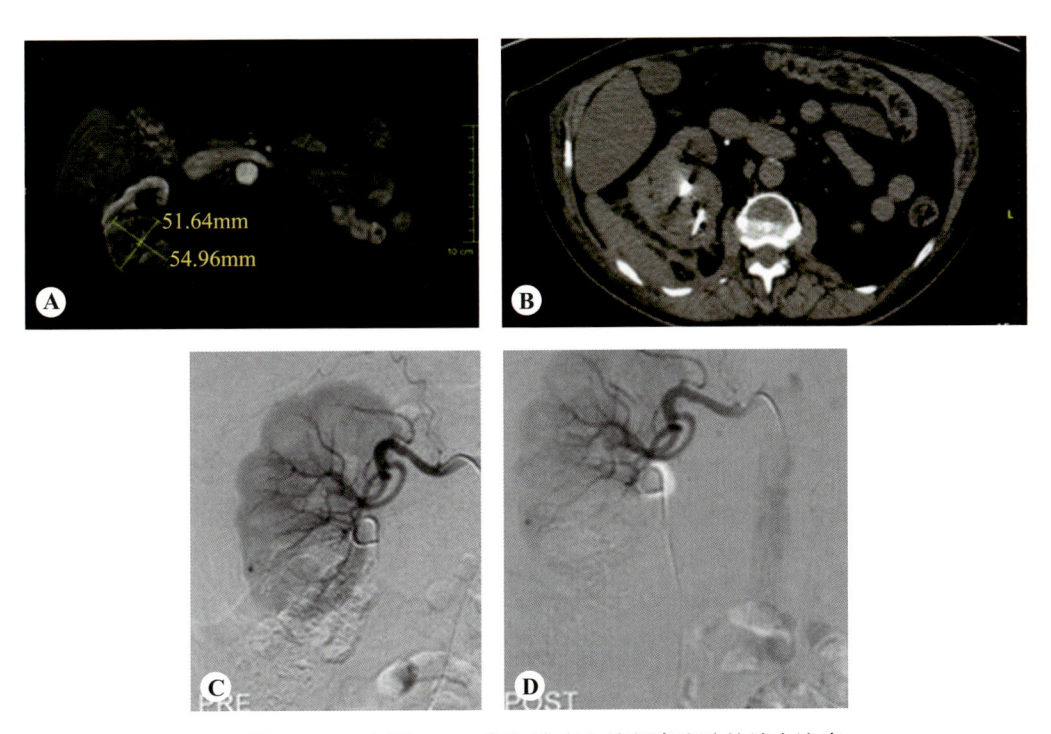

▲ 图 11-10 右肾 5.9cm 肾细胞癌合并肾窦脂肪的综合治疗

A. MRI 增强显示右肾的肿块；B. CT 轴位图像显示病变内的两个电极（双极微波消融），消融后患者立即被转移到导管室；C. 栓塞前图像显示病变的血供情况；D. 用微粒栓塞后，显示病变失去血供

关。同时使用消融术和经动脉栓塞术可以通过肿瘤抗原释放、调节性 T 细胞的上调和由此产生的正常免疫调节机制的破坏而对机体免疫调节机制产生积极的影响。然而，所有这些都需要在日常临床实践中的更大的患者队列研究中得到证实。

结论

与传统外科手术方法相比，经皮消融 RCC 是一种疗效相似且安全有效的 T_1a 分期肾脏肿块的治疗方案。消融治疗的成本更低、住院时间更短、并发症发生率更低而且该技术对患者的损伤要小得多。如果 T_1b 分期的肿瘤生长到大小超过 4cm，建议联合经动脉栓塞术来增强经皮消融术的治疗效果。此外，经动脉栓塞术可以作为缓解患者症状的姑息治疗，术前的栓塞治疗还可以减少术中出血。

参考文献

[1] Ljungberg B, et al. EAU guidelines on renal cell carcinoma: 2014 update. Eur Urol. 2015;67(5):913-24.

[2] Znaor A, et al. International variations and trends in renal cell carcinoma incidence and mortality. Eur Urol. 2015;67(3):519-30.

[3] Gervais DA, McGovern FJ, Arellano RS, McDougal WS, Mueller PR. Radiofrequency ablation of renal cell carcinoma: part 1, indications, results, and role in patient management over a 6-year period and ablation of 100 tumors. AJR. 2005;185:64-71.

[4] Psutka SP, Feldman AS, McDougal WS, McGovern FJ, Mueller P, Gervais DA. Long-term oncologic outcomes after radiofrequency ablation for T1 renal cell carcinoma. Eur Urol. 2013;63(3):486-92.

[5] Wah TM, Irving HC, Gregory W, Cartledge J, Joyce AD, Selby PJ. Radiofrequency ablation (RFA) of renal cell carcinoma (RCC): experience in 200 tumours. BJU Int. 2014;113:416-28.

[6] Atwell TD, et al. Percutaneous cryoablation of stage T1b renal cell carcinoma: technique considerations, safety, and local tumor control. J Vasc Interv Radiol. 2015;26(6):792-9.

[7] Atwell TD, et al. Complications following 573 percutaneous renal radiofrequency and cryoablation procedures. J Vasc Interv Radiol. 2012;23(1):48-54.

[8] Atwell TD, et al. Percutaneous ablation of renal masses measuring 3.0 cm and smaller: comparative local control and complications after radiofrequency ablation and cryoablation. Am J Roentgenol. 2013;200(2):461-6.

[9] Breen DJ, et al. Image-guided cryoablation for sporadic renal cell carcinoma: three- and 5-year outcomes in 220 patients with biopsy-proven renal cell carcinoma. Radiology. 2018;289(2):554-61.

[10] Andrews JR, et al. Oncologic outcomes following partial nephrectomy and percutaneous ablation for cT1 renal masses. Eur Urol. 2019;76(2):244-51.

[11] Filippiadis D, Mauri G, Marra P, Charalampopoulos G, Gennaro N, De Cobelli F. Percutaneous ablation techniques for renal cell carcinoma: current status and future trends. Int J Hyperth. 2019;36(2):21-30.

[12] Krokidis ME, Orsi F, Katsanos K, Helmberger T, Adam A. CIRSE guidelines on percutaneous ablation of small renal cell carcinoma. Cardiovasc Intervent Radiol. 2017;40(2):177-91.

[13] Schmit GD, Schenck LA, Thompson RH, Boorjian SA, Kurup AN, Weisbrod AJ, et al. Predicting renal cryoablation complications: new risk score based on tumor size and location and patient history. Radiology. 2014;272(3):903-10.

[14] Pierorazio PM, et al. Management of renal masses and localized renal cancer: systematic review and meta-analysis. J Urol. 2016.

[15] Uhlig J, et al. Partial nephrectomy versus ablative techniques for small renal masses: a systematic review and network meta-analysis. Eur Radiol. 2019;29(3):1293-307.

[16] Zhou M, et al. SEER study of ablation versus partial nephrectomy in cT1A renal cell carcinoma. Future Oncol. 2018;14(17):1711-9.

[17] Xing M, et al. Comparative effectiveness of thermal ablation, surgical resection, and active surveillance for T1a renal cell carcinoma: a surveillance, epidemiology, and end results (SEER)-medicare-linked population study. Radiology. 2018;288(1):81-90.

[18] Talenfeld AD, et al. Percutaneous ablation versus partial and radical nephrectomy for T1a renal Cancer: a population-based analysis. Ann Intern Med. 2018;169(2):69-77.

[19] Uhlig J, et al. Ablation versus resection for stage 1A renal cell carcinoma: national variation in clinical management and selected outcomes. Radiology. 2018;288(3):889-97.

[20] Murray CA, et al. Safety and efficacy of percutaneous image-guided cryoablation of completely endophytic renal masses. Urology. 2019.

[21] Gao Y, et al. Microwave treatment of renal cell carcinoma adjacent to renal sinus. Eur J Radiol. 2016;85(11):2083-9.

[22] Campbell S, Uzzo RG, Allaf ME, et al. Renal mass and localized renal cancer: AUA guideline. J Urol. 2017;198(3):520-9.

[23] Gunn AJ, Mullenbach BJ, Poundstone MM, et al. Trans-arterial embolization of renal cell carcinoma prior to percutaneous ablation: technical aspects, institutional experience, and brief review of the literature. Curr Urol. 2018;12(1):43-9.

推荐阅读

[1] Georgiades CS, Rodriguez R. Efficacy and safety of percutaneous cryoablation for stage 1A/B renal cell carcinoma: results of a prospective, single-arm, 5-year study. Cardiovasc Intervent Radiol. 2014;37(6):1494-9.

[2] Iannuccilli JD, et al. Effectiveness and safety of computed tomography-guided radiofrequency ablation of renal cancer: a 14-year single institution experience in 203 patients. Eur Radiol. 2016;26(6):1656-64.

[3] Sommer CM, Pallwein-Prettner L, Vollherbst DF, Seidel R, Rieder C, Radeleff BA, Kauczor HU, acker F, Richter GM, Bücker A, Rodt T, Massmann A, Pereira PL. Transarterial embolization (TAE) as add-on to percutaneous radiofrequency ablation (RFA) for the treatment of renal tumors: review of the literature, overview of state-of-the-art embolization materials and further perspective of advanced image-guided tumor ablation. Eur J Radiol. 2017;86: 143-62.

[4] Wells SA, et al. Percutaneous microwave ablation of T1a and T1b renal cell carcinoma: short-term efficacy and complications with emphasis on tumor complexity and single session treatment. Abdom Radiol (NY). 2016;41(6):1203-11.

[5] Woodrum DA, et al. Role of intraarterial embolization before cryoablation of large renal tumors: a pilot study. J Vasc Interv Radiol. 2010;21(6):930-6.

第 12 章 转移性骨肿瘤
Bone Metastatic Disease

Alexios Kelekis Dimitrios K. Filippiadis 著
郑传胜 译 梁 斌 校

骨转移大多数来源于乳腺癌、前列腺癌、肺癌、肾癌、淋巴瘤及多发性骨髓瘤；骨转移性疾病是由肿瘤细胞种植、潜伏和转移性生长等一系列事件所导致的[1]。骨骼系统是继肺、肝之后转移性疾病发生的第三大重要部位。其中，脊柱是转移性骨肿瘤最好发的部位，这是因为成人椎骨中存在红骨髓，然而在胸部及盆腔的深静脉与椎静脉丛之间的交通支却缺乏瓣膜[2]。

骨转移性疾病的介入肿瘤学技术包括经皮消融术、椎体和骨成形术，后两者可通过单独骨水泥注射或联合其他植入物注射完成。基于个体化治疗方案，这些技术可以单独开展，也能以联合形式开展（不同介入技术之间或介入技术与其他治疗方法之间的联合），旨在控制局部肿瘤（尤其是寡转移性疾病）、缓解症状和使肿瘤减压。

一、经皮消融

介入肿瘤学中经皮消融技术包括射频消融、微波消融和冷冻消融（图 12-1）。另外，MR 导向高强度聚焦超声作为一种影像引导下的无创治疗方法，也可用于骨转移性疾病的治疗。各种消融技术通过将靶区温度升至 60℃以上（热消融）或降低至 -40℃以下（冷冻消融）实现细胞毒性，对于<5cm 的病灶可达到肿瘤完全坏死，而对于更大病灶则可缓解肿瘤相关性疼痛。消融技术联合其他骨结构填充技术还可用于预防进行性骨质溶解和治疗后骨坏死所引起的病理性骨折[3]。

(一) 疼痛缓解

消融技术通过诱导肿瘤 – 骨膜界面的消融性坏死（图 12-2），使肿瘤减压，减少神经刺激细胞因子（由肿瘤释放），抑制破骨细胞活性[2] 及消融神经等机制缓解骨转移疾病的疼痛（图 12-3）。根据美国国家综合癌症网络（NCCN）指南推荐，当没有肿瘤急症（如病理性骨折或硬膜外病变），或者药物治疗效果不充分、放射治疗有禁忌或被患者拒绝时，可以对成人癌性疼痛进行消融治疗[4]。

在 2010 年发表的一项多中心试验中，Dupuy 等评估经皮射频消融治疗 55 例出现骨转移症状患者的安全性和疼痛缓解效果，转移部位包括骨盆（$n=22$）、胸壁（$n=20$）、脊柱（$n=8$）和四肢（$n=5$）[5]。尽管这些患者前期接受了针对疼痛病灶的放射治疗，但没有明显的疼痛减轻或情绪改善。作者发现经皮消融术后 1、3 个月患者疼痛有显著性缓解（$P<0.0001$）[5]。

Di Staso 等假设经皮消融与外照射治疗具有协同作用，在两项研究中比较经皮消融术（射频消融或冷冻消融）后放疗与单纯放疗对孤立性骨转移患者疼痛缓解的作用[6, 7]。结果显示，联合治疗组患者疼痛显著减轻，并且疼痛缓解起效时

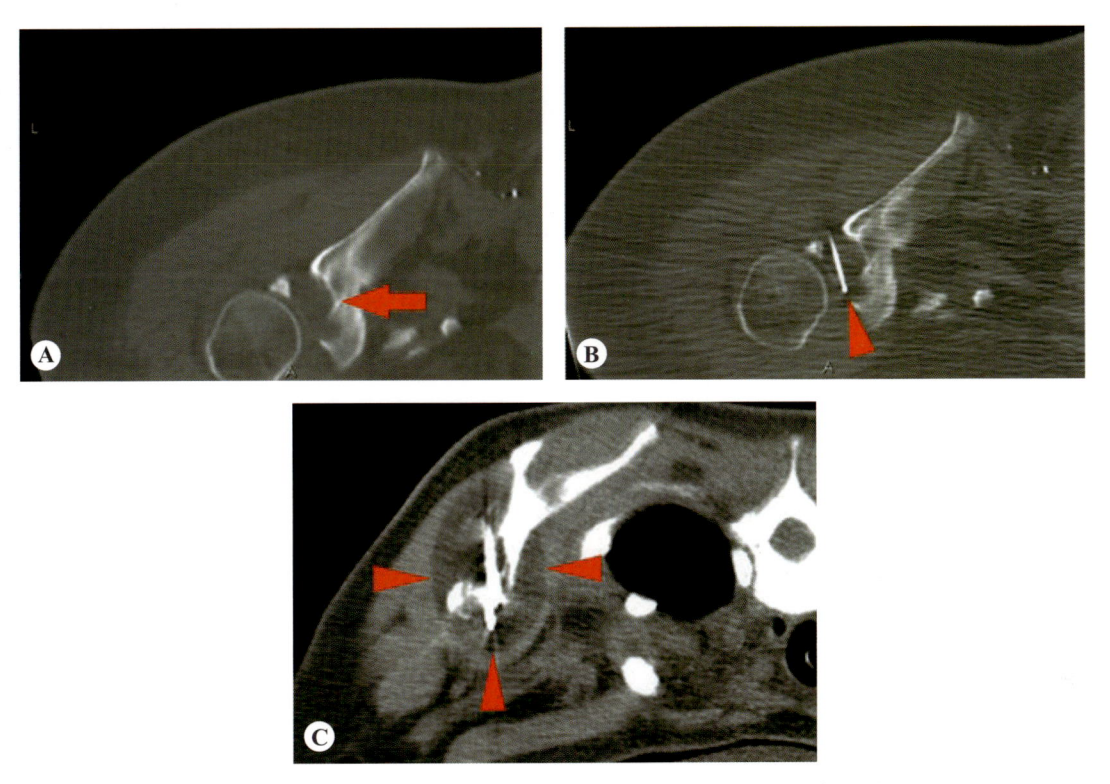

▲ 图 12-1 患者，52岁，女性，患有乳腺癌，存在右肩部转移

轴位 CT 图像（A）显示肩胛骨上有溶骨性病变（红箭）。使用单一微波探头（红箭头）对患者进行消融治疗（B），部分疼痛缓解。随后患者又接受了重复的冷冻消融（C），冰球（红箭头）清晰可见，确保消融区域覆盖到骨膜以获得更好的镇痛效果

间更早，缓解持续时间更长，所需镇痛药剂量也显著减少[6, 7]。不良事件方面，联合治疗组与单纯治疗组相似。

除了诱导肿瘤坏死、使肿瘤减压以及缓解疼痛外，消融治疗可导致骨质硬度减低。因此需要提供骨结构支持治疗，特别是在承重部位应联合骨质加固技术来预防骨折[8]（图 12-4）。

（二）寡转移性疾病

寡转移性疾病定义为远处转移灶≤5个，受累器官≤2个，尽管确切转移灶数目仍存在争议[9]。对于符合此定义的寡转移性疾病，可优先采取消融治疗而非手术治疗。因为手术治疗的技术挑战大、创伤重、恢复时间长、并发症发生率高，还会因此延误系统治疗。此外，放射治疗因邻近器官对累计辐射的耐受性和特定区域的前期应用而受到限制[10]。消融技术是在影像引导下的微创治疗方法，对于寡转移性疾病，无论其组织学类型如何，都能实现有效的肿瘤破坏，并且易于在单次治疗中与骨加固术联合应用[8, 10]。

Mc Menomy 等对 43 名寡转移（＜5 个病灶）患者进行以完全消融为目标的经皮冷冻消融治疗。作者报道这些患者消融后总生存时间显著改善，并且发现生存时间受转移灶大小、数量、无病间隔时间、原发肿瘤治疗充分性以及多部位转移灶出现等因素影响[11]。Cazzato 等采用经皮消融（射频消融和冷冻消融）对 46 名寡转移（＜3 个病灶）患者的 49 个病灶进行治疗，平均随访时间为 34 个月，结果显示不同组织学类型的肿瘤具有相似的局部无进展生存（LPFS）率。另有研究表明，病灶＞2cm 是局部肿瘤进展的预测因素[12]。Deschamps 等对 141 名寡转移（＜3 个病灶）患者的 193 个病灶进行了 152 次射频和冷冻消融治疗，病灶包括甲状腺癌、乳腺癌、肾癌和嗜铬细胞瘤。作者得出局部消融成功的阳性预后

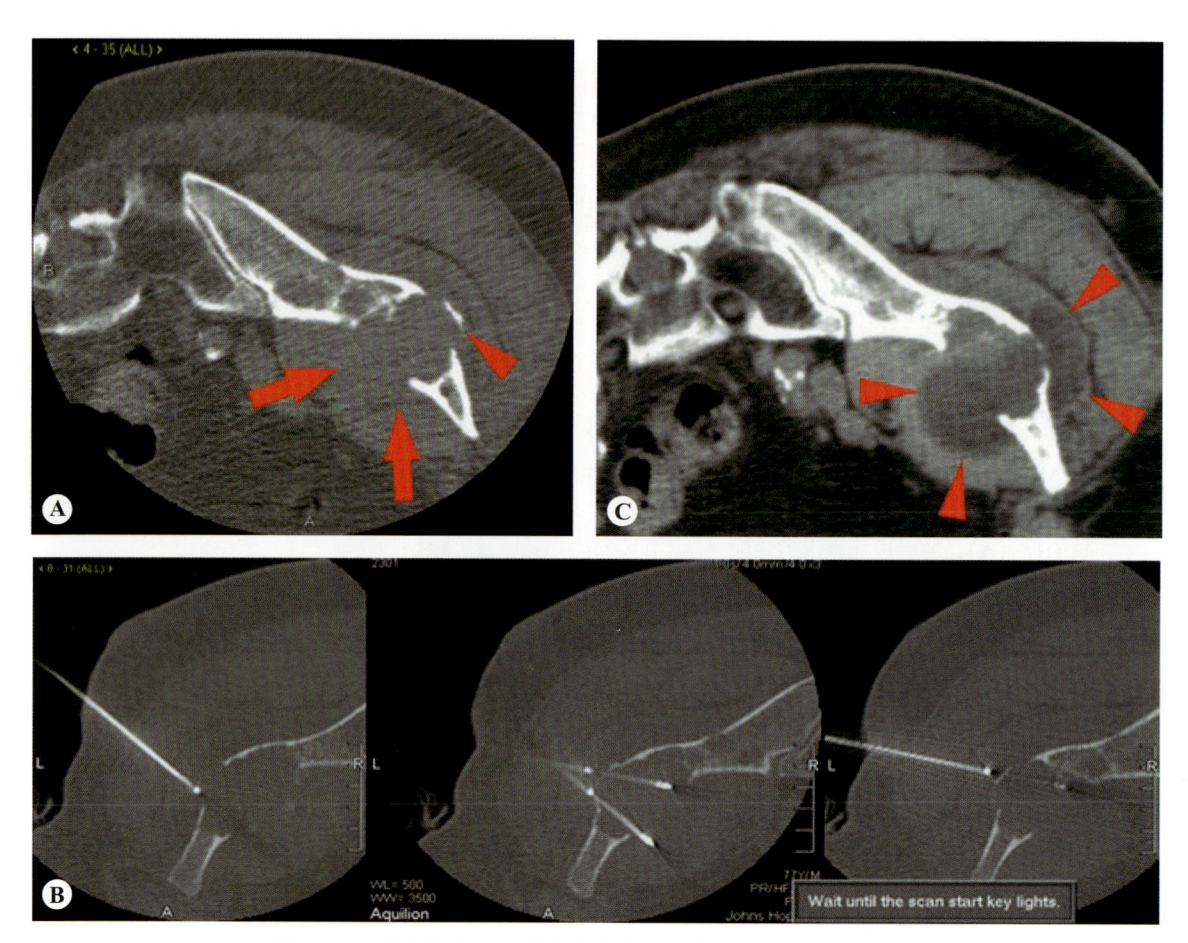

▲ 图 12-2 肺癌转移至右髂骨导致溶骨性病变患者的轴位 CT 图像

A. 显示其溶骨性病变位置（红箭），也可见凸起的骨膜反应（红箭头）。B. 冷冻消融过程中的三个连续图像。显示了 4 个冷冻针的位置。C. 术后立即行 CT 扫描显示部分解冻的冰球（红箭头）覆盖了凸起的骨膜。患者在术后第三天报告疼痛近乎完全缓解

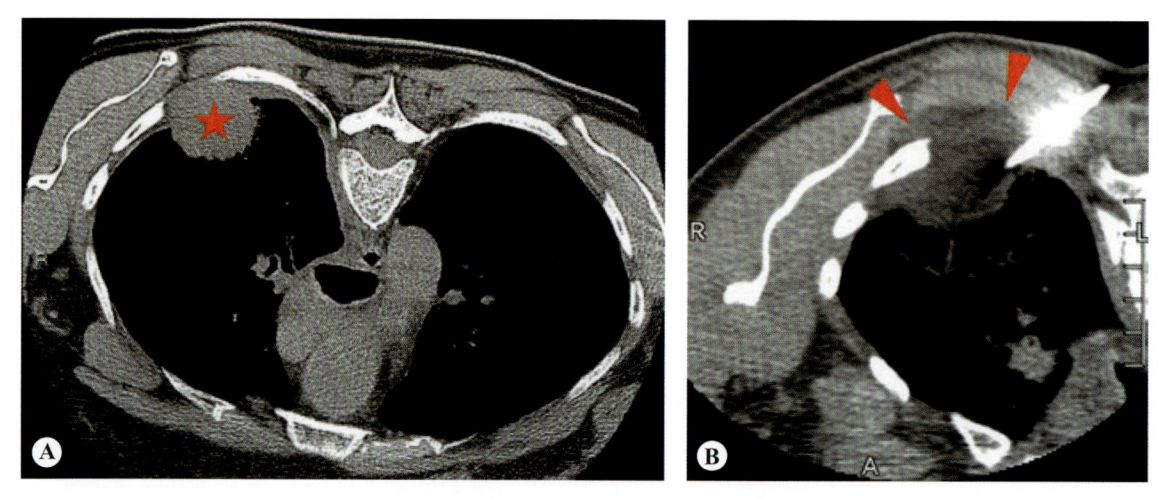

▲ 图 12-3 原发性肺癌（五角星）侵犯胸壁并导致严重疼痛患者的轴位 CT 图像

A. 显示了病变区域；B. 经皮冷冻消融，显示冰球（红箭头）包围了目标肿块，且覆盖了周围的肋间神经。术后 2 天疼痛完全缓解

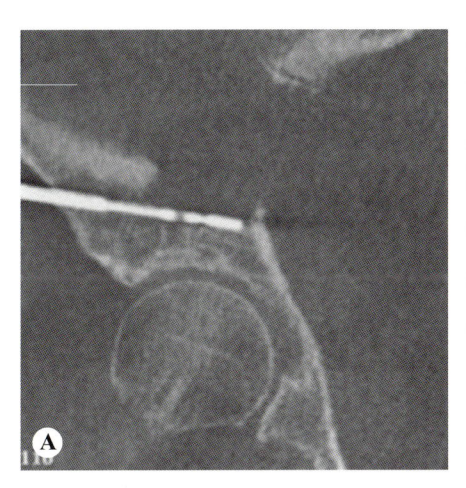

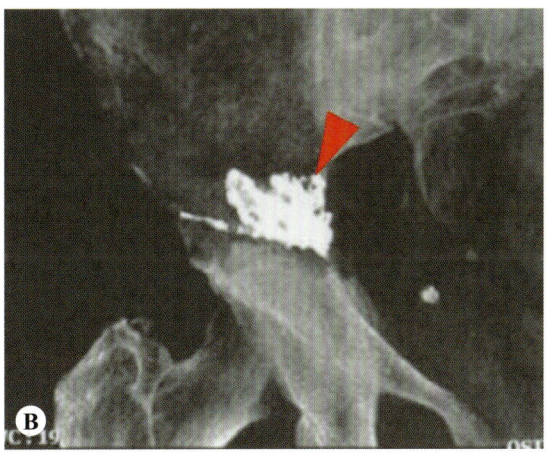

▲ 图 12-4　患者，82 岁男性，患肾细胞癌，骶骨有一处转移性结节。患者接受了一次微波消融治疗（A），随后进行骨水泥注射（B）支撑起塌陷的椎体，以增强其稳定性（髋臼增大术）

因素包括病灶体积小（＜2cm）、无皮质侵犯、寡转移状态和（或）异时性疾病[13]。近年来，已有研究证实经皮消融可缓解寡转移性肉瘤患者的疼痛[14]。对于寡转移性疾病，无进展生存时间不仅与消融充分性有关，还主要取决于肿瘤类型及其对系统治疗的反应。

二、骨质增强术

（一）椎体增强术

椎体增强术包括经皮椎体成形术、球囊椎体后凸成形术及基于植入物的治疗技术（椎间融合器、支架、jack 扩张器等）[15-17]。对于脊柱转移疾病，椎体增强术被推荐用于出现症状的恶性脊柱转移患者，脊柱转移性病变包括多发性骨髓瘤、淋巴瘤和转移等各种组织学类型[18]（图 12-5）。

脊柱转移性疾病椎体增强术的禁忌证包括感染、无法纠正的凝血功能障碍、无症状或不稳定性骨折、肿瘤侵袭椎管、脊髓受压或脊柱弥漫性转移疾病[18]。经皮椎体成形术治疗恶性脊柱疾病的疼痛缓解率为 73%～100%，而球囊后凸成形术已被证实为有效且安全的治疗方法，与非手术治疗相比，它可以显著减轻患者疼痛并改善功能[18, 19]。在脊柱植入物方面，对于因溶骨性椎体转移而遭受严重疼痛的患者，椎间融合器已被证明是一种有效的微创治疗方法[20]。根据欧洲心血管介入放射学会指南，对于恶性病变椎体增强术后所有症状性并发症的建议阈值应＜10%。报道的并发症包括骨水泥渗漏、感染、肋骨及其后缘或椎弓根骨折、穿刺点出血、过敏反应等[18]。Hirsch 及其同事比较外放射治疗之前或随后的椎体成形术 / 后凸成形术，结果显示椎体增强术和放射治疗的顺序并不影响疼痛缓解效果[21]。新的椎体增强术指南纳入了病理性骨折风险系统评分（SINS 评分）。采用评分法评估脊柱骨折的风险，可为脊柱的稳定性提供客观的评估标准[22]。

（二）外周骨骼增强术

最常用于骨结构支撑的骨水泥是聚甲基丙烯酸甲酯（PMMA）（图 12-6）。PMMA 抗拉性弱，抗压性强，并且弯曲弹性模量低（低于皮质骨）。这些特性使该聚合物成为颅骨 - 尾骨（即轴向）重力作用下脊柱的重要支持材料。在施加旋转力和剪切力的情况下，需要额外的髓内器械以实现长期稳定[23]。选择单独注射还是与金属或 PEEK 硬件结合使用 PMMA 的重要因素包括操作者经验、设备效率、病变大小和位置，以及患者骨皮质的受累情况[24]。所有这些技术都是采用影像导向，在局部无菌（包括预防性使用抗生素）和麻醉控制（取决于患者和病变位置特征以及操作者的偏好）下进行的。文献中已经报道了 PMMA

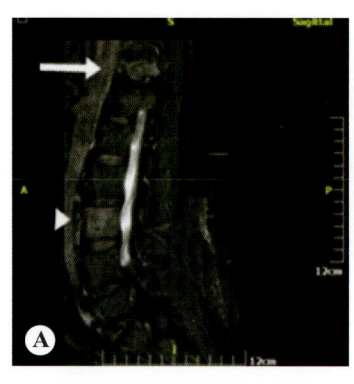

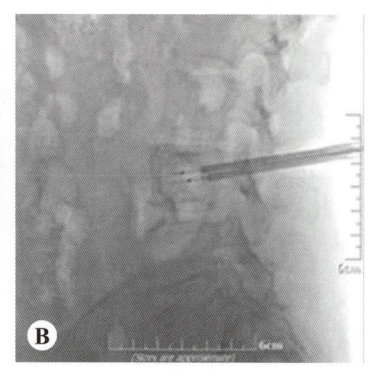

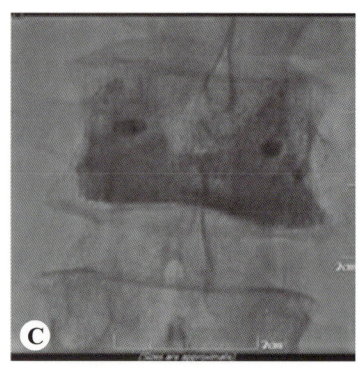

▲ 图 12-5 乳腺癌患者，59 岁，女性，在 T_{11} 椎体（白箭）和 L_3 椎体（白箭头）分别出现 2 个疼痛性转移灶

（A）L_3 的病灶通过双极射频消融（双侧经椎弓根途径）(B）进行治疗，随后进行了骨水泥注射（C）（椎体成形术）以稳定椎体并进一步控制疼痛

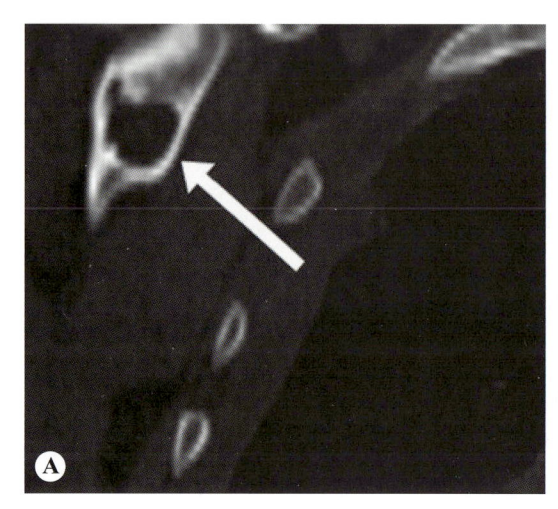

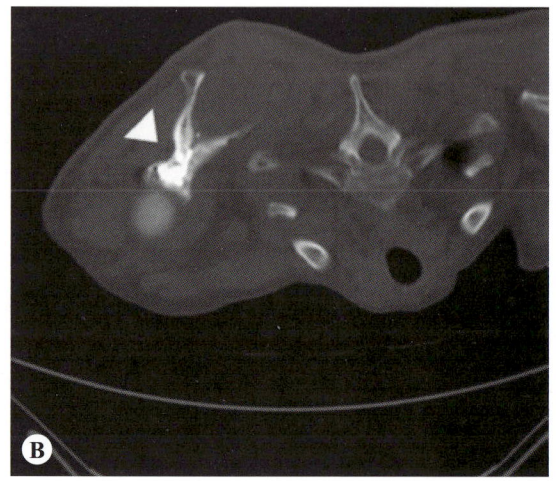

▲ 图 12-6 骨肉瘤寡转移患者，58 岁，男性，在右肩胛骨上有一个孤立的致痛性溶骨病变

冠状面 CT 扫描重建图像（A）显示了肩胛骨上的溶骨性病变（白箭）。轴位术后 CT 图像（B）显示了填充病变空腔的水泥（白箭头），其作用是增强椎体稳定性以预防病理性骨折

和硬件，包括螺钉、销钉、针头和 peek 聚合物植入物的不同组合，旨在增强生物力学结构和预防病理性骨折[23]。对于转移性骨疾病，这些技术被推荐用于因病理性骨折而遭受疼痛的癌症患者的姑息治疗，或因溶骨性转移而即将发生病理性骨折的患者的预防性治疗。即使开展外科手术，Mirels 分类系统可以用来筛选即将发生病理性骨折的患者，由于任何 >9 分的病变都是病理性骨折的高危病变，必须进行治疗[24]。除了治疗失败，其他并发症还包括骨水泥渗漏、感染、穿刺点出血和过敏反应等。

三、经动脉栓塞术

经动脉栓塞术（图 12-7）可用于骨转移性疾病的术前治疗，旨在减少术中出血；或者用于姑息性治疗，旨在抑制肿瘤生长和减轻疼痛[25]。如果拟对病灶进行治愈性治疗，栓塞可为实现该目的提供另一种选择。根据操作者的偏好、病变位置和特征，可选的注射剂包括 Onyx 胶、吸收性明胶海绵、PVA 颗粒、酒精乳剂、弹簧圈、组织黏合剂和微纤维胶原[25]。栓塞后患者疼痛缓解率可达 89%，起效于几小时至 15 天内，平均可持

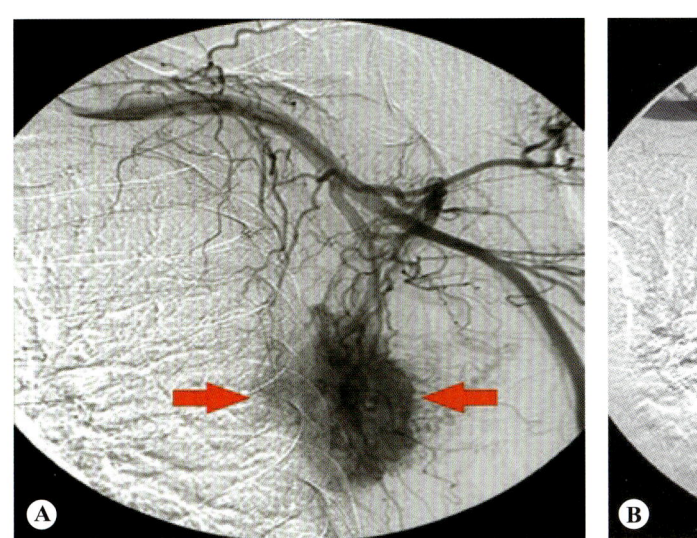

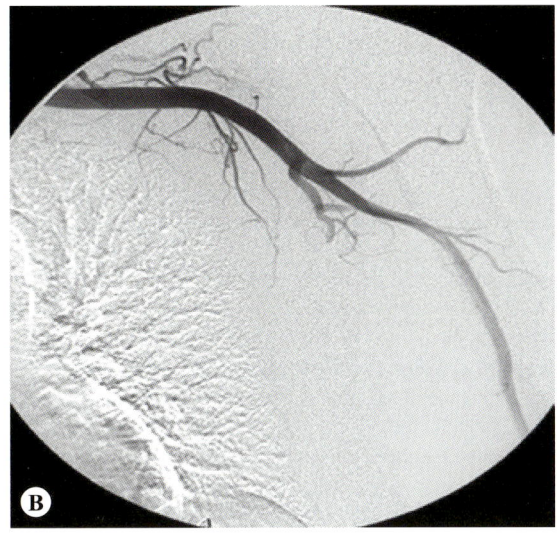

▲ 图 12-7 转移性肾细胞癌患者，57 岁，男性

左腋动脉数字减影血管造影（A）显示左胸壁存在血管性转移瘤（红箭）。颗粒栓塞术后的血管造影（B）显示病灶完全失去血供。栓塞术不仅使疼痛缓解，同时也通过切断该区域的血液供应以扩大后续消融术区域

续 8.3 个月。

结论

介入性肿瘤操作可以通过结构支撑和缓解疼痛为多发或寡转移性疾病患者提供有效且持久的解决方法。与其他替代治疗相比，介入治疗起效时间更短，而这一快速起效的优点可以加快后继的系统治疗。对医师而言，初诊时制订姑息或治愈的治疗策略十分重要，不仅需要考虑局部病变，还要考虑肿瘤的类型和它对系统治疗的反应。

参考文献

[1] ESMO Guidelines Working Group. Bone health in cancer patients: ESMO clinical practice guidelines. Ann Oncol. 2014;25(Supplement 3):iii124-37.

[2] Wallace AN, Robinson CG, Meyer J, Tran ND, Gangi A, Callstrom MR, Chao ST, Van Tine BA, Morris JM, Bruel BM, Long J, Timmerman RD, Buchowski JM, Jennings JW. The metastatic spine disease multidisciplinary working group algorithms. Oncologist. 2015;20(10):1205-15.

[3] Filippiadis DK, Tutton S, Mazioti A, et al. Percutaneous image-guided ablation of bone and soft tissue tumours: a review of available techniques and protective measures. Insights Imaging. 2014;5:339-46.

[4] National Comprehensive Cancer Network. Adult cancer pain v.2, 2016. Available at: https://www.nccn.org/professionals/physician_gls/f_guidelines.asp. Accessed 21 Nov 2016.

[5] Dupuy DE, Liu D, Hartfeil D, et al. Percutaneous radiofrequency ablation of painful osseous metastases. Cancer. 2010;116(4):989-97.

[6] Di Staso M, Zugaro L, Gravina GL, Bonfili P, Marampon F, Di Nicola L, Conchiglia A, Ventura L, Franzese P, Gallucci M, Masciocchi C, Tombolini V. A feasibility study of percutaneous radiofrequency ablation followed by radiotherapy in the management of painful osteolytic bone metastases. Eur Radiol. 2011;21(9):2004-10.

[7] Di Staso M, Gravina GL, Zugaro L, Bonfili P, Gregori L, Franzese P, Marampon F, Vittorini F, Moro R, Tombolini V, Di Cesare E, Masciocchi C. Treatment of solitary painful osseous metastases with radiotherapy, cryoablation or combined therapy: propensity matching analysis in 175 patients. PLoS One. 2015;10(6):e0129021.

[8] Gangi A, Tsoumakidou G, Buy X, Quoix E. Quality improvement guidelines for bone tumour management. Cardiovasc Intervent Radiol. 2010;33(4):706-13.

[9] de Souza NM, et al. Strategies and technical challenges for imaging oligometastatic disease. Eur J Cancer. 2017; XX:1-11.

[10] Kurup AN, Morris JM, Callstrom MW. Ablation of musculoskeletal metastases. AJR. 2017;209:713-21.

[11] Mc Menomy BP, Kurup AN, Johnson GB, et al. Percutaneous cryoablation of musculoskeletal oligometastatic disease for

[12] Cazzato RL, Auloge P, De Marini P, et al. Percutaneous image-guided ablation of bone metastases: local tumor control in oligometastatic patients. Int J Hyperth. 2018;35(1):1-7.

[13] Deschamps F, Farouil G, Ternes N, et al. Thermal ablation techniques: a curative treatment of bone metastases in selected patients? Eur Radiol. 2014;24(8):1971-80.

[14] Vaswani D, Wallace AN, Elswirth PS, et al. Radiographic local tumor control and pain palliation of sarcoma metastases within the musculoskeletal system with percutaneous thermal ablation. CVIR. 2018;41(8):1223-32.

[15] Tutton SM, Pflugmacher R, Davidian M, Beall DP, Facchini FR, Garfin SR. KAST study: the kiva system as a vertebral augmentation treatment-a safety and effectiveness trial: a randomized, noninferiority trial comparing the Kiva system with balloon kyphoplasty in treatment of osteoporotic vertebral compression fractures. Spine (Phila Pa 1976). 2015;40(12):865-75.

[16] Martín-López JE, Pavón-Gómez MJ, Romero-Tabares A, Molina-López T. Stentoplasty effectiveness and safety for the treatment of osteoporotic vertebral fractures: a systematic review. Orthop Traumatol Surg Res. 2015;101(5):627-32.

[17] Li D, Huang Y, Yang H, Chen Q, Sun T, Wu Y, et al. Jack vertebral dilator kyphoplasty for treatment of osteoporotic vertebral compression fractures. Eur J Orthop Surg Traumatol. 2014;24(1):15-21.

[18] Tsoumakidou G, Too CW, Koch G, Caudrelier J, Cazzato RL, Garnon J, et al. CIRSE guidelines on percutaneous vertebral augmentation. Cardiovasc Intervent Radiol. 2017;40(3):331-42.

[19] Berenson J, Pflugmacher R, Jarzem P, Zonder J, Schechtman K, Tillman JB, Bastian L, Ashraf T, Vrionis F, Cancer Patient Fracture Evaluation (CAFE) Investigators. Balloon kyphoplasty versus non-surgical fracture management for treatment of painful vertebral body compression fractures in patients with cancer: a multicentre, randomised controlled trial. Lancet Oncol. 2011;12(3):225-35.

[20] Anselmetti GC, Manca A, Tutton S, Chiara G, Kelekis A, Facchini FR, Russo F, Regge D, Montemurro F. Percutaneous vertebral augmentation assisted by PEEK implant in painful osteolytic vertebral metastasis involving the vertebral wall: experience on 40 patients. Pain Physician. 2013;16:E397-404.

[21] Hirsch AE, Jha RM, Yoo AJ, et al. The use of vertebral augmentation and external beam radiation therapy in the multimodal management of malignant vertebral compression fractures. Pain Physician. 2011;14:447-58.

[22] Fox S, Spiess M, Hnenny L, Fourney DR. Spinal instability neoplastic score (SINS): reliability among spine fellows and resident physicians in orthopedic surgery and neurosurgery. Global Spine J. 2017;7(8):744-8.

[23] Kelekis A, Cornelis F, Tutton S, Filippiadis D. Metastatic osseous pain control: bone ablation and cementoplasty. Semin Intervent Radiol. 2017;34(4):328-36.

[24] Mirels H. Metastatic disease in long bones. A proposed scoring system for diagnosing impending pathologic fractures. Clin Orthop Relat Res. 1989;(249):256-64.

[25] Rossi G, Mavrogenis AF, Rimondi E, Braccaioli L, Calabro T, Ruggieri P. Selective embolization with N-butyl cyanoacrylate for metastatic bone disease. J Vasc Interv Radiol. 2011;22(4):462-70.

第 13 章 乳腺癌
Breast Cancer

Yolanda C. D. Bryce　Amy R. Deipolyi　著
刘玉娥　杨 安　译　于海鹏　校

乳腺癌是发达国家和发展中国家女性最常见的癌症[1, 2]。在美国，每 8 名女性中就有 1 名（12%）罹患乳腺癌，预计 2019 年将新增 268 600 例浸润性乳腺癌[3]。某些女性罹患乳腺癌的累积风险更高，如存在 BRCA1 和 BRCA2 突变的女性在 80 岁时的发病率分别高达 72% 和 69%，存在较少见的突变，如 TP53 和 CHEK2（Li-Fraumeni 综合征）、PTEN（Cowden 和 Bannayan-Riley-RuvalCaba 综合征）、CDH1（遗传性弥漫性胃癌）、STK11（Peutz-Jeghers 综合征）、PALB2（与 BRCA2 相互作用）和 ATM（共济失调 – 毛细血管扩张）突变的女性乳腺癌发病率也较高[4]。其他高危的女性乳腺癌亚群还包括：德裔犹太人（BRCA 突变风险较高）、黑种人女性（由于存在特殊的肿瘤生物学行为，乳腺癌死亡率高达 39%）、霍奇金淋巴瘤患者（有外照射史，20 岁前照射剂量≥20Gy 或 30 岁前≥10Gy 者）、有乳腺癌家族史但无已知基因突变的患者，以及有乳腺癌、小叶原位癌或不典型增生个人病史的患者或乳房致密的女性[5, 6]。

从 2006 年到 2015 年，由于筛查的普及，浸润性乳腺癌的发病率以每年 0.4% 的速度增长[3, 7-9]。女性乳腺癌的死亡率（33/10 万）在 1989 年达到峰值，至 2016 年下降了 40%（20/10 万）[3]。事实上，由于筛查的增加和治疗方法的改进，从 2007 年到 2016 年，乳腺癌死亡率每年下降 1.8%。浸润性乳腺癌患者的 5 年和 10 年生存率分别为 90% 和 83%，局限性乳腺癌患者的 5 年生存率已高达 99%[3]。

尽管在乳腺癌诊断和治疗方面已经取得了很多进步，但针对转移性乳腺癌的治疗仍然具有挑战性。转移性乳腺癌位居女性癌症死亡的第二位，其 5 年生存率只有 27%，6%~10% 的乳腺癌患者就诊时表现为Ⅳ期疾病或有"新"的转移性病灶[3]。虽然确切数字尚不清楚，但所有乳腺癌患者中有 20%~30% 会发生转移[3]。患有三阴性乳腺癌（triple-negative breast cancer，TNBC）的女性，由于肿瘤不表达雌激素或孕激素受体，也不表达允许肿瘤特异性治疗的人类表皮生长因子受体 2 癌蛋白基因（HER2Neu），因此预后极差，中位总生存期仅有 1 年[10]。

乳腺癌是一种异质性疾病，已建立的预后和预测性生物标志物、激素受体（雌激素和孕酮）和 HER2Neu 指导治疗的表达各不相同[11]。美国国家综合癌症网络中心（National Comprehensive Cancer Network，NCCN）制订了乳腺癌治疗指南，并就手术（乳房切除或保乳治疗）、全身系统治疗（细胞毒性化疗、内分泌治疗/生物治疗）和放射治疗，对局限性乳腺癌、不适宜手术的局部进展期乳腺癌和转移性乳腺癌提供了治疗建议

[12]。然而，随着乳腺癌治疗技术的发展，应用介入肿瘤学方法治疗乳腺癌已经取得了令人振奋的结果。下面我们将回顾介入肿瘤学在乳腺癌治疗中的作用，包括局部经皮消融、寡转移瘤的治疗和肝转移瘤的治疗。

一、原发性乳腺肿瘤的消融治疗

随着以人群为基础的筛查项目的引入，较小的原发乳腺癌（肿瘤直径≤2cm）和局限性乳腺癌的检出率有所增加[3, 5]。相应的，对上述肿瘤的外科治疗技术也在不断发展。过去，根治性或改良根治性乳房切除术是乳腺癌治疗的首选方法。虽然乳房切除仍是目前一些患者的标准治疗，但为了美观和减少乳房内复发，保乳治疗已经成为许多患者的首选方法。联合放化疗和激素治疗，保乳治疗获得了满意的疗效[13]。此外，对于原发肿瘤较大或肿瘤与乳房大小之比不佳的Ⅱ期和Ⅲ期患者，可通过新辅助化疗实现保乳[14]。

随着乳腺癌治疗的进步，以及专注于根除肿瘤和少量周围正常组织的保乳治疗的成功，人们不断探索侵入性更小、美容效果更好的技术。经皮消融被认为是一种可行的保乳方法，其美容效果好、死亡率降低且恢复更快。经皮消融包括温度消融（热消融和冷消融）和非温度消融[15]。经皮消融治疗的适应证正在发生变化，不适合接受外科手术或拒绝外科手术的患者可以考虑消融治疗，其他潜在的适应证包括肿瘤大小<2cm，距离皮肤表面0.5~1cm可接近胸大肌，并且没有广泛的导管内成分的患者[16-18]。

（一）热消融

热消融包括射频消融（RFA）、微波消融（MWA）、激光消融（LA）和高强度聚焦超声（HIFU）。通过这些方式将热能转移到肿瘤内导致凝固性坏死和细胞死亡[19]。但是高温会引发皮肤和胸肌损伤并增加术中疼痛的风险，可以通过水隔离技术来缓解这些副作用（图13-1）。

RFA通过消融针内的电极治疗肿瘤，需要完整的电流回路。RFA治疗时电极接地，可通过治疗时在大腿或背部等区域粘贴电极片来分散热量，以最大限度地减少皮肤灼伤[20]。在一项关于乳腺癌射频治疗的里程碑式回顾性研究中，2003年6月至2009年6月，10个医学中心的386例乳腺癌患者接受了超声引导下的射频消融治疗，术后每6~12个月进行随访，中位随访时间50个月[21]。结果显示：肿瘤≤1cm组、1.1~2.0cm组和>2.0cm组的患者，5年乳内无复发率分别为97%、94%和87%。9例患者消融后有局部疼痛，15例患者发生了皮肤灼伤，7例患者发生乳头内陷。

MWA使用施加到探头上的电磁波来产生热

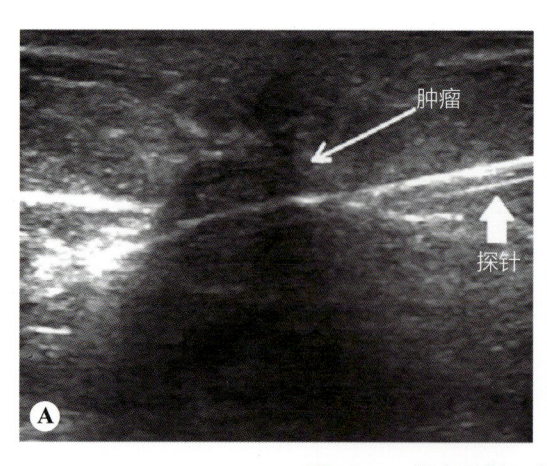

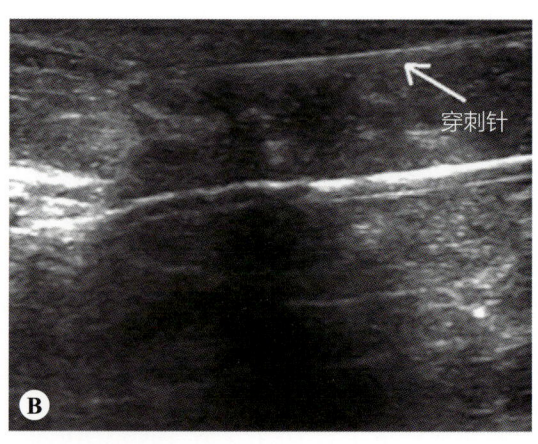

▲ 图13-1 超声引导下水隔离消融术治疗乳腺肿瘤
A. 超声图像显示探针在超声引导下被置于肿瘤内的适当位置；B. 超声图像显示在肿瘤和皮肤之间放置穿刺针进行水隔离（注入生理盐水），以避免烧伤皮肤

量[22]。MWA 比 RFA 散热更快、更均匀，消融时间更短。在肿瘤内放置一个或多个微波探针，消融时间从 2min 到 3min 不等。Zhou 等的一项研究探索了 MWA 在乳腺癌治疗中的应用，研究入组 12 名患者，证明使用 MWA 可以达到预期的消融效果[23]。

LA 是将针放置在肿瘤内部[24]，通过针内的激光纤维产生光能加热破坏肿瘤细胞[25]。目前，LA 已应用于临床，但在不同研究中报道的疗效差异较大[26]。

HIFU 是一种非侵入性治疗方法，通过将高密度压电能集中在一个小区域（约 0.8mm× 0.2mm×0.2mm）来产生热量（图 13-2）[27]。诊断性超声的能量密度小于 $0.1W/cm^2$，而 HIFU 可达到 $100\sim 10\,000W/cm^2$，[28]。乳腺肿瘤被分割成小的病灶区域，逐一进行治疗。HIFU 是在超声或 MRI 引导下进行的，患者取俯卧位，将乳房悬于水中。超声引导下的 HIFU 成本较低，可以实时观察治疗区域，并检测患者在治疗过程中的任何移动。相比之下，MRI 引导具有解剖分辨率高、高灵敏度和可标测温度的优势。小样本Ⅱ、Ⅲ期临床研究结果显示，应用 HIFU 治疗乳腺癌时消融率可达 100% 并且复发率低[29, 30]。

（二）低温消融

低温消融或冷冻消融（CA）包括冷冻和解冻循环，通过向插入肿瘤内的探针快速减压氩气或氮气来促进冷冻和解冻。CA 通过直接冷诱导的细胞损伤、间接改变细胞微环境和损害组织活性来杀伤肿瘤组织[31]。治疗时，一个或多个 CA 探针被放置在乳腺肿瘤内，通常进行两个冷冻/解冻周期的操作。探头的数量和 CA 的持续时间取决于肿瘤的大小和所需的消融边缘。冰球可能会损伤皮肤，但通常不会损伤胸肌，因为胶原纤维对冰球的损伤作用不太敏感[15]。热包和水隔离可以用来减轻皮肤损伤（图 13-3）。与热消融的机制不同，CA 产生的冰球有镇痛的效果[32]。

CA 是一种治疗乳腺纤维腺瘤的成熟技术，最新研究对于其在乳腺癌中的应用也进行了探索。多中心Ⅱ期临床试验 ACOSOG Z-1072 研究了 CA 在浸润性乳腺癌中的疗效[33]。在这项研究中，87 例乳腺癌患者先进行冷冻消融，然后进行手术治疗。术中显示 60 例（70.9%）患者无残留癌，27 例（31%）患者有 DCIS 残留。所有接受冷冻消融治疗的肿瘤<1cm 的患者在病理检查中均未发现残留的浸润性癌。值得注意的是，在这项研究中使用的是单针冷冻消融，此技术可能会导致不太理想的结果。另一项基于 ACOSOG Z-1072 的新研究正在进行中，初步结果令人振奋。

与外科手术相比，乳腺 CA 可能带来的额外益处是可能产生积极的冷冻免疫效应，从理论上可以减少肿瘤的复发和转移。由于 CA 后的坏死组织保留了肿瘤相关抗原，而其他热消融方法（如 RFA）会导致蛋白质变性[34]。肿瘤抗原可能通过树突状细胞向 T 细胞呈递而激活免疫应答。

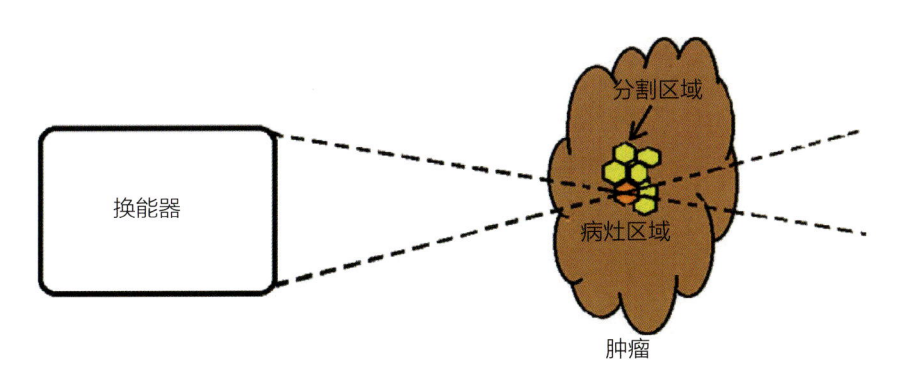

▲ 图 13-2 高频聚焦超声（HIFU）
这张图描绘了 HIFU 中使用换能器产生压电能量，用于治疗肿瘤内的微小病灶区域，每次一个区域，以确保 HIFU 的疗效

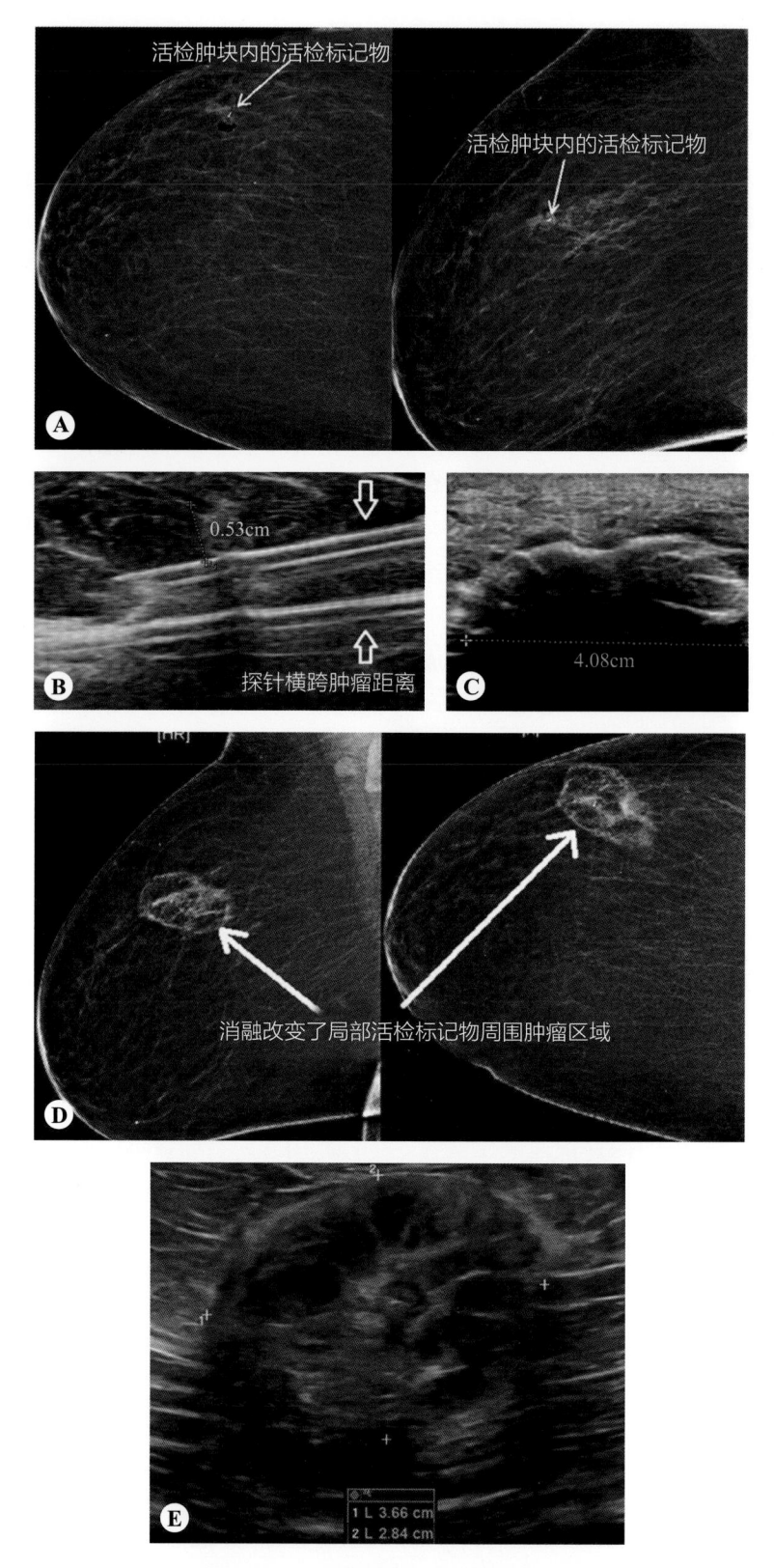

▲ 图 13-3 冷冻消融治疗浸润性小叶癌

A. 活检后的乳腺 X 线检查显示病变中心有一个定位的活检标记。B. 超声图像显示 2 个探针横跨 1.7cm 的肿瘤距离。通常肿瘤内每间隔 1cm 应放置一个探针，距肿瘤边缘 0.53cm。C. 超声波显示有约 4cm 大小的冰球影。D. 消融后乳腺 X 线片显示局部活检标记物周围肿瘤区域消融改变。E. 超声图像显示消融后改变，以不同回声纹理的区域为标志

动物实验表明，与手术切除相比，CA 可提高肿瘤特异性 T 细胞的抗肿瘤活性，减少淋巴结转移[35, 36]。这种抗原呈递作用可以通过给予依匹单抗和纳武单抗等 PD-L1 抑制剂进一步增强，产生免疫激活效应。CA 和免疫疗法的结合在黑色素瘤、肾细胞癌和非小细胞肺癌的治疗中显示出协同效应[37]。冷冻消融与免疫治疗相结合治疗乳腺癌的研究正在进行中[38]。

（三）非热消融

不可逆电穿孔（irreversible electroporation, IRE）的工作原理是利用高电压击穿细胞膜，导致细胞膜通透性变化，属于非热消融[39]，目前已完成了临床前研究[40, 41]。但是 IRE 需要全身麻醉，因此在原发性乳腺癌中的临床应用受到限制[42]。

二、经皮温度消融治疗乳腺癌转移

（一）寡转移瘤的消融治疗

乳腺癌寡转移、患者远隔转移灶稳定或肿瘤对系统治疗反应良好但局部有一至两个病灶进展时可进行消融治疗。寡转移瘤被定义为五个或更少的转移性肿瘤。寡转移瘤代表转移性乳腺癌的一种亚型，其预后更好且预期生存期更长[43]。在这组患者中，没有前瞻性试验评估经动脉和经皮局部治疗对生存期的影响。然而，一项前瞻性随机对照研究显示，外照射局部治疗寡转移瘤与较长的无进展生存期相关，患者的总生存期也有延长的趋势[44]。在肝癌的治疗中，热消融治疗 5cm以下的转移癌被认为是有效的，这一结果与手术切除相似[45]。这些数据表明局部消融治疗可能会潜在地影响患者的生存期，但该结论仍需进一步临床研究证实。

发生于肝和肺的转移性乳腺癌常应用经皮消融治疗。几项回顾性研究评估了乳腺癌肝转移瘤的热消融治疗[46-48]。研究结果包括：消融后中位总生存期延长至 40~60 个月、小转移瘤（<3cm）消融后预后改善以及超过一半的患者最终会出现新的肝脏转移病灶。一项大规模回顾性研究将接受手术切除或热消融的乳腺癌肝转移患者与未接受局部切除或消融的乳腺癌肝转移患者进行比较，结果显示接受局部治疗的患者没有生存获益，但发生转移的时间较晚[47]，这可能会推迟系统治疗或者允许患者暂停系统治疗。具体地说，超过一半的患者能够在 2 年内不接受系统治疗，并且 15% 的患者有超过 5 年的无瘤生存。然而，目前尚未确定此类患者的最佳治疗策略，也没有已知的生物标志物能够可靠地预测消融术后的结果。

乳腺癌转移瘤与消融区的影像学表现类似，通常表现为低密度和低强化区。由于乳腺癌通常是 FDG 高摄取的[49]，因此若条件允许，可采用 PET/CT 引导进行乳腺癌肝转移的消融治疗。术前注射 4mCi FDG 进行成像。消融后立即注射 8mCi FDG 重新成像，确保所有 FDG 高摄取的肿瘤被完全消融[50]。消融前的 PET 图像可以与消融后即刻门静脉期 CT 图像叠加，以显示足够的消融范围（图 13-4）。目前还没有前瞻性随机研究来评估 PET 指导是否能降低复发率。

肺结节可以用射频、微波或冷冻消融术治疗。与冷冻消融相比，热消融可能会降低出血并发症的发生率[51]。但当靶病灶邻近重要结构时，冷冻消融可能是更安全的选择[52]。消融范围可以通过消融后即刻出现的磨玻璃混杂密度影来评估[51]（图 13-5）。气胸是最常见的并发症，10%~50% 的病例术后会发生气胸，其中 5%~30% 需要放置胸腔引流管[53]。如果垂直胸膜表面进针，发生支气管胸膜瘘的可能性较大；如果以切线位进针，发生支气管胸膜瘘的可能性较小[52]。

（二）姑息性消融

热消融可用于乳腺癌骨转移患者疼痛的姑息治疗。65%~75% 的转移性乳腺癌患者发生骨转移[54]。影像引导的冷冻治疗、热消融和骨水泥成形术已被证明是改善骨转移引起的疼痛的有效方法[55]。一项前瞻性多中心研究纳入了对阿片类药物和外部药物治疗无效的骨转移疼痛患者，虽然 32 名患者中只有 1 名患有乳腺癌[56]，但患者接

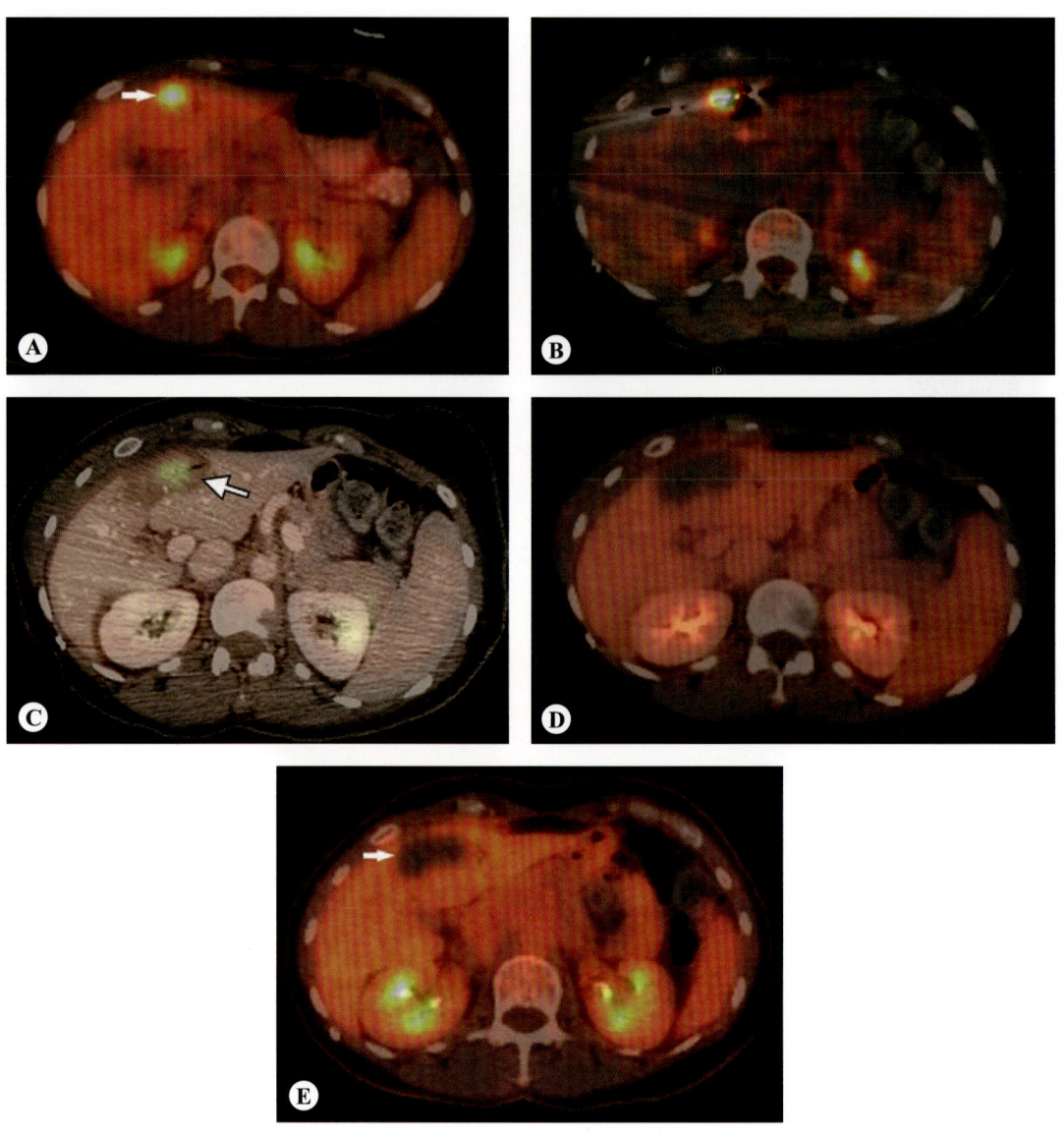

▲ 图 13-4 PET 引导下消融

A. PET/CT 显示 49 岁女性乳腺癌患者的 S4 段出现孤立性 FDG 高摄取病灶（箭）；B. 在 PET/CT 引导下，微波消融针进入病灶；C. 消融后即刻静脉期 CT 图像叠加在消融前 PET 成像上以评估消融边缘（箭）；D. 消融完成后，再注射 8mCi FDG 以显示消融区；E. 4 个月后随访 PET/CT 显示无残留病灶（箭）

受治疗后疼痛评分明显下降。进一步的前瞻性研究包括了更多的乳腺癌妇女，这在将来对提倡这些患者接受可能获益的姑息性经皮消融治疗会有所帮助。

综上所述，热消融可以用于治疗乳腺癌寡转移的患者，或者远隔部位肿瘤稳定的局部肿瘤进展患者。可能的益处包括推迟系统治疗或允许患者暂停系统治疗，并有可能延长患者的生存期。骨转移疼痛的患者也可能通过经皮消融受益。后续的前瞻性随机对照研究或许会进一步证实消融治疗在此类患者治疗中的优越性。

三、经动脉肝脏靶向治疗

约半数乳腺癌患者疾病进展后首先累及的器官是肝脏[57]。对于单纯累及肝脏或以肝脏受累为主的转移性乳腺癌患者，通常需进行针对肝脏的区域性治疗。对于肝内病灶数目较多或因病灶大小及位置不适合热消融乳腺癌肝转移患者，可以

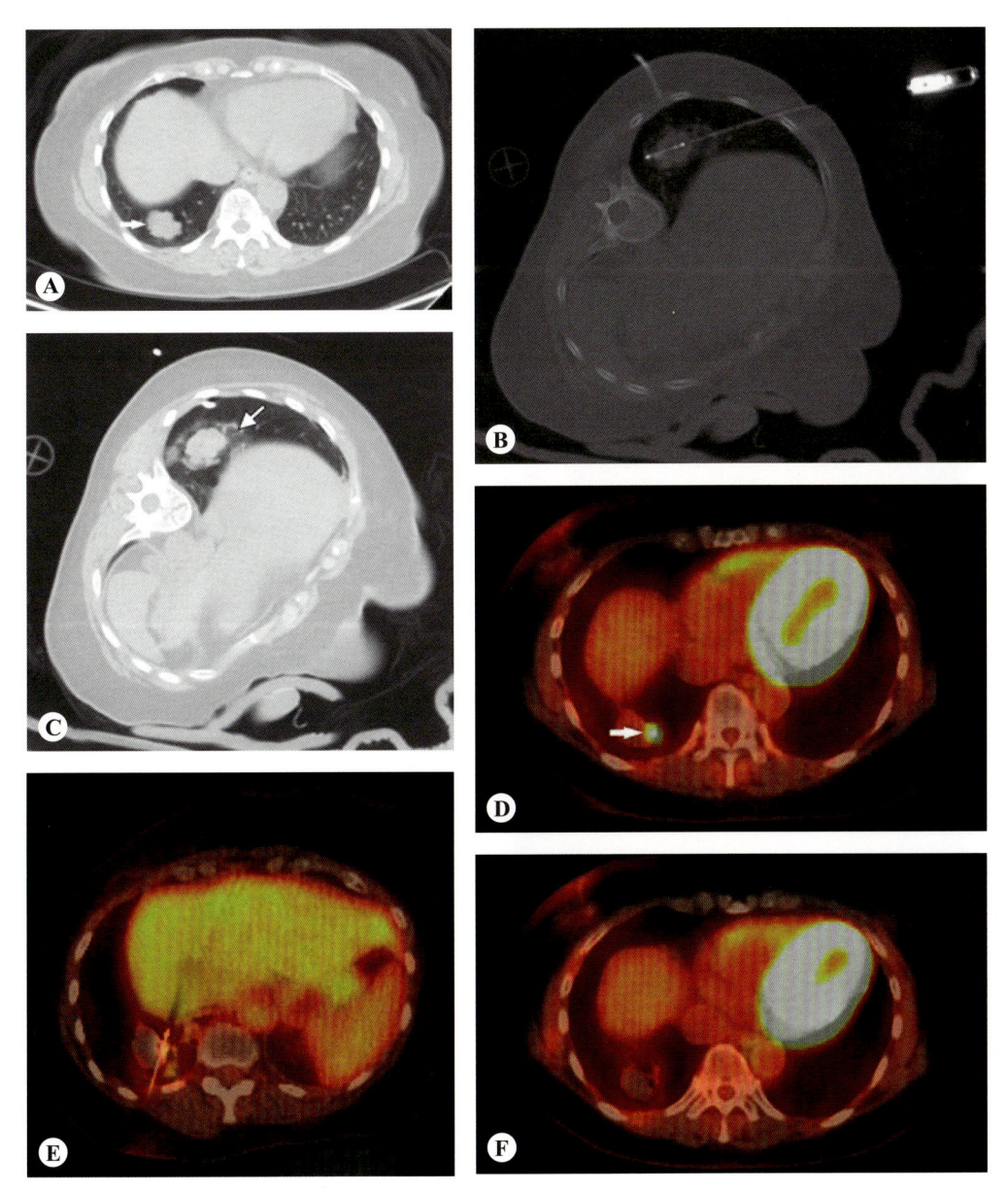

▲ 图 13-5 孤立性肺肿块消融

A. CT 显示 52 岁女性乳腺癌患者右肺底有孤立性转移瘤（箭）；B. 通过重新定位针头三次进行微波消融以覆盖整个肿块；C. 消融后即刻术中 CT 显示肿块周围有磨玻璃光晕提示消融区（箭）；D. 虽然术后第一次 PET/CT 检查未见复发，但消融后 5 个月出现小结节复发（箭）。E. 应用术中 PET 引导定位复发性小结节；F. 2 个月后的随访 PET/CT 显示没有残留病灶

考虑经动脉治疗。经动脉治疗既往主要被用于多线系统治疗失败后的补救性治疗。

对于经动脉化疗栓塞（TACE）和放射性核素栓塞（radioembolization，RE）治疗乳腺癌已有一些回顾性研究[58]。TACE 治疗中使用的化疗药物有多种，最常用的是多柔比星[59-64]。根据 RECIST 标准，既往研究中 TACE 治疗乳腺癌肝转移的疾病控制率约为 60%，总生存期 10～47 个月。相比之下，应用树脂微球和玻璃微球 RE 的疾病[65-72]控制率约为 80%，总生存期 6～14 个月。在多数研究中，经动脉治疗后病灶的影像改变与较长的总生存期有关。一项单中心回顾性研究将接受 TACE 或 RE 的乳腺癌患者进行了比较，结果发现 RE 与较高的影像反应率、较低的并发症发生率和较长的生存趋势相关[73]。尽管目前没有针对这两种方法的前瞻性对照研究，但现有的回顾性研究发现 RE 治疗肝细胞癌比 TACE 有更好的生活质量评分[74]，因此在 TACE 之前优先推荐 RE 对这类人群来说是合理的[75]。

RE 也可用作局部肝脏病灶患者的放射性肝段切除。据报道，放射肝段切除术主要用于肝细胞癌，通常使用玻璃微球，肿瘤所在的一至两个肝段的处方剂量至少为 190Gy[76]。这种方法被认为是"根治性"的，因为肝癌放射性肝段切除的疗效与其他"根治性"的治疗方法（如消融）等同[77]。放射性肝段切除在乳腺癌多发肝转移患者的治疗中应用较少，但如果能确认并处理所有的肿瘤供血动脉仍可能获得满意的治疗效果（图 13-6）。

鉴于乳腺癌是一种 FDG 高摄取的疾病，

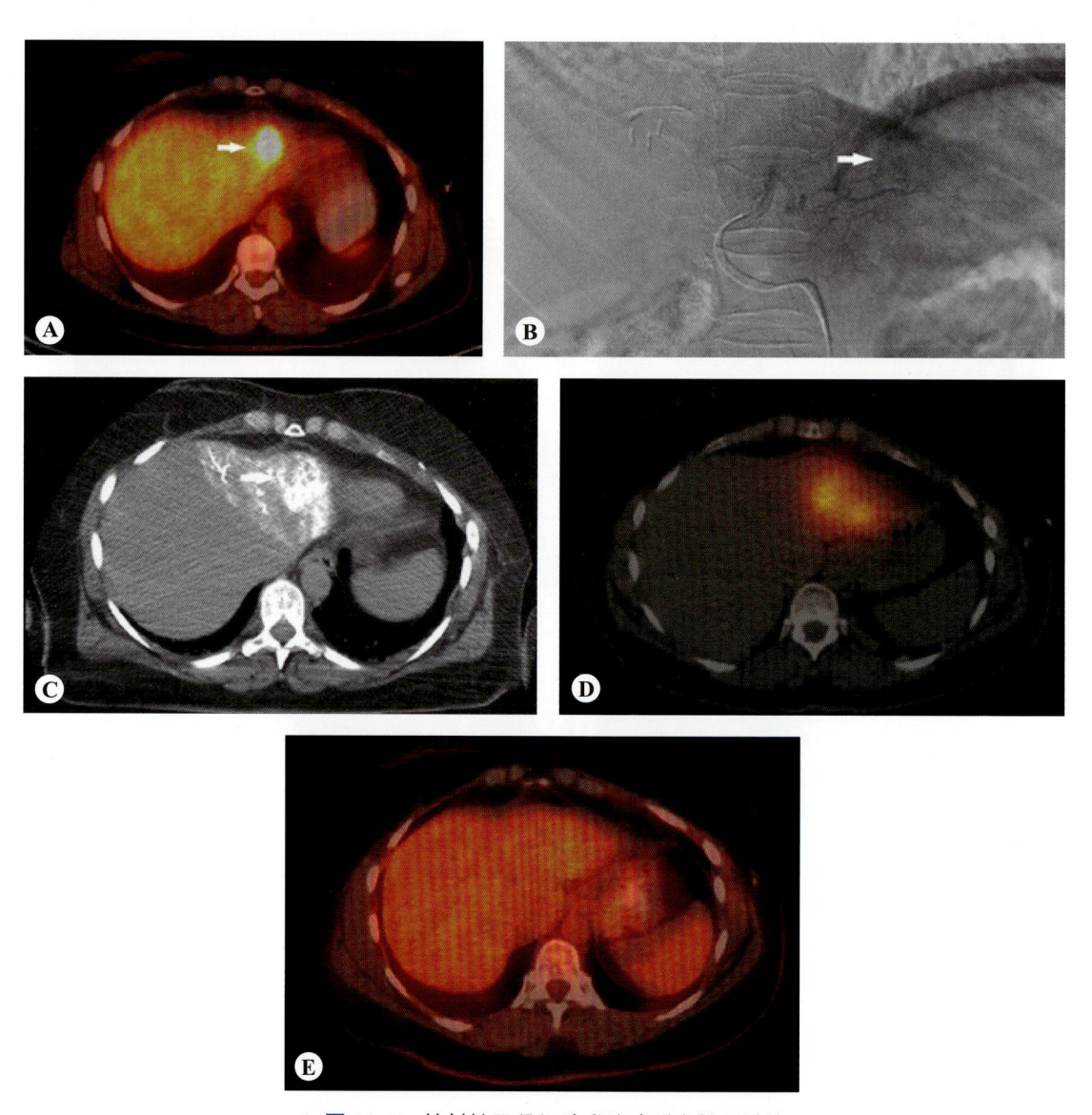

▲ 图 13-6 放射性肝段切除术治疗孤立性肝肿块

PET/CT 显示 58 岁女性乳腺癌患者肝 2/3 段邻近心脏部位有一个 3.5cm 大小的孤立性肝转移瘤（A），考虑到病灶的大小和位置，热消融被认为安全性差，因此进行了放射性肝段切除术。数字减影血管造影（B）与术中 CT 血管造影（C）显示结节（箭）为乏血供，由 2 段和 3 段动脉供血。以整个肝左叶（包含肝 4 段）计算玻璃微球处方剂量，栓塞 2/3 段动脉（D）。4 个月后 PET/CT 随访显示病灶完全坏死，无残留病灶（E）

PET/CT 有助于评估治疗效果[78]（图 13-7）。这一点已经在结直肠癌肝转移的 RE 治疗中得到了明确的验证，PET/CT 的客观反应可以比 RECIST 标准更准确地预测无进展生存期[79, 80]。回顾性研究表明，乳腺癌患者的 PET/CT 反应与 RE 术后的生存相关[66, 69]。肝脏毒性是一个需要关注的问题，因为接受 RE 治疗的患者中发生 3 级肝脏毒性反应的患者占 5%～10%[67, 68]。RE 引起的肝功能衰竭发生较晚，通常在治疗后 2～6 个月发生，表现为新出现的腹水和高胆红素血症[81]。因此，RE 治疗后几个月内必须进行肝功能评估。肝毒性的预防策略包括采用序贯的肝叶治疗，而非全肝治疗，并延长两次治疗之间的时间间隔以确保第二次治疗的安全性[82]。对于高危患者（例如肝脏体积小，肝功能检查中出现临界性升高），可以考虑每天服用 300mg 熊去氧胆酸 2 次和 4～8mg 甲泼尼龙预防，但这一方法的有效性尚未经过前瞻性研究证实[81]。除肝功能衰竭以外，在经过高强度长期系统治疗的患者中非靶部位栓塞发生率较高[66]，需要医师进一步关注。

在体外放射治疗的背景下，局部治疗产生抗肿瘤免疫反应的可能性已经得到了广泛的研究[83]。RE 用于鳞癌和乳腺癌术后的非局部性效应（即治疗野以外的肿瘤在局部区域治疗后由于免疫刺激而发生反应）已有报道[84, 85]。在刺激抗肿瘤免疫方面，高剂量的"消融性"外照射可能比低剂量更有效[83]。从理论上讲，RE 与外照射相比可获得更高的辐射剂量，而且经动脉治疗可以照射更多的肿瘤细胞，这意味着 RE 在诱导抗肿瘤免疫方面可能比外照射更有效，但尚未进行相关的理论验证研究。

结论

近年来，乳腺癌治疗取得了许多进展。更好的筛查手段使局部早期乳腺癌的检出率逐年提高，也促使微创等局部治疗和非侵入性治疗技术不断进步。尽管目前还缺乏相关的前瞻性研究，但局部或区域性治疗寡转移性病灶可能会影响患者的生存和预后。筛查和局部病灶治疗的进展并没有改善广泛转移的乳腺癌和肿瘤生物学行为不良的乳腺癌患者的预后。但是肝脏靶向疗法提供了一种不同于系统治疗的新技术，至少可以使部分由于肝脏转移瘤进展影响生存的患者受益。特别是在结合免疫治疗的情况下，局部消融和经动脉治疗有可能激发患者的抗肿瘤免疫反应。对于联合治疗仍然需要进行更多前瞻性研究以证实其疗效、可行性及适应证范围。

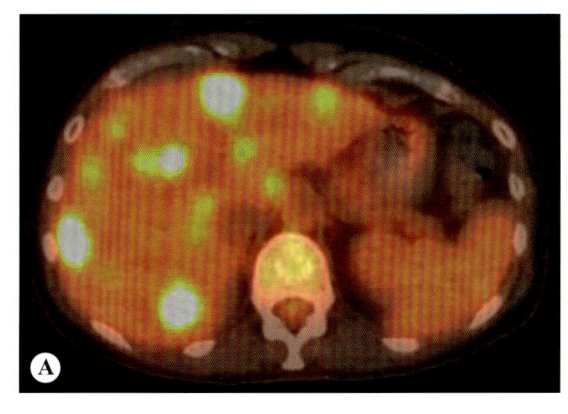

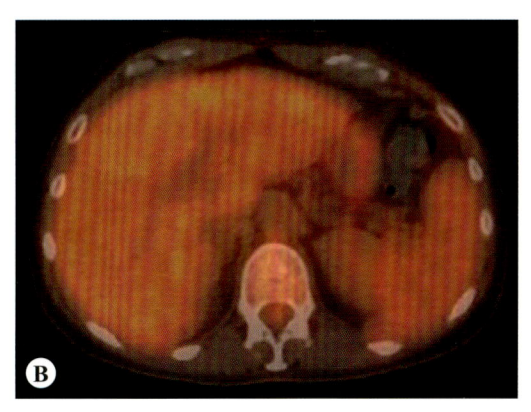

▲ 图 13-7 放射栓塞术前后 PET/CT
A. 放射栓塞术（RE）前 PET/CT 显示左右叶多发病灶，应用玻璃微球逐叶序贯栓塞，2 次治疗间隔 1.5 个月；
B. 第一次治疗 4 个月后，FDG- 高摄取病灶完全缓解

参考文献

[1] Bray F, Ferlay J, Soerjomataram I, Siegel RL, Torre LA, Jemal A. Global cancer statistics 2018: GLOBOCAN estimates of incidence and mortality worldwide for 36 cancers in 185 countries. CA Cancer J Clin. 2018;68(6):394-424.

[2] Siegel RL, Miller KD, Jemal A. Cancer statistics, 2019. CA Cancer J Clin. 2019;69(1):7-34.

[3] American Cancer Society. Cancer facts & figure. 2019. http://www.cancer.org/content/dam/ cancer-org/research/cancer-facts-and-statistics/annual-cancer-facts-and-figures/2019/cancerfacts-and-figures-2019.pdf. Accessed 1 Oct 2019.

[4] Kuchenbaecker KB, Hopper JL, Barnes DR, Phillips K-A, Mooij TM, Roos-Blom M-J, et al. Risks of breast, ovarian, and contralateral breast cancer for BRCA1 and BRCA2 mutation carriers. JAMA. 2017;317(23):2402-16.

[5] DeSantis CE, Ma J, Goding Sauer A, Newman LA, Jemal A. Breast cancer statistics, 2017, racial disparity in mortality by state. CA Cancer J Clin. 2017;67(6):439-48.

[6] Monticciolo DL, Newell MS, Moy L, Niell B, Monsees B, Sickles EA. Breast cancer screening in women at higher-than-average risk: recommendations from the ACR. J Am Coll Radiol. 2018;15(3):408-14.

[7] Coldman A, Phillips N, Wilson C, Decker K, Chiarelli AM, Brisson J, et al. Pan-Canadian study of mammography screening and mortality from breast cancer. JNCI. 2014;106(11):dju261.

[8] Duffy SW, Tabár L, Chen HH, Holmqvist M, Yen MF, Abdsalah S, et al. The impact of organized mammography service screening on breast carcinoma mortality in seven Swedish counties: a collaborative evaluation. Cancer. 2002;95(3):458-69.

[9] Tabár L, Vitak B, Chen TH-H, Yen AM-F, Cohen A, Tot T, et al. Swedish two-county trial: impact of mammographic screening on breast cancer mortality during 3 decades. Radiology. 2011;260(3):658-63.

[10] Tutt A, Ellis P, Kilburn L, Gilett C, Pinder S, Abraham J, et al. Abstract S3-01: the TNT trial: a randomized phase Ⅲ trial of carboplatin (C) compared with docetaxel (D) for patients with metastatic or recurrent locally advanced triple negative or BRCA1/2 breast cancer (CRUK/07/012). Cancer Res. 2015;75(9 Supplement):S3-01.

[11] Turashvili G, Brogi E. Tumor heterogeneity in breast cancer. Front Med. 2017;4:227.

[12] Gradishar WJ, Anderson BO, Balassanian R, Blair SL, Burstein HJ, Cyr A, et al. Breast cancer, version 1.2016. J Natl Compr Canc Netw. 2015;13(12):1475-85.

[13] Sakorafas GH. Breast cancer surgery-historical evolution, current status and future perspectives. Acta Oncol. 2001;40(1):5-18.

[14] Buchholz TA, Mittendorf EA, Hunt KK. Surgical considerations after neoadjuvant chemotherapy: breast conservation therapy. JNCI Monogr. 2015;2015(51):11-4.

[15] Fleming MM, Holbrook AI, Newell MS. Update on image-guided percutaneous ablation of breast cancer. Am J Roentgenol. 2017;208(2):267-74.

[16] Fornage BD, Hwang RF. Current status of imaging-guided percutaneous ablation of breast cancer. Am J Roentgenol. 2014;203(2):442-8.

[17] Roubidoux MA, Yang W, Stafford RJ. Image-guided ablation in breast cancer treatment. Tech Vasc Interv Radiol. 2014;17(1):49-54.

[18] Sabel MS. Nonsurgical ablation of breast cancer: future options for small breast tumors. Surg Oncol Clin. 2014;23(3):593-608.

[19] Brace C. Thermal tumor ablation in clinical use. IEEE Pulse. 2011;2(5):28-38.

[20] Nguyen T, Hattery E, Khatri VP. Radiofrequency ablation and breast cancer: a review. Gland Surg. 2014;3(2):128.

[21] Ito T, Oura S, Nagamine S, Takahashi M, Yamamoto N, Yamamichi N, et al. Radiofrequency ablation of breast cancer: a retrospective study. Clin Breast Cancer. 2018;18(4):e495-500.

[22] Simon CJ, Dupuy DE, Mayo-Smith WW. Microwave ablation: principles and applications. Radiographics. 2005;25(suppl_1):S69-83.

[23] Zhou W, Jiang Y, Chen L, Ling L, Liang M, Pan H, et al. Image and pathological changes after microwave ablation of breast cancer: a pilot study. Eur J Radiol. 2014;83(10):1771-7.

[24] Harms SE. Percutaneous ablation of breast lesions by radiologists and surgeons. Breast Dis. 2001;13:67-76.

[25] Van Esser S, Stapper G, Van Diest P, van den Bosch M, Klaessens J, Mali WTM, et al. Ultrasound-guided laser-induced thermal therapy for small palpable invasive breast carcinomas: a feasibility study. Ann Surg Oncol. 2009;16(8):2259.

[26] Schwartzberg B, Abdelatif O, Lewin J, Bernard J, Brehm J, Bu-Ali H, et al. Abstract P3-13-03: Multicenter clinical trial of percutaneous laser ablation for early stage primary breast cancer. Results of 49 cases with radiographic and pathological correlation. AACR; 2016.

[27] Peek M, Ahmed M, Napoli A, ten Haken B, McWilliams S, Usiskin S, et al. Systematic review of high-intensity focused ultrasound ablation in the treatment of breast cancer. Br J Surg. 2015;102(8):873-82.

[28] Zhou Y-F. High intensity focused ultrasound in clinical tumor ablation. World J Clin Oncol. 2011;2(1):8.

[29] Wu F, Wang Z-B, Cao Y-D, Chen W, Bai J, Zou J, et al. A randomised clinical trial of high-intensity focused ultrasound ablation for the treatment of patients with localised breast cancer. Br J Cancer. 2003;89(12):2227.

[30] Wu F, Wang Z-B, Zhu H, Chen W-Z, Zou J-Z, Bai J, et al. Extracorporeal high intensity focused ultrasound treatment for patients with breast cancer. Breast Cancer Res Treat. 2005;92(1):51-60.

[31] Erinjeri JP, Clark TW. Cryoablation: mechanism of action and devices. J Vasc Interv Radiol. 2010;21(8):S187-S91.

[32] Tarkowski R, Rzaca M. Cryosurgery in the treatment of women with breast cancer—a review. Gland Surg. 2014;3(2):88.

[33] Simmons RM, Ballman KV, Cox C, Carp N, Sabol J, Hwang RF, et al. A phase II trial exploring the success of cryoablation therapy in the treatment of invasive breast carcinoma: results from ACOSOG (Alliance) Z1072. Ann Surg Oncol. 2016;23(8):2438-45.

[34] Johnson JP. Immunologic aspects of cryosurgery: potential modulation of immune recognition and effector cell maturation. Clin Dermatol. 1990;8(1):39-47.

[35] Misao A, Sakata K, Saji S, Kunieda T. Late appearance of resistance to tumor rechallenge following cryosurgery: a study in an experimental mammary tumor of the rat. Cryobiology. 1981;18(4):386-9.

[36] Sabel MS, Arora A, Su G, Chang AE. Adoptive immunotherapy of breast cancer with lymph node cells primed by cryoablation of the primary tumor. Cryobiology. 2006;53(3):360-6.

[37] Aarts B, Klompenhouwer E, Rice S, Imani F, Baetens T, Bex A, et al. Cryoablation and immunotherapy: an overview of evidence on its synergy. Insights Imaging. 2019;10(1):53.

[38] McArthur HL, Diab A, Page DB, Yuan J, Solomon SB, Sacchini V, et al. A pilot study of preoperative single-dose ipilimumab and/or cryoablation in women with early-stage breast cancer with comprehensive immune profiling. Clin Cancer Res. 2016;22(23):5729-37.

[39] Rubinsky B, Onik G, Mikus P. Irreversible electroporation: a new ablation modality—clinical implications. Technol Cancer Res Treat. 2007;6(1):37-48.

[40] Al-Sakere B, André F, Bernat C, Connault E, Opolon P, Davalos RV, et al. Tumor ablation with irreversible electroporation. PLoS One. 2007;2(11):e1135.

[41] Lee EW, Chen C, Prieto VE, Dry SM, Loh CT, Kee ST. Advanced hepatic ablation technique for creating complete cell death: irreversible electroporation. Radiology. 2010;255(2):426-33.

[42] Lee EW, Thai S, Kee ST. Irreversible electroporation: a novel image-guided cancer therapy. Gut Liver. 2010;4(Suppl 1):S99.

[43] Di Lascio S, Pagani O. Oligometastatic breast cancer: a shift from palliative to potentially curative treatment? Breast Care (Basel). 2014;9(1):7-14.

[44] Palma D, Olson R, Harrow S, Gaede S, Louie A, Haasbeek C, et al. Stereotactic ablative radiation therapy for the comprehensive treatment of oligometastatic tumors (SABR-COMET): results of a randomized trial. Int J Radiat Oncol Biol Phys. 2018;102(3):S3-4.

[45] Chen M-S, Li J-Q, Zheng Y, Guo R-P, Liang H-H, Zhang Y-Q, et al. A prospective randomized trial comparing percutaneous local ablative therapy and partial hepatectomy for small hepatocellular carcinoma. Ann Surg. 2006;243(3):321.

[46] Meloni MF, Andreano A, Laeseke PF, Livraghi T, Sironi S, Lee FT Jr. Breast cancer liver metastases: US-guided percutaneous radiofrequency ablation--intermediate and long-term survival rates. Radiology. 2009;253(3):861-9.

[47] Sadot E, Lee SY, Sofocleous CT, Solomon SB, Gönen M, Kingham TP, et al. Hepatic resection or ablation for isolated breast cancer liver metastasis: a case-control study with comparison to medically treated patients. Ann Surg. 2016;264(1):147.

[48] Sofocleous C, Nascimento R, Gonen M, Theodoulou M, Covey A, Brody L, et al. Radiofrequency ablation in the management of liver metastases from breast cancer. Am J Roentgenol. 2007;189(4):883-9.

[49] Niikura N, Costelloe CM, Madewell JE, Hayashi N, Yu T-K, Liu J, et al. FDG-PET/CT compared with conventional imaging in the detection of distant metastases of primary breast cancer. Oncologist. 2011;16(8):1111-9.

[50] Ryan ER, Sofocleous CT, Schöder H, Carrasquillo JA, Nehmeh S, Larson SM, et al. Split-dose technique for FDG PET/CT-guided percutaneous ablation: a method to facilitate lesion targeting and to provide immediate assessment of treatment effectiveness. Radiology. 2013;268(1):288-95.

[51] Sharma A, Abtin F, Shepard J-AO. Image-guided ablative therapies for lung cancer. Radiol Clin. 2012;50(5):975-99.

[52] Tafti BA, Genshaft S, Suh R, Abtin F, editors. Lung ablation: indications and techniques. In: Seminars in interventional radiology. New York, NY: Thieme Medical Publishers; 2019.

[53] Taslakian B, Muallem N, Moore W. Thermal lung ablation. In: Procedural dictations in image-guided intervention. New York, NY: Springer; 2016. p. 59-64.

[54] Kennecke H, Yerushalmi R, Woods R, Cheang MC, Voduc D, Speers CH, et al. Metastatic behavior of breast cancer subtypes. J Clin Oncol. 2010;28(20):3271-7.

[55] Filippiadis D, Mavrogenis AF, Mazioti A, Palialexis K, Megaloikonomos PD, Papagelopoulos PJ, et al. Metastatic bone disease from breast cancer: a review of minimally invasive techniques for diagnosis and treatment. Eur J Orthop Surg Traumatol. 2017;27(6):729-36.

[56] Goetz MP, Callstrom MR, Charboneau JW, Farrell MA, Maus TP, Welch TJ, et al. Percutaneous image-guided radiofrequency ablation of painful metastases involving bone: a multicenter study. J Clin Oncol. 2004;22(2):300-6.

[57] Miles D, Harbeck N, Escudier B, Hurwitz H, Saltz L, Van Cutsem E, et al. Disease course patterns after discontinuation of bevacizumab: pooled analysis of randomized phase III trials. J Clin Oncol. 2011;29(1):83-8.

[58] Mouli SK, Gupta R, Sheth N, Gordon AC, Lewandowski RJ, editors. Locoregional therapies for the treatment of hepatic metastases from breast and gynecologic cancers. In: Seminars in interventional radiology. New York, NY: Thieme Medical Publishers; 2018.

[59] Cho SW, Kitisin K, Buck D, Steel J, Brufsky A, Gillespie R, et al. Transcatheter arterial chemoembolization is a feasible palliative locoregional therapy for breast cancer liver metastases. Int J Surg Oncol. 2010;2010:251621.

[60] Eichler K, Jakobi S, Gruber-Rouh T, Hammerstingl R, Vogl TJ, Zangos S. Transarterial chemoembolisation (TACE) with gemcitabine: phase II study in patients with liver metastases of breast cancer. Eur J Radiol. 2013;82(12):e816-e22.

[61] Lin Y-T, Médioni J, Amouyal G, Déan C, Sapoval M, Pellerin O. Doxorubicin-loaded 70-150 μm microspheres for liver-dominant metastatic breast cancer: results and outcomes of a pilot study. Cardiovasc Intervent Radiol. 2017;40(1):81-9.

[62] Martin RC, Robbins K, Fages JF, Romero FD, Rustein L, Tomalty D, et al. Optimal outcomes for liver-dominant metastatic breast cancer with transarterial

chemoembolization with drug-eluting beads loaded with doxorubicin. Breast Cancer Res Treat. 2012;132(2):753-63.
[63] Vogl TJ, Naguib NN, Nour-Eldin N-EA, Mack MG, Zangos S, Abskharon JE, et al. Repeated chemoembolization followed by laser-induced thermotherapy for liver metastasis of breast cancer. Am J Roentgenol. 2011;196(1):W66-72.
[64] Vogl TJ, Naguib NN, Nour-Eldin NE, Eichler K, Zangos S, Gruber-Rouh T. Transarterial chemoembolization (TACE) with mitomycin C and gemcitabine for liver metastases in breast cancer. Eur Radiol. 2010;20(1):173-80.
[65] Cianni R, Pelle G, Notarianni E, Saltarelli A, Rabuffi P, Bagni O, et al. Radioembolisation with (90)Y-labelled resin microspheres in the treatment of liver metastasis from breast cancer. Eur Radiol. 2013;23(1):182-9.
[66] Deipolyi AR, Riedl CC, Bromberg J, Chandarlapaty S, Klebanoff CA, Sofocleous CT, et al. Association of PI3K pathway mutations with early positron-emission tomography/CT imaging response after radioembolization for breast cancer liver metastases: results of a single-center retrospective pilot study. J Vasc Interv Radiol. 2018;29(9):1226-35.
[67] Fendler WP, Lechner H, Todica A, Paprottka KJ, Paprottka PM, Jakobs TF, et al. Safety, efficacy, and prognostic factors after radioembolization of hepatic metastases from breast cancer: a large single-center experience in 81 patients. J Nucl Med. 2016;57(4):517-23.
[68] Gordon AC, Gradishar WJ, Kaklamani VG, Thuluvath AJ, Ryu RK, Sato KT, et al. Yttrium-90 radioembolization stops progression of targeted breast cancer liver metastases after failed chemotherapy. J Vasc Interv Radiol. 2014;25(10):1523-32, 32.e1-2.
[69] Haug AR, Tiega Donfack BP, Trumm C, Zech CJ, Michl M, Laubender RP, et al. 18F-FDG PET/CT predicts survival after radioembolization of hepatic metastases from breast cancer. J Nucl Med. 2012;53(3):371-7.
[70] Pieper CC, Meyer C, Wilhelm KE, Block W, Nadal J, Ahmadzadehfar H, et al. Yttrium-90 radioembolization of advanced, unresectable breast cancer liver metastases-a single-center experience. J Vasc Interv Radiol. 2016;27(9):1305-15.
[71] Saxena A, Kapoor J, Meteling B, Morris DL, Bester L. Yttrium-90 radioembolization for unresectable, chemoresistant breast cancer liver metastases: a large single-center experience of 40 patients. Ann Surg Oncol. 2014;21(4):1296-303.
[72] Saxena A, Meteling B, Kapoor J, Golani S, Danta M, Morris DL, et al. Yttrium-90 radioembolization is a safe and effective treatment for unresectable hepatocellular carcinoma: a single centre experience of 45 consecutive patients. Int J Surg. 2014;12(12):1403-8.
[73] Chang J, Charalel R, Noda C, Ramaswamy R, Kim SK, Darcy M, et al. Liver-dominant breast cancer metastasis: a comparative outcomes study of chemoembolization versus radioembolization. Anticancer Res. 2018;38(5):3063-8.
[74] Salem R, Gilbertsen M, Butt Z, Memon K, Vouche M, Hickey R, et al. Increased quality of life among hepatocellular carcinoma patients treated with radioembolization, compared with chemoembolization. Clin Gastroenterol Hepatol. 2013;11(10):1358-65.e1.
[75] Shamimi-Noori S, Gonsalves CF, Shaw CM, editors. Metastatic liver disease: indications for locoregional therapy and supporting data. In: Seminars in interventional radiology. New York, NY: Thieme Medical Publishers; 2017.
[76] Vouche M, Habib A, Ward TJ, Kim E, Kulik L, Ganger D, et al. Unresectable solitary hepatocellular carcinoma not amenable to radiofrequency ablation: multicenter radiology-pathology correlation and survival of radiation segmentectomy. Hepatology. 2014;60(1):192-201.
[77] Lewandowski RJ, Gabr A, Abouchaleh N, Ali R, Al Asadi A, Mora RA, et al. Radiation segmentectomy: potential curative therapy for early hepatocellular carcinoma. Radiology. 2018;287(3):1050-8.
[78] Riedl CC, Pinker K, Ulaner GA, Ong LT, Baltzer P, Jochelson MS, et al. Comparison of FDG-PET/CT and contrast-enhanced CT for monitoring therapy response in patients with metastatic breast cancer. Eur J Nucl Med Mol Imaging. 2017;44(9):1428-37.
[79] Shady W, Kishore S, Gavane S, Do RK, Osborne JR, Ulaner GA, et al. Metabolic tumor volume and total lesion glycolysis on FDG-PET/CT can predict overall survival after (90)Y radioembolization of colorectal liver metastases: a comparison with SUVmax, SUVpeak, and RECIST 1.0. Eur J Radiol. 2016;85(6):1224-31.
[80] Shady W, Sotirchos VS, Do RK, Pandit-Taskar N, Carrasquillo JA, Gonen M, et al. Surrogate imaging biomarkers of response of colorectal liver metastases after salvage radioembolization using 90Y-loaded resin microspheres. AJR Am J Roentgenol. 2016;207(3):661-70.
[81] Sangro B, Martínez-Urbistondo D, Bester L, Bilbao JI, Coldwell DM, Flamen P, et al. Prevention and treatment of complications of selective internal radiation therapy: expert guidance and systematic review. Hepatology. 2017;66(3):969-82.
[82] Seidensticker R, Seidensticker M, Damm R, Mohnike K, Schütte K, Malfertheiner P, et al. Hepatic toxicity after radioembolization of the liver using 90 Y-microspheres: sequential lobar versus whole liver approach. Cardiovasc Intervent Radiol. 2012;35(5):1109-18.
[83] Siva S, MacManus MP, Martin RF, Martin OA. Abscopal effects of radiation therapy: a clinical review for the radiobiologist. Cancer Lett. 2015;356(1):82-90.
[84] Deipolyi AR, Bromberg JF, Erinjeri JP, Solomon SB, Brody LA, Riedl C. Abscopal effect after radioembolization for metastatic breast cancer in the setting of immunotherapy. J Vasc Interv Radiol. 2018;29(3):432-3.
[85] Ghodadra A, Bhatt S, Camacho JC, Kim HS. Abscopal effects and yttrium-90 radioembolization. Cardiovasc Intervent Radiol. 2016;39(7):1076-80.

第 14 章 甲状腺癌
Thyroid Cancer

Juan C. Camacho　Eduardo A. Lacayo　R. Michael Tuttle　著
于长路　译　于海鹏　校

缩略语

CEUS	contrast enhanced ultrasound	增强超声造影
EA	ethanol ablation	乙醇消融
FNAB	fine needle aspiration biopsy	细针穿刺活检
MAC	monitor anesthesia care	麻醉护理监测
MWA	microwave ablation	微波消融
PLA	percutaneous laser ablation	经皮激光消融
PTC	papillary thyroid carcinoma	甲状腺乳头状癌
PTMC	papillary thyroid microcarcinoma	甲状腺状微小乳头状癌
RFA	radiofrequency ablation	射频消融
US	ultrasound	超声

过去 20 年来，随着断层成像、颈部超声检查和细针穿刺术的广泛应用，所有发达国家甲状腺癌的诊断率都有了显著提高，其原因在于这些技术手段可以发现之前未被注意到的较小的低风险甲状腺癌。乳头状甲状腺癌起源于甲状腺滤泡细胞，是甲状腺癌中最常见的亚型，而滤泡状甲状腺癌和间变性甲状腺癌的发病率则要低得多。甲状腺髓样癌是一种起源于甲状腺内部 C 细胞（甲状腺滤泡旁细胞）的神经内分泌肿瘤，相对罕见，可表现为散发性或遗传性。原发性甲状腺淋巴瘤亦非罕见。

一、甲状腺癌的外科治疗

自 20 世纪 50 年代以来，乳头状和滤泡状甲状腺癌的传统初期治疗包括甲状腺全切除术、临床受累的颈淋巴结区域清扫术，以及常用的放射性碘治疗。上述治疗虽仍适用于表现为甲状腺外部疾病的较大甲状腺乳头状癌，但对于低风险甲状腺癌，一些更为简单的方法已逐渐被广泛接受。一些低风险甲状腺癌可以通过积极监测（密切观察）或最低限度的甲状腺手术（甲状腺叶切除术而不进行颈淋巴结清扫术）进行有效治疗。许多研究表明，绝大多数局限于甲状腺的小甲状腺癌（<1.5cm）在密切观察期间处于静止状态（5~10年几乎没有或仅有缓慢生长），且仅伴有2%~4%颈部淋巴结转移。更有研究证实，在发现小甲状腺癌进展时行救治性外科手术几乎100%有效。这表明对于适当挑选的低风险甲状腺乳头状癌患者，密切观察可以作为一种有效且安全的处理方法[1]。对于不适合进行密切观察的甲状腺乳头状癌，行单纯甲状腺切除术或甲状腺切除术联合放射性碘治疗，在低风险患者中复发率低至1%~2%，中等风险患者的复发率为10%~15%，高风险患者的复发率超过30%。尽管低风险和中风险患者的疾病特异性生存率超过98%，但是伴有放射性碘难治性远处转移的老年患者的疾病特异性生存率可低至50%。大多数颈部淋巴结复发的患者可以通过另外的手术治疗间或进行放射性碘治疗。约4%的甲状腺乳头状癌患者在诊断时出现远处转移，另有3%~4%的患者在数年后发现远处转移。局部治疗（外照射、栓塞、消融治疗或转移癌切除术）可以有效地治疗多数孤立的远处转移病例。放射性碘元素疗法也可以有效控制具有放射性碘元素摄取的远处转移。然而，进行性、放射性碘难治性乳头状甲状腺癌患者往往无法通过局部治疗得到有效控制，可选择包括多激酶抑制剂在内的全身治疗，如经FDA批准的索拉非尼或仑伐替尼[1]。

二、常规治疗模式

美国甲状腺协会指南建议采用与风险相适应的治疗方法，而不是一刀切的初期治疗和随访。低风险患者考虑进行密切观察或甲状腺叶切除术，而中等风险患者通常进行甲状腺全切除术和适当的淋巴结清扫术。高危患者通常表现为颈部主要结构的严重侵犯或远处转移，除甲状腺切除术和颈淋巴结清扫术外，可能需要额外的治疗。同样，随访也应与风险相适应，颈部超声检查和血清甲状腺球蛋白（一种甲状腺特异性肿瘤生物标志物）是中低风险患者随访的重点。高危患者可能需要额外的断层成像如CT、MRI或功能成像如放射性碘成像、氟代脱氧葡萄糖（FDG）PET，具体选择则取决于每个病例的特异性和对初期治疗的反应。

与甲状腺乳头状癌类似，甲状腺髓样癌的主要治疗方式是全甲状腺切除术，并对受累淋巴结进行区域切除。甲状腺髓样癌通常并不需要如外照射或化疗等附加手段治疗。降钙素和癌胚抗原（CEA）是甲状腺髓样癌的良好的生物标志物，亦可在随访中用于确定成像的范围和时机。最近，FDA批准了两种用于不适合接受局部治疗的进行性或症状性甲状腺髓样癌的多激酶抑制剂（卡博扎尼和凡德他尼）。现阶段的试验正在对甲状腺髓样癌中十分特异的RET抑制剂进行评估并且有望获得显著的结果[1]。

间变性甲状腺癌是最具侵袭性和致死性的实体肿瘤之一，通常需要积极的初期联合治疗，包括尽可能的手术切除、外照射和同步化疗。即便如此，也只有不到10%的患者存活时间超过一年。

三、影像引导下甲状腺乳头状癌的消融治疗

甲状腺疾病的温度消融术最初用于良性甲状腺结节的微创治疗，现在已被纳入美国临床内分泌医师学会、美国内分泌学院和意大利临床内分泌协会关于治疗实性、复杂症状性或逐渐增大的结节和（或）引起美观问题的结节的医疗指南[2]。尽管替代性手术治疗是一种常见、耐受性好且相对安全的治疗方法，但存在如喉返神经损伤（1%~2%）、永久性甲状旁腺功能减退（3%~4%）和颈部前部皮肤麻木（>20%）等风险[3]。近来，经皮消融术被认为是治疗恶性甲状腺结节，特别是甲状腺微小乳头状癌（PTMC）

的一种全新的微创方法，适于用拒绝密切观察或手术切除的患者。目前，由于甲状腺癌的消融治疗在美国尚未得到主要指南的认可或被视为标准的治疗手段，因此其应用最好在临床研究项目的背景下进行。

非手术式微创消融治疗方式主要包括微波消融术、射频消融术、乙醇消融术和经皮激光消融术。最近，这些方法在治疗甲状腺良性结节、甲状腺乳头状癌颈淋巴结转移和甲状旁腺腺瘤方面展示出了安全性和有效性[4-6]。乙醇消融术已用于大多数甲状腺囊性结节的治疗。

温度消融的原理是通过使用热能或冷能对组织产生不可逆的破坏。迄今为止，在甲状腺疾病的治疗中，以射频消融术和乙醇消融术的应用相对较为成熟。此外激光消融具有消融区域精确和并发症发生率低等优势，所以最近的一项研究已将其作为甲状腺微小乳头状癌的替代治疗手段。经皮激光消融通常在监护麻醉、清醒镇静或局部麻醉下进行，患者在门诊即可完成治疗。

四、适应证

甲状腺恶性肿瘤温度消融术的适应证和其他治疗方式相似，包括：①细胞学诊断的单灶甲状腺微小乳头状癌；②最大病变直径<10mm；③无淋巴结转移；④不愿意接受密切的观察随访；⑤拒绝手术或有手术禁忌证的患者（表14-1）[7-9]。

五、禁忌证

甲状腺温度消融术的禁忌证包括：①细胞学诊断为髓样或间变性癌或具有侵袭性组织学表型（例如，高细胞癌、岛状癌、柱状细胞癌）；②存在多个结节，具有提示恶性肿瘤的超声特征（微钙化、局部侵犯、高度大于宽度、回声显著降低）；③无法纠正的凝血障碍；④心脏起搏器植入（仅在使用射频消融时）；⑤甲状腺外扩张/气管食管沟侵犯；⑥钙化>2mm的实性病变；⑦肿瘤侵犯甲状腺被膜；⑧对侧声带麻痹（表14-1）[7-9]。

六、患者选择

温度消融的候选患者必须在治疗前对甲状腺微小乳头状癌进行细胞学诊断和超声评估（应仔细评估甲状腺结节的位置、大小、体积和血管结构）。此外还应根据病变大小/体积充分评估首选的消融通路和所需的电极数量。探头轨迹应尽可

表14-1 甲状腺癌消融的适应证和禁忌证

适应证	禁忌证
细胞学诊断的单灶甲状腺微小乳头状癌	细胞学诊断为髓样或间变性癌或具有侵袭性组织学表型（如高细胞癌、岛状癌、柱状细胞癌）
最大病变直径<10mm	存在多个结节，具有提示恶性肿瘤的超声特征（微钙化、局部侵犯、高度大于宽度、回声显著降低）*
无淋巴结转移	无法纠正的凝血障碍
不愿意接受密切的观察随访	心脏起搏器植入（仅在使用射频消融时）
拒绝手术或有手术禁忌证的患者	甲状腺外扩张/气管食管沟侵犯
	钙化>2mm的实性病变
	肿瘤侵犯甲状腺被膜（相对禁忌证）
	对侧声带麻痹

*. 甲状腺良性结节温度消融患者的传统禁忌证

能平行于病变的长轴。

七、技术

消融治疗前应根据医疗机构内脏消融手术标准对患者进行麻醉。基线甲状腺超声检查可使用任何配备有 7.5～13.0MHz 线阵探头的超声扫描仪进行。有经验的超声医师应使用椭球体公式计算结节体积。手术时患者采取仰卧位并充分暴露颈部。在热消融之前必须使用超声对甲状腺肿瘤与周围解剖结构之间的关系进行仔细评估，防止甲状腺外组织损伤。如果肿瘤与毗邻重要结构之间的距离＜5mm，则必须进行液体隔离（使用局部麻醉剂或生理盐水）以避免热损伤。

（一）超声造影

确定目标病变之后，将超声切换到灰阶谐波超声造影（CEUS）模式。聚焦区应始终深于靶结节位置，以避免对比剂微泡破裂。通过先前留置在手背静脉或肘窝的 20G 静脉针注射约 2.0ml 内含六氟化硫的微泡对比剂（SonoVue，Bracco，Milan，Italy），随后再通过静脉针注入 10ml 生理盐水[10]（图 14-1）。

（二）经皮激光消融

经皮激光消融最常用的设备是 EchoLaser EVO（Elesta, Calenzano, Italy），该设备由 1064nm 多源激光器（EchoLaser X4 EVO）和优化的光纤（Orblaze 技术）组成，可提供球形、精确的消融区。在确定进针点和进针轨迹后，使用无菌技术为患者消毒准备并铺盖手术巾。皮下注射 1% 利多卡因进行局部麻醉。在消融区和甲状腺周围重要结构（即气管、喉返神经、颈总动脉和食管）之间可以使用标准液体隔离法建立热量屏障、防止热损伤。液体隔离通常是将 1～20ml 生理盐水或利多卡因稀释液缓慢推注至甲状腺被膜（图 14-2）周围颈部浅表组织或甲状腺内以隔离甲状腺被膜。在实时超声引导下将 21G 引导针插入目标，确认位置后，同轴插入芯径 300μm 石英尖端光纤。随后，将引导针向后拉 5mm，从而使光纤尖端与肿瘤直接接触。光纤连接到波长为 1064nm 的钕钇-铝-石榴子石（Nd:YAG）连续激光源[11]，使用输出功率为 3～5W 的多源激光器进行消融。治疗开始时先将功率设置为 5W，持续 10s，直到在超声图像上观察不到光纤尖端的气体微泡。之后将激光光纤回拉并将功率调整为 3W，继续治疗直到整个结节消融完全。这种方法也被称为"回拉技术"，其优点是减少了直接穿刺结节的次数[5]。根据最大肿瘤直径，治疗期间的能量剂量范围为每根纤维 600～1800J（表 14-2）。

由于凝固坏死组织内存在气体微泡，消融区通常表现为扩大的高回声区。恶性疾病消融治疗的目标在于结节消融完全，包括至少 2～5mm 的肿瘤边缘[5]。在消融过程中，超声造影既可以确定需要进一步治疗的区域，还能够持续评估潜在的并发症。经皮激光消融的技术成功定义为手术

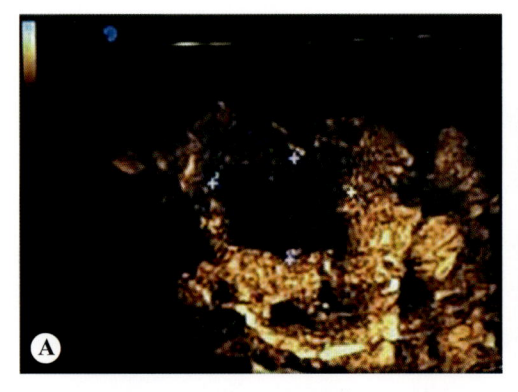

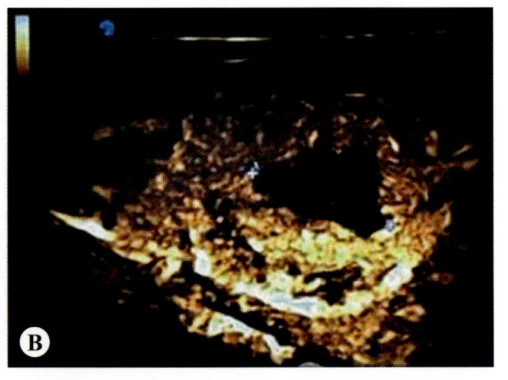

▲ 图 14-1 激光消融 2h 后甲状腺左叶（A. 横断面；B. 纵断面）的超声造影检查
消融区（消融前存在一枚良性甲状腺结节）中心血管结构缺如

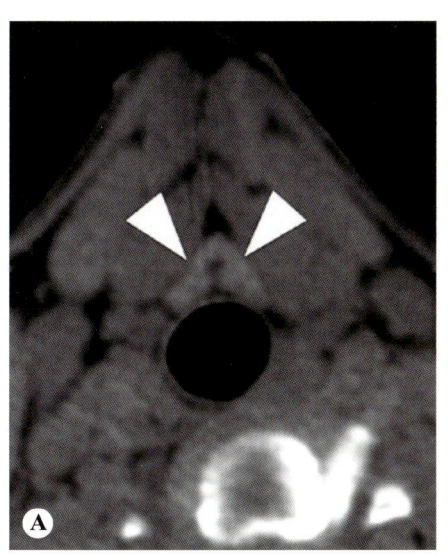

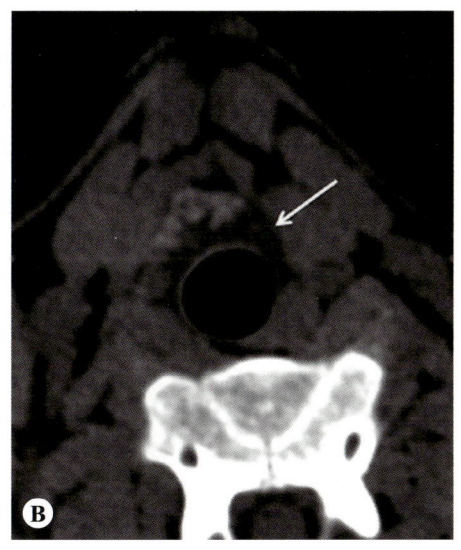

▲ 图 14-2 猪模型甲状腺的液体隔离

A. 液体隔离前的横断面 CT 图像显示靶病变区域（箭头）。B. 气管在消融过程可能存在损伤风险；使用无菌注射用水（箭）将靶病变从气管旁隔开

表 14-2 治疗期间每根纤维的能量剂量范围取决于最大的肿瘤直径

最大的肿瘤直径	能量范围（功率 3W）	消融时间
<4 mm	600～800J	200～267s（3.3～4.5min）
4～7mm	1000～1200J	333～400s（5.6～6.7min）
7～10 mm	1400～1800J	467～600s（7.8～10min）

后 1 周内消融区覆盖整个结节及其肿瘤学边界。因此在考虑为局部复发性甲状腺肿瘤或淋巴结转移的患者行经皮激光消融治疗时，识别毗邻关键结构并进行充分的液体隔离是尤为重要的。在确定消融范围安全之后，可将输出功率固定在 3W、能量在 1200～1800J 进行消融[5]。

（三）射频消融

射频消融引起的热损伤程度取决于组织接受的热量和加热持续时间。在接受化疗和（或）放射治疗时，组织暴露于 42～45℃的温度下细胞更容易受到损伤。当温度升至 46℃时持续加热 60min 或在 50～52℃下持续 4～6min 时，细胞会发生不可逆的损伤。若处于 60～100℃的温度下，组织会立刻凝固坏死[12]。因此，射频消融的目的在于使整个靶病变的温度达到 50～100℃并至少持续 4～6min。此外，由于热传导较为缓慢，距离电极较远的肿瘤组织需要更长时间才能消融完全，应适当将消融时间增加 10～30min，以达到足够的消融范围[12]。

患者采取仰卧位，暴露颈部，将接地垫固定在两侧大腿上。标记进针点后，在该部位使用 1% 利多卡因进行局部麻醉。根据病变大小和术者操作习惯，可以使用经峡部法和（或）"移动消融"技术进行射频消融[13]。消融设备包含射频发生器和尖端为 3.8～10mm 冷式 18 或 19 号电极。消融开始时将功率设定为 40W。如果在 5～10s 内电极尖端未形成瞬间强回声区，功率可逐次增加 5W，最大功率可至 70W。当结节周围出现瞬间强回声区时，将电极尖端向后移动，以防止正常的周围组织受到热损伤。当高回声区完全覆盖整个结节时结束消融治疗。在消融过程中，应经常检查患者双腿以防止皮肤烧伤。

（四）微波消融

微波消融系统包括发射源、低损耗柔性微波同轴电缆和甲状腺专用水冷循环天线。该微波发射源能够在 2450MHz 脉冲或连续频率下产生 1~100W 的功率。水冷循环天线专为甲状腺设计，带有 16G 穿刺针（长 3~5mm，直径 1.9mm）并覆有聚四氟乙烯以防止组织粘连。水通过天线内的双通道循环，以防止天线过热[7]。微波消融速度比射频消融更快且消融边缘更容易预测（图 14-3）。

八、术后并发症

既往研究报道，大多数温度消融治疗的并发

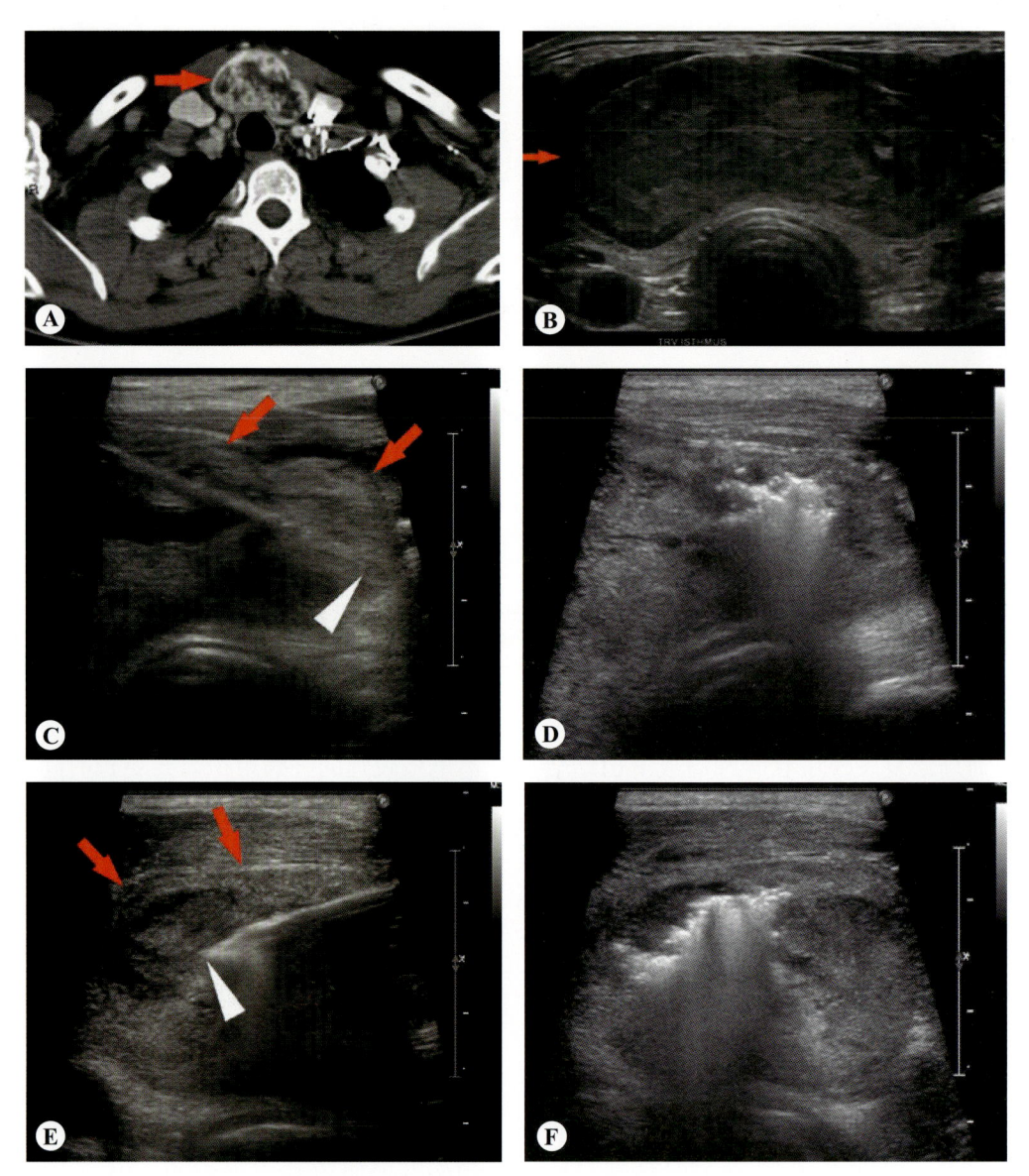

▲ 图 14-3 经活检证实为良性甲状腺肿块并伴有压迫症状的女性患者

该患者拒绝手术，转诊接受消融治疗。横断面增强 CT（A）图像上胸腺峡部有一不均匀增强肿块（红箭）。术中超声（B）图像上消融前的肿块（红箭）。考虑到病变范围，该患者进行了两次相互叠加的消融。微波消融探针（白箭头）置于肿块的左侧（红箭）(C)。消融区因汽化（D）掩盖了肿块的左侧部分。在甲状腺肿块的右侧（E 和 F）重复上述步骤，结果相同（病例由约翰霍普金斯大学 Kelvin Hong 博士提供）

症发生在良性甲状腺结节患者身上，因为良性甲状腺结节往往体积较大，需要更大消融范围。迄今为止，甲状腺微小乳头状癌温度消融术后尚未报道出现任何严重并发症，如声带麻痹、皮肤烧伤、低血钙症、甲状腺功能减退或严重的器官（如气管、食管）损伤。文献中仅报道了一些轻微的并发症，包括疼痛、一过性声音嘶哑和暂时性甲状腺功能亢进。根据 Zhang 等报道，温度消融术后疼痛发生率在 1%，可以通过镇痛药物缓解；一过性声音嘶哑发生率约为 4%，一般在治疗后 3h 内恢复[8]。Yue 等报道了 19% 的患者术后发生一过性声音嘶哑，可在 3 个月内恢复。大多数患者的灼烧感和（或）疼痛在术后 12h 内得到缓解[7]。Zhou 等报告，在术后 1 个月的随访实验室检查中，甲状腺功能亢进症的发病率为 2.8%，但在 2 个月内可自行恢复，无须进行治疗[11]。

九、随访

患者在术后应立刻使用非甾体抗炎药，并在复苏室留观至少 1~2h。留观期间，密切监测可能发生的并发症，如血肿、嗓音改变、吞咽困难和气管损伤。如患者感到疼痛，可以口服或静脉注射镇痛药对症处理。

临床随访应在治疗后 1 个月、3 个月和 6 个月以及此后的每 6 个月各进行一次。随访重点应放在测量消融区的大小，关注甲状腺内局部复发病变的有无进展和有无颈部淋巴结的局部区域转移[7, 8, 11]。

术后 3 个月、6 个月还应进行标准甲状腺临床实验室评估，包括血清促甲状腺激素（TSH）、游离甲状腺激素（FT_4）、甲状腺球蛋白（Tg）和甲状腺抗体。

十、治疗效果

（一）经皮激光消融

根据文献报道，接受温度消融治疗的甲状腺微小乳头状癌患者疗效十分明显。近年来在多数文献报道中，经皮激光消融已是甲状腺微小乳头状癌最常用的治疗方式。Papini 等于 2011 年首次对经皮激光消融治疗甲状腺微小乳头状癌进行了个案报道。根据治疗后的细胞学、组织学和影像学检查结果，病灶接近完全消融。在之后 2 年的随访期内也未发现疾病复发的证据[14]。Valcavi 等证实，在手术台上为即将甲状腺切除术的患者行经皮激光消融在技术层面上是可行的，同时展示了该治疗手段在组织病理学上的可预测热效应[15]。

Zhou 等报道了在 30 例患者中使用经皮激光消融治疗孤立性 $T_1N_0M_0$ 甲状腺微小乳头状癌。平均随访时间为 13.2 个月（12~24 个月）。直至随访终点，33.3%（10/30）患者的消融区完全消失，其余 66.7%（20/30）患者消融区仍为瘢痕样改变。患者分别在术后 1、6 和 12 个月时行细针穿刺活检，没有发现局部复发或远处转移的证据[16]。

Zhang 等还报道了在 64 例患者中使用经皮激光消融术安全有效地治疗最大直径为 3~8mm 的孤立性甲状腺微小乳头状癌。平均随访时间为 25.7 个月（12~42 个月）[10]。消融区的平均体积从（41 ± 40）mm³（4~176mm³）缩小至（1.8 ± 6.7）mm³（0~49mm³）[10]。64 名患者中仅有 2 名患者消融不完全，在经皮激光消融术后的超声造影检查中证实存在残余血管结构，并接受了第二次经皮激光消融术。在所有患者中，79.7%（51/64 例）的消融区完全消失，20.3%（13/64 例）的消融区仍为瘢痕样病变。随访期间，患者行细针穿刺活检均未发现局部复发，也未在超声检查中发现消融区肿瘤再生[10]。

与手术相比，36 例患者在经皮激光消融术后 1 年和 3 年无复发生存率分别为 100% 和 97.2%。该研究平均随访期为 49 个月，复发率为 5.6%（2/36）[11]。

（二）微波消融 / 射频消融

使用微波消融术和射频消融术治疗甲状腺微小乳头状癌的相关报道较少。Yue 等报道了 21 例经细针穿刺活检证实的甲状腺微小乳头状癌患者，平均直径为 7.3mm（3.7~10mm）。在这 21 名患者中，3 名患者在微波消融术后不久接受了甲状腺切除术，最终组织病理学证实肿瘤完全坏死。随访期间肿瘤平均体积缩小 90%，其中 4 个肿瘤完全消失，另外 5 个肿瘤在常规超声检查中仍为小瘢痕样病变。有 5 名患者在微波消融术后 6 个月进行了超声引导下组织活检，结果显示消融部位为坏死伴炎细胞浸润，无肿瘤存活[7]。在平均 11 个月（3~22 个月）的随访期间里，1 名患者术后 10 个月死于急性消化道溃疡性出血，其余患者在断层成像上没有复发迹象或远处转移[7]。

Zhang 等阐述了在 92 例患者中使用射频消融术治疗经组织病理学诊断的甲状腺微小乳头状癌的结果。平均肿瘤体积为 118.8mm^3（3.4~467.5mm^3），平均随访时间为 7.8 个月（3~18 个月）。随访期间发现结节体积显著缩小，未发现复发或可疑淋巴结转移[8]。

与经皮激光消融相比，患者在接受微波消融或射频消融术后随访期间未发现肿瘤复发。其原因可能在于：与经皮激光消融（25.7 个月）相比，微波消融和射频消融术随访期更短（分别为 11 个月和 7.8 个月）。治疗效果概括在表 14-3 中。

十一、甲状腺癌晚期的动脉内/局部区域治疗

外照射是无法手术切除的局部区域性甲状腺癌的首要治疗方式，而肿瘤栓塞已被证实可以有效对放射性碘难治性骨转移进行局部控制并缓解其带来的疼痛。此外，由于骨转移瘤血供丰富，手术切除前常规使用肿瘤动脉栓塞术可以避免术中患者大量失血。

十二、局部或远处转移瘤的温度消融治疗

对于甲状腺乳头状癌患者，在甲状腺切除术后，温度消融可用于控制甲状腺癌复发和局部淋巴结转移。大多数甲状腺乳头状癌患者经过初期治疗可以达到治愈，但 20%~30% 的患者在随访期间会出现局部复发[17]。

Papini 等报道了在 5 例甲状腺切除术后经活检证实存在转移淋巴结的患者中使用经皮激光消融术进行治疗，消融术后 2 周切除淋巴结。消融区域平均基线体积为 0.64ml（0.12~1.9ml），6 个

表 14-3 临床治疗效果

作 者	Papini 等（2011）	Zhou 等（2017）	Zhang 等（2018）	Zhou 等（2019）[a]	Yue 等（2014）	Zhang 等（2016）
患者数量	1	30	64	36	21	92
随访期	24 个月	12~24 个月	12~42 个月	平均 49 个月	3~22 个月	3~18 个月
消融体积	<10mm^3	<10mm^3	3~8mm^3	<10mm^3	3.7~10mm^3	3.4~467.5mm^3
随访期间病灶消失	1/1（100%）	10/30（33.3%）	51/64（79.7%）	—	4/21（19%）	—
随访期间出现瘢痕样病灶	—	20/30（66.7%）	13/64（20.3%）	—	5/21（23.8%）	—
是否复发	没有复发	没有复发	没有复发	2/36（5.6%）	没有复发	没有复发
消融技术	经皮激光消融	经皮激光消融	经皮激光消融	经皮激光消融	微波消融	射频消融

a. 1 年和 3 年无复发生存率为 100% 和 97.2%

第14章 甲状腺癌
Thyroid Cancer

月时降至 0.22ml，12 个月随访时降至 0.07ml。6 个月时平均体积减小 64.4%，12 个月时平均体积减小 87.7%。术后 12 个月的超声检查显示：8 个淋巴结中有 4 个为小的高回声区；成功治疗的病灶内未发现肿瘤再生；有 2 名患者发现另一淋巴结转移[18]。Mauri 等报道了在 15 例共 24 个异时性淋巴结转移的患者中应用经皮激光消融的治疗经验。术后 6 个月和 12 个月随访时，73%（11/15）和 71%（10/14）的患者得到了局部控制；83%（20/24）和 80%（16/20）的淋巴结在 18F-FDG-PET/CT 和超声造影检查中为阴性[19]。

Zhou 等报道了 21 例甲状腺底部和颈侧区甲状腺乳头状癌局部复发（共包括 27 个＜15mm 的病灶）患者。随访终点时平均体积缩小率为 98.9%，85.2%（23/27）的病灶完全消失，14.8%（4/27）的为瘢痕样病灶。在这些患者中未发现肿瘤再生或新的可疑病变[9]。

Guo 等最近报道了 8 例总共 18 个淋巴结转移的患者进行经皮激光消融治疗的结果。在随访时的影像学、实验室检查和临床评估上面，所有患者的淋巴结消融完全，即病变处无血流信号且在超声造影上无增强表现。患者的甲状腺球蛋白水平均在治疗后降至正常。消融区域的体积缩小 90%。18 个消融区中有 6 个（33.3%）在随访时完全消失，其余在影像学上为瘢痕状区域。未检测到消融结节的再生和远处转移[20]。

十三、未来趋势

众所周知，免疫系统上调是机体对肿瘤细胞死亡的一种应答。死亡的肿瘤细胞刺激免疫系统，可以用来实现原位肿瘤破坏继而激活系统性体内抗肿瘤疫苗。已经有证据表明，若免疫治疗可以提供额外的信号，肿瘤在消融治疗后可以作为自身的抗原疫苗[21]。但目前尚不清楚何种消融技术能最有效地释放肿瘤抗原，何种消融技术能更好地上调免疫系统以及何种消融技术能与免疫治疗结合得最好，从而获得最好的疗效。迄今为止，没有足够的证据表明，与其他方式相比，冷冻消融（图 14-4）可能使肿瘤细胞产生更好的术后免疫反应。每种消融技术都将产生其独特的抗原指纹，并且可以通过促结缔组织增生反应的差异来证明。最终的肿瘤定向 T 细胞库是由消融前的 T 细胞库与独特抗原指纹的相互作用而决定。冷冻消融后最终的 T 细胞库的克隆分析表明：18% 的 T 细胞进行克隆扩增。这一结果显示出肿瘤内 T 细胞反应性的重塑和多样化[21]。免疫治疗结合温度消融可以作为新一代甲状腺癌的前沿疗法，但若要优化治疗效果，还需要进一步的研究来识别和更好地理解温度消融过程中表达的独特抗原指纹。

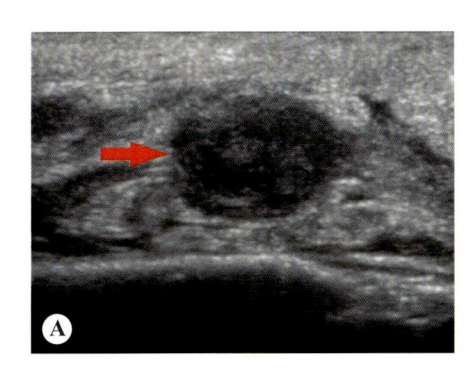

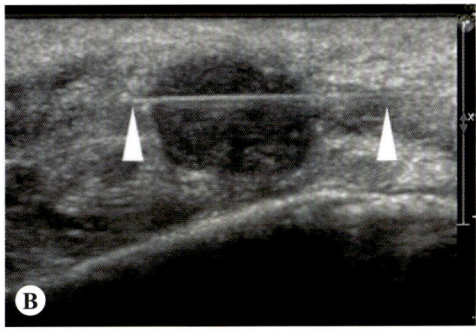

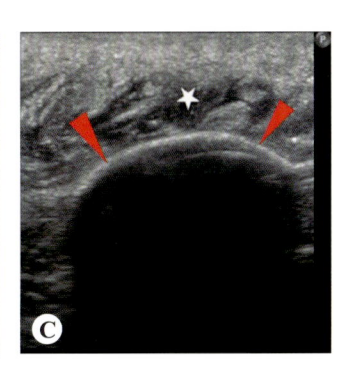

▲ 图 14-4 经活检证实的良性甲状腺结节

术中超声（A），1.5cm 甲状腺结节（红箭）。冷冻探针（白箭头）沿肿块纵轴（B）插入，其尖端刚好超出目标病变。冷冻消融治疗过程中的超声图像（C）示冰球（红箭头）及其在后方投射出的声学阴影。在冰球和皮肤（白五角星）之间注射生理盐水，避免皮肤冻伤（病例由约翰霍普金斯大学 Kelvin Hong 博士提供）

参考文献

[1] Haugen BR, Alexander EK, Bible KC, Doherty GM, Mandel SJ, Nikiforov YE, et al. 2015 American Thyroid Association management guidelines for adult patients with thyroid nodules and differentiated thyroid cancer: the American Thyroid Association guidelines task force on thyroid nodules and differentiated thyroid cancer. Thyroid. 2016;26(1):1-133.

[2] Gharib H, Papini E, Garber JR, Duick DS, Harrell RM, Hegedus L, et al. American Association of Clinical Endocrinologists, American College of Endocrinology, and Associazione Medici Endocrinologi medical guidelines for clinical practice for the diagnosis and management of thyroid nodules--2016 update. Endocr Pract. 2016;22(5):622-39.

[3] Wang TS, Sosa JA. Thyroid surgery for differentiated thyroid cancer - recent advances and future directions. Nat Rev Endocrinol. 2018;14(11):670-83.

[4] Barile A, Quarchioni S, Bruno F, Ierardi AM, Arrigoni F, Giordano AV, et al. Interventional radiology of the thyroid gland: critical review and state of the art. Gland Surg. 2018;7(2):132-46.

[5] Mauri G, Gennaro N, Lee MK, Baek JH. Laser and radiofrequency ablations for benign and malignant thyroid tumors. Int J Hyperth. 2019;36(2):13-20.

[6] Nixon IJ, Angelos P, Shaha AR, Rinaldo A, Williams MD, Ferlito A. Image-guided chemical and thermal ablations for thyroid disease: review of efficacy and complications. Head Neck. 2018;40(9):2103-15.

[7] Yue W, Wang S, Yu S, Wang B. Ultrasound-guided percutaneous microwave ablation of solitary T1N0M0 papillary thyroid microcarcinoma: initial experience. Int J Hyperth. 2014;30(2):150-7.

[8] Zhang M, Luo Y, Zhang Y, Tang J. Efficacy and safety of ultrasound-guided radiofrequency ablation for treating low-risk papillary thyroid microcarcinoma: a prospective study. Thyroid. 2016;26(11):1581-7.

[9] Zhou W, Zhang L, Zhan W, Jiang S, Zhu Y, Xu S. Percutaneous laser ablation for treatment of locally recurrent papillary thyroid carcinoma <15 mm. Clin Radiol. 2016;71(12):1233-9.

[10] Zhang L, Zhou W, Zhan W, Peng Y, Jiang S, Xu S. Percutaneous laser ablation of unifocal papillary thyroid microcarcinoma: utility of conventional ultrasound and contrast-enhanced ultrasound in assessing local therapeutic response. World J Surg. 2018;42(8):2476-84.

[11] Zhou W, Ni X, Xu S, Zhang L, Chen Y, Zhan W. Ultrasound-guided laser ablation versus surgery for solitary papillary thyroid microcarcinoma: a retrospective study. Int J Hyperth. 2019;36(1):897-904.

[12] Baek JH, Lee JH, Valcavi R, Pacella CM, Rhim H, Na DG. Thermal ablation for benign thyroid nodules: radiofrequency and laser. Korean J Radiol. 2011;12(5):525-40.

[13] Jeong WK, Baek JH, Rhim H, Kim YS, Kwak MS, Jeong HJ, et al. Radiofrequency ablation of benign thyroid nodules: safety and imaging follow-up in 236 patients. Eur Radiol. 2008;18(6):1244-50.

[14] Papini E, Guglielmi R, Gharib H, Misischi I, Graziano F, Chianelli M, et al. Ultrasound-guided laser ablation of incidental papillary thyroid microcarcinoma: a potential therapeutic approach in patients at surgical risk. Thyroid. 2011;21(8):917-20.

[15] Valcavi R, Piana S, Bortolan GS, Lai R, Barbieri V, Negro R. Ultrasound-guided percutaneous laser ablation of papillary thyroid microcarcinoma: a feasibility study on three cases with pathological and immunohistochemical evaluation. Thyroid. 2013;23(12):1578-82.

[16] Zhou W, Jiang S, Zhan W, Zhou J, Xu S, Zhang L. Ultrasound-guided percutaneous laser ablation of unifocal T1N0M0 papillary thyroid microcarcinoma: preliminary results. Eur Radiol. 2017;27(7):2934-40.

[17] DeGroot LJ, Kaplan EL, McCormick M, Straus FH. Natural history, treatment, and course of papillary thyroid carcinoma. J Clin Endocrinol Metab. 1990;71(2):414-24.

[18] Papini E, Bizzarri G, Bianchini A, Valle D, Misischi I, Guglielmi R, et al. Percutaneous ultrasound-guided laser ablation is effective for treating selected nodal metastases in papillary thyroid cancer. J Clin Endocrinol Metab. 2013;98(1):E92-7.

[19] Mauri G, Cova L, Tondolo T, Ierace T, Baroli A, Di Mauro E, et al. Percutaneous laser ablation of metastatic lymph nodes in the neck from papillary thyroid carcinoma: preliminary results. J Clin Endocrinol Metab. 2013;98(7):E1203-7.

[20] Guo Y, Li Z, Wang S, Liao X, Li C. Single-fiber laser ablation in treating selected metastatic lymph nodes of papillary thyroid carcinoma and benign cold thyroid nodules-preliminary results. Lasers Surg Med. 2019.

[21] Erinjeri JP, Fine GC, Adema GJ, Ahmed M, Chapiro J, den Brok M, et al. Immunotherapy and the interventional oncologist: challenges and opportunities-a Society of Interventional Oncology White Paper. Radiology. 2019;292(1):25-34.

第 15 章 软组织肉瘤
Soft Tissue Sarcoma (STS)

Scott M. Thompson　Brittany L. Siontis　Matthew R. Callstrom　著
杨继金　译　　于海鹏　校

缩略语

CT	computed tomography	计算机断层扫描
DFSP	dermatofibrosarcoma protuberans	外突性皮肤纤维肉瘤
EAD	extra-abdominal desmoid	腹腔外硬纤维瘤
GIST	gastrointestinal stromal tumor	胃肠道间质瘤
HIFU	high-intensity focused ultrasound	高能聚焦超声
IRE	irreversible electroporation	不可逆电穿孔
LPS	liposarcoma	脂肪肉瘤
MRI	magnetic resonance imaging	磁共振成像
MWA	microwave ablation	微波消融
RFA	radiofrequency ablation	射频消融
STS	soft tissue sarcoma	软组织肉瘤
TACE	transarterial chemobolization	经动脉化疗栓塞
TAE	transarterial bland embolization	经动脉单纯栓塞
TARE	transarterial radioembolization	经动脉放射性栓塞
US	ultrasound	超声
WHO	World Health Organization	世界卫生组织

一、流行病学与病理生理学

软组织肉瘤（soft tissue sarcomas，STS）是一组起源于间叶组织的异质性恶性肿瘤。根据WHO 2013 年软组织肿瘤的分类方法，共有 50 多种组织学亚型[1]。STS 较为罕见，每年在新诊断的肿瘤中占比不足 1%，据美国癌症学会估计，2019 年新确诊的 170 万恶性肿瘤中，只有 12 000 例 STS[2]。STS 最好发于四肢（下肢 28%，上肢 12%），其中脂肪肉瘤最为常见[3, 4]。内脏 STS 占 22%，其中胃肠道间质瘤（GIST）是最常见的亚型。其他部位的 STS 包括腹膜后（16%）、躯干（10%）及头颈部（12%）。

大部分 STS 是散发、特发性的，但是有些遗传性综合征如 Li-Fraumeni 综合征、视网膜母细胞瘤、Ⅰ型神经纤维瘤病及家族性腺瘤样息肉病患者罹患肉瘤的风险增高[3, 4]。另外，原先猜测在 STS 病理生理上起重要作用的某些遗传改变已经得到了证实。而且，环境暴露也可诱发肉瘤，比如恶性肿瘤的放射治疗也可于数年后引起放疗相关性肉瘤。

二、手术、放疗及系统治疗的地位

大范围手术切除是 STS 的标准治疗，化疗及放疗的治疗作用有赖于肿瘤大小、位置、组织学类型及患者本身情况。尽管采取多种方式治疗，但 STS 的复发率依然很高。若是寡转移，尤其是肺的孤立性转移，转移灶切除后可以改善生存。

三、影像引导下经皮温度消融

（一）适应证

对于原发性及转移性 STS，当外科手术、放射治疗这些局部治疗方法失败或者不太合适时，影像引导下的消融治疗是一个辅助或备选方法[5, 6]。

（二）消融技术

影像引导下的消融治疗首先要将能量导引探针经皮穿刺置入靶肿瘤内，然后释放电磁能（射频、微波及超声波）或气体（冷冻消融），在组织内产生极高温或极低温，造成细胞不可逆损伤及肿瘤细胞死亡。射频消融（RFA）和微波消融（MWA）是通过射频电极及微波天线周围组织摩擦产热、沉积并传导，组织内温度至少达到 50℃从而造成细胞死亡。冷冻消融最常用的是利用焦耳 - 汤普森原理，当高压氩气在冷冻器内膨胀时会产生极低温，目标温度达到 -20 至 -40℃以下（图 15-1）。高能聚焦超声（HIFU）释放声能，非侵入性地将靶组织加热至 70℃以上。不可逆电穿孔（IRE）是一种明显有异于消融治疗的技术，它利用高电压、低能量直流电脉冲在细胞膜上打出纳米级的小孔，最终导致细胞的不可逆损伤及死亡。

所有的消融治疗在肿瘤定位时都有赖于影像引导，如果可能的话可以行术中实时监控及消融

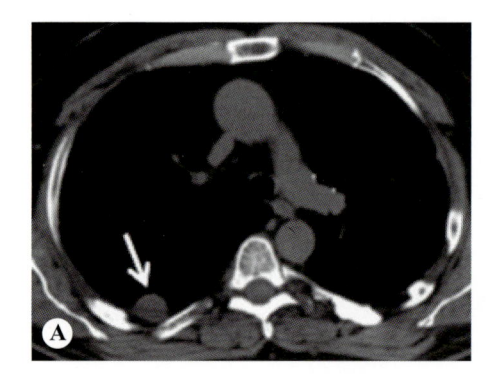

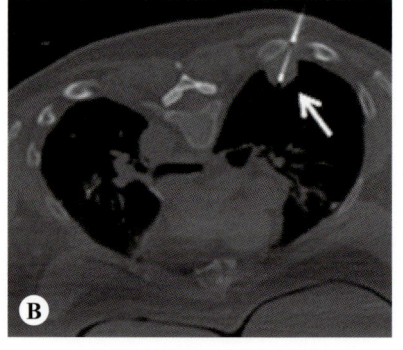

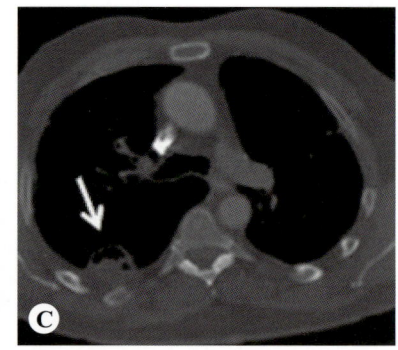

▲ 图 15-1 CT 引导下经皮冷冻消融治疗胸膜转移性滑膜肉瘤
66 岁男性，右足滑膜肉瘤肺转移化疗后，双侧肺转移瘤切除后并发胸膜转移。A. 消融前 CT 平扫示右后侧胸膜软组织转移灶（白箭）；B. CT 引导下 4 把刀冷冻消融（白箭）；C. CT 随访显示胸膜肿块缩小（白箭）

后即刻进行影像学评估。实时监控可有效避免并发症或者在并发症发生时快速发现，超声、CT及MRI均可用于影像引导监控。冷冻消融有个明显的优势，即消融时可产生边缘为0℃的冰球，在CT上表现为低密度，MRI上显示为低信号（T_1WI）。肿瘤消融时可用中等强度的镇静剂或在全麻下进行。

（三）患者选择

STS患者能否行影像引导下的消融治疗，必须先经MDT团队讨论，团队的成员包括肿瘤内专家、外科专家、肿瘤放射专家及介入放射专家。许多STS可能因为肿瘤太大或累及周围重要结构，若要靠经皮消融达到肿瘤局部控制的目的常常会伤及周围组织。因此，只要有可能，对于肉瘤是否采取消融治疗必须由MDT团队讨论决定，是根治性治疗还是姑息性治疗及是否需要反复治疗。一旦明确患者适合做影像引导下消融，必须进行仔细的影像学分析以决定治疗方案，最重要的是要看看病灶周围的情况尤其是有无非靶器官损伤的可能。与外科手术需要有一个安全的切除边界类似，介入放射专家除了要彻底消融肿瘤外，也要消融部分正常组织以确保能局部控制肿瘤。如果病灶太靠近重要结构但又不能通过诸多辅助手段确保其安全，那么消融治疗就不一定合适。

效果：软组织肉瘤

有关STS消融治疗的资料还很有限，已有的报道多集中在局部控制的有效性及对无法再次手术切除的复发性肿瘤的缓解率上（表15-1）。目前还缺乏长期的随访资料，因此无法判断消融治疗在病灶的长期控制方面有多大的作用[5]。

目前，STS消融治疗的最大数据来自于法国肉瘤团队[7]，他们进行了多中心回顾性研究，病灶数量在5个以内定义为寡转移，共有281个病例接受了局部治疗，其中164例接受手术切除、射频消融或立体定向放射治疗（SBRT），局部消融治疗的中位生存时间为45个月，非消融治疗的患者中位生存时间为13个月（$P<0.0001$），重要的是，4例复发的寡转移患者在接受再次消融治疗后也获得了生存获益。

（四）硬纤维瘤（硬纤维瘤型纤维瘤病）

硬纤维瘤（硬纤维瘤型纤维瘤病）是罕见的、局部浸润性生长的成纤维细胞肿瘤，没有转移倾向。因为手术切除后复发率很高，所以有必要选择损伤性较小的治疗方法。已有3个有关腹腔外硬纤维瘤（EAD）冷冻消融安全性及有效性的报道。Tremblay等对23例EAD患者做了30次CT引导下的冷冻消融，61%是一线治疗，39%是补救性治疗，其中52%达到了根治性效果，48%达到了姑息性治疗结果[8]。所有30次消融操作技术上均获得了成功，有2起大的并发症，包括一过性的三角肌肌力下降和一过性的足下垂。平均随访时间15个月，90%的患者症状得到改善，其活性病灶平均减少80%。4例患者（17%）有残留或复发，但均再次成功地接受了冷冻消融。Schmitz等对接受过手术和（或）放疗和（或）化疗失败的18例患者26个EAD病灶进行了经皮冷冻消融[9]，31次消融操作技术上获得成功，没有大的并发症。平均随访16个月，23个有完整影像资料的病灶缩小了96%，39%的肿瘤完全消失，只有1个病灶（4.3%）有进展。与此类似，Havez等对13例患者17个EAD病灶进行了17次经皮冷冻消融，有1例（6%）主要并发症为一过性腓神经损伤。平均随访11个月，8个（47%）病灶有残留，但24个月时，肿瘤的局部进展率为0%[10]。汇总以上资料可以知道，对于不可切除的EAD肿瘤患者，不管是作为初始治疗还是补救性治疗，冷冻消融都是安全、有效的方法。尽管消融后有很高的肿瘤残存率，但90%以上的患者可以达到完全缓解或维持稳定。

（五）外突性皮肤纤维肉瘤

外突性皮肤纤维肉瘤（dermatofibrosarcoma protuberans，DFSP）是一种罕见的皮肤STS，通常需要做广泛的局部切除，虽然罕有转移，但局部复发却很常见。

Xu等评估了19例局部复发的DFSP患者

表 15-1 根据消融方法、肿瘤组织学和（或）部位行消融治疗的临床结果

软组织肉瘤	病例数	消融方法	局部控制率	疼痛缓解	生存情况
腹腔外硬纤维瘤（EAD）[8-10]	54	冷冻	83%～100%	NA	NR
外突性上皮纤维肉瘤（DFSP）[11]	19	冷冻	100%	NA	5年+PFS100%
腹膜后肉瘤[12]	39	冷冻	72%～86%	术后5～25天疼痛减轻，所用镇痛药的吗啡当量减少	0.5、1、2年PFS • 肿瘤＜10cm：100%、86%、21% • 肿瘤＞10cm：92%、40%、0%
混合组织学类型[13]	36	RFA	33%	NA	1、3、5年OS：73%、39%、34%
肺转移性软组织肉瘤					
混合组织学类型[15-19]	200+	• RFA • MWA • 冷冻	• 85%～100% • 98% • 76%	NA	OS • 1年：30%～100% • 2年：70%～94% • 3年：0%～85% • 5年：42%
肝转移性软组织肉瘤					
胃肠道间质瘤（GIST）[20-21]	30	RFA	92%～100%	NA	2年PFS • 75%（消融后继续TKI治疗者） • ＜30%（未继续TKI治疗者）
混合组织学类型[21]	7	RFA	86%	NA	NR

MWA. 微波消融；NA. 未报告；OS. 总生存期；PFS. 无进展生存；RFA. 射频消融

的经皮冷冻消融治疗情况[11]，总共做了39次消融，中位治疗次数为2次（1～3次），局部控制率100%，没有大的并发症。在5年多的随访期内，无疾病进展生存期为100%。这些数据提示，对于复发性DFSP，冷冻消融是安全且可以作为根治手段的治疗方法，但可能需要多次治疗。

（六）腹膜后肉瘤

经皮冷冻消融已经被用于腹膜后肉瘤的姑息性治疗，包括局部控制肿瘤及减轻肿瘤引起的疼痛。Fan等回顾性分析了39例腹膜后STS的冷冻消融资料，这些肿瘤包括脂肪肉瘤、纤维肉瘤、平滑肌肉瘤及恶性纤维组织细胞瘤[12]。患者的疼痛明显减轻，评分由消融前的7.49分下降至术后第25天的5.44分（$P<0.001$），而且吗啡当量（morphine-equivalent dose，MED）评分也明显下降，由术后第5天的64.2降至术后第25天的44.2（$P<0.001$），没有大的并发症。总的客观缓解率（ORR）为77%，＞10cm及不足10cm肿瘤的ORR分别为72%和86%，相差并不明显（$P=0.45$），平均无疾病进展生存（PFS）为13个

月，但是<10cm 者的 6 个月 PFS、1 年 PFS 和 2 年 PFS 分别为 100%、86% 及 21%，明显好于超过 10cm 者的 92%、40% 及 0%（P=0.016）。所有上述数据提示，经皮冷冻消融对于缓解腹膜后 STS 引起的疼痛安全、有效，可以获得很高的 ORR。但尽管如此，对于>10cm 的肿瘤，采取姑息性治疗要更甚于根治性治疗。

（七）射频消融及微波消融

尽管经皮冷冻消融是 STS 最常用的治疗方法，但射频消融（RFA）及微波消融（MWA）治疗 STS 也有报道。Yamakado 等对 36 例不能手术切除的 STS 患者做了 RFA 治疗[13]，其主要并发症的发生率不足 1%，完全消融病例中的局部复发率为 67%，1、3、5 年生存率分别为 73%、39% 和 34%。Aubry 等为 4 例 STS 患者做了 MWA 治疗，其中 1 例为原发性 STS 复发，3 例为平滑肌肉瘤软组织内转移[14]，不幸的是 3 例患者出现了早期残留、复发。

（八）经皮消融小结

虽然数据有限，但目前的资料显示，不管是什么组织学类型的 STS，抑或什么部位的 STS，经皮消融都是一种安全可行的治疗方法，尤其是在症状控制方面。在肿瘤的局部控制上，冷冻消融要好于 RFA 及 MWA，但缺乏对比数据。事实上，许多 STS 都太大了，经皮消融治疗很难取得局部控制的效果。虽然影像学上达到完全消融的病例局部复发率也很高，但是反复的姑息性消融治疗依然是好的选择，因为与外科手术切除相比，其发生率更低。而且，与创伤性大的治疗方法相比，消融后患者可以更快地接受系统性治疗。受限于相关报道资料的贫乏，加上病种繁杂及病患来源不一的影响，关于 STS 消融治疗的长期有效性还很难得出明确的结论。

1. 效果：肺转移

40% 的 STS 会出现肺转移，对于寡转移患者手术切除是标准治疗，可以根治性切除并改善生存。

2000 年，Dupuy 等率先报道了影像引导下射频消融治疗肺肿瘤[15]，后来有超过 400 例肺转移性肉瘤的经皮热消融或冷冻消融得到报道，涉及安全性、肿瘤局部控制及长期疗效的研究。数据包含 200 多例小儿及成年患者，组织学类型繁杂，RFA 是最常用的方法，后面依次是冷冻消融和 MWA。最有名的一个研究是其报道的病例中有 5 例射频消融后序贯手术切除，最后病理检查显示完全坏死，从而提供了肿瘤完全坏死的组织学证据[16]。消融相关的死亡非常罕见，仅发生 2 例，气胸是最常见的并发症，发生率为 10%～69%，其中 3%～59% 需要抽吸和（或）胸腔内置管引流。

有关特定类型肉瘤消融治疗效果的资料还很有限。Yevich 和 Saumet 等报道了 21 例小儿骨肉瘤肺转移的消融治疗[17, 18]，中位随访 17～24 个月内无局部复发，12 例完全消退。有多个报道涉及不同类型 STS 肺转移的消融，中位随访时间 15～50 个月，RFA 的局部复发率为 0%～15%，MWA 为 2%，冷冻消融为 24%。总的 1、2、3 及 5 年生存率变化很大：1 年 30%～100%，2 年 70%～94%，3 年 0%～85%，5 年 42%。有趣的是，Nakamura 等人报道了 20 名肺 STS 转移患者接受 RFA 治疗的结果：那些肺转移瘤达到完全消融的患者中，1 年和 3 年的总生存率分别为 89% 和 59%[19]。肺转移瘤没完全消融患者的 1 年和 3 年的总生存率分别是 30% 和 0%。完全消融的结果明显优于不完全消融的结果（P=0.014）。

虽然资料还很有限，但肺转移性 STS 的消融治疗是安全可行的，可以有效地控制局部肿瘤，而且所有肺部病灶的完全消融是预后好的重要预测因素。但是，如何评估经皮消融对总生存的特别影响还有困难，因为 STS 的异质性及消融前后患者接受的局部及全身系统治疗都大相径庭。现在侵袭性的手术切除仍然是肺转移的标准治疗，有必要做更多的研究来比较消融治疗和外科手术的疗效以及确定最佳的消融治疗时间。

2. 效果：肝转移

影像引导下经皮消融治疗已被证实是肝脏多发性原发或继发肿瘤安全有效的治疗方法，但绝大部分文献集中在肝细胞癌（HCC）和结直肠癌肝转移（CRLM）。因为病例罕见，不同组织学类型 STS 的消融治疗研究很少，故有关肝脏转移性 STS 的消融治疗非常有限。

（九）胃肠道间质瘤

胃肠道间质瘤（GIST）是最常见的 STS，很容易转移到肝。甲磺酸伊马替尼是一种酪氨酸激酶抑制剂（TKI），作用靶点为 c-KIT，目前是转移性 GIST 标准的一线治疗药物。Hakime 等报道了 17 例患者 27 个 GIST 肝转移灶行 TKI 治疗后采用辅助性 FRA 治疗的结果[20]，没有大的并发症，平均随访 49 个月，无局部复发。重要的是，消融后继续用 TKI 治疗的病例 2 年 PFS 达 75%，而未使用者则不足 30%。故作者认为，辅助性 RFA 治疗肝转移性 GIST 可以有效地局部控制肿瘤，只要 TKI 治疗在肿瘤形态学上获得最佳反应时就可以采用，而且消融后要继续 TKI 治疗以防消融点远处病灶或肝外病灶进展。与此类似，Jones 等报道了 13 例患者 14 个肝转移性 GIST 病灶，RFA 后获得了 92% 的局部控制率[21]。

虽然资料有限，但也提示 RFA 治疗肝脏转移性 GIST 可以获得 90% 以上的局部控制率，一旦 TKI 治疗使肿瘤形态上有明显改观时，就应该结合 RFA，而消融后宜继续 TKI 治疗以防全身复发或进展。

肝脏其他转移性 STS

肝脏其他组织学类型 STS 转移灶的经皮消融治疗报道很少，Jones 等报道了 7 例，其中平滑肌肉瘤 4 例，纤维肉瘤 1 例，滑膜肉瘤 1 例，孤立性纤维瘤 1 例，RFA 后的局部控制率为 86%[21]。

四、经动脉栓塞治疗肝脏转移性肉瘤

现有的文献都是一些回顾性研究，包括单纯栓塞（TAE）（图 15-2）、化疗栓塞（TACE）及钇 -90 放射性栓塞（^{90}Y-TARE），总共有近 100 个病例[22-24]（表 15-2）。所有纳入的患者均为复发患者，治疗目的是姑息性治疗。Chapiro 等为 30 例 STS 肝转移患者做了常规 TACE（cTACE），其中平滑肌肉瘤 25 例，血管肉瘤 3 例，纤维瘤和软骨肉瘤各 1 例[23]，总共做了 77 次 cTACE（人均 2.6 次），没有出现大的并发症。中位 OS 21 个月，中位 PFS 6 个月。他们发现，根据影像检查时病灶增强情况判断肿瘤对治疗的反应可以预测、改善总的生存（HR=0.3，P=0.006）。

Miller 等[22] 为 39 例 STS 肝转移患者做了 ^{90}Y-TARE，14 种亚型中最常见的是平滑肌肉瘤（51%），发生 3 起大的并发症（8%），1 例肝脓肿，1 例胃溃疡，1 例肺炎。ORR 为 36%，大部分病例（77%）局部病灶得到控制；中位 OS 为 30 个月，病情得到控制的患者 OS 为 44 个月，明显高于 3 个月时病情进展患者的 7.5 个月（P＜0.0001）。

Pierce 等[24] 为 28 例 STS 肝转移患者做了 TAE、TACE 或 ^{90}Y-TARE，其中 18 例为择期手术，

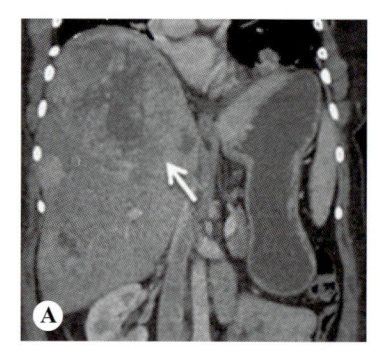

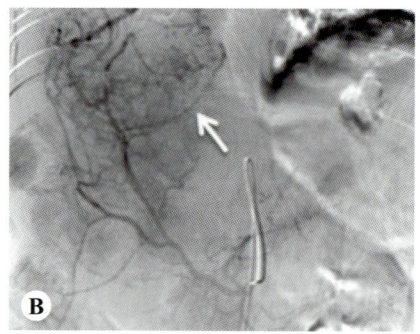

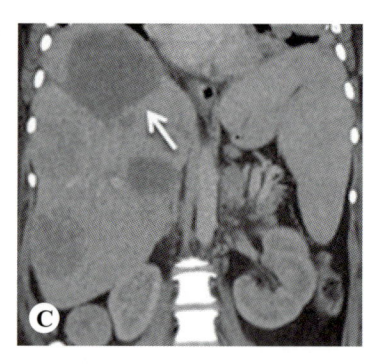

▲ 图 15-2 肝脏转移性滑膜肉瘤的经动脉栓塞治疗（TAE）
39 岁女性，左下肢滑膜肉瘤切除及化疗后，肝、肺广泛转移伴肿瘤相关性低血糖。A. 消融前冠状位 CT 增强扫描示肝内多发转移灶，有强化（白箭）；B. 选择性肝固有动脉造影示肝内多发富血供性转移灶（白箭），行 3 次单纯栓塞治疗；C. CT 增强冠状位扫描随访示肿瘤缩小，强化减少

表 15–2　肝脏转移性软组织肉瘤经动脉栓塞治疗的临床疗效

栓塞方式	病例数	栓塞次数	客观缓解率	生存期
cTACE[23]	30	77	NR	• OS 21 个月 • PFS 6 个月
^{90}Y-TARE[24]	39	NR	36%	OS 36 个月
TAE、cTACE 和 ^{90}Y-TARE[25]	• 18 例择期手术 • 10 例急诊（破裂）	• 25 TAE • 24 cTACE • 13 ^{90}Y-TARE	• 61%（择期） • 20%（急诊）	择期 • OS 27 个月 • PFS 14 个月

cTACE. 常规经动脉化疗栓塞；NR. 未报告；OS. 总生存期；PFS. 无进展生存；TAE. 经动脉单纯栓塞；^{90}Y-TARE. 经动脉放射性栓塞

10 例是因为 GIST（7 例）及血管肉瘤（3 例）破裂出血而急诊手术。总共做了 25 次 TAE（人均 2 次）、24 次 TACE（人均 3 次）及 13 次 ^{90}Y-TARE（人均 1 次），只有 1 起大的并发症。择期手术组总的 ORR 为 61%，急诊手术组为 20%，前者中位 OS 为 27 个月，PFS 为 14 个月，而不同治疗方法之间相差不明显（P=0.043）。与此相反，急诊手术组病例中 7 例血管肉瘤破裂患者的中位 OS 为 17 天，3 例 GIST 为 611 天。综合现有资料可知，对于肝脏转移性 STS 的择期治疗，不管是姑息性还是补救性治疗，肝脏栓塞性治疗都是安全有效的。目前，还没有证据表明哪一种栓塞治疗方式更具优势。

五、多模式治疗及未来趋势

鉴于 STS 的复杂性及罕见性，多学科诊治是很重要的。对于这些患者而言，多模式相结合的治疗方式十分必要。系统治疗贯穿整个病程，出现转移时应根据病灶的部位、类型联合经皮消融、放疗和（或）外科手术。什么时候及如何采用多模式序贯治疗 STS，包括系统治疗、手术和（或）放疗，需要个体化定制方案并通过 MDT 讨论决定。

目前，临床上还没有数据支持常规使用免疫疗法治疗 STS[25, 26]，但有个正在进行的初期临床研究用以评估免疫联合放疗治疗局限性肢体 STS。有越来越多的临床前研究证据支持免疫治疗联合经皮消融治疗在不同实体瘤治疗中有相互协同的作用机制和疗效[27, 28]。尽管如此，还需要更清楚地了解 STS 瘤内复杂且多样化的免疫微环境，才能设计出更合理的联合治疗方案，比如免疫治疗联合不同的经皮消融技术。

要　点

1. 鉴于 STS 的复杂性及罕见性，多学科诊治非常重要。
2. 什么时候及如何采用多模式序贯治疗 STS，包括系统治疗、手术和（或）放疗，需要个体化并通过 MDT 讨论决定。
3. 影像引导下的经皮消融治疗是微创、安全并可重复的治疗方法，对于软组织、肝脏及肺部的 STS 都是一个可选择的治疗方案，需要局部控制肿瘤或做姑息性治疗时，可以作为其他局部治疗方法的辅助或替代方案。
4. 肝脏经动脉栓塞性治疗包括单纯栓塞（TAE）、化疗栓塞（TACE）及放射性栓塞（TARE），在择期手术情况下，是安全、有效的治疗方法，可用于肝脏转移性 STS 的姑息性或补救性治疗。

参考文献

[1] Fletcher CD. The evolving classification of soft tissue tumours-an update based on the new 2013 WHO classification. Histopathology. 2014;64(1):2-11.

[2] Siegel RL, Miller KD, Jemal A. Cancer statistics, 2019. CA Cancer J Clin. 2019;69(1):7-34.

[3] Burningham Z, Hashibe M, Spector L, Schiffman JD. The epidemiology of sarcoma. Clin Sarcoma Res. 2012;2(1):14.

[4] Hui JY. Epidemiology and etiology of sarcomas. Surg Clin North Am. 2016;96(5):901-14.

[5] Thompson SM, Schmitz JJ, Schmit GD, Callstrom MR, Kurup AN. Image-guided thermal ablative therapies in the treatment of sarcoma. Curr Treat Options in Oncol. 2017;18(4):25.

[6] de Baere T, Tselikas L, Gravel G, Hakime A, Deschamps F, Honoré C, et al. Interventional radiology: role in the treatment of sarcomas. Eur J Cancer. 2018;94:148-55.

[7] Falk AT, Moureau-Zabotto L, Ouali M, Penel N, Italiano A, Bay JO, et al. Effect on survival of local ablative treatment of metastases from sarcomas: a study of the French sarcoma group. Clin Oncol (R Coll Radiol). 2015;27(1):48-55.

[8] Redifer Tremblay K, Lea WB, Neilson JC, King DM, Tutton SM. Percutaneous cryoablation for the treatment of extra-abdominal desmoid tumors. J Surg Oncol. 2019;120(3):366-75.

[9] Schmitz JJ, Schmit GD, Atwell TD, Callstrom MR, Kurup AN, Weisbrod AJ, et al. Percutaneous cryoablation of extraabdominal desmoid tumors: a 10-year experience. AJR Am J Roentgenol. 2016;207(1):190-5.

[10] Havez M, Lippa N, Al-Ammari S, Kind M, Stoeckle E, Italiano A, et al. Percutaneous image-guided cryoablation in inoperable extra-abdominal desmoid tumors: a study of tolerability and efficacy. Cardiovasc Intervent Radiol. 2014;37(6):1500-6.

[11] Xu J, Li J, Zhou X, Zeng J, Yao F, Wang Y, et al. Cryotherapy for local recurrent dermatofibrosarcoma protuberans: experience in 19 patients. Cryobiology. 2014;68(1):134-8.

[12] Fan W-Z, Niu L-Z, Wang Y, Yao X-H, Zhang Y-Q, Tan G-S, et al. Initial experience: alleviation of pain with percutaneous CT-guided cryoablation for recurrent retroperitoneal soft-tissue sarcoma. J Vasc Interv Radiol. 2016;27(12):1798-805.

[13] Yamakado K, Matsumine A, Nakamura T, Nakatsuka A, Takaki H, Matsubara T, et al. Radiofrequency ablation for the treatment of recurrent bone and soft-tissue sarcomas in non-surgical candidates. Int J Clin Oncol. 2014;19(5):955-62.

[14] Aubry S, Dubut J, Nueffer J-P, Chaigneau L, Vidal C, Kastler B. Prospective 1-year follow-up pilot study of CT-guided microwave ablation in the treatment of bone and soft-tissue malignant tumours. Eur Radiol. 2017;27(4):1477-85.

[15] Dupuy DE, Zagoria RJ, Akerley W, Mayo-Smith WW, Kavanagh PV, Safran H. Percutaneous radiofrequency ablation of malignancies in the lung. AJR Am J Roentgenol. 2000;174(1):57-9.

[16] Jaskolka JD, Kachura JR, Hwang DM, Tsao MS, Waddell TK, Asch MR, et al. Pathologic assessment of radiofrequency ablation of pulmonary metastases. J Vasc Interv Radiol. 2010;21(11):1689-96.

[17] Yevich S, Gaspar N, Tselikas L, Brugieres L, Pacquement H, Schleiermacher G, et al. Percutaneous computed tomography-guided thermal ablation of pulmonary osteosarcoma metastases in children. Ann Surg Oncol. 2016;23(4):1380-6.

[18] Saumet L, Deschamps F, Marec-Berard P, Gaspar N, Corradini N, Petit P, et al. Radiofrequency ablation of metastases from osteosarcoma in patients under 25 years: the SCFE experience. Pediatr Hematol Oncol. 2015;32(1):41-9.

[19] Nakamura T, Matsumine A, Yamakado K, Matsubara T, Takaki H, Nakatsuka A, et al. Lung radiofrequency ablation in patients with pulmonary metastases from musculoskeletal sarcomas [corrected]. Cancer. 2009;115(16):3774-81.

[20] Hakime A, Le Cesne A, Deschamps F, Farouil G, Boudabous S, Auperin A, et al. A role for adjuvant RFA in managing hepatic metastases from gastrointestinal stromal tumors (GIST) after treatment with targeted systemic therapy using kinase inhibitors. Cardiovasc Intervent Radiol. 2014;37(1):132-9.

[21] Jones RL, McCall J, Adam A, O'Donnell D, Ashley S, Al-Muderis O, et al. Radiofrequency ablation is a feasible therapeutic option in the multi modality management of sarcoma. Eur J Surg Oncol. 2010;36(5):477-82.

[22] Miller MD, Sze DY, Padia SA, Lewandowski RJ, Salem R, Mpofu P, et al. Response and overall survival for Yttrium-90 Radioembolization of hepatic sarcoma: a multicenter retrospective study. J Vasc Interv Radiol. 2018;29(6):867-73.

[23] Chapiro J, Duran R, Lin M, Mungo B, Schlachter T, Schernthaner R, et al. Transarterial chemoembolization in soft-tissue sarcoma metastases to the liver - the use of imaging biomarkers as predictors of patient survival. Eur J Radiol. 2015;84(3):424-30.

[24] Pierce DB, Johnson GE, Monroe E, Loggers ET, Jones RL, Pollack SM, et al. Safety and efficacy outcomes of embolization in hepatic sarcomas. AJR Am J Roentgenol. 2018;210(1):175-82.

[25] Lee A, Huang P, DeMatteo RP, Pollack SM. Immunotherapy for soft tissue sarcoma: tomorrow is only a day away. Am Soc Clin Oncol Educ Book. 2016;35:281-90.

[26] Nathenson MJ, Conley AP, Sausville E. Immunotherapy: a new (and old) approach to treatment of soft tissue and bone sarcomas. Oncologist. 2018;23(1):71-83.

[27] Slovak R, Ludwig JM, Gettinger SN, Herbst RS, Kim HS. Immuno-thermal ablations - boosting the anticancer immune response. J Immunother Cancer. 2017;5(1):78.

[28] Minami Y, Nishida N, Kudo M. Radiofrequency ablation of liver metastasis: potential impact on immune checkpoint inhibitor therapy. Eur Radiol. 2019;29(9):5045-51.

第 16 章 转移性黑色素瘤
The Role of Interventional Oncology in the Treatment of Metastatic Melanoma

Amgad M. Moussa　DaeHee Kim　Joseph P. Erinjeri　著
李　梅　何基安　译　于海鹏　校

一、黑色素瘤的发病情况

所有的黑色素瘤都是由一个单一的黑色素细胞发展而来的。大多数黑色素细胞位于皮肤表皮的基底层，但也见于眼葡萄膜、口腔、鼻窦黏膜以及外阴。因此，黑色素瘤广义上可分为皮肤黑色素瘤和非皮肤黑色素瘤，而非皮肤黑色素瘤根据起源部位又细分为眼黑色素瘤和黏膜黑色素瘤。但是这种分类过于简化，因为一些眼黑色素瘤的表现更像皮肤黑色素瘤，而不是非皮肤黑色素瘤，比如眼的结膜或附件黑色素瘤[1]。

尽管眼黑色素瘤仅占美国黑色素瘤病例的3%~5%，但它却是成人最常见的原发性眼内恶性肿瘤[2]。大约80%的眼黑色素瘤起源于葡萄膜，称为葡萄膜黑色素瘤，其与结膜或附件黑色素瘤表现不同，因此治疗方法也不同[1]。

皮肤黑色素瘤的发病率在过去40年里大幅度升高，但葡萄膜黑色素瘤的发病率一直保持稳定[2,3]。据报道，美国每年约有1500例葡萄膜黑色素瘤确诊病例，经年龄调整后的发病率为每百万人5.1例[1,2]。男性患者的年龄调整后发病率显著高于女性患者，为每百万人5.8例，而女性患者为每百万人4.4例。葡萄膜黑色素瘤的病例中有92%到98%是白种人，并且当诊断时报告的中位年龄为60~62岁时，典型的葡萄膜黑色素瘤患者通常是老年白种男性。

据报道，葡萄膜黑色素瘤患者的5年相对生存率为81.6%~83.5%[2]。是否有肿瘤转移极大地影响患者的生存，特别是肝脏转移。据报道，转移性葡萄膜黑色素瘤患者的4年相对生存率为22%。患者最初很少出现肿瘤转移，但25%的患者在未来5年内将发生肿瘤转移，最常见的是肝脏转移[1]。约60%的黑色素瘤转移为孤立性肝转移，并且高达91%的患者在死亡时发现有肝转移。

在20世纪80年代和20世纪90年代期间，研究肝转移对葡萄膜黑色素瘤患者生存影响的报告显示，首先发生肝转移的患者中位总生存期为5~7个月，而首先发生在其他部位转移的患者的中位总生存期为18个月。近期许多研究发现，首次转移受累部位非肝脏、手术史和肝内化疗史与总生存期的延长相关，证实了肝脏受累对生存期的影响[1]。

葡萄膜黑色素瘤的肝转移倾向以及肝转移对生存的影响确定了肝转移治疗在延长葡萄膜黑色素瘤患者生存中的关键地位。据报道，接受手术切除的肝转移患者的生存率相比于未接受手术切除的患者高 3.7 倍。更少的转移病灶和更全面的手术切除（显微镜下组织学边缘清洁）能够提高生存率。然而，只有不到 10% 的患者有手术切除的机会，因为大部分患者在手术前或手术时发现转移灶[4]。因此，出现了一些控制非手术患者肝脏转移瘤进展的微创治疗方法。

借鉴其他肝脏肿瘤（如肝细胞癌、结直肠癌肝转移）的治疗经验，研究者对经皮影像引导的温度消融在少量肝转移和高术后复发病率的患者和经动脉治疗在多发性肝转移的患者进行了回顾性研究。一些针对这些患者在不同影像引导的温度消融疗效的小型回顾性研究表明，其可能在选定的患者群体中有效，特别是手术高风险的患者。在多发性肝双叶转移的患者中，经动脉治疗方法让这些特定的患者群体显著获益，但有关这些动脉内治疗方法的比较研究尚缺乏且有待进一步探究。

过去十年，免疫治疗领域的发展为广泛转移性黑色素瘤患者提供了益处。一些比较联合不同免疫治疗药物疗效的随机对照试验表明，该患者群体的无进展生存期和总生存期均有改善[5]。随着黑色素瘤治疗方面的进步，该疾病已经从致命疾病转变为潜在的可控疾病。

二、病理

皮肤黑色素瘤的病理演变开始于一片非典型黑色素细胞在皮肤上呈放射状扩散，也被称为放射状生长阶段，之后是一段可变时期，即垂直生长阶段，主要在皮肤上方生长或侵入皮肤深处。然而，有一种被称为"结节性黑色素瘤"的黑色素瘤，可以出现垂直生长而没有明显放射状生长阶段。垂直生长阶段的特征是肿瘤厚度增加和浸润增加，属于转移和死亡风险上升的阶段。在分子水平上，皮肤黑色素瘤是通过 *BRAF*、*NRAS* 和 *KIT* 基因的突变发展而来的，这些基因影响丝裂原活化蛋白激酶（mitogen-activated protein kinase，MAPK）信号通路。

葡萄膜黑色素瘤的病理演变与皮肤黑色素瘤有一些共同的特点，但也有许多显著的差异。大多数葡萄膜黑素瘤起源于脉络膜内的黑色素细胞，其生长模式与皮肤黑素瘤相似，在垂直生长之前有不同时期的放射状生长。在分子水平上，葡萄膜黑色素瘤是通过激活 MAPK 信号通路而发生的，但很少有 *BRAF*、*NRAS* 或 *KIT* 的突变。这种机制是通过 GNAQ/GNA11 的突变被发现的，研究表明 83% 的葡萄膜黑色素瘤患者和 96% 的转移性葡萄膜黑色素瘤患者都存在这种突变。另一种与葡萄膜黑色素瘤进展有关的突变是 BRCA-1 相关蛋白（BRCA-1 associated protein，BAP1）失活，该突变可见于 84% 的转移性肿瘤。这些分子突变可以转化为染色体水平上的变化，进而影响预后，例如 3 号染色体单体与转移和死亡率有关[6]。

分子特性、遗传特性和临床影响之间的相关性表明了葡萄膜黑色素瘤组织病理评估的重要性，无论是来自原发肿瘤或疑似转移，建议通过活检而不是依靠影像学或临床数据来确定诊断。建立非转移性黑色素瘤患者的组织诊断很重要，因为它可以根据肿瘤基因表达的分类对预后和未来转移的可能性进行分层（1 类肿瘤不易转移，2 类肿瘤易转移）。这是很有价值的，因为患者最初很少出现转移性疾病，通过患者肿瘤的类别而发现其有更高的转移风险，对预防或延迟患者未来肿瘤转移十分有利。对于非典型表现的患者，特别是无色素性黑素瘤患者的诊断也是有价值的[1]。转移性葡萄膜黑素瘤患者的组织获取对诊断也非常重要，因为一些患者在原发肿瘤治疗后数年仍出现肝脏病变，这对提高我们对这一疾病患者群体的了解非常重要。

三、影像

葡萄膜黑色素瘤患者在最初确诊时很少有转移灶，但高达 50% 的患者最终会出现转移。原发肿瘤诊断后平均 3 年会发生转移，10 年累积转移率为 34%。在病例报告中甚至出现过原发肿瘤诊断后 42 年后发生的转移。

葡萄膜黑色素瘤转移具有异时性，对患者预后产生巨大影响，因此，监测转移是管理这些患者的一个组成部分。然而，监测的频率、方法甚至获益都存在争议，因为没有研究证明早期发现葡萄膜黑色素瘤转移能提高生存率。监测项目变化很大，不同的机构在不同的时间间隔使用不同的方法。具有丰富葡萄膜黑色素瘤治疗经验的中心，会根据患者的肿瘤组织学和基因图谱，对其进行监测，并且对 2 类基因型肿瘤患者进行更频繁的监测，因为他们具有更高的转移风险。

葡萄膜黑色素瘤主要通过血行转移，肝脏是最常见的转移部位，也是转移后预后较差的部位。其他转移部位包括肺、骨骼、皮下组织，很少有淋巴结转移，转移可能发生在不同的部位。因此，PET/CT 是监测该患者群体很好的方法，它几乎能够发现身体任何地方的病变。18F– 氟代脱氧葡萄糖（^{18}F-fluorode-oxyglucose，^{18}F-FDG）在黑色素转移瘤的高浓聚性，使得它在患者的初始分期中非常有用[1]。然而，常规使用 PET/CT 监测是非常昂贵的，并对患者存在高剂量放射。此外，PET/CT 已被证明在检测肝脏小病变方面不如 MRI。因此，在大多数中心，PET/CT 被用于初始分期，并在后期监测中作为解决问题的工具。

过去因为超声具有便捷性，成本低，无放射辐射，用于发现肝脏病变。随着 CT 和 MRI 的普及，美国大多数中心已经使用它们进行常规监测[1]。MRI 是黑色素瘤肝转移的首选方法，MRI 对肝脏病变的检测优于 PET/CT 且具有与 CT 一样的灵敏度和特异度，患者亦无须暴露于辐射。MRI 优于 PET/CT 的原因在于 PET/CT 上肝脏组织的高背景活性使得小病灶的检测变得困难。在肝脏黑色素瘤转移的定性方面，MRI 优于 CT，因其可以通过使用的大量 MRI 序列来解释，其中一些序列几乎可以显示病理学发现，例如黑色素瘤病变的高信号。肝细胞造影剂可被正常肝实质吸收，因此使用肝细胞造影剂可以在增强的肝实质下观察到很小的病变。

四、治疗

（一）前免疫治疗时代

如前所述，对于黑色素瘤转移监测的争论之一是转移的早期监测并不能改变患者的不良预后。这在免疫治疗时代前是正确的，因为转移性黑色素瘤患者的化疗治疗方案并不能提高总生存率。例如，达卡巴嗪和替莫唑胺是两种用于治疗转移性皮肤黑素瘤的化疗药物，如果将其用于转移性葡萄膜黑素瘤的治疗，总体生存期不仅没有改善，反而有显著的毒性[1]。干扰素 α-2a 是另一种用于皮肤黑色素瘤治疗的辅助药物，将其作为葡萄膜黑色素瘤患者的辅助药物的研究发现，它对生存没有影响。最近发表的一项 II 期试验研究了达卡巴嗪和干扰素 α-2a 联合作为 2 类基因表达患者的辅助治疗，结果显示，在调整年龄、肿瘤大小和初始治疗的差异后，患者的 5 年总生存期没有显著差异。

福莫司汀是另一种用于研究治疗转移性葡萄膜黑色素瘤的化疗药物。由于它对治疗转移性皮肤黑色素瘤患者有效、半衰期短、肝脏首过效应且肝内浓度高，最初被研究用于肝转移患者的肝动脉内灌注化疗，结果显示其有 40% 的反应率。这些阳性结果引起了一项 III 期随机研究，该研究比较了动脉内和静脉注射福莫司汀的疗效，结果显示两者中位总生存期相似，约为 14 个月，动脉内组有效率和无进展生存期有所提高。

（二）后免疫治疗时代

在过去的几十年里，随着我们对免疫系统与恶性肿瘤增长关系的了解，免疫调节在恶性肿瘤患者管理中的潜在作用变得突出。免疫检查点途径的发现，调节 T 细胞的激活，特别是细胞毒性 T 淋巴细胞相关抗原 4（cytotoxic T-lymphocyte-associated antigen 4，CTLA-4）和程序性死亡 1（programmed death 1，PD1），以及肿瘤细胞如何利用这些途径逃避免疫系统，推动了检查点抑制剂的发展。检查点抑制剂通过抑制 T 细胞的调节发挥作用，导致 T 细胞的激活和增殖增加，并对肿瘤细胞产生更强的免疫反应，这些已在前临床研究中得到证实[7]。检查点抑制剂是通过使用单克隆抗体结合到 CTLA-4 或 PD1，并阻止它们的激活，从而增加免疫刺激来实现的[8]。

2010 年，一种抗 CTLA-4 单克隆抗体（即伊匹单抗 ipilimumab）被证实可以显著提高转移性黑色素瘤患者的总生存期[5]。这标志着免疫治疗时代的开始，其他检查点抑制剂的开发紧随其后，如纳武单抗（nivolumab，一种抗 PD1 单克隆抗体，因商品名为 OPDIVO，故亦称 O 药），也可提高总生存期。对伊匹单抗和尼鲁单抗联合使用的研究显示，与单药治疗相比，联合治疗的总生存期有所改善。帕博利珠单抗（pembrolizumab，因商品名为 Keytruda，也称为 K 药）是一种较新的抗 PD1 单克隆抗体，与伊匹单抗相比，帕博利珠单抗在转移性黑色素瘤患者中有更小的毒性和更少的不良事件发生，使用伊匹单抗的患者有时需终止治疗。

对转移性非眼黑色素瘤患者使用检查点抑制剂的进展进行了研究，将眼黑色素瘤作为排除标准[5, 9]。小规模研究调查了检查点抑制剂在转移性葡萄膜黑色素瘤中的作用，结果并不乐观。一项对 39 例转移性葡萄膜黑色素瘤患者使用伊匹单抗的多中心回顾性分析显示，缓解率为 5.1%，中位总生存期为 9.6 个月。一项多中心 II 期临床试验调查了伊匹单抗在转移性葡萄膜黑色素瘤患者中的安全性和有效性，结果显示中位总生存期为 6.8 个月，中位无进展生存期为 2.8 个月，36% 的患者出现了严重的治疗相关不良反应。正在进行的 II 期临床试验正在探究伊匹单抗和纳武单抗联合（NCT01585194）和帕博利珠单抗（NCT02359851）在转移性葡萄膜黑色素瘤患者中的安全性和有效性。总的来说，虽然检查点抑制剂在转移性葡萄膜黑素瘤患者中的应用未能使总体生存率有显著的改善，但一些患者对其有治疗反应，并改善了疾病控制，因此还需要进行更大规模的前瞻性试验来进一步研究[10]。

另一项治疗转移性葡萄膜黑色素瘤的进展是 MAPK 抑制剂的使用，如司美替尼，它产生了积极的初步结果[1]。一项将司美替尼与化疗进行比较的随机 II 期试验显示，司美替尼组无进展生存期有所改善，但中位总生存期无统计学差异。治疗相关不良事件的发生率非常高（97% 的患者），其中 37% 的患者需要减少剂量。一项 III 期临床试验研究了司美替尼加达卡巴嗪与安慰剂加达卡巴嗪的疗效，结果显示司美替尼组的无进展生存期没有改善，其他正在进行的试验旨在研究司美替尼（NCT02768766）的最佳剂量和副作用，MAPK 抑制剂有望在转移性葡萄膜黑色素瘤人群中发挥作用。

五、肿瘤介入治疗在黑色素转移瘤治疗中的应用

（一）影像引导活检

介入肿瘤学在转移性黑色素瘤患者治疗中的应用通常是对有黑色素瘤病史患者的可疑转移病灶进行影像引导活检，一般是在肝脏活检。活检不仅可以对转移性黑色素瘤进行确诊，还可以分析肿瘤的分子和遗传特征。因为三级护理中心的登记大多需要组织学诊断，活检结果可以帮助患者在这些机构进行临床试验登记。用于引导活检的成像方式依赖于病变的位置和可视化充分性，对于超声或 CT 不能充分显示的病变，可考虑 MRI 引导或 PET/CT 引导的活检。

（二）计算机辅助热消融

由于转移性葡萄膜黑色素瘤患者肝脏受累能影响患者预后，加之能够接受肝转移手术切除的患者比例较小，因此，针对这一人群的肝靶向治疗应运而生。肝脏出现少量转移的黑色素瘤的患者不适合手术切除，而影像引导的热消融技术可作为手术切除肝实质的辅助或后续辅助治疗，均有良好的效果[11, 12]。

射频消融（RFA）和微波消融（MWA）通过不同的方法在图像引导下对放置在病变部位的消融针尖端进行控制加热，导致消融针周围预计算体积的组织凝固坏死。另外，冷冻消融（CA

可以使消融针顶端的温度迅速下降，从而导致细胞外和细胞内结晶体的形成和细胞死亡。与图像引导活检相似，引导消融针放置时使用的成像方法的选择取决于病变的位置和可视化程度。

一项回顾性研究纳入了 66 例黑色素瘤转移患者，其中 44 例转移到肝脏，与手术切除相比，接受 RFA 或 CRYO 治疗患者的 5 年总生存率为 30%，中位总生存率为 45.2 个月，但手术切除人群病情相对较重[13]。另一项研究探讨了 RFA 在转移性葡萄膜黑色素瘤患者手术切除后复发肝脏病变治疗中的作用，结果显示 RFA 治疗后患者的 5 年总生存率 70%，10 年生存率为 35%。总体生存期的提高可以归因于该人群更加健康，因此，这些患者可以耐受手术切除，以及重复的治疗[12]。

（三）经动脉治疗

有多个肝叶转移的患者可选择经肝动脉治疗，因为转移瘤的血供主要来自肝动脉系统而不是门静脉[14]。越来越多的治疗方法用于肝动脉系统，且效果显著。这些方法包括肝动脉化疗（hepatic artery infusion，HAI）和经皮肝灌注（percutaneous hepatic perfusion，PHP），经动脉化疗栓塞（TACE）、肝动脉栓塞（trans-arterial embolization，TAE）（图 16-1）、肝动脉免疫栓塞（trans-arterial immunoembolization，TAIE）和肝动脉放射性栓塞（TARE）。所有经皮经肝动脉治疗的技术都是相似的，使用 Seldinger 技术实现动脉通路，然后在透视成像下引导导管和微导管，并将造影剂注射到肝动脉系统，然后进行治疗（图 16-2）。超选择性的肝动脉分支插管术通常使用微导管，不仅可以给靶病灶提供足剂量的治疗，还能防止异位栓塞。在某些情况下，异位栓塞可造成灾难性的后果[15]。

20 世纪 80 年代以来，TACE 已显示其在葡萄膜黑色素瘤肝转移患者中诱导治疗反应的能力（图 16-3）。TACE 能够在 36% 的患者中引起反应。虽然 TACE 治疗在总生存期上没有显著差异，与 TACE 治疗无反应的患者（中位总生存期 5 个月）和接受系统治疗的患者（中位总生存期 5 个月）相比，对 TACE 治疗有反应的患者生存期显著延长（中位总生存期 14.5 个月）[16]。

在 TACE 治疗中使用了很多化疗药物，如美法仑、达卡巴嗪等。在传统的 TACE 中，化疗药物与碘油和空气混合形成一种乳剂，它可以在透视下看到。相对于正常肝实质，它优先进入肿瘤微血管，然后用栓塞剂进行栓塞。在载药微球 TACE 或 DEB-TACE 中，化疗药物与载药微球结合，可逐渐释放化疗药物，并具有栓塞作用而

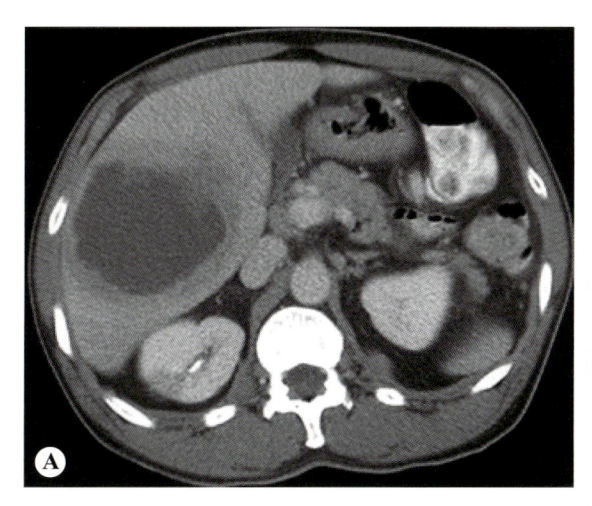

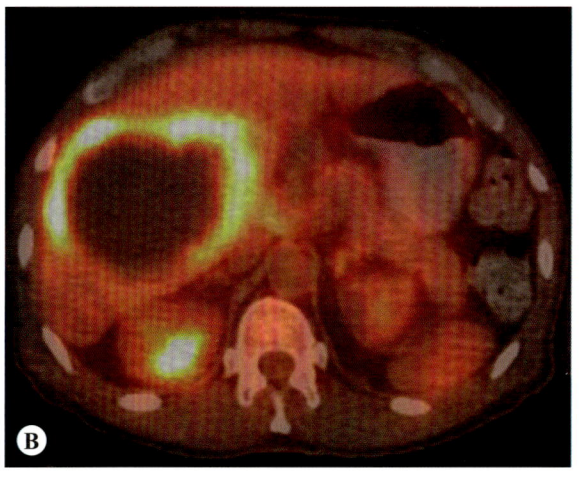

▲ 图 16-1　门静脉期（A）CT 示肝右叶大面积低密度黑色素瘤转移，边缘增强。PET（B）显示增强边缘具有代谢活性。由于肿瘤内出血导致血细胞比容持续下降，患者被转诊进行动脉栓塞治疗

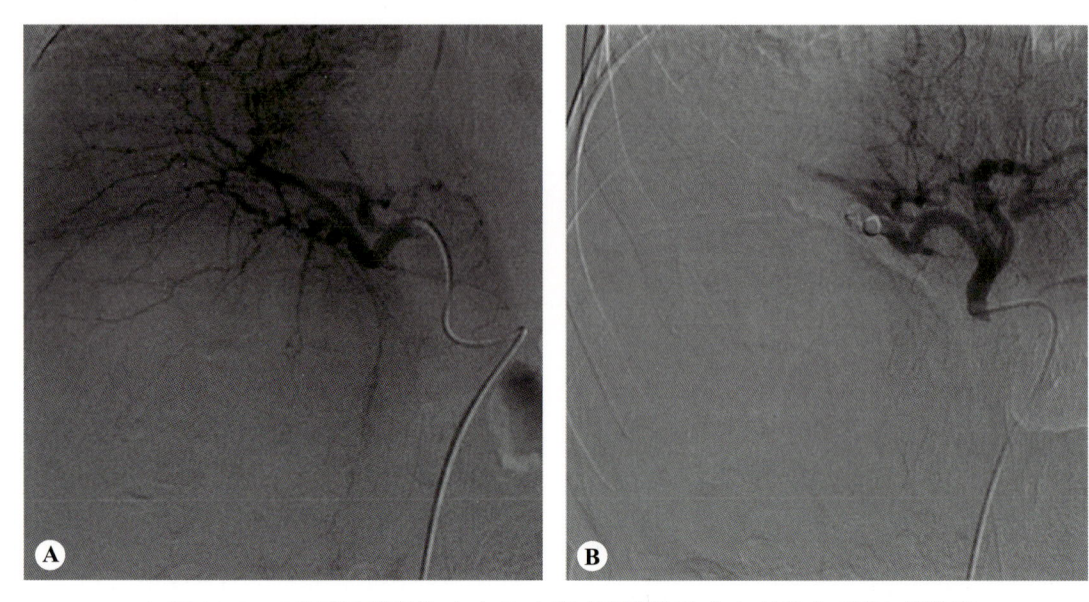

▲ 图 16-2 右肝动脉栓塞前（A）和右肝动脉栓塞后（B）的数字减影血管造影

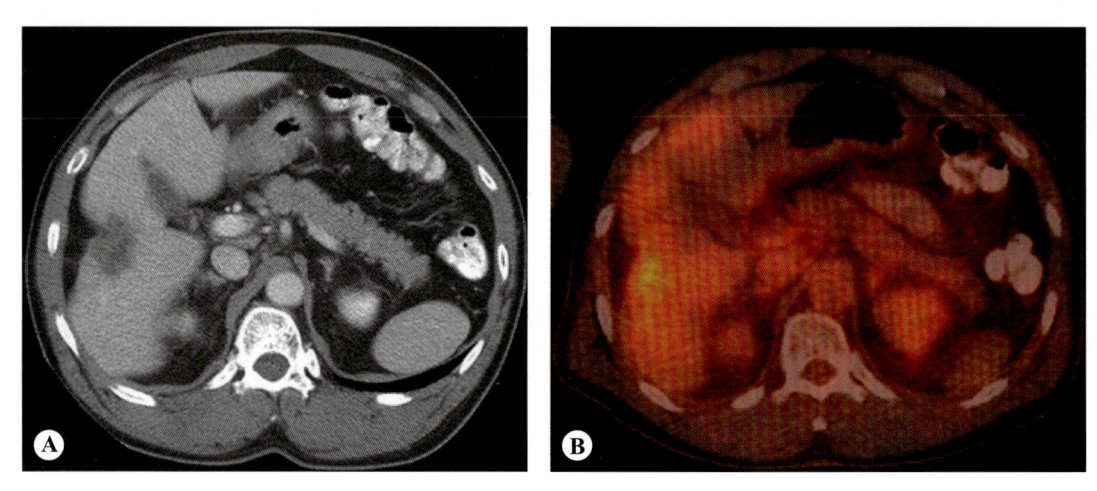

▲ 图 16-3 门静脉期 CT（A）和 PET（B）经动脉栓塞术后 1 年显示肝脏黑色素瘤转移的体积和代谢活性显著降低

不需要与造影剂混合。一项 Ⅱ 期临床研究评估了 DEB-TACE 在葡萄膜黑色素瘤肝转移患者中的安全性和有效性，报道了 10 名接受该手术的患者的客观反应，其中 3 名患者表现出主要反应，根据修改后的 RECIST 标准定义为转移[17]。

近期的研究探究了葡萄膜黑色素瘤肝转移患者的传统 TACE 的治疗效果，结果显示所有患者的中位总生存期为 11.5 个月，有反应者的中位总生存期为 14.5 个月，无反应者患者的中位总生存期为 10 个月[18]。DEB-TACE 治疗也有积极的结果，报道的中位总生存期为 15.5 个月[19]。

TAIE 是指先输注粒细胞－巨噬细胞集落刺激因子（granulocyte-macrophage colony-stimulating factor，GM-CSF），随后栓塞肝动脉，能吸引和刺激肝转移灶内的抗原提呈细胞，导致局部炎症反应，从而消除肿瘤细胞和系统免疫反应。TAIE 除了栓塞血管，还能抑制转移瘤的生长。一项比较 TAIE 和单纯颗粒栓塞的双盲 Ⅱ 期临床试验显示，TAIE 和单纯颗粒栓塞的中位总生存期分别为 21.5 个月和 17.2 个月，均明显高于 TACE。

TAIE组炎症反应较强，肝外进展时间也较长[20]。本研究中TAIE与单纯颗粒栓塞比较取得了较好的结果，并反映了栓塞在经动脉治疗中的重要性。

TARE是将发射β射线的钇-90（^{90}Y）微球注入肝动脉，也被称为选择性内放射性治疗。TARE对肝脏肿瘤施加高剂量的辐射，但对周围的肝脏组织施加最小的辐射。这是一个分为两步的血管造影过程，第一步是输注锝-99标记巨聚白蛋白以评估肝肺分流分数，这将决定第二步中使用的^{90}Y剂量。此外，在第一步中，大概了解了肝脏的动脉解剖结构，并对可能导致^{90}Y非靶输注的分支进行栓塞。在手术的第二步，将合适的^{90}Y剂量（根据肿瘤负荷和肝肺分流部分计算）输送到肿瘤[21]。

TARE目前被用作挽救性治疗，研究显示TARE相比于最好的支持治疗，其总生存率有所改善。一项回顾性研究比较了TARE和最佳支持治疗对难治性黑色素瘤肝转移患者的疗效，结果显示TARE组（19.9个月）和最佳支持治疗组（4.8个月）的中位总生存时间有显著差异，在TARE组中发生了自限性不良事件[21]。另一项回顾性研究评估了TARE治疗葡萄膜黑素瘤肝转移TAIE或TACE治疗失败患者的安全性和有效性，TARE有反应的患者中位总生存期为14.7个月，而无反应的患者中位总生存期为4.9个月。他们还报道，与治疗前肿瘤负荷＞25%相比，治疗前肿瘤负荷＜25%与延长总生存和无进展生存期显著相关。这些结果引发一个单中心、Ⅱ期试验的启动，该试验旨在研究TARE在葡萄膜黑色素瘤肝转移患者中安全性和有效性，纳入的患者既往未接受肝直接治疗或经TAIE治疗后病情有进展。treatment-naïve组的中位总生存期为19.1个月，而post-TAIE组的中位总生存期为18.9个月，这表明TARE在葡萄膜黑色素瘤肝转移患者的治疗中不仅可以作为挽救性治疗，而且可以作为一线治疗[22]。

20世纪90年代，在眼黑色素瘤肝转移患者的动脉内手术治疗中，福莫司汀取得了令人满意的结果。随后，类似、侵入性更小的手术方法也被开发出来。经皮肝脏灌注（percutaneous hepatic perfusion，PHP）的概念是通过置于肝动脉的导管进行高剂量的化疗，并利用置于肝静脉汇合处的双气囊系统将化疗"捕捉"到肝静脉中，然后通过过滤器将其排出体外，最后通过置于全身静脉中的第三根导管将血液返回到全身血管中。PHP的结果是多变的。一项随机、对照、Ⅲ期临床试验将其与最佳护理进行了比较，结果显示PHP组（10.6个月）与最佳护理组（10.0个月）的中位总生存期无显著差异[23]。另一项回顾性研究评估了PHP治疗葡萄膜黑色素瘤肝转移的安全性和有效性，显示其中位总生存期为27.4个月[24]。因此目前还需要进一步的前瞻性研究来准确评估PHP在该人群中的作用。

六、未来展望

随着我们对黑色素瘤分子和基因特征的深入了解，以及不同治疗方法的不断发展，多学科管理变得越来越重要。转移性黑色素瘤治疗各个领域都在不断发展。c-Kit和c-Met是肝细胞生长因子的生长因子受体，它们在葡萄膜黑色素瘤中过表达，这两种分子的发现以及舒尼替尼（一种c-Kit抑制剂）的发展，加深了我们对该疾病病理的了解。多激酶抑制剂，如索拉非尼和卡博替尼，目前正在进行Ⅱ期试验，旨在评估其安全性和有效性。

未来，联合疗法的作用将不断扩大。其中一个令人关注的联合治疗是热消融和免疫调节的相互作用。热消融后可以发现远处肿瘤消退，这也被称为"旁观者效应"，越来越多的证据表明这是通过抗肿瘤免疫反应发生的。目前认为热消融是通过释放肿瘤抗原和"危险信号"（如热休克蛋白）来诱导抗肿瘤免疫反应。然而，这种免疫反应是由细胞因子调节的[25]，如白细胞介素-6（IL-6）和IL-10，以及CTLA-4和PD1。热消融和检查点抑制剂（抗CTL-4和抗PD1）的联合可能会增强抗肿瘤免疫反应，并已被证明可以提高小鼠黑色素瘤模型的生存率。一项 1b/2 期试验评估了 RFA 和伊匹单抗联合治疗葡萄膜黑色素瘤肝转移的安全性和有效性，显示中位总生存期为 13.6 个月。其他一些试验正在研究热消融和检查点抑制剂的不同组合哪种可达到最高的抗肿瘤反应。

一项有关 TARE 联合索拉非尼治疗葡萄膜黑色素瘤肝转移的研究正在开展，已完成 I 期临床试验（NCT01893099），结果尚待确定。索拉非尼是一种多激酶抑制剂，具有抗血管生成作用，索拉非尼与 TARE 联合使用可使肿瘤内血管生长正常化，从而改善肿瘤内氧气输送，提高肿瘤对放射的灵敏度。

结论

转移性黑色素瘤是一种预后较差的疾病。对黑色素瘤分子和基因构成的不断了解，以及免疫治疗领域的不断发展，是将这种致命疾病转变为可治疗疾病的关键。肿瘤介入学在诊断和治疗黑色素瘤患者中有着重要作用。随着技术的不断改进和创新，肿瘤介入科医师将成为黑色素瘤患者诊疗团队的重要一员。

参考文献

[1] Chattopadhyay C, Kim DW, Gombos DS, Oba J. Uveal melanoma: from diagnosis to treatment and the science in between. Cancer. 2016;122:2299-312. https://doi.org/10.1002/cncr.29727.

[2] Singh AD, Turell ME, Topham AK. Uveal melanoma: trends in incidence, treatment, and survival. Ophthalmology. 2011;118(9):1881-5. https://doi.org/10.1016/j.ophtha.2011.01.040.

[3] Siegel RL, Miller KD, Jemal A. Cancer statistics, 2018. CA Cancer J Clin. 2018;68(1):7-30. https://doi.org/10.3322/caac.21442.

[4] Hsueh EC, Essner R, Foshag LJ, Ye X, Wang H, Morton DL. Prolonged survival after complete resection of metastases from intraocular melanoma. Cancer. 2004;100:122-9. https://doi.org/10.1002/cncr.11872.

[5] Hodi FS, O'day SJ, McDermott DF, et al. Improved survival with ipilimumab in patients with metastatic melanoma. N Engl J Med. 2010;363(8):711-23.

[6] Prescher G, Bornfeld N, Hirche H, Horsthemke B, Jockel K, Becher R. Prognostic implications of monosomy 3 in uveal melanoma. Lancet. 1996;347:1222-5.

[7] Leach DR, Krummel MF, Allison JP. Enhancement of antitumor immunity by CTLA-4 blockade. Science (80-). 1996;271:1734-6.

[8] Pardoll DM. The blockade of immune checkpoints in cancer immunotherapy. Nat Rev Cancer. 2012;12(4):252-64. https://doi.org/10.1038/nrc3239.

[9] Larkin J, Chiarion-Sileni V, Gonalez R, et al. Combined nivolumab and ipilimumab or monotherapy in untreated melanoma. N Engl J Med. 2015;373(1):23-34. https://doi.org/10.1056/NEJMoa1504030.

[10] Luke JJ, Callahan MK, Postow MA, et al. Clinical activity of ipilimumab for metastatic uveal melanoma: a retrospective review of the Dana-Farber Cancer Institute, Massachusetts General Hospital, Memorial Sloan-Kettering Cancer Center and University Hospital of Lausanne experience. Cancer. 2014;119(20):3687-95. https://doi.org/10.1002/cncr.28282. Clinical.

[11] Servois V, Bouhadiba T, Dureau S, et al. Iterative treatment with surgery and radiofrequency ablation of uveal melanoma liver metastasis: retrospective analysis of a series of very long-term survivors. Eur J Surg Oncol. 2019;45:1717-22. https://doi.org/10.1016/j.ejso.2019.06.036.

[12] Mariani P, Almubarak MM, Kollen M, Wagner M. Radiofrequency ablation and surgical resection of liver metastases from uveal melanoma. Eur J Surg Oncol. 2016;42:706-12. https://doi.org/10.1016/j.ejso.2016.02.019.

[13] White ML, Atwell TD, Kurup AN, et al. Recurrence and survival outcomes after percutaneous thermal ablation of oligometastatic melanoma. Mayo Clin Proc. 2016;91(3):288-96. https://doi.org/10.1016/j.mayocp.2015.10.025.

[14] Lodh S, Maher R, Guminski A. Intra-arterial infusion and chemo-embolization for melanoma liver metastases. J Surg Oncol. 2014;109:376-82. https://doi.org/10.1002/jso.23551.

[15] Sato T. Locoregional management of hepatic metastasis from primary uveal melanoma. Semin Oncol. 2010;37(2):127-38. https://doi.org/10.1053/j.seminoncol.2010.03.014.

[16] Bedikian AY, Legha SS, Mavligit G, et al. Treatment of uveal melanoma metastatic to the liver: a review of the M. D Anderson Cancer Center Experience and Prognostic Factors. Cancer. 1995;76:1665-70.

[17] Fiorentini G, Aliberti C, Del Conte A, et al. Intra-arterial hepatic chemoembolization (TACE) of liver metastases from ocular melanoma with slow-release irinotecan-eluting beads. Early results of a phase II clinical study. In Vivo. 2009;23:131-8.

[18] Huppert PE, Fierlbeck G, Pereira P, et al. Transarterial chemoembolization of liver metastases in patients with uveal melanoma. Eur J Radiol. 2010;74:e38-44. https://doi.org/10.1016/j.ejrad.2009.03.064.

[19] Valpione S, Aliberti C, Parrozzani R, et al. A retrospective analysis of 141 patients with liver metastases from uveal melanoma: a two-cohort study comparing transarterial chemoembolization with CPT-11 charged microbeads and historical treatments. Melanoma Res. 2015;25:164-8. https://doi.org/10.1097/CMR.0000000000000129.

[20] Valsecchi ME, Terai M, Eschelman DJ, et al. Double-blinded, randomized phase II study using embolization with or without granulocyte - macrophage colony-stimulating factor in uveal melanoma with hepatic metastases. J Vasc Interv Radiol. 2015;26:523-32. https://doi. org/10.1016/j.jvir.2014.11.037.

[21] Xing M, Prajapati HJ, Dhanasekaran R, et al. Selective internal Yttrium-90 radioembolization therapy (90 Y-SIRT) versus best supportive care in patients with unresectable metastatic melanoma to the liver refractory to systemic therapy. Safety and Efficacy Cohort Study. Am J Clin Oncol. 2017;40:27-34. https://doi.org/10.1097/COC.0000000000000109.

[22] Gonsalves CF, Eschelman DJ, Adamo RD, Rani Anne P, Orloff MM, Sato T. Radioembolization for treatment of uveal melanoma hepatic metastasis: results of a phase II, single institution, prospective trial. J Clin Oncol. 2018;36(15_suppl):9535.

[23] Hughes MS, Zager J, Faries M, et al. Results of a randomized controlled multicenter phase III trial of percutaneous hepatic perfusion compared with best available care for patients with melanoma liver metastases. Ann Surg Oncol. 2016;23:1309-19. https://doi.org/10.1245/s10434-015-4968-3.

[24] Artzner C, Mossakowski O, Hefferman G, et al. Chemosaturation with percutaneous hepatic perfusion of melphalan for liver- dominant metastatic uveal melanoma: a single center experience. Cancer Imaging. 2019;19(31):1-8.

[25] Erinjeri JP, Thomas CT, Samoilia A, et al. Image-guided thermal ablation of tumors increases the plasma level of interleukin-6 and interleukin-10. J Vasc Interv Radiol. 2013;24(8):1105-12.

第 17 章 胰腺癌
Pancreatic Cancer

Ronald S. Arellano　Ryan Nipp　著
黄　明　译　　曹广　校

一、流行病学和病理生理学

胰腺癌具有很高的死亡率，手术仍然是唯一可能治愈的方法。胰腺癌是美国癌症死亡的第三大病因，估计到 2030 年它将成为癌症死亡的第二大病因[1]。2017 年，美国有超过 5 万例新的胰腺癌确诊病例，预计每年将有超过 4 万人死于胰腺癌[2]。在 2000—2012 年间，这种癌症的发病率以每年 1.2% 的速度增长，死亡率以 0.4% 的速度增长[3]。胰腺癌是一种特别具有侵袭性和致命性的恶性肿瘤，大约 93% 的胰腺癌患者在确诊后 5 年内死亡[3,4]。从历史上看，胰腺癌患者的 5 年生存率低于 6%，而那些患有转移性疾病的患者的中位预期寿命只有 3～6 个月[5-7]。尽管转移性胰腺癌是不治之症，但对于病变局限于胰腺的患者来说，手术切除是一种潜在的治愈方式。不幸的是，许多胰腺癌患者最初就不能切除病灶，因此肿瘤科医师经常使用术前治疗来试图缩小肿瘤并提高可切除性[8,9]。

二、手术的作用

胰腺癌是高致命性的，但即使在转移情况下应用多种药物化疗仍有获益。虽然从历史上看，只有 15%～20% 的胰腺癌患者存在预先可切除的疾病，但是手术目前仍然是最佳治愈手段。最近，FOLFIRINOX[10] 和吉西他滨/NAB-紫杉醇[11] 的联合方案对转移性疾病患者以及局部晚期和潜在可切除疾病的患者显示了令人鼓舞的结果[12]。在转移性环境中，中位生存期被推迟到 11 个月以上，我们现在看到大约 10% 的患者在 2 年内存活[10,11,13]。几家机构目前已经公布了使用 FOLFIRINOX 将局部晚期或边缘可切除疾病转化为可切除疾病的能力的数据[8,12,14,15]。

三、潜在可切除胰腺癌的治疗模式正在发生转变

胰腺癌联合化疗方案的最新进展进一步阐明使用这些药物是一种作为不能切除疾病患者的术前治疗的创新策略[8-11,14,15]。肿瘤学家经常在手术前介绍这些疗法，以帮助将局部晚期或边缘可切除的疾病转化为可切除的疾病，并确保更成功的手术。然而，尽管手术是胰腺癌患者唯一可能治愈的方法，但既往研究表明，对于切除疾病的患者来说，手术后的 5 年存活率只有 10%～20%[13,16-19]。

四、未来方向

基于免疫治疗在其他癌症类型出现的临床疗效，目前已经在胰腺癌中尝试进行了免疫治疗。到目前为止成果有限，但研究者仍在努力了解如

何最好地利用免疫疗法在其他恶性肿瘤中看到的改善结果。此外，对服用血管紧张素抑制剂的患者切除的胰腺癌组织进行初步数据分析显示，T细胞激活和抗原呈递途径增强，而应用血管紧张素受体阻滞剂（ARB）治疗的小鼠模型肿瘤的分析显示，肿瘤相关巨噬细胞受到抑制[20, 21]。总而言之，这些数据强调了 ARB 调节免疫微环境的潜力，使其趋向于免疫治疗的适合环境。未来工作的目标落在如何最好地将可用的治疗方案瞄准最有可能受益的患者。例如，未来的研究将寻求证实预测性生物标志物，这有助于指导临床医生和患者选择吉西他滨或者是以 5-FU 为基础的方案。此外，也会出现在已知疗法的基础上增加其他药物的情况。例如，吉西他滨加阿布拉沙星与顺铂联合使用的方案将在未来几年获得数据。此外，对循环肿瘤 DNA（ctDNA）和循环肿瘤细胞的研究将有助于更早地识别复发 / 进展性疾病的患者，同时也有助于识别那些能在新型治疗模式中获益的患者。重要的是，迫切需要研究如何能最好地为胰腺癌患者提供支持性治疗。此外在转移性情况下，也需要了解姑息治疗和症状监测干预的作用[22]。对于可能采取切除治疗的胰腺癌患者，更多的研究应落脚于如何最大限度帮助患者做出复杂的共同决策，并帮助支持这些患者进行新辅助治疗。

接受新辅助治疗的患者通常会出现许多副作用，包括恶心、呕吐、腹泻、疲劳、发热、神经病变和食欲缺乏[8, 10, 11]。通常，患者需要住院来帮助解决与癌症相关的症状和与治疗相关的副作用[8, 23]。先前的一项研究表明，接受联合化疗治疗局部晚期胰腺癌的患者中，近 1/3 在接受治疗时需要住院治疗。此外，当患者完成术前治疗并能够接受切除时，外科手术后常发生术后复发和偶尔的死亡情况[17, 24, 25]。因此，在考虑胰腺癌的术前治疗时，让患者了解风险和益处是至关重要的。

胰腺癌治疗模式还需要帮助患者准确了解其预后的情况。尽管多数患者希望获得有关其预后的准确信息，但数据显示，大多数患者误解了癌症的可治愈性[26-28]。患者通常有比肿瘤学家更乐观的预后评估[29]。需要强调的是，患者与临床医生就预后进行沟通并非要夺走患者的希望，而是使患者能够做出知情的治疗决定，并为未来做好准备[28]。因此，改善患者 – 临床医生关于预后和治疗选择的沟通应该是提高癌症治疗质量和改善知情治疗决策的优先事项[30-35]。

五、胰腺癌患者的疼痛管理

疼痛管理是治疗胰腺癌最具挑战性的方面之一，通常需要长期大剂量的麻醉药[36, 37]，但是长期使用麻醉剂存在很高的依赖风险和不良反应。另一种控制疼痛的方法是对腹腔神经节进行神经毁损术。来自上腹部内脏器官（包括胰腺）的疼痛通过内脏传入纤维通过内脏神经和腹腔神经丛传递[38]。腹腔神经节是位于腹膜后深处，通常位于腹主动脉前外侧，靠近腹腔神经丛和肠系膜上动脉的起始处[38]。胰腺癌的肿瘤浸润和（或）促结缔组织增生反应常常导致腹腔神经节的病理性冲动增加，进而引发剧痛。Kappis 首次将腹腔神经节毁损术描述为控制上腹部内脏疼痛的一种方法[39]。麻醉师或介入放射科医生使用影像引导来锁定腹腔神经节进行神经毁损。由于 CT 提供的解剖分辨率优于超声透视引导，所以通常在 CT 引导下进行腹腔神经毁损术。

CT 引导下腹腔神经节毁损术

1. 患者选择

与腹部恶性肿瘤相关的疼痛可能是多因素的。因此，为了最大限度地发挥腹腔神经毁损术的潜在益处，谨慎选择适合的患者和阐明疼痛来源至关重要。虽然胰腺癌相关的疼痛通常是神经或十二指肠周围侵犯的结果，但是肿瘤累及肌肉骨骼引起的躯体疼痛可能会导致整体疼痛，而腹腔神经节毁损术并不能缓解此类疼痛。仔细回顾横断面影像和详细的病史将有助于确定哪些患者将从神经毁损术中获得最大益处。

2. 患者准备

初步评估包括患者教育和与神经毁损术相关

的治疗目标的讨论。许多符合腹腔神经节毁损术条件的患者都在长期使用阿片类药物，因此该手术的一个重要目标是减少阿片类药物的使用，同时减少与阿片类药物相关的副作用。一旦确定了合适的患者，就有必要检测其凝血功能并进行影像学评估。神经学检查对于确定疼痛的基线水平和评估术后并发症是必不可少的。患者应在手术前禁食8~10h，纠正凝血情况。神经毁损术可以通过静脉镇静、监护麻醉护理或全身麻醉进行。在整个手术过程中，需要进行持续的血流动力学监测。

3. 患者体位

根据患者的身体习惯、整体情况以及最佳的经皮穿刺途径，可以采用不同的方法来定位腹腔神经节。最常用的体位是俯卧位、侧卧位或仰卧位。

(1) 俯卧位：俯卧位是最常用的方法，因为它便于从后入路进入腹腔神经节。在腹主动脉水平，跨膈肌脚入路可以指向腹主动脉旁软组织（图17-1）。当肿瘤浸润不能通过跨膈肌脚入路时，俯卧位允许在膈肌脚后间隙以节前内脏神经为靶点进行穿刺。

(2) 侧卧位：当患者不能俯卧时，侧卧位可用于肋膈脚后或膈肌脚前入路进入腹腔神经节。但由于非重力依赖性肺通常比重力依赖性肺含气量高，这个体位可能会增加气胸的风险。

(3) 仰卧位：当侧卧位或俯卧位都不可行时，可以采取仰卧位入路。此法通常需要经肝或经胃入路，一般情况下不会导致不良反应或并发症。

4. 治疗的靶点

(1) 前入路：前入路以膈肌脚前的软组织和腹主动脉为靶点，这些地方有腹腔神经节。在这个位置注射神经毁损剂是最有效的镇痛方法。

(2) 后入路：当膈脚前间隙被肿瘤浸润时，膈肌脚后注射神经毁损剂可达到内脏神经阻滞的作用。在这种靶点治疗中，神经毁损剂沿着主动脉后间隙扩散，治疗内脏神经疼痛。

(3) 神经毁损剂：无水酒精是最常见的神经毁损剂。它的作用是导致神经成分中的脂蛋白和粘蛋白立即凝固沉淀。当采用顺行入路时，20ml 95%~100%的无水乙醇在腹主动脉两侧的腹腔神经节水平上注射。当选择脚后入路时，狭窄的空间将神经毁损剂的用量限制在5~10ml。苯酚是一种替代药物，已用于腹腔神经毁损术。在浓度为3%~20%时，苯酚起到蛋白质凝固剂的作用，导致神经细胞坏死。尽管将乙醇与苯酚的有效性进行比较的数据有限，研究者普遍认为乙醇比苯酚更有效，因此更常用[40]。

(4) 康复：术后注意观察治疗的反应和可能

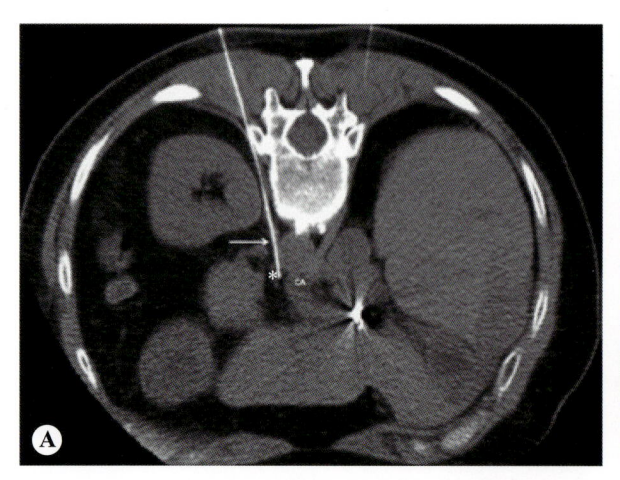

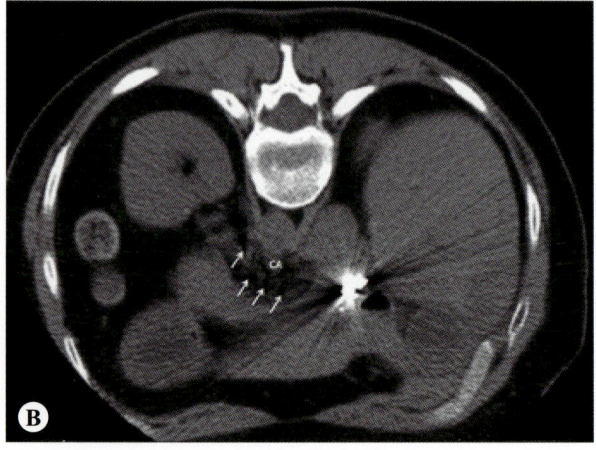

▲ 图17-1　A. 患者俯卧时腹部的平扫。白箭表示22号针通过膈肌脚前入路穿过腹腔神经节（白色星号）。B. 患者俯卧时的腹部平扫。白箭表示乙醇在腹膜后间隙的分布。CA. 腹主动脉起始

存在的并发症。术后即刻可能出现低血压，因此，术后患者应坚持严格卧床休息至少 12h。血流动力学监测应在术后观察期内持续 24h。急性低血压可通过补液和必要的药物进行治疗。术后应立即进行神经学检查，特别是在采用膈肌脚后入路的情况下，以评估下肢功能的变化。第二天应该评估疼痛缓解的主观评价和阿片类药物需求的变化，并与术前基线进行比较来评估有效性。

(5) 后续管理：由麻醉学和肿瘤学相关专业医师对住院患者进行后续管理的治疗。门诊患者若有需要，可以与疼痛专业的医师沟通，以进行持续的疼痛控制管理。

(6) 并发症：总体而言，腹腔神经丛毁损术是一种安全的手术，其主要并发症的发生率不到 2%。大多数患者都会经历一些短暂的背痛，特别是在使用乙醇的时候，这很可能是乙醇对神经节内感觉纤维造成神经毁损的结果。立位性低血压可能是由于交感神经张力减弱而导致血管扩张[36, 40]。在接受腹腔神经丛毁损术的患者中，高达 44% 的患者会出现一过性自限性腹泻[36]。若不慎在脊髓动脉内或其附近注射神经溶解剂，可导致缺血和随后的下肢瘫痪。神经系统并发症极为罕见，可能包括肛门和膀胱功能障碍。但是在 CT 引导下，这些并发症并不常见。

(7) 疗效：据报道，在上腹部恶性肿瘤患者中，腹腔神经丛毁损术的临床有效率高达 90%[36]。对于胰腺癌患者，腹腔神经丛毁损术在不使用其他疗法的情况下可以消除 10%~20% 的疼痛，在与其他疗法联合使用时可以消除高达 80%~90% 的疼痛[41]。即使对于部分缓解的患者，腹腔神经丛毁损术的主要好处是总体上减少了阿片类药物的需求及其相关不良反应。

六、胰腺癌的局部治疗

（一）不可逆电穿孔

不可逆电穿孔（IRE）是一种新兴的非热消融技术，在胰腺癌的治疗中具有潜在的应用前景[42, 43]。在 IRE 中，细胞死亡是通过使肿瘤细胞受到高压电脉冲来实现的。高电脉冲可造成多个纳米大小的孔，导致细胞膜磷脂双层出现永久性破坏。因此，存在于细胞外和细胞内环境之间的正常稳态被破坏，最终导致细胞通过凋亡而死亡。由于其非热作用机制，IRE 可能在胰腺癌的局部控制中发挥作用。早期的动物实验表明，IRE 在保持血管通畅的同时，实现了显著的组织破坏[44, 45]。Scheffer 等对 221 例 325 种肿瘤患者进行了回顾性分析，其中包括 69 例胰腺癌。研究发现，当 IRE 联合手术切除胰腺癌时，总生存期从 13 个月延长到 20 个月。在 3 名患者中，尽管早期报告显示 IRE 保留了血管系统，但仍发现了胆漏和门静脉血栓的严重并发症[46]。相比之下，Manson 在一项前瞻性研究中招募了 24 名患者，其中超声引导的经皮 IRE 被用作一线治疗。结果显示，IRE 组的总生存期为 13.3 个月，而通过登记确认的患者为 9.9 个月。因为两组患者的总体存活率并不显著，所以作者不赞成使用 IRE 作为一线治疗。最近，Flak 等报道了 33 例局部晚期胰腺癌患者，他们接受了 44 次开放 IRE 手术。研究者发现，30 天的死亡率只有 5%，从最初的 IRE 手术到确诊的中位总存活期分别为 10.7 个月和 18.5 个月[47]。尽管相关文献越来越多，但仍需要更多的Ⅰ级和Ⅱ级证据来帮助确定 IRE 在胰腺癌治疗中的潜在作用。

（二）经动脉化疗栓塞

胰腺癌关于使用经动脉化疗栓塞（TACE）治疗局部晚期胰腺癌的数据有限。早期的研究认为局部化疗使得高浓度的细胞毒剂直接作用于肿瘤[48]。他们将 22 名患者分成两组进行研究。A 组 12 例，接受表柔比星、叶酸和 5- 氟尿嘧啶经动脉给药治疗。B 组 10 例，接受米托蒽醌、5- 氟尿嘧啶和叶酸经动脉给药治疗。在这两个队列中，A 组的 1 年存活率为 33.3%，而 B 组的 1 年存活率为 20%。一项更新的研究评估了局部区域治疗转移性胰腺癌的安全性和有效性。本研究包括 20 例肝转移性胰腺癌患者，他们分别接受了热消融（图 17-2）、化疗栓塞（图 17-3）或放射栓塞治疗。虽然作者报告了从确诊之日起的中位总生存期为 25 个月，但只有 3 名患者接受了经动脉化疗栓塞[49]。因此，TACE 治疗转移性胰腺癌的临床效果有限。Sun 等，对 27 例胰腺癌肝转移患者行 TACE 治疗后，中位生存期为 13.6 个月，1、3、5 年生存率分别为 70.4%、22.2%、11.1%[50]。到目前为止，还没有强有力的 Ⅰ 级或 Ⅱ 级数据支持使用 TACE 作为局部晚期胰腺癌的主要治疗方法。

（三）放射性栓塞

新的数据显示，放射栓塞可能在治疗胰腺癌肝转移中发挥作用。Kim 等研究者报道了 33 例肝转移瘤患者应用钇 -90 微球治疗后的影像学表现，其中 42% 为部分应答，37% 为稳定型，21% 为进展型。重要的是，放射栓塞术在术后 12 周内仅产生 3 级或更少的毒性反应，生存期长达 20.8 个月[51]。与经动脉化疗栓塞一样，还需要更多的临床试验进一步评估放射栓塞治疗转移性胰腺癌的疗效和临床结果。

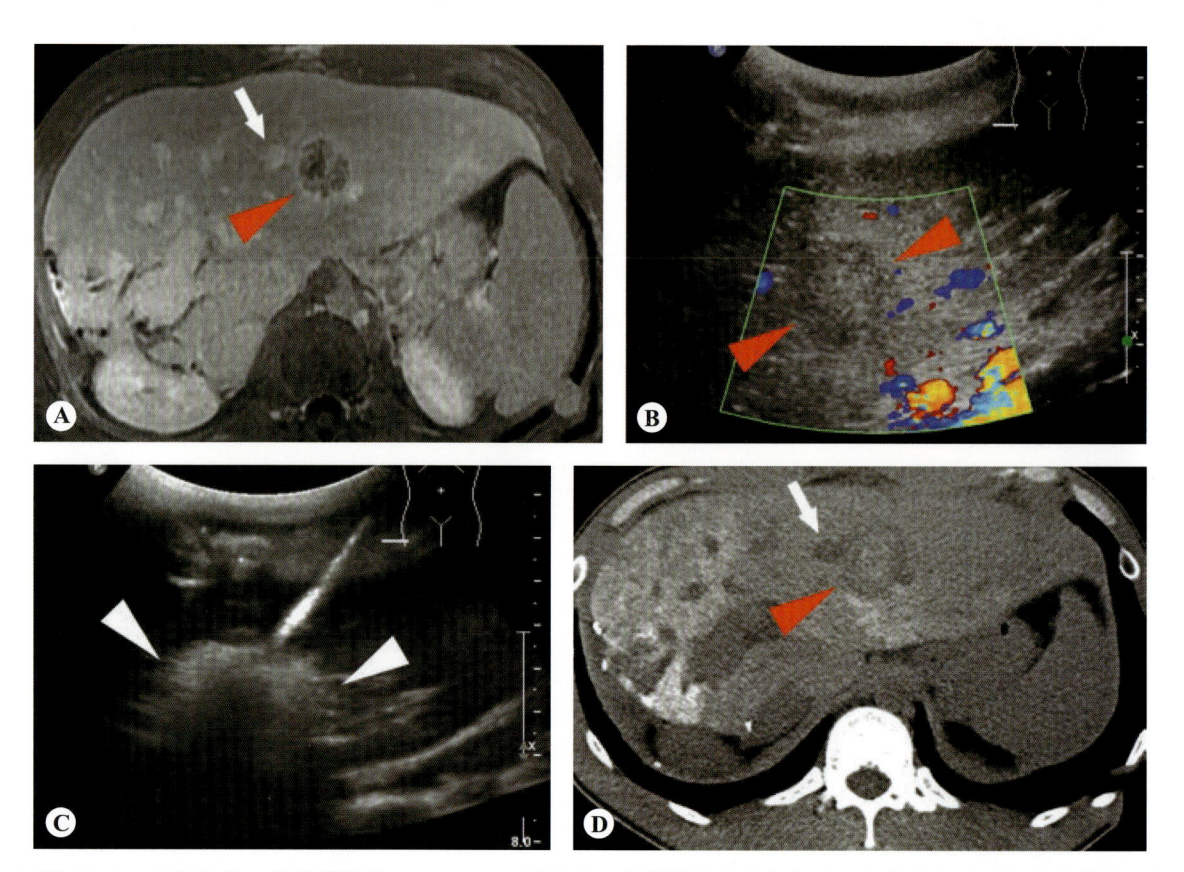

▲ 图 17-2 72 岁女性，肝脏转移性 s/p Whipple 胰腺癌。尽管进行了全身化疗，但单个肝脏病变仍在增大，多学科团队选择经皮消融术。增强磁共振图像（A）显示门静脉分支（白箭）附近的肝左叶病变（红箭头）。超声检查（B）显示相同的病变（红箭头）。微波消融（C）接近尾声时，由于组织加热，病灶完全被气体（白箭头）遮挡。消融后平扫 CT（D）显示消融区（红箭头）覆盖整个病变，现在延伸至门静脉分支（白箭）。研究证实，对 <3cm 的肝脏转移灶有很好的影像学评估作用；但是缺乏生存期获益的高水平研究证据

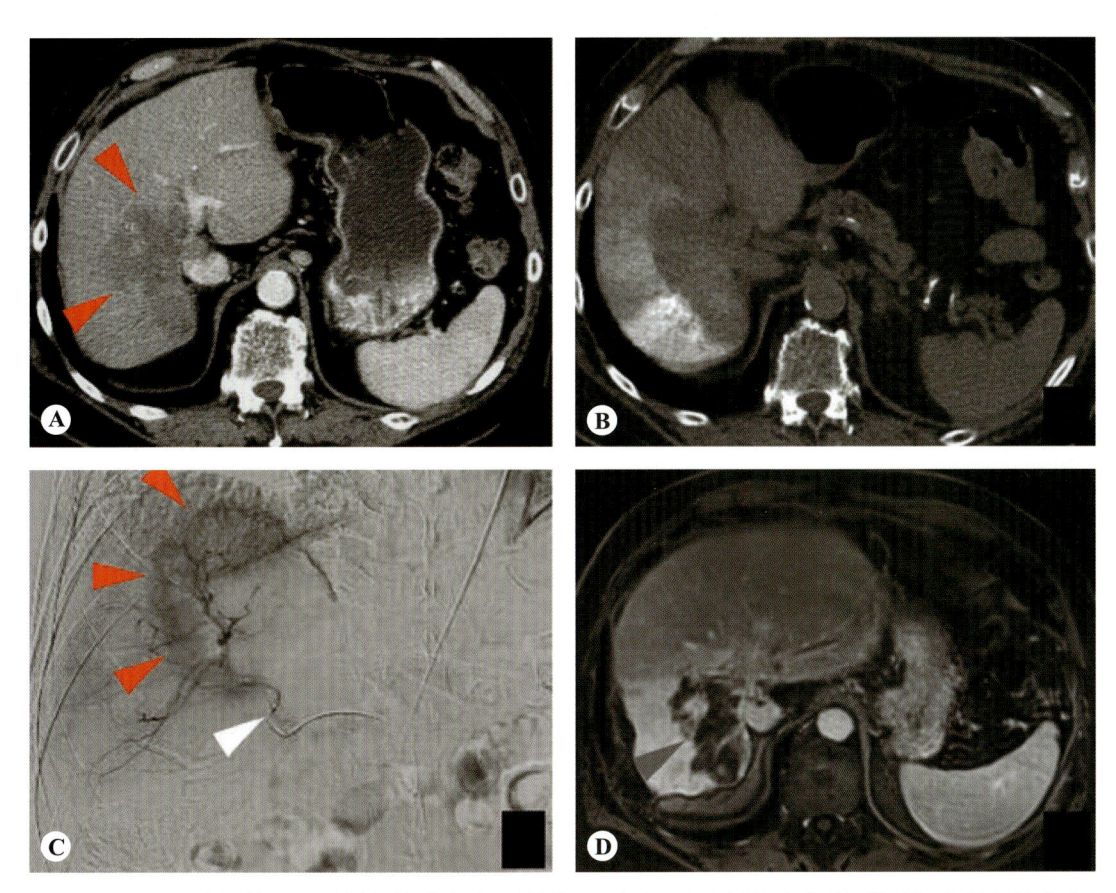

▲ 图 17-3 62 岁男性，肝脏转移性胰腺癌。增强 CT（A）显示右肝后叶（红箭头）有浸润性病变。化疗栓塞后 CT（B）显示病灶周围有碘油分布。与肝细胞癌中肿瘤选择性摄取碘油不同，肝转移瘤中尽管使用超选择性微导管（白箭头）进行化疗栓塞（C），靶病变表现为血管丰富（红箭头），但碘化油优先分布在肿瘤周边。通过增强 MRI（D）18 个月的随访，发现小病变区域（红箭头）血供完全阻断。与消融一样，尽管影像学评估疗效很好，但对动脉内治疗后的疗效仍缺乏高水平的研究证据

参考文献

[1] Rahib L, Smith BD, Aizenberg R, Rosenzweig AB, Fleshman JM, Matrisian LM. Projecting cancer incidence and deaths to 2030: the unexpected burden of thyroid, liver, and pancreas cancers in the United States. Cancer Res. 2014;74:2913-21.

[2] Siegel RL, Miller KD, Jemal A. Cancer statistics, 2017. CA Cancer J Clin. 2017;67:7-30.

[3] American Cancer Society. Cancer facts & figures 2016. Atlanta: American Cancer Society; 2016.

[4] Jemal A, Siegel R, Xu J, Ward E. Cancer statistics, 2010. CA Cancer J Clin. 2010;60:277-300.

[5] Jemal A, Siegel R, Ward E, et al. Cancer statistics, 2006. CA Cancer J Clin. 2006;56:106-30.

[6] Hawes RH, Xiong Q, Waxman I, Chang KJ, Evans DB, Abbruzzese JL. A multispecialty approach to the diagnosis and management of pancreatic cancer. Am J Gastroenterol. 2000;95:17-31.

[7] Sultana A, Smith CT, Cunningham D, Starling N, Neoptolemos JP, Ghaneh P. Meta-analyses of chemotherapy for locally advanced and metastatic pancreatic cancer. J Clin Oncol Off J Am Soc Clin Oncol. 2007;25:2607-15.

[8] Faris JE, Blaszkowsky LS, McDermott S, et al. FOLFIRINOX in locally advanced pancreatic cancer: the Massachusetts General Hospital Cancer Center experience. Oncologist. 2013;18:543-8.

[9] Ferrone CR, Marchegiani G, Hong TS, et al. Radiological and surgical implications of neoadjuvant treatment with FOLFIRINOX for locally advanced and borderline resectable pancreatic cancer. Ann Surg. 2015;261:12-7.

[10] Conroy T, Desseigne F, Ychou M, et al. FOLFIRINOX versus gemcitabine for metastatic pancreatic cancer. N Engl J Med. 2011;364:1817-25.

[11] Von Hoff DD, Ervin T, Arena FP, et al. Increased survival in pancreatic cancer with nab-paclitaxel plus gemcitabine. N Engl J Med. 2013;369:1691-703.

[12] Murphy JE, Wo JY, Ryan DP, et al. Total neoadjuvant therapy with FOLFIRINOX in combination with losartan followed by chemoradiotherapy for locally advanced pancreatic cancer: a phase 2 clinical trial. JAMA Oncol. 2019;5:1020-7.

[13] Ryan DP, Hong TS, Bardeesy N. Pancreatic adenocarcinoma. N Engl J Med. 2014;371:2140-1.

[14] Boone BA, Steve J, Krasinskas AM, et al. Outcomes with FOLFIRINOX for borderline resectable and locally unresectable pancreatic cancer. J Surg Oncol. 2013;108: 236-41.

[15] Hosein PJ, Macintyre J, Kawamura C, et al. A retrospective study of neoadjuvant FOLFIRINOX in unresectable or borderline-resectable locally advanced pancreatic adenocarcinoma. BMC Cancer. 2012;12:199.

[16] Geer RJ, Brennan MF. Prognostic indicators for survival after resection of pancreatic adenocarcinoma. Am J Surg. 1993;165:68-72; discussion −3.

[17] Trede M, Schwall G, Saeger HD. Survival after pancreatoduodenectomy. 118 consecutive resections without an operative mortality. Ann Surg. 1990;211:447-58.

[18] Yeo CJ, Cameron JL, Sohn TA, et al. Six hundred fifty consecutive pancreaticoduodenectomies in the 1990s: pathology, complications, and outcomes. Ann Surg. 1997;226:248-57; discussion 57-60.

[19] Perysinakis I, Avlonitis S, Georgiadou D, Tsipras H, Margaris I. Five-year actual survival after pancreatoduodenectomy for pancreatic head cancer. ANZ J Surg. 2015;85:183-6.

[20] Cortez-Retamozo V, Engblom C, Pittet MJ. Remote control of macrophage production by cancer. Onco Targets Ther. 2013;2:e24183.

[21] Cortez-Retamozo V, Etzrodt M, Newton A, et al. Angiotensin II drives the production of tumor-promoting macrophages. Immunity. 2013;38:296-308.

[22] Temel JS, Greer JA, El-Jawahri A, et al. Effects of early integrated palliative care in patients with lung and GI cancer: a randomized clinical trial. J Clin Oncol Off J Am Soc Clin Oncol. 2017;35:834-41.

[23] Smyth EN, Bapat B, Ball DE, Andre T, Kaye JA. Metastatic pancreatic adenocarcinoma treatment patterns, health care resource use, and outcomes in France and the United Kingdom between 2009 and 2012: a retrospective study. Clin Ther. 2015;37:1301-16.

[24] Dias-Santos D, Ferrone CR, Zheng H, Lillemoe KD, Fernandez-Del CC. The Charlson age comorbidity index predicts early mortality after surgery for pancreatic cancer. Surgery. 2015;157:881-7.

[25] Barugola G, Falconi M, Bettini R, et al. The determinant factors of recurrence following resection for ductal pancreatic cancer. JOP. 2007;8:132-40.

[26] Greer JA, Pirl WF, Jackson VA, et al. Perceptions of health status and survival in patients with metastatic lung cancer. J Pain Symptom Manag. 2014;48:548-57.

[27] Weeks JC, Catalano PJ, Cronin A, et al. Patients' expectations about effects of chemotherapy for advanced cancer. N Engl J Med. 2012;367:1616-25.

[28] Epstein AS, Prigerson HG, O'Reilly EM, Maciejewski PK. Discussions of life expectancy and changes in illness understanding in patients with advanced cancer. J Clin Oncol Off J Am Soc Clin Oncol. 2016;34:2398-403.

[29] Gramling R, Fiscella K, Xing G, et al. Determinants of patient-oncologist prognostic discordance in advanced cancer. JAMA Oncol. 2016;2(11):1421-6.

[30] Steinhauser KE, Christakis NA, Clipp EC, et al. Preparing for the end of life: preferences of patients, families, physicians, and other care providers. J Pain Symptom Manag. 2001;22:727-37.

[31] Steinhauser KE, Christakis NA, Clipp EC, McNeilly M, McIntyre L, Tulsky JA. Factors considered important at the end of life by patients, family, physicians, and other care providers. JAMA. 2000;284:2476-82.

[32] Steinhauser KE, Clipp EC, McNeilly M, Christakis NA, McIntyre LM, Tulsky JA. In search of a good death: observations of patients, families, and providers. Ann Intern Med. 2000;132:825-32.

[33] Lundquist G, Rasmussen BH, Axelsson B. Information of imminent death or not: does it make a difference? J Clin Oncol Off J Am Soc Clin Oncol. 2011;29:3927-31.

[34] Smith TJ, Dow LA, Virago E, Khatcheressian J, Lyckholm LJ, Matsuyama R. Giving honest information to patients with advanced cancer maintains hope. Oncology. 2010;24:521-5.

[35] Zhang B, Wright AA, Huskamp HA, et al. Health care costs in the last week of life: associations with end-of-life conversations. Arch Intern Med. 2009;169:480-8.

[36] Eisenberg E, Carr DB, Chalmer TC. Neurolytic celiac plexus block for treatment of cancer pain: a meta-analysis. Anesth Analg. 1995;80:290-5.

[37] Kaugman M, Singh G, Das S, Concha-Parra R, et al. Efficacy of endoscopic ultrasound guided celiac plexus block and celiac plexus neurolysis for managing abdominal pain associated with chronic pancreatitis and pancreatic cancer. J Clin Gastroenterol. 2010;44:127-34.

[38] Loukas M, Klaasen A, Merbs W, Tubbs RS, Gielecki J, Zurada A. A review of the thoracic splanchnic nerves and celiac ganglia. Clin Anat. 2010;23(5):512-22.

[39] Fujita Y, Sari A. Max Kappis and the celiac plexus block. Anesthesiology. 1997;86:508.

[40] Wang PJ, Shang MY, Qian Z, Shao CW, Wang JH, Zhao XH. CT-guided percutaneous neurolytic celiac plexus block technique. Abdom Imaging. 2006;31(6):710-8.

[41] Sachev AH, Gress FG. Celiac plexus block and neurolysis: a review. Gastrointest Endosc Clin N Am. 2018;28(4):579-86.

[42] Silk M, Tahour D, Srimathveeravalli G, Solomon SB, Thornton RH. The state of irreversible electroporation in interventional oncology. Semin Intervent Radiol. 2004;31:111-7.

[43] Scheffer HJ, Nielsen K, de Jong MC, et al. Irreversible electroporation for nonthermal tumor ablation in the clinical setting: a systematic review of safety and efficacy. J Vasc Interv Radiol. 2014;25:997-1011.

[44] Charpentier KP, Wolf F, Noble L, Winn B, Resnick M, Dupuy DE. Irreversible electroporation of the pancreas in swine: a pilot study. HPB (Oxford). 2010;12:348-51.

[45] Bower M, Sherwood L, Li Y, Martin R. Irreversible electroporation of the pancreas: definitive local therapy without systemic effects. J Surg Oncol. 2011;104:22-8.

[46] Narayanan G, Bhatia S, Echenique A, Suthar R, Barbery K,

Yrizarry J. Vessel patency post irreversible electroporation. Cardiovasc Intervent Radiol. 2014;37:1523-9.

[47] Flak RV, Stender MT, Jensen TM, Andersen KL, et al. Treatment of locally advanced pancreatic cancer with irreversible electroporation; A Danish single center study of safety and feasibility. Scand J Gastroenterol. 2019;54(2):252-8.

[48] Meyer F, Grote R, Lippert H, Ridwelski K. Marginal effects of regional intra-arterial chemotherapy as an alternative treatment option in advanced pancreatic carcinoma. Langenbeck's Arch Surg. 2004 Feb.;389:32-9.

[49] Bailey RE, Srapanemi PK, Core J, Vidal LLC, LeGout J, et al. Safety and efficacy of locoregional therapy for metastatic pancreatic ductal adenocarcinoma to the liver: a single-center experience. J Gastrointest Oncol. 2019;10:688-94.

[50] Sun JH, Zhou TY, Zhang YL, Zhou GH, et al. Efficacy of transcatheter arterial chemoembolization for liver metastases arising from pancreatic cancer. Oncotarget. 2017;8:39746-55.

[51] Kim AY, Frantz S, Bower J, Akhter N. Radioembolization with Yttrium-90 microspheres for the treatment of LIver metastases of pancreatic adenocarcinoma: a multicenter analysis. J Vasc Interv Radiol. 2019;30:298-304.

第 18 章 影像引导下组织学活检和液体活检
Image-Guided Biopsy/Liquid Biopsy

Rene Roberts　Bilal A. Siddiqui　Sumit K. Subudhi　Rahul A. Sheth　著
曹沙沙　译　金　龙　校

一、背景

直接获取肿瘤组织可以通过明确诊断、分期和肿瘤组织类型来指导癌症治疗。最常见的手段是影像引导经皮穿刺活检[2, 34]。在个体化医疗时代，组织活检可以提供肿瘤特定分子学变化的关键证据，进而影响治疗决策。FDA 也强调靶向治疗必须完善相关的配套诊断检测[21]。组织活检也能提供关于肿瘤微环境的有价值信息，例如非恶性间质成分和浸润的免疫细胞等。这些活检信息有助于进一步了解癌症的生物学特征。事实上，动态的肿瘤活检可以帮助研究者观察在治疗过程中肿瘤生物学发生的变化，阐明耐药性的机制。

在临床肿瘤学中，组织样本的分子水平研究价值已经得到了充分证实。例如，在 20 世纪 70 年代，研究发现乳腺癌组织中的雌激素受体（ER）表达水平与抗雌激素疗法的疗效有关。从那时起，ER 的免疫组化（IHC）检查成为乳腺癌标准检查，协助选择适合行激素治疗的患者。除了分析蛋白表达，根据体细胞基因突变确定治疗方案现在也已经成为某些癌症的常规检查，如非小细胞肺癌中的 *EGFR*、*ALK* 和 *ROS1*。在这些情况下，动态组织活检可以识别靶向治疗中出现的耐药突变基因，例如 *EGFR* 中典型的 T790M 守门员位点突变。

最近，癌症免疫治疗的进展强调肿瘤组织分析的重要性。免疫检查点治疗（ICT），包括抗表面蛋白 PD-1、PD-L1 或者 CTLA-4 单克隆抗体，通过阻断抑制免疫检查点，从而刺激宿主细胞毒 T 细胞抗肿瘤反应。多种 ICT 制剂已被批准用于治疗各种实体肿瘤，包括黑色素瘤和肺癌，并已证明可为部分患者带来生存获益[3]。ICT 面对的主要挑战是确定哪些患者会对治疗产生应答。通常用肿瘤组织 PD-1 和（或）PD-L1 的表达水平对 ICT 的患者进行分层。例如，肿瘤比例评分（tumor proportion score，TPS）指肿瘤内具有部分或完全 PD-L1 膜染色的有活性的肿瘤细胞百分比，可用于预测转移性非小细胞肺癌对抗 PD-1 单克隆抗体（帕博丽珠单抗）应答的可能性。在局部进展期或转移性、不适合顺铂化疗的膀胱癌患者中，用联合阳性评分（CPS）来检测肿瘤和免疫细胞中 PD-L1 的表达，以选择合适的患者进行帕博丽珠单抗治疗。尽管 ICT 作为常规治疗手段，但 PD-L1 组织表达仍然不是完美的生物标志物：某些 PD-L1 低表达的患者可能获益，而一些 PD-L1 高表达的患者反而可能无获益。新出现的一系列生物标志物可以帮助研究者动态了解免疫反应、耐药机制和肿瘤微环境的变化，如评估肿瘤浸润淋巴细胞（TIL）及其他细胞群、基因表达谱（如干扰素 –γ 标记）和肿瘤突变负荷。上述肿瘤组织分析需要行粗针活检直接组织取样来保存肿瘤和基质结构的生物学标志物。

最后，越来越多的免疫检查点疗法揭示了免疫相关不良事件（irAE）的问题。这种情况下，对身体免疫系统的刺激可能导致多种正常组织的炎症。irAE 的严重程度不等，可表现为从轻度皮肤受累（如皮炎）到致死性的暴发性神经肌肉和心脏 irAE（如肌炎、重症肌无力和（或）心肌炎）。相关组织活检普遍用于确诊 irAE，并用于研究其分子机制，最终达到选择性进行靶向免疫毒性治疗的同时保留抗肿瘤免疫功能的目的。包括化疗和靶向治疗在内的传统肿瘤治疗，除了自身免疫毒性外也可导致如现器官功能障碍和感染等与治疗相关的不良反应。影像引导下活检可用于获取组织，以帮助明确器官功能障碍（如肝硬化或肾衰竭）的原因，还可获取疑似感染病例的样本进行培养。

影像引导经皮穿刺活检越来越重要，同时影像学、穿刺针设计和穿刺技术的进步也提高了其成功率和安全性。全面了解可用的设备和工具、选择最合适的影像引导方式，以及熟知最可能获取高质量组织样本活检技术，对于确保安全充分的靶器官组织取样至关重要。

二、适应证和禁忌证

影像引导经皮穿刺活检已经成为癌症诊断工作的必要组成部分。准确的病理诊断对制订治疗方案至关重要。在靶向药物治疗和个性化抗癌症药物时代，必须行恶性肿瘤分子学和肿瘤标志物的检测，这就要求取得更多的组织[4]。

在临床试验中，影像引导经皮穿刺活检也越来越多地应用于获取受试者组织并进行分子生物学标志物分析。不同时间点的活检可用于分析试验的可行性、研究肿瘤微环境，以及确定药物对靶点激活或耐药机制[41]。影像引导活检不仅用于初诊，还用于治疗过程中多个节点，以评价肿瘤对治疗的反应、评估肿瘤的存留或复发、指导下一步治疗。除了在癌症患者中的作用，影像引导经皮穿刺活检也可用于非恶性病变的组织取样，帮助患者明确实质器官功能障碍的原因，如肝硬化、肾衰竭或移植肾排异[45]。另外，还可以用于获取疑似感染病例的微生物样本分析[45]。

影像引导经皮穿刺活检没有绝对禁忌证，其相对禁忌证包括无法纠正的凝血功能障碍、严重的心肺功能不全或血流动力学不稳定、没有到达靶病灶的安全路径、患者不能配合或无法耐受手术体位、患者拒绝活检以及对于妊娠患者需要有电离辐射的影像引导时[12]。

三、术前准备

术前需要对患者状况进行全面的评估，以确定他们是否可行安全、成功的组织取样。临床评估除了包括详细的病史、体格检查以及实验室检查，还需评估并存的疾病，如糖尿病、呼吸睡眠障碍、心脏病、呼吸功能不全等。因为这些因素会影响患者对镇静药物的耐受能力和患者术中所需的体位。此外，患者术前门诊就诊有助于对患者进行宣教并讨论手术的获益及潜在风险。与患者一起查看影像图像，有助于患者对手术计划有准确的了解，也有助于了解病灶大小、是否接近重要器官及与神经血管结构的关系。另外，与医疗护理团队讨论，可以在以下几方面提供有价值的信息：确保获取足够的标本，采取合适的标本处理方式以及选择最佳靶目标[35, 36]。

术前常规实验室检查包括全血细胞计数、血生化和凝血情况。指南推荐血小板计数＞50 000/μl 且国际化标准比（INR）＜1.5[28]。阈值应该根据相对出血风险和病变部位的情况而定。术前应停用肝素和依诺肝素等抗凝药物，但如果病情需要，抗血小板药物可以继续服用，也可以评估停用抗凝药物的相对风险与手术前后出血的风险情况而定。

四、介入手术步骤

（一）影像引导和选择

在经皮穿刺活检时，可以考虑多种形式的影

像引导，包括超声、CT、MRI、PET/CT。病灶的影像表现、医生个人喜好、设备的性能，以及花费等因素都会影响影像引导方式的选择。

（二）超声

超声是一种应用广泛的成像方式，可用于引导全身多个不同部位的经皮活检。不仅可以用于浅表部位病灶（如乳腺和甲状腺病变、浅表软组织肌肉肿块、颈部、腋窝及腹股沟区浅表淋巴结）的活检，还可以用于相对深部病变活检，如肝脏及肾脏病变、胰腺及脾脏的病变、肠壁病变、大的腹膜后和肠系膜病变，以及与紧邻胸壁的周围型肺部病变或纵隔病变。超声实时成像的特点是可以实时观察针尖从皮肤到靶点的穿刺过程。超声的其他优点包括相对的普遍可用性、便携性、费用少、没有电离辐射、多平面成像，几乎可以引导操作者在任何平面进针、患者体位更灵活[32]。彩色血流多普勒成像可识别并避开靶点周围及进针路径上的大血管[23]。超声的局限性在于超声波不能穿透骨头和空气，因此对于位于骨深部、充气的肺或充气的肠襻的病变，超声检查不能显示和引导穿刺活检[9]。超声波束的组织衰减也限制了超声在更深部灶及肥胖患者中的应用。

（三）透视

虽然过去透视应用广泛，但随着横断层成像的发展，透视作为经皮活检的影像引导方式应用越来越少。透视目前主要用于对比剂填充后胆道、输尿管肿瘤或狭窄的刷检或钳检[17, 42]，或者经静脉的肝脏或肾脏活检[24]。透视引导也在骨病变肿瘤中发挥作用，特别是那些没有明显软组织成分的骨病变；透视还可以用于引导肺病变活检，尤其是活检时随着呼吸移动的肺下叶病变。

有正位、斜位、侧位成像功能的透视设备是引导穿刺活检的首选。正位透视用于引导活检，斜位和侧位用于验证进针位置和深度。C形臂也可作为引导设备，由于C形臂的角度可与设想的进针路径平行，因此当穿刺针向靶病变推进时，可以沿投照方向观察进针情况。

目前，现代血管造影设备中比较常用的是C形臂锥形束CT（CBCT）。CBCT通过在患者周围沿圆形轨迹（约200°）转动获得多个二维（2D）透视投影图像，进而创建三维（3D）容积成像数据集。重建图像可以显示任何平面，极大地改善透视引导穿刺布针和病灶的定位能力，从而使透视成为引导介入操作的实用工具[38]。

透视引导的主要优势是可实时地观察进针和组织取样。如对肺下叶病变这种随呼吸而移动的病灶。透视的主要缺点包括电离辐射、软组织分辨率有限以及进针时缺乏对周围结构的观察。此外，与传统CT相比，CBCT图像质量普遍偏差，尤其在腹部深部结构的定位时[38]。

（四）CT

CT引导是经皮活检的主要方法。随着CT引导介入需求不断增加，该技术的硬件和软件都得到了改进，以适应介入放射科医生的需求。超快速成像、近实时3D和多平面图像重建可以协助医生制订更完善的手术计划。伪影抑制技术可使穿刺针伪影最小化，从而使病变显示得更清晰。大口径机架的口径可达85cm，当介入放射科医生进行手术时，患者更容易进出检查机架。现代介入CT设备的设计，既保证了图像质量又能减少患者受到的电离辐射剂量[9]。

CT引导活检时，每次穿刺或操作后都要进行扫描成像以确认是否沿预设的路径进针。通常使用轴位图像行CT引导活检。由于在单幅轴位图像上无法测量穿刺针头尾方向的角度，因此操作者必须清楚针头在头尾方向的走行角度。在连续CT图像上可测量头尾向的范围，并可据此调整针头方向。另外，CT机架确实可以在头尾方向小角度成角，这有助于在与计划的进针路径平行的平面上成像[43]。

CT引导的重要特点是空间分辨率和对比分辨率高，有以下几个优点：①可以观察邻近重要结构，以便制订安全的穿刺路径；②精准定位针尖；③观察靶病灶特点，便于避开坏死或囊变区域，从病变有活性的部分取样；④在图像引导下，几乎可以对全身任何部位进行活检，包括超声或透视无法显示的腹部和胸腔内的小肿块。与超声引导活检相比，CT 引导的另一个优点是学习曲线相对较短[9]。

CT 引导的局限性包括不能实时成像、有电离辐射。此外，正常组织与病变之间的衰减差异可能在非增强 CT 图像上难以区分，从而使病变显示不清，导致取不到病变组织。

（五）CT 透视

CT 透视结合了 CT 与透视的主要优势：CT 的高空间分辨率、高对比度分辨率与透视的实时成像。CT 透视图像几乎能实时显示在手术室的监视器并反馈给放射科医生。

CT 透视通常用于定位会移动的病变，如随呼吸运动而明显平移的下叶肺结节。因此 CT 透视具有近实时成像的能力，操作者可以根据患者的呼吸运动来判断穿刺时机，同时避开肋骨等结构。使用 CT 透视引导肺病变活检的几项研究表明此方法成功率高、操作时间短和穿刺次数少[16]。对于肝脏病变特别是靠近膈肌的肿块及需要精确穿刺的腹腔盆腔病变的活检，CT 透视是一种有用的工具[31]。

与传统 CT 引导的介入相比，CT 透视的主要缺点是不仅患者的辐射暴露增加，也会对介入放射科医生造成更多辐射暴露[16]。术者可使用持针器或镊子来增加 CT 射线束与术者手之间的距离，减少辐射暴露[16]。据报道，手部剂量可因此减少达 98%。此外，在穿刺过程中戴无菌铅手套和铅眼镜或间断使用 CT 透视来减少辐射暴露。

（六）MRI

MRI 是一种有价值的能"解决问题"的引导方式。与 CT 或 US 比，MRI 对软组织显示对比度更高，这在其他成像方式无法显示的病变的活检中发挥重要作用，如骨骼与软组织病变及肝脏病变。MRI 还可以显示肿瘤坏死区域，为选择肿瘤内的理想位置提供有用的信息，以最大限度地提高组织样本质量[29]。MRI 还能在不使用静脉对比剂的情况下，精确显示血管解剖结构，减少出血的风险。

此外，MRI 可以在任意角度成像，从而很容易获得与活检路径真正平行或正交的图像平面，可以对困难部位的病灶进行取样，如肝顶部的肿瘤[29]或头颈部的病灶。尽管金属针可能会造成磁敏感性伪影，但用脉冲序列可将这种伪影最小化，从而比 CT 能更好地识别病灶。MRI 没有电离辐射，因此在儿科和产科患者人群中是非常理想的影像引导方式。超快速成像序列的发展使磁共振成像成为实用的实时成像方式。此外，新的开放式 MRI 系统也为幽闭恐惧症患者提供了更舒适的体验。

与超声和 CT 相比，在介入手术中使用 MRI 作为引导方式的主要局限性包括 MRI 设备的实用性和成本，还需要 MRI 兼容患者监测器和活检设备。与不锈钢穿刺针相比，和 MRI 兼容的钛合金穿刺针质量会差一些[44]。

（七）FDG-PET/CT

PET 利用氟代脱氧葡萄糖（FDG）及其他新型放射性示踪剂进行功能显像，包括亮氨酸类似物、镓 –68 磷酸盐和镓 –68 PSMA[30]（图 18-1）。活检前回顾 FDG-PET 数据，不仅可以帮助确定肿瘤的位置，还可以确定特定病变中活性组织部位。研究已经证明了 FDG-PET/CT 引导介入的可行性，一次扫描可以同时利用 PET 数据的功能优势和 CT 的解剖优势[30]。

（八）导航技术和引导系统

导航技术和引导系统可以将术前影像带入手术室，通常会涉及神经外科、骨科和耳鼻喉科在内的各种外科专科。它们还扩大了微创手术的范围，如支气管镜检查。与传统的影像引导相比，导航技术具有多种优势。使用导航技术，术者可以实时三维地观察穿刺针，而不是像 CT 引导的介入需要间断成像来显示穿刺针。此外，多种成像模式可以共同融合以提供实时覆盖，通过这种方式提高目标的可视化程度[20]。例如，术前诊断扫描的功能图像（如 PET 数据）可以叠加在程序化的解剖图像（如 CT）上。

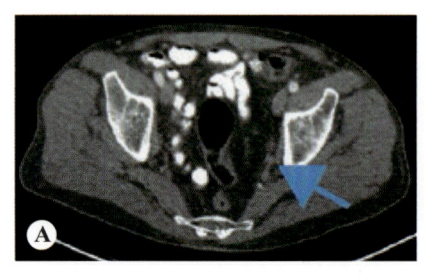

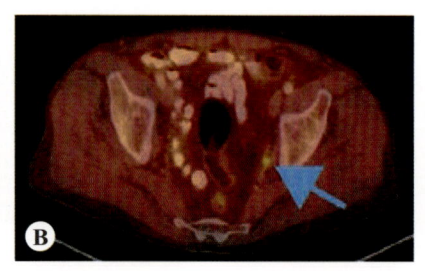

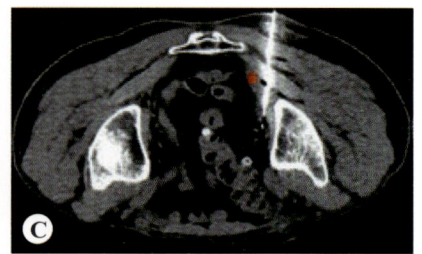

▲ 图 18-1 前列腺癌患者常规增强 CT 显示盆腔小淋巴结（A）。尽管淋巴结体积很小，但在 PET 上发现病变有放射性浓聚（B）。进行了靶向活检（C），证实了转移灶的存在

设备追踪导航系统通过将图像数据与真实空间中固定的点融合而工作。通过识别附着在患者皮肤浅表解剖标志上的标记，导航系统将实际的患者信息转换为可以实时三维观察的图像坐标。导航技术通常使用光学或电磁跟踪（如俄亥俄州克利夫兰飞利浦医疗保健公司和密苏里州圣路易斯市 Veran 医疗技术公司的 PercuNav 图像融合和仪器导航）来实现图像融合。在目前的技术下，电磁传感器微小化，甚至能安装在细到 22G 的针内，当然也适用于经皮活检术[39]。临床试验表明，电磁导航系统在超声和 CT 引导活检中具有很高的准确性[20]。

此外，一旦患者真实空间中的解剖结构被映射到图像空间，那么理论上任何可用的影像检查都可以融合，进而提供多模态图像融合。例如，在术前 PET 检查识别靶病灶的图像可以实时叠加到术中图像上，提供较高的解剖准确性。

五、介入技术

（一）经皮穿刺活检术

1. 细针抽吸活检

细针抽吸活检的目的是获得单独的细胞进行细胞学分析。此方法使用大号的空芯细穿刺针穿刺到目标病灶内，进行短而快速地穿刺以获得抽吸物，同时可联合注射器负压抽吸获取组织。在将针头从组织中取出之前，要将注射器与活塞断开，以免血液流入注射器或将细胞吸进注射器。

有些术者更倾向不使用注射器负压抽吸，以减少样本中的血液或背景血凝块。几项研究报道，不需要注射器负压而仅依靠细胞的毛细运动进入细针头取样就可以获得足够的样本[14]。但是研究表明，负压抽吸相较于毛细取样可获取更多的细胞抽吸物而出血无显著增多[14]。另外，也可以用自吸式细针穿刺抽吸（fine needle aspiration, FNAj）针，这些针通过内部隔膜产生最小的吸力，无须针头连接注射器[26]。

2. 粗针穿刺活检

粗针活检的目的是获取组织进行组织学分析。用于该手术的穿刺针是小号的切割式穿刺针，可细分为端切针和侧切针。侧切针是最常用的粗针活检系统。在进行活检时，内部切割针芯进入靶病灶，随后卡在针芯外的切割鞘向前移动切取组织[22]。

3. 单针技术

从概念上来说，单针活检术是最直接的活检方法。这种方法是用单根活检针穿刺靶病变，在获得单个样本后即拔除穿刺针。这种方法的局限性在于单个标本可能无法提供足够的组织进行分析，特别是在当今的分子检测时代。所以在单针法中，必然会有多个穿刺道。每一次穿刺都需要从皮肤进针点到靶病变的图像引导。如果使用 CT 或透视作为图像引导方式，这就增加了操作时间和辐射剂量。此外每次术者插入穿刺针时，都会增加并发症风险和患者的不适[11]。单针技术常用于在超声引导下取样非常浅表的病变（如颈部淋巴结或甲状腺结节）。

4. 串联针技术

串联针技术是在图像引导下先用小口径穿

刺针进入靶病变，随后在没有图像引导的情况下，将多根穿刺针沿与最初放置的针平行的方向穿刺。这种技术的主要局限性是不能控制其他针的针尖并且还需要多次皮肤穿刺。此外，如果用CT或透视引导的话，这种技术可缩短手术时间并最大限度地减少电离辐射暴露[11]。

5. 同轴针技术

同轴针技术是最常用的经皮穿刺组织取样方法。在图像引导下，用带有尖头针芯的空心导引针逐步穿刺到靶病变内部或接近靶病变的位置。随后取出针芯，将活检针（抽吸针或切割针）通过导引针以同轴方式穿刺入病变，导引针的口径必须大于活检针（例如，用18G粗针取活检标本，则需用17G导引针）。这种技术可以在不增加并发症风险和对患者不引起额外不适的情况下获得多个组织标本[9]。

这种技术存在的缺点是每一个样本本质上都是从与前一个标本相同的位置获得的，不仅会导致组织标本的质量随着取样次数增加而逐渐降低，而且还可能对肿瘤异质性的反映不准确。也就是说，只对肿瘤的一个区域进行取样不能代表整个肿瘤组织可能的变异性。这可能会对那些需要行特定基因突变检测的患者产生重大影响，特别是对于那些正在行分子靶向治疗的患者。由于肿瘤的突变状态在单个病变中是不均质的，因此这种活检技术可能得出误导性的结果。

有几种方案可以避免这种潜在的缺点。一种方案是在导引针的尖端附近设置一个侧孔，25号抽吸针可以通过这个侧孔[19]，导引针随着连续取样而旋转，这样抽吸针就可以进入病变的不同部分。但是，切割式穿刺针不能通过这种引导针。

另一种方案是在抽吸针插进导引针之前，将抽吸针塑形为平缓的弧形[10]，侧切式活检针可以塑形成类似的形状，从而能够对肿瘤的不同部分取样[33]。然而，在推进或移除导引针内弯曲的活检针时必须小心，由于活检针在套管中向前移动，所以直到针头从套管末端离开前的整个过程中都会感到阻力。导引套管的尖端位置可能会随着克服阻力所需的压力而改变。同样，在取出尖端弯曲的活检针时，导引针的针尖也可能会改变。介入放射科医师在取出活检针时应将引导针固定好，否则，在取出带有弯曲尖端的活检针时可能会将引导针拉出来。

最后一种方案是重新定位引导针的方向。操作者向不同的方向扭转引导针可以改变针尖方向，从而可以从病变的不同部分取样。然而，针的硬度、病变的深度，以及穿刺组织的性质是决定这一方案成功的重要因素。

许多同轴活检引导装置都有尖头和钝头的两种针芯。当导引针需穿过肠襻或血管结构到达靶病变时，钝头导引针尤为有用；通常用于腹部深部病变穿刺，如肠系膜根部的淋巴结[5]。先用尖头导引针穿刺腹腔，随后，将尖头导引针交换为钝头针，然后穿刺针逐步前进，钝性分离而不切割穿刺通路上的组织而达到靶病变。这种方法可以避免对邻近的肠管或血管的损伤[5]。

发展至vanSonnenberg针则具有改进的同轴针技术：23G穿刺针带有可移动针芯更有利于穿刺至病变部位。在定位针到位后，取出针芯，用19G针进行穿刺，当针尖超过23G针后，取出23G针。再用19号针作为导引套管，以同轴方式插入抽吸针或切割针[40]。

（二）经静脉穿刺技术

经静脉肝活检技术用于伴有腹水或不可纠正的凝血功能障碍的这类高风险患者的肝实质的非靶向取样[8]。采用经颈静脉入路，通过肝右静脉进入肝脏。采用多用途5-Fr导管和软导丝选择性插管肝右静脉。随后将软导丝置换为硬导丝，在硬导丝引导下将9-Fr鞘推进至肝静脉水平，为进入肝静脉提供了稳定的通路。

接下来，将7-Fr金属套管置入右肝静脉。将一根长60cm的半自动侧切式活检针以同轴方式穿过硬套管，然后向前旋转以获取组织标本，此法可以获得多个标本。但是需注意的是硬套管可能随着呼吸运动而移动并脱出肝静脉。建议对硬套管施加轻微的向前的压力，以避免其移位到下腔静脉（IVC）。虽然右颈静脉是首选，但也可经左颈静脉入路。此外，一些学者还描述了在颈静脉通路无法进入时，经股静脉入路进入肝静脉的方法[37]。

在肝右静脉前方通常有丰富的肝实质，所以肝右静脉是经静脉肝取样最常见的部位。也可以选肝左静脉和肝中静脉。无论选哪条静脉，介入医生必须将金属套管调整到合适该静脉的方向，将穿透肝包膜的风险降至最低。

肾实质的经静脉取样也可以采用类似的方法。经颈静脉肾活检与经颈静脉肝活检相似，但有一些差别。用 5-Fr 导管选择性插管右肾静脉，此静脉角度较好，然后选择肾下极皮层下静脉。注射对比剂来确定导管位于适当的位置，随后插入穿刺针，将硬套管向外侧和后方引导穿刺，就可以获得最多 5 个样本[24]。

（三）腔内活检技术

可用具有柔韧性的钳子或刷检装置对胆管或输尿管腔内病变进行活检[17, 42]。先用导丝通过病变，然后沿导丝将导引鞘通过狭窄处。然后将包含未暴露活检刷的 5-Fr 导管以同轴方式通过鞘推进。装载在导管内的活检装置定位至目标部位后，将导引鞘回拉。然后收回 5-Fr 导管，暴露活检刷。在靶点多次来回移动摩擦狭窄区域的上皮，并将细胞留在刷毛内。将活检刷拉回至导管内，整个装置作为一个移动单元，同时导引鞘仍作为通道保持不动。最后将活检刷放入预处理试剂中或用生理盐水冲洗以进行细胞学评估。

六、细针抽吸与粗针活检的区别

经皮穿刺活检（PNB）是一种微创技术，用于获取诊断所需的组织或细胞样本。两种基本的标本采集技术包括细针穿刺（FNA）和粗针活检（CB）。常规的细针穿刺使用直径为 22G 或更大号的针，用穿刺针穿刺感兴趣的区域以提取细胞进行细胞学分析。在某些情况下，需使用粗一些的针（21G 或 18G），如支气管内超声引导下经支气管穿刺或超声内镜引导下 FNA（EUSFNA）。

粗针活检需要用直径为 20G 或更小号的穿刺针穿刺目标位置，提取组织样本进而用于后续的组织学评估或分子 / 遗传学分析。

FNA 和 CNB 各有其优缺点，如表 18-1 和表 18-2 所示。介入放射科医生应该熟悉标本处理和机构操作规程，因为这可能影响采集方法（FNA vs. CB），并最终影响生物标本量。取样需求可能因活检指征而异。然而，研究者已证实对同一病变同时进行 FNA 和 CB 比单独进行 FNA 更有利于病变良恶性的鉴别，因为粗针活检能提供更多的组织用于免疫组化检测[12]。尽管现场实时细胞病理学评估不是在每个机构都是标准流程或可行的，但是此方法可以提高诊断率[12]。对于纤维化或硬化病变，FNA 往往无法获取样本，需要进行粗针活检（图 18-2）。

此外，考虑到 FNA 需要大号的穿刺针，且移除的组织体积是肉眼不可见的，因此在高风险部位，FNA 通常优于粗针活检（图 18-3）。

表 18-1　经皮穿刺活检适应证

- 明确病变的良性 / 恶性
- 获取已知或疑似感染患者的生物分析样本
- 当怀疑有局部扩散或远处转移时，对已知或疑似恶性肿瘤患者分期
- 确定弥漫性实质器官疾病的性质和范围（如肝硬化、肾移植排斥反应、肾小球肾炎）
- 获取组织进行生物标志物、蛋白或基因型分析，以指导后续治疗
- 确定转移性疾病和未知原发肿瘤患者的原发细胞来源

表 18-2　经皮穿刺活检相对禁忌证

- 不能纠正的严重凝血功能障碍
- 心肺功能严重受损或血流动力学不稳定
- 缺乏到达病变的安全通路
- 患者无法配合手术所需的体位
- 患者拒绝活检
- 怀孕者，影像引导涉及电离辐射

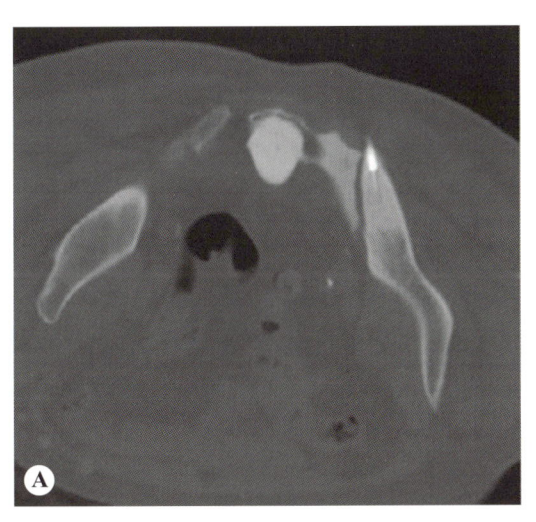

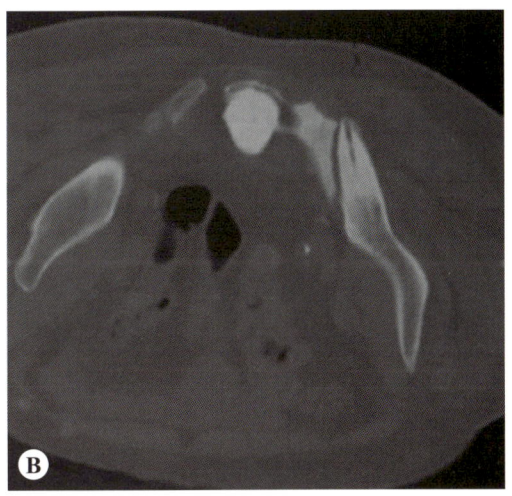

▲ 图 18-2　粗针活检前列腺癌成骨性转移粗针活检
术前（A）图像显示骨盆多发的硬化转移灶。考虑到这些病变的密度，细针穿刺抽吸无法获得样本，需要进行粗针活检。术后图像（B）显示病变内粗针活检部位的组织缺损

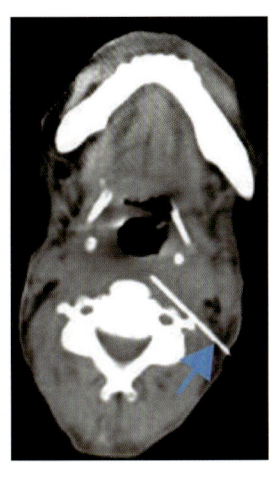

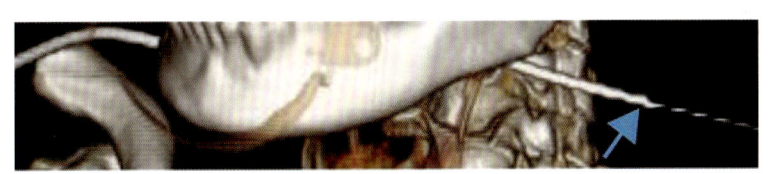

▲ 图 18-3　对于咽后间隙病变的患者，从安全性考虑，仅进行细针穿刺抽吸（蓝箭显示细针穿刺抽吸轨迹）优于粗针活检

七、术后注意事项

（一）术后管理

术后，应在监护病房观察患者，记录镇静恢复情况，评估活检后不良事件，并持续监测生命体征。经胸活检术后需要行影像学检查评估气胸。不同机构的方法不同，但至少需要监护和胸片来评估气胸风险。

（二）并发症

经皮穿刺活检的并发症分为一般并发症和器官特异性并发症。一般并发症包括出血、感染、周围结构损伤（如神经和血管）及器官损伤[18]。一般来说，临床上严重出血并不常见；然而，出血风险随着穿刺针直径的增加、切割式活检针的使用以及器官或活检病变内血管密度的增加而增加。穿刺路径上的靶器官或涉及的邻近器官可能会发生损伤，但这种损伤需要进一步干预的不到2%[12]。由于活检引起的感染罕见。

器官特异性并发症是接受活检的特定器官所特有的。例如，气胸与肺或纵隔活检有关。其他

器官特异性并发症包括肺活检后咯血和肾活检后血尿（图18-4）。

为了降低术后并发症的发生率，研究了几种辅助操作和装置。例如，在肺活组织检查后，使用血凝块、吸收性明胶海绵和自膨式血管塞来降低气胸和（或）胸腔引流的概率[12]。

根据介入放射学会（SIR）的穿刺活检质量改进指南，将并发症分为轻微并发症或严重并发症[12]。轻微并发症包括那些无论是否进行治疗都不会引起任何后果的并发症。严重并发症包括那些需要治疗和住院和（或）导致永久性不良反应或死亡的并发症。

（三）结果和结论

患者筛选、手术技术、患者监测和术后管理都对手术的结果有影响。影响活检成功率的变量包括：病变的大小，进行活检的器官，病变的性质（良性与恶性），样本的数量，细胞病理学家是否有时间和经验，可用于引导的影像方式，以及介入医生的技能和经验。经皮穿刺活检的总体技术成功率高（70%～90%）[12]。据报道，胸部/肺部病灶活检技术成功率为77%～96%[12]，肌肉骨骼病变活检技术成功率高达93%[12]。

然而，比技术成功率更重要的是组织样本的诊断率。获得的组织样本必须能够解决临床问题。对于介入放射科医生而言，获取合适的组织样本是一项具有挑战性的任务，特别是对于小的、位置深的病变。放射科医生必须熟知最新的取样技术和成像方式，并与治疗团队沟通预期。活检在癌症个体化用药方案的临床试验中不可或缺，因此组织样本的诊断率和高质量至关重要。

八、液体活检

影像引导下经皮穿刺活检是通过有创手段获取样本进行细胞学或组织学分析，而液体活检则通过血液或其他体液取样，以无创手段描绘肿瘤特征。血液中蛋白生物标志物（如PSA和CA-125）和DNA生物标志物（如慢性髓系白血病中BCR-ABL转录的PCR检测），已经被确定为是疾病监测的常规肿瘤标志物，液体活检技术使用范围正在不断扩大，包括基于DNA检测的循环肿瘤DNA（ctDNA）、像循环肿瘤细胞（CTC）这样的细胞技术，以及像外泌体这样的细胞外结构检测[13]。

与影像引导经皮穿刺活检相比，液体活检包含从整个肿瘤和转移部位释放出来的DNA片段，因此ctDNA液体活检的优势在于样本能够检测出肿瘤异质性。其他优势包括无创、易于获得连续样本、风险低、成本低、疼痛少[32]。此外，建议将液体活检纳为监测治疗反应、耐药性及指导靶向治疗的工具。例如，监测肺腺癌中耐药突变（如EGFR T790M）的出现[15]。液体活检也可以提供关于肺癌、乳腺癌、结肠癌、皮肤癌和前列腺癌患者肿瘤负担的信息[27]。此外，循环肿瘤细胞（CTC）能保存细胞结构，这能够评价

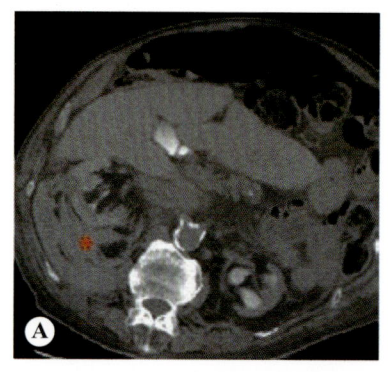

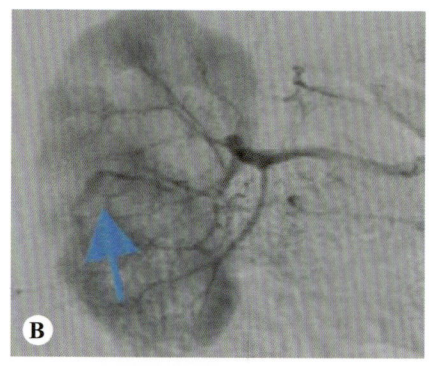

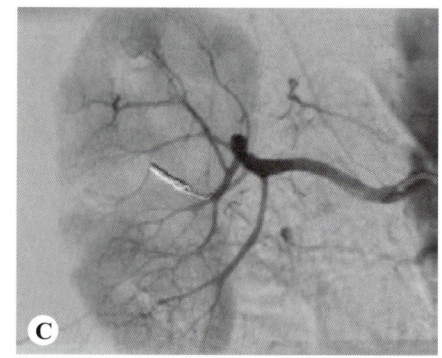

▲ 图18-4 超声引导下肾穿刺活检1例。活检后30min患者出现症状性低血压。CT显示肾周大量血肿（A，星号）。立即行动脉造影显示急性出血（B，蓝箭）。用微弹簧圈成功地栓塞责任动脉（C）

细胞表面标志物和评估细胞核或细胞质的蛋白质定位。

ctDNA 或 CTC 进行液体活检的缺点是患者之间存在差异，这可能会影响检测的灵敏度、准确性和可靠性[25]。ctDNA 或 CTC 的水平取决于多种因素，如肿瘤分期、肿瘤血管化、肿瘤负荷、癌细胞转移潜能、凋亡率等[6,7]。ctDNA 或 CTC 水平随疾病负荷和分期的不同而存在差异，这提示一些患有早期疾病的患者没有足够的样本进行精准检测[27]。成本是液体活检技术广泛应用的障碍，仍然需要前瞻性临床研究来验证其发展，以及如何应用到常规临床实践[1]。

外泌体是液体活检的一项前沿研究方向。几乎所有哺乳动物细胞都会产生外泌体，它是细胞通过胞体与质膜融合而分泌的胞外囊泡（Kim 等，《分子细胞毒理学》2018）。外泌体的作用是保护例如小 RNA、蛋白质等这些分子成分不被酶降解，从而可以对疾病生物学进行研究。

随着液体活检技术的不断发展，虽然仍需要前瞻性临床研究来验证这些方法作为临床生物标志物的有效性，但其在常规临床实践中仍有很高应用潜力。目前，尽管液体活检是影像引导经皮穿刺活检的一种有价值的辅助活检手段，但它不会取代经皮穿刺活检。事实上，随着新技术的出现，介入放射学将继续在液体活检中发挥作用，如通过肿瘤引流静脉选择性取样。

总结

长期以来，影像引导经皮穿刺活检是用于癌症的初诊、分期和监测一项重要的诊断工具。在个性化癌症医学时代，影像引导活检的重要性将不断增加。全面了解影像引导方式、技术问题和选择最优活检方法的最新进展，都可以最大限度上提高活检的安全性和有效性。

参考文献

[1] Ameth B. Updates on the types and usage of liquid biopsies in the clinical setting: a systematic review. BMC Cancer. 2018;18:527.

[2] Basik M, Aguilar-Mahecha A, Rousseau C, et al. Biopsies: next generation biospecimens for tailoring therapy. Nat Rev Clin Oncol. 2013;10:437-50.

[3] Chen PL, Roh W, Reuben A, et al. Analysis of immune signatures in longitudinal tumor samples yields insight into biomarkers of response and mechanisms of resistance to immune checkpoint blockade. Cancer Discov. 2016;6(8): 827-37.

[4] Clark DP. Seize the opportunity: underutilization of fine needle aspiration biopsy to inform targeted cancer therapy decisions. Cancer. 2009;117(5):289-97.

[5] de Bazelaire C, Farges C, Mathieu O, et al. Blunt-tip coaxial introducer: a revisited tool for difficult CT-guided biopsy in the chest and abdomen. Am J Roentgenol. 2009; 193(2):W144-8.

[6] Diaz LA, Bardelli A. Liquid biopsies: genotyping circulating tumor DNA. J Clin Oncol Off J Am Soc Oncol. 2014; 32(6): 579-86.

[7] Diehl F, Schmidt K, Choti MA, Romans K, Goodman S, Li M, et al. Circulating mutant DNA to assess tumor dynamics. Nat Med. 2008;14(9):985-90.

[8] Gamble P, Colapinto RF, Stronell RD, Colman JC, Blendis L. Transjugular liver biopsy: a review of 461 biopsies. Radiology. 1985;157(3):589-93.

[9] Gupta S. Role of image-guided percutaneous needle biopsy in cancer staging. Semin Roentgenol. 2006;41(2):78-90.

[10] Gupta S, Ahrar K, Morello FA Jr, Wallace MJ, Madoff DC, Hicks ME. Using a coaxial needle with a curved inner needle for CT-guided fine needle aspiration biopsy. Am J Roentgenol. 2002;179(1):109-12.

[11] Gupta S, Madoff DC. Image-guided percutaneous needle biopsy in cancer diagnosis and staging. Tech Vasc Interv Radiol. 2007;10(2):88-101.

[12] Gupta S, Wallace MJ, Cardella JF, et al. Quality improvement guidelines for percutaneous needle biopsy. J Vasc Interv Radiol. 2010;21(7):969-75.

[13] Heizter E, Perakis S, Geigi J, Speicher MR. The potential of liquid biopsies for the early detection of cancer. NPJ Precis Oncol. 2017;1:36.

[14] Hopper KD, Grenko RT, Fisher AI, Tenhave TR. Capillary versus aspiration biopsy: effect of needle size and length on the cytopathological specimen quality. Cardiovasc Intervent Radiol. 1996;19(5):341-4.

[15] Ilie M, Hofman V, Long E, et al. Current challenges for detection of circulating tumor cells and cell-free circulating nucleic acids, and their characterization in non-small cell lung carcinoma patients. What is the best blood substrate for personalized medicine? Ann Trans Med. 2014;2(11):107.

[16] Irie T, Kajitani M, Yoshioka H, et al. CT fluoroscopy for

lung nodule biopsy: a new device for needle placement and a phantom study. J Vasc Interv Radiol. 2000;11(3):359-64.

[17] Jung GS, Huh JD, Lee SU, Han BH, Chang HK, Cho YD. Bile duct: analysis of percutaneous transluminal forceps biopsy in 130 patients suspected of having malignant biliary obstruction. Radiology. 2002;224(3):725-30.

[18] Kim KW, Kim MJ, Kim HC, et al. Value of "patent track" sign on Doppler sonography after percutaneous liver biopsy in detection of postbiopsy bleeding: a prospective study in 352 patients. Am J Roentgenol. 2007;189(1):109-16.

[19] Kopecky KK, Broderick LS, Davidson DD, Burney BT. Side-exiting coaxial needle for aspiration biopsy. Am J Roentgenol. 1996;167(3):661-2.

[20] Krucker J, Xu S, Glossop N, et al. Electromagnetic tracking for thermal ablation and biopsy guidance: clinical evaluation of spatial accuracy. J Vasc Interv Radiol. 2007;18(9):1141-50.

[21] Lee JM, Han JJ, Altwerger G, Kohn EC. Proteomics and biomarkers in clinical trials for drug development. J Proteome. 2011;74(2):3632-41.

[22] Littlewood ER, Gilmore IT, Murray-Lyon IM, Stephens KR, Paradinas FJ. Comparison of the rucut and Surecut liver biopsy needles. J Clin Pathol. 1982;35(7):761-3.

[23] Longo JM, Bilbao JI, Barettino MD, et al. Percutaneous vascular and nonvascular puncture under US guidance: role of color Doppler imaging. Radiographics. 1994;14(5):959-72.

[24] Mira S, Gyamlani G, Swaminathan S, et al. Safety and diagnostic yield of transjugular renal biopsy. J Vasc Interv Radiol. 2008;19(4):546-51.

[25] Molina-Vila MA, Mayo-de-las-Casas C, Gimenez-Capitan A, Jordana-Ariza N, Garzon M, Balada A, et al. Liquid biopsy in non-small cell lung cancer. Front Med. 2016;3:69.

[26] Monsein LH, Kelsey CA, Williams WL, Olson NJ. Fine needle biopsy without syringe aspiration. Cardiovasc Intervent Radiol. 1993;16(1):11-3.

[27] Newman AM, Bratman SV, To J, Wynne JF, Eclov NC, Modlin LA, et al. An ultrasensitive method for quantitating circulating tumor DNA with broad patient coverage. Nat Med. 2014;20(5):548-54.

[28] Patel IJ, Davidson JC, Nikolic B, et al. Consensus guidelines for periprocedural management of coagulation status and hemostasis risk in percutaneous image-guided interventions. J Vasc Interv Radiol. 2012;23(6):727-36.

[29] Schmidt AJ, Kee ST, Sze DY, et al. Diagnostic yield of MR-guided liver biopsies compared with CT- and US-guided liver biopsies. J Vasc Interv Radiol. 1999;10(10):1323-9.

[30] Schwartz DL, Ford E, Rajendran J, et al. FDG-PET/CT imaging for preradiotherapy staging of head and neck squamous cell carcinoma. Int J Radiat Oncol Biol Phys. 2005;61(1):129-36.

[31] Schweiger GD, Yip VY, Brown BP. CT fluoroscopic guidance for percutaneous needle placement into abdominopelvic lesions with difficult access routes. Abdom Imaging. 2000;25(6):633-7.

[32] Sheafor DH, Paulson EK, Simmons CM, Delong DM, Nelson RC. Abdominal percutaneous interventional procedures: comparison of CT and US guidance. Radiology. 1998;207(3):705-10.

[33] Singh AK, Leeman J, Shankar S, Ferrucci JT. Core biopsy with curved needle technique. Am J Roentgenol. 2008;191(6):1745-50.

[34] Tam AL, Lim HJ, Wistuba II, Tamrazi A, Kuo MD, Ziv E, et al. Image-guided biopsy in the era of personalized cancer care: proceedings from the Society of Interventional Radiology Research Consensus Panel. J Vasc Interv Radiol. 2016;27(1):8-19.

[35] Taslakian B, Georges Sebaaly M, Al-Kutoubi A. Patient evaluation and preparation in vascular and interventional radiology: what every interventional radiologist should know (part 1: patient assessment and laboratory tests). Cardiovasc Intervent Radiol. 2016;39(3):325-33.

[36] Taslakian B, Sebaaly MG, Al-Kutoubi A. Patient evaluation and preparation in vascular and interventional radiology: what every interventional radiologist should know (part 2: patient preparation and medications). Cardiovasc Intervent Radiol. 2016;39(4):489-99.

[37] Teare JP, Watkinson AF, Erb SR, et al. Transfemoral liver biopsy by forceps: a review of 104 consecutive procedures. Cardiovasc Intervent Radiol. 1994;17(5):252-7.

[38] Wallace MJ, Kuo MD, Glaiberman C, et al. Three-dimensional C-arm cone-beam CT: applications in the interventional radiology suite. J Vasc Interv Radiol. 2009;20(7 Suppl):S523-37.

[39] Wood BJ, Locklin JK, Viswanathan A, et al. Technologies for guidance of radiofrequency ablation in the multimodality interventional suite of the future. J Vasc Interv Radiol. 2007;18(1 Pt 1):9-24.

[40] van Sonnenberg E, Lin AS, Casola G, Nakamoto SK, Wing VW, Cubberly DA. Removable hub needle system for coaxial biopsy of small and difficult lesions. Radiology. 1984;152(1):226.

[41] Vieillard MH, Boutry N, Chastanet P, Duquesnoy B, Cotten A, Cortet B. Contribution of percutaneous biopsy to the definite diagnosis in patients with suspected bone tumor. Joint Bone Spine. 2005;72(1):53-60.

[42] Xing GS, Geng JC, Han XW, Dai JH, Wu CY. Endobiliary brush cytology during percutaneous transhepatic cholangiodrainage in patients with obstructive jaundice. Hepatobiliary Pancreat Dis Int. 2005;4(1):98-103.

[43] Yueh N, Halvorsen RA Jr, Letourneau JG, Crass JR. Gantry tilt technique for CT-guided biopsy and drainage. J Comput Assist Tomogr. 1989;13(1):182-4.

[44] Zango S, Eichler K, Wetter A, et al. MR-guided biopsies of lesions in the retroperitoneal space: technique and results. Eur Radiol. 2006;16(2):307-12.

[45] ACR. ACR-SIR-SPR practice parameter for the performance of image-guided percutaneous needle biopsy (PNB). Available from: www.acr.org/~/media/ACR/Documents/PGTS/guidelines/PNB.pdf.

第 19 章 肿瘤特征
Tumor Profiling

Etay Ziv 著
胡育斌 林海澜 代雅风 译 刘 嵘 校

肿瘤特征分析是癌症医学中一个快速发展的领域。它是行业、学术机构和政府支持的主要研究工作的重点，并且越来越成为临床癌症治疗的中心。肿瘤特征分析的一个主要目标是识别生物标志物，进而为患者量身定制的临床决策提供指导。这些生物标志物在精准肿瘤学的发展中构成了越来越多的工具。随着生物技术的进步和基因组测序成本的降低，加之一些成功的靶向治疗实例，肿瘤特征分析现已获广泛认同[1]。

从概念上讲，肿瘤特征分析的主要目标是将患者定义为具有临床意义的不同亚型。目前肿瘤特征分析在临床肿瘤学中有多种用途，例如区分新的原发灶与转移灶，或在未确定原发部位的肿瘤中确定该肿瘤的原发部位。肿瘤特征分析可以提供有关疾病侵袭性或复发可能性的预后信息。肿瘤特征分析还可预测部分患者对靶向药物的反应。最后，肿瘤特征分析能识别治疗中发生的耐药机制。大多数成功案例都发生在肿瘤内科领域。尽管在外科肿瘤学和放射肿瘤学中存在一些使用生物标志物来定义需要辅助治疗或复发风险高的患者亚群的例子。然而，在肿瘤介入学（IO）中开发肿瘤特征分析的努力尤为有限。在本章中，我们回顾了一些使用肿瘤特征分析来改善肿瘤介入学结果的工作，并讨论其在肿瘤介入学中的潜在应用。

一、分析

针对肿瘤特征分析的最初研究集中在单个致癌驱动基因上。一个早期的例子是在慢性髓系白血病中发现的 *Bcr-Abl* 融合基因。*Bcr-Abl* 融合基因具有组成型活性 Bcr/Abl 酪氨酸激酶活性，并且对该激酶的抑制剂非常敏感[2]。在肺癌中，表皮生长因子受体（EGFR）基因突变的肿瘤对 EGFR 抑制剂有反应[3]。随着可检测靶点数量的增加和测序成本的降低，多基因分析技术得以发展。目前的临床工作主要集中在肿瘤 DNA 的改变上，一部分可能因为精准肿瘤学中最早成功的生物标志物是在基因改变的患者中发现的；另一部分因为 DNA 是一种更稳定的分子，更容易从组织样本中回收。近年来，肿瘤特征分析正在扩展到肿瘤的其他分子变化（mRNA、蛋白质、代谢产物）以及肿瘤微环境、宿主、肿瘤组织病理学，甚至更广泛的肿瘤和宿主的放射组学特征变化。随着临床肿瘤学的发展逐渐接近已确定的可操作基因突变亚群，多模式分析（突变和 mRNA 或蛋白质表达，甚至成像特征等相结合信息）也将发挥更大的作用。

二、肿瘤特征分析在肿瘤介入学中的应用

肿瘤特征分析的几个重要领域可能会对肿瘤

介入学产生重大影响。首先，肿瘤介入学涵盖多种杀瘤方式，包括基于缺血的经动脉栓塞（TAE）或化疗栓塞（TACE）、基于辐射的经动脉放射性栓塞（TARE）和基于温度变化的微波消融、射频消融和冷冻消融。由于有些肿瘤对这些应激源产生了不同的耐受机制，因此在这些应激源刺激中具有不同的生存能力（例如，不同肿瘤的缺血耐受程度与辐射耐受程度可能不同）。其次，针对应激源的耐受机制也可以建立适当的增效剂以解决耐受机制。最后，对治疗敏感的信号通路可能与组织学无关，因此肿瘤介入疗法可治疗具有适当"治疗敏感"特征的任何肿瘤，而非特定组织学的肿瘤。这种方法类似于医学肿瘤学中的篮子试验。在篮子试验中，治疗针对的是一种生物标志物，而与肿瘤的来源无关[4]。

在接下来的部分中，我们将回顾一些正在进行的将肿瘤特征分析纳入肿瘤介入学的工作。我们根据组织学而非治疗方式来组织本节内容。

1. 肝细胞癌

肝细胞癌（HCC）是一种由多个分子亚型定义的异质性疾病[5, 6]。基于转录组数据，Boyault等定义了六个亚组（G1-G6）[6]。基因组研究揭示了几种常见的驱动途径，包括Wnt/B-连环蛋白、端粒维护、氧化应激和PI3K/AKT/mTOR[5]。从这些研究中出现了两大类HCC，增殖性和非增殖性，分别对应于侵袭性和非侵袭性肿瘤[7]。尽管做出了这些努力，但目前在HCC中尚无可用于指导治疗的预测性生物标志物。

肝细胞癌的特征分析和肿瘤介入学：已经有几项将HCC分子亚型与肿瘤介入学的结果相关联的研究，但这些研究大多局限于非常小型的队列。Gaba等使用由60个与化疗敏感性、缺氧、有丝分裂和炎症相关的基因组成的芯片，将肿瘤对TACE的反应与mRNA表达相关联[8]。与部分缓解的肿瘤相比，完全缓解的肿瘤显示出与化疗敏感性和有丝分裂相关的基因表达增加。在另一项包含HCC和非HCC肿瘤的小型研究中，与Wnt/B-连环蛋白激活相关的突变可以预测对TAE治疗的更佳反应[9]。Gade等研究表明，HCC细胞通过自噬在缺血环境中存活，这表明靶向自噬与TAE结合可能会改善预后[10]。已知的HCC预后生物标志物，如AFP，也已被确定与TAE/TACE相关，但仍无法用于指导治疗[11, 12]。

2. 结直肠癌

目前常规进行针对结直肠癌（CRC）的预测性生物标志物的检测。例如存在RAS/RAF途径突变表现的患者，不宜采用抗EGFR靶向单克隆抗体治疗，因为他们对其不敏感；PI3K/AKT途径的突变也可能表现出类似的耐药性[13]；微卫星不稳定性（MSI）检测被用作一种预后和预测性生物标志物，因为MSI-H患者预后较好，但如果同时使用5-氟尿嘧啶或卡培他滨治疗，结果可能更差[14]，MSI检测也用于鉴别Lynch综合征患者。

结直肠癌的特征分析和肿瘤介入学：几组研究显示肿瘤特征分析在结直肠癌经肝转移经动脉放射性栓塞（TARE）治疗的预后存在相关联系。Lahti等证明KRAS状态是TARE后患者生存的独立预后因素[15]。在一篇较小型队列的随访论文中，他们将KRAS突变状态与组织病理学分级相结合，定义了TARE不同预后的三组患者。在另一个小型队列中，PI3K通路基因突变的患者在TARE后表现出更长的肝脏肿瘤进展时间[16]。尽管TARE联合一线化疗缺乏生存获益，但事后分析确定了右侧原发性结肠肿瘤的亚组患者确实能在化疗和TARE联合治疗中明显获益[17]。这一发现非常有趣，值得进一步探索，因为目前已确定左侧和右侧结肠肿瘤在临床、病理和分子水平上存在差异[18]。Shady等证明KRAS突变状态与结直肠癌肝转移射频消融后的不良预后相关[19]。如果消融边缘大于5mm，KRAS突变型和野生型肿瘤之间的预后差异减小。

3. 肺癌

在肺癌中，肿瘤特征分析是确定治疗方案的关键。大多数肺腺癌可根据癌基因驱动突变进行亚组分类，其中许多亚组分类已被批准用于转移性肺癌的靶向治疗[20]。此外，肿瘤中 PD-1/PD-L1 的表达与 PD-1 阻断抗体的应答相关[21]。

肺癌特征分析与肿瘤介入学：经皮消融术治疗肺癌原发灶是非手术患者的一种选择[22]。在一项小型肺腺癌队列患者中，KRAS 突变与较短的局部复发时间相关[23]。在另一个小型队列中，EGFR 突变状态与消融后的结果无关[24]。对于 1a 期肺腺癌，存在一种微乳头状组织学亚型可能是预测复发的最重要的生物标志物，这在手术[25]、立体定向放射治疗[26]和消融[27]后均有报道。这种生物标志物对肿瘤介入学的相关性是双重的。首先，正如目前在外科手术中探索的那样，该亚型的存在表明经皮消融术后需要联合辅助治疗[28]。其次，在没有这种亚型的情况下，消融术后的局部复发率极低[27]，这表明对于这一组，不同的局部治疗方式之间具有均衡性。

4. 神经内分泌肿瘤

神经内分泌肿瘤（NET）是一组异质性肿瘤。最近有几篇论文报道了 NET 的突变情况。胰腺 NET 在肿瘤抑制基因 MEN1、染色质重塑复合物基因 DAXX/ATRX、mTOR 通路基因和 DNA 损伤修复基因的种系突变中具有高突变率[29, 30]。有趣的是，MEN1/DAXX/ATRX 突变的胰腺 NET 似乎代表了一个由 α 细胞产生的独特亚群[31]，但是该亚组的临床意义尚不清楚。例如，DAXX/ATRX 突变与改善或恶化的结果相关[30, 32]。小肠 NET 和肺类癌的基因组研究显示，它们之间相互比较或与胰腺 NET 相比，具有不同的突变情况[33, 34]。

神经内分泌肿瘤特征分析和肿瘤介入学：Ki67 是一个成熟的 NET 预后变量，与肿瘤介入学存在相关性[35]。最近，高分化的 G3 NET 被描述为与低分化神经内分泌癌不同的实体，这种区别可以通过缺乏 p53 或 Rb 缺失来区分[36]。在一个小型的队列中，DAXX 突变的存在与栓塞后进展时间缩短相关[37]。有趣的是，一部分接受烷化剂治疗的 DAXX 突变肿瘤患者显示出特别好的疗效[38]。

三、知识差距

尽管在肿瘤介入学文献中肿瘤特征分析相关的报道越来越多，但用于指导治疗的预测性生物标志物却极为缺乏。与此同时，在肿瘤介入学中有多个依赖治疗策略的例子，而这些治疗策略在很大程度上受到机构和操作者偏好的影响。因此，这些领域正是需要预测性生物标志物进一步发展和规范的地方。下面我们列出了肿瘤介入学中的一些常见主题。

1. 早期癌症的侵袭性

目前有几种早期癌症（如肾癌、肺癌、肝癌、乳腺癌）通过手术治疗，但在某些情况下也适合经皮消融。肾细胞癌（RCC）可能是热消融治疗原发性肿瘤的最佳例子，其长期癌症特异性生存率相当于切除术（部分肾切除术）[39]。目前，经皮消融术主要用于手术风险高的较小的皮质性肿瘤患、肾功能受损或双侧肿瘤的患者[40]。在这种情况下，肿瘤特征分析可以用来更好地描述复发风险低且最适合经皮消融治疗的患者亚群。例如，在肾细胞癌中，已经发现了可以用于预测无复发生存率的几种基因特征[41, 42]。类似地，在原发性肺肿瘤、原发性肝癌和原发性乳腺肿瘤中识别和验证低侵袭性特征，有助于确定可通过热消融治疗而非侵入性手术的患者亚群。对于这些低侵袭性肿瘤，经皮消融术是一个有吸引力的选择，因为它具有低并发症率、低成本、住院时间短和器官保存率高等优点。

2. 模态特异性特征

我们之前曾提到一种假设：或许存在一些能影响对特定应激源的敏感性或抵抗力的分子特征，并且这些特征与组织学无关。例如，在放射肿瘤学文献中报道了一些可以决定肿瘤对放疗存在抵抗或易感的突变特征[43]，此外这些特征可能与 TARE 具有预测相关性。以此类推，利用特征分析有可能识别出肿瘤不可知的缺血抵抗或缺血敏感的分子特征，以预测其对 TAE/TACE 的反应[9]。例如，肝癌在缺血状态下静止和自噬的逃逸机制也可能与非肝癌肿瘤的栓塞有关[10]。在消融的情况下，Thompson 等已经证明 AKT 信号通路介导了热应激后 HCC 的存活[44]。PI3K/AKT 通路失调常见于其他肿瘤，也可能在非 HCC 肿瘤的热应激抵抗中发挥作用。由于在肿瘤应激反应中发挥作用的表观遗传因子、肿瘤微环境和宿主免疫系统等各种变量的复杂性，鉴定此类与肿瘤无关的特征可能依赖于多模态组学方法（包括转录组学、蛋白质组学和放射组学）。

3. 寡进展

尽管精准医学在肿瘤学领域中取得了许多成功，但所有患者在治疗过程中都会对这些疗法产生耐药性并在治疗过程中发生进展。一旦耐药性普遍存在，治疗方案通常会恢复到标准化疗。然而，靶向治疗的进展始于局部部位的情况并不罕见。初步研究结果已证明在这种寡进展中，包括消融在内的局部治疗能带来一些有希望的结果[45, 46]。以此类推，孤立的免疫冷区可能是免疫治疗背景下局部治疗的相关靶点。这种治疗策略的存在一个固有困难，即在实践中很难将真正的寡进展从全面进展中区分出来。虽然在影像检查中仅观测到一个或两个进展部位，但可能已经存在多个微小的耐药位点。肿瘤特征分析或许能在确定这一重要的患者亚群方面发挥显著作用。事实上，在肺癌领域中的初步研究揭示了一些特征。例如，一种已经产生 TKI 耐药性的 EGFR 突变型非小细胞肺癌亚群可以转化为更具侵袭性的小细胞肺癌。最近的数据表明，EGFR 突变肿瘤的这一亚群同时表现出 Rb 丢失和 p53 改变[47]。通过筛选具有真正寡进展的患者亚群进而确定出适合局部治疗的候选者，是在临床实践中应用这一策略的必要步骤。识别真正寡转移特征的方法也在逐步研究中。

4. 时间和空间异质性

在过去的 5~10 年中，研究者越来越意识到随着时间的推移，在肿瘤内部、不同肿瘤部位之间存在着巨大的分子多样性。肿瘤中往往普遍存在致癌驱动突变，但除了这些驱动因素之外，还存在多个亚克隆突变。这种分子异质性是确定可靠的临床相关分子特征的主要因素。借用进化论的原理和工具有助于阐明亚克隆是如何随时间和空间进化的。从数据挖掘的角度来看，这种异质性使得识别生物标志物的任务更具挑战性，特别是在含几十个典型数据集的肿瘤介入学领域。为了克服这一难题，分析工作需要包括随时间和空间变化的连续活检，含循环肿瘤标志物和放射组学特征在内的全局特征。除此之外，还需要多中心的努力来发展更加可靠的预测标志物。

结论

肿瘤特征分析现在是肿瘤内科学的一个成熟工具，也是外科学和放射肿瘤学的一个发展工具。在肿瘤介入学文献中，开始出现围绕肿瘤特征分析和肿瘤介入学之间的相关研究。推动生物标志物发展旨在通过肿瘤特征分析可以识别出更可靠、更贴合临床治疗应用的肿瘤分类。最终区分出更合适的患者亚群进行个体化治疗，这对肿瘤介入学的发展至关重要。

参考文献

[1] FDA FACT SHEET: CDRH'S approach to tumor profiling next generation sequencing tests. 2017; https://www.fda.gov/media/109050/download. Accessed 3 Oct 2019.

[2] Druker BJ, Talpaz M, Resta DJ, et al. Efficacy and safety of a specific inhibitor of the BCR-ABL tyrosine kinase in chronic myeloid leukemia. N Engl J Med. 2001;344(14):1031-7.

[3] Lynch TJ, Bell DW, Sordella R, et al. Activating mutations in the epidermal growth factor receptor underlying responsiveness of non-small-cell lung cancer to gefitinib. N Engl J Med. 2004;350(21):2129-39.

[4] Qin BD, Jiao XD, Liu K, et al. Basket trials for intractable cancer. Front Oncol. 2019;9:229.

[5] Zucman-Rossi J, Villanueva A, Nault JC, Llovet JM. Genetic landscape and biomarkers of hepatocellular carcinoma. Gastroenterology. 2015;149(5):1226-1239.e1224.

[6] Boyault S, Rickman DS, de Reynies A, et al. Transcriptome classification of HCC is related to gene alterations and to new therapeutic targets. Hepatology. 2007;45(1):42-52.

[7] Desert R, Rohart F, Canal F, et al. Human hepatocellular carcinomas with a periportal phenotype have the lowest potential for early recurrence after curative resection. Hepatology. 2017;66(5):1502-18.

[8] Gaba RC, Groth JV, Parvinian A, Guzman G, Casadaban LC. Gene expression in hepatocellular carcinoma: pilot study of potential transarterial chemoembolization response biomarkers. J Vasc Interv Radiol. 2015;26(5):723-32.

[9] Ziv E, Yarmohammadi H, Boas FE, et al. Gene signature associated with upregulation of the Wnt/beta-catenin signaling pathway predicts tumor response to transarterial embolization. J Vasc Intervntional Radiol. 2017;28(3):349-355.e341.

[10] Gade TPF, Tucker E, Nakazawa MS, et al. Ischemia induces quiescence and autophagy dependence in hepatocellular carcinoma. Radiology. 2017;283(3):702-10.

[11] Riaz A, Ryu RK, Kulik LM, et al. Alpha-fetoprotein response after locoregional therapy for hepatocellular carcinoma: oncologic marker of radiologic response, progression, and survival. J Clin Oncol. 2009;27(34):5734-42.

[12] Wang Y, Chen Y, Ge N, et al. Prognostic significance of alpha-fetoprotein status in the outcome of hepatocellular carcinoma after treatment of transarterial chemoembolization. Ann Surg Oncol. 2012;19(11):3540-6.

[13] Vacante M, Borzi AM, Basile F, Biondi A. Biomarkers in colorectal cancer: current clinical utility and future perspectives. World J Clin Cases. 2018;6(15):869-81.

[14] El-Deiry WS, Goldberg RM, Lenz HJ, et al. The current state of molecular testing in the treatment of patients with solid tumors, 2019. CA Cancer J Clin. 2019;69(4):305-43.

[15] Lahti SJ, Xing M, Zhang D, Lee JJ, Magnetta MJ, Kim HS. KRAS status as an independent prognostic factor for survival after Yttrium-90 radioembolization therapy for Unresectable colorectal cancer liver metastases. J Vasc Interv Radiol. 2015;26(8):1102-11.

[16] Ziv E, Bergen M, Yarmohammadi H, et al. PI3K pathway mutations are associated with longer time to local progression after radioembolization of colorectal liver metastases. Oncotarget. 2017;8(14):23529-38.

[17] Wasan HS, Gibbs P, Sharma NK, et al. First-line selective internal radiotherapy plus chemotherapy versus chemotherapy alone in patients with liver metastases from colorectal cancer (FOXFIRE, SIRFLOX, and FOXFIRE-Global): a combined analysis of three multicentre, randomised, phase 3 trials. Lancet Oncol. 2017;18(9):1159-71.

[18] Lee MS, Menter DG, Kopetz S. Right versus left colon cancer biology: integrating the consensus molecular subtypes. J Natl Comper Cancer Netw. 2017;15(3):411-9.

[19] Shady W, Petre EN, Vakiani E, et al. Kras mutation is a marker of worse oncologic outcomes after percutaneous radiofrequency ablation of colorectal liver metastases. Oncotarget. 2017;8(39):66117-27.

[20] Kris MG, Johnson BE, Berry LD, et al. Using multiplexed assays of oncogenic drivers in lung cancers to select targeted drugs. JAMA. 2014;311(19):1998-2006.

[21] Garon EB, Rizvi NA, Hui R, et al. Pembrolizumab for the treatment of non-small-cell lung cancer. N Engl J Med. 2015;372(21):2018-28.

[22] Dupuy DE, Fernando HC, Hillman S, et al. Radiofrequency ablation of stage IA non-small cell lung cancer in medically inoperable patients: results from the American College of Surgeons Oncology Group Z4033 (Alliance) trial. Cancer. 2015;121(19):3491-8.

[23] Ziv E, Erinjeri JP, Yarmohammadi H, et al. Lung adenocarcinoma: predictive value of KRAS mutation status in assessing local recurrence in patients undergoing image-guided ablation. Radiology. 2016;282:251.

[24] Wei Z, Ye X, Yang X, et al. Advanced non small cell lung cancer: response to microwave ablation and EGFR status. Eur Radiol. 2017;27(4):1685-94.

[25] Nitadori J, Bograd AJ, Kadota K, et al. Impact of micropapillary histologic subtype in selecting limited resection vs lobectomy for lung adenocarcinoma of 2cm or smaller. J Natl Cancer Inst. 2013;105(16):1212-20.

[26] Leeman JE, Rimner A, Montecalvo J, et al. Histologic subtype in core lung biopsies of early-stage lung adenocarcinoma is a prognostic factor for treatment response and failure patterns after stereotactic body radiation therapy. 2016(1879-355X (Electronic)).

[27] Gao S, Stein S, Petre EN, et al. Micropapillary and/or solid histologic subtype based on pretreatment biopsy predicts local recurrence after thermal ablation of lung adenocarcinoma. Cardiovasc Intervent Radiol. 2018;41(2):253-9.

[28] Ma M, She Y, Ren Y, et al. Micropapillary or solid pattern predicts recurrence free survival benefit from adjuvant chemotherapy in patients with stage IB lung adenocarcinoma. J Thorac Dis. 2018;10(9):5384-93.

[29] Scarpa A, Chang DK, Nones K, et al. Whole-genome landscape of pancreatic neuroendocrine tumours. Nature. 2017;543(7643):65-71.

[30] Jiao Y, Shi C, Edil BH, et al. DAXX/ATRX, MEN1, and mTOR pathway genes are frequently altered in pancreatic neuroendocrine tumors. Science (New York, NY). 2011;331(6021):1199-203.

[31] Chan CS, Laddha SV, Lewis PW, et al. ATRX, DAXX or MEN1 mutant pancreatic neuroendocrine tumors are a distinct alpha-cell signature subgroup. Nat Commun. 2018;9(1):4158.

[32] Marinoni I, Kurrer AS, Vassella E, et al. Loss of DAXX and ATRX are associated with chromosome instability and reduced survival of patients with pancreatic neuroendocrine tumors. Gastroenterology. 2014;146(2):453-460.e455.

[33] Banck MS, Kanwar R, Kulkarni AA, et al. The genomic landscape of small intestine neuroendocrine tumors. J Clin Invest. 2013;123(6):2502-8.

[34] Laddha SV, da Silva EM, Robzyk K, et al. Integrative genomic characterization identifies molecular subtypes of lung carcinoids. Cancer Res. 2019;79(17):4339-47.

[35] Chen JX, Rose S, White SB, et al. Embolotherapy for

neuroendocrine tumor liver metastases: prognostic factors for hepatic progression-free survival and overall survival. Cardiovasc Intervent Radiol. 2017;40(1):69-80.

[36] Tang LH, Untch BR, Reidy DL, et al. Well-differentiated neuroendocrine tumors with a morphologically apparent high-grade component: a pathway distinct from poorly differentiated neuroendocrine carcinomas. Clin Cancer Res. 2016;22(4):1011-7.

[37] Ziv E, Rice SL, Filtes J, et al. DAXX mutation status of embolization-treated neuroendocrine tumors predicts shorter time to hepatic progression. J Vasc Interv Radiol. 2018;29(11):1519-26.

[38] Wu Y, Reidy-Lagunes D, Bielska A, Kelly V, Raj N. Outcomes after cessation of therapy with alkylating agents (AA) for pancreatic neuroendocrine tumors (panNETs). Paper presented at: 2019 Gastrointestinal Cancers Symposium 2019; San Francisco.

[39] MacLennan S, Imamura M, Lapitan MC, et al. Systematic review of oncological outcomes following surgical management of localised renal cancer. Eur Urol. 2012;61(5):972-93.

[40] Escudier B, Porta C, Schmidinger M, et al. Renal cell carcinoma: ESMO clinical practice guidelines for diagnosis, treatment and follow-up. Ann Oncol. 2016;27(suppl 5):v58-68.

[41] Rini B, Goddard A, Knezevic D, et al. A 16-gene assay to predict recurrence after surgery in localised renal cell carcinoma: development and validation studies. Lancet Oncol. 2015;16(6):676-85.

[42] Brooks SA, Brannon AR, Parker JS, et al. ClearCode34: a prognostic risk predictor for localized clear cell renal cell carcinoma. Eur Urol. 2014;66(1):77-84.

[43] Yard BD, Adams DJ, Chie EK, et al. A genetic basis for the variation in the vulnerability of cancer to DNA damage. Nat Commun. 2016;7:11428.

[44] Thompson SM, Callstrom MR, Jondal DE, et al. Heat stress-induced PI3K/mTORC2-dependent AKT signaling is a central mediator of hepatocellular carcinoma survival to thermal ablation induced heat stress. PLoS One. 2016;11(9):e0162634.

[45] Yu HA, Sima CS, Huang J, et al. Local therapy with continued EGFR tyrosine kinase inhibitor therapy as a treatment strategy in EGFR-mutant advanced lung cancers that have developed acquired resistance to EGFR tyrosine kinase inhibitors. J Thorac Oncol. 2013;8(3):346-51.

[46] Weickhardt AJ, Scheier B, Burke JM, et al. Local ablative therapy of oligoprogressive disease prolongs disease control by tyrosine kinase inhibitors in oncogene-addicted non-small-cell lung cancer. J Thorac Oncol. 2012;7(12):1807-14.

[47] Offin M, Chan JM, Tenet M, et al. Concurrent RB1 and TP53 alterations define a subset of EGFR-mutant lung cancers at risk for histologic transformation and inferior clinical outcomes. J Thorac Oncol. 2019;14(10):1784-93.

第 20 章 恶性肿瘤局部治疗后影像学表现
Imaging Findings Following Locoregional Cancer Therapies

Jeeban Paul Das　Ines Nikolovski　Darragh F. Halpenny　著
许林峰　黄金华　杨　宁　潘　杰　王　健　江艺泉　张天奇　译　段　峰　校

由介入放射学家实行的局部治疗（locoregional therapies，LRT），已成为除外科手术之外治疗某些原发和转移性恶性肿瘤的潜在替代选择，最常用于肝脏、肾脏及肺部肿瘤[1-3]。目前，由介入放射医生主导的以能量为基础的局部治疗技术有射频消融（RFA）、微波消融（MWA）、冷冻消融（CA），以及不可逆电穿孔（IRE）。对于原发性和继发性肝癌，也可应用经导管血管腔内碘油乳剂治疗、单纯栓塞或化疗栓塞或放射性微球栓塞[1,2,4]。对于某些表现为局限性临床症状的前列腺癌患者，除了可以应用冷冻消融和不可逆电穿孔技术外，还可选用高频聚焦超声（high-frequency ultrasound，HIFU）、局部激光消融（focal laser ablation，FLA）和光动力治疗（photodynamic therapy，PDT）[5-7]。

影像学检查在治疗、随访评估疗效，以及明确复发中扮演着重要角色。传统的肿瘤疗效评估主要基于一系列肿瘤大小的测量数据。然而，随着对栓塞及消融后影像学改变复杂性的认识不断深入，病灶疗效评估中逐渐强调增强扫描、肿瘤形态学及肿瘤代谢活性的重要性[8-10]。

本综述将详细讨论：肺内、肾脏、肝脏及前列腺恶性肿瘤局部治疗后预期的影像学表现；局部肿瘤复发的影像学表现。

一、肺部肿瘤消融

根治性外科切除被认为是治疗早期肺内恶性病变的最佳策略[11]。然而，立体定向放疗和以能量为基础的微创治疗等局部消融治疗技术已成为除外科手术外治疗某些原发性肺癌和肺内寡转移癌患者的另一选择。

目前，肺内恶性病变消融治疗后影像学随访的模式及时间间隔尚未达成共识，且各中心影像学随访方式均有不同[12-16]。介入放射学会（Society for Interventional Radiology，SIR）建议消融治疗后首次复查应在 3 个月内进行，并作为可与之对比的后续复查的"新基线"，后续的复查每 3~4 个月进行一次[17]。影像学随访的主要手段为 CT 和 PET/CT[18,19]。因此，认识不同影像学检查手段和新发影像学表现以区分治疗成功或疾病进展尤为重要。

（一）治疗后预期影像学表现
1. 射频与微波消融
大部分射频和微波消融病例在治疗后即刻检查时，会发现治疗病灶的范围增大，部分原因是肿瘤及邻近消融肺组织内充血及出血，形成围绕治疗病灶的 GGO 环。这一环形表现代表着细胞坏死，其勾勒出正常组织与灭活恶性组织间的消融边界[20-22]。磨玻璃环超出肿瘤边界≥5mm，术后磨玻璃密度范围对术前范围的比值≥4倍，可预测4~22个月的消融成功率为96%~100%[13, 22]（图20-1A至C）。消融后即刻影像学检查可见瘤体内气体影及针道高密度影[23]。因热消融导致的脉管闭塞可在治疗后第一周见到邻近肺组织局限阻塞性肺炎表现[24-26]。

第一周内，因瘤周出血、炎症、凝固坏死可使消融区变得更大[27]。消融后1~2月，消融区会较治疗后即刻检查所见减小但仍较治疗前肿瘤结节大。瘤周包绕的磨玻璃区仍可被观察到[24]（图20-1D和E）。CT增强扫描显示，消融瘤结节中央低强化、周围环绕细窄强化边缘（＜5mm），这是周围正常肺组织受到热损伤后的充血表现，最长可持续6个月[28]。

消融区内的小气泡也是提示坏死的存在，通常在一年内被吸收[26]。肿瘤消融区常可形成厚壁空洞，且常邻近段支气管旁，也可作为治疗成功的标志。消融治疗的瘤旁组织亦可见胸膜增厚、胸膜牵拉征象[23, 26]。

消融后6个月，消融区等于或小于消融前瘤结节大小。瘤内空腔进一步收缩、周围肺实质瘢痕形成、周围正常肺组织结构改变最小化。6个月后，表现为消融区进一步内缩，但大小及强化模式没有明显变化[20]（图20-2）。

消融后即刻行PET/CT检查，见瘤周环

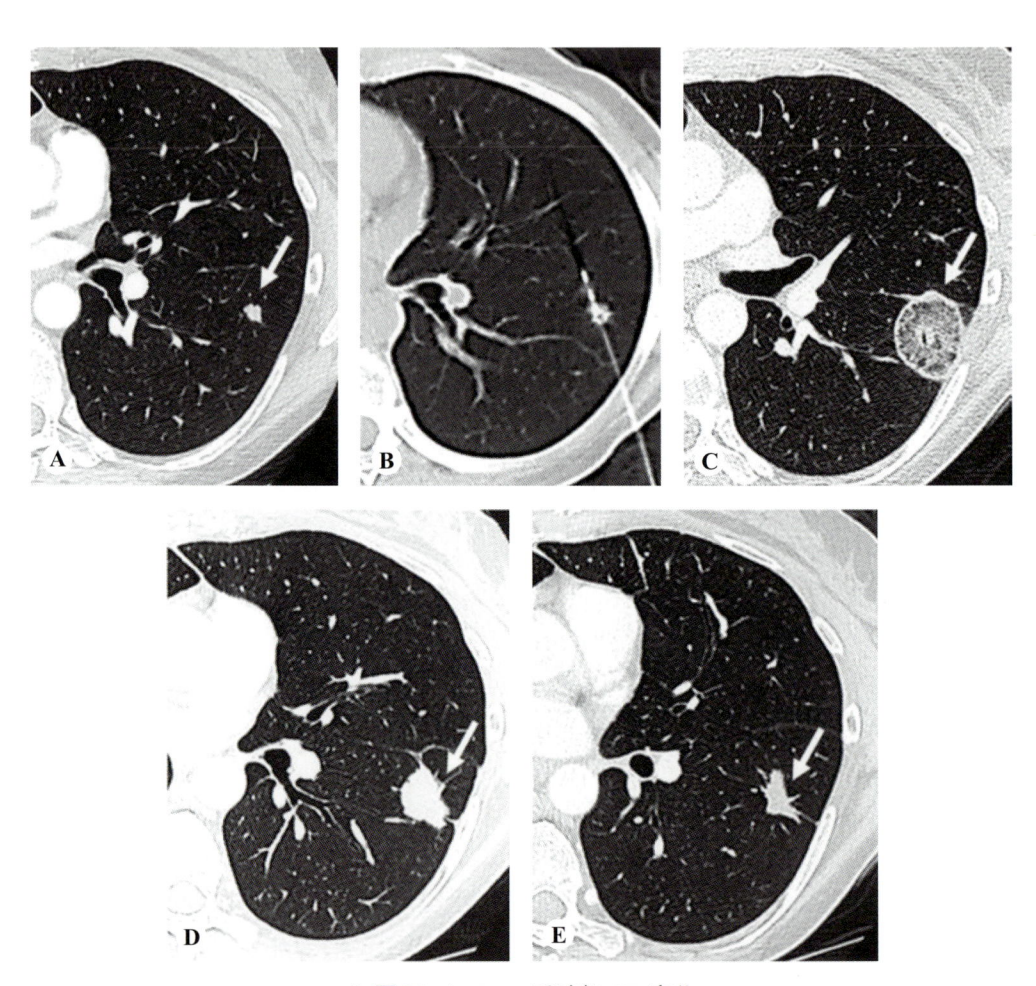

▲ 图20-1 RFA后肺部CT变化

A. 消融前左肺上叶病理证实NSCLC（箭）；B. 经皮穿刺消融术中CT；C. 治疗后1个月显示包绕肿瘤环形GGO（箭）；D. 消融后2个月CT随访，GGO区收缩消融区减小（箭）；E. 消融后6个月，消融后瘤区进一步减小（箭）。GGO. 磨玻璃影；NSCLC. 非小细胞肺癌；RFA. 射频消融

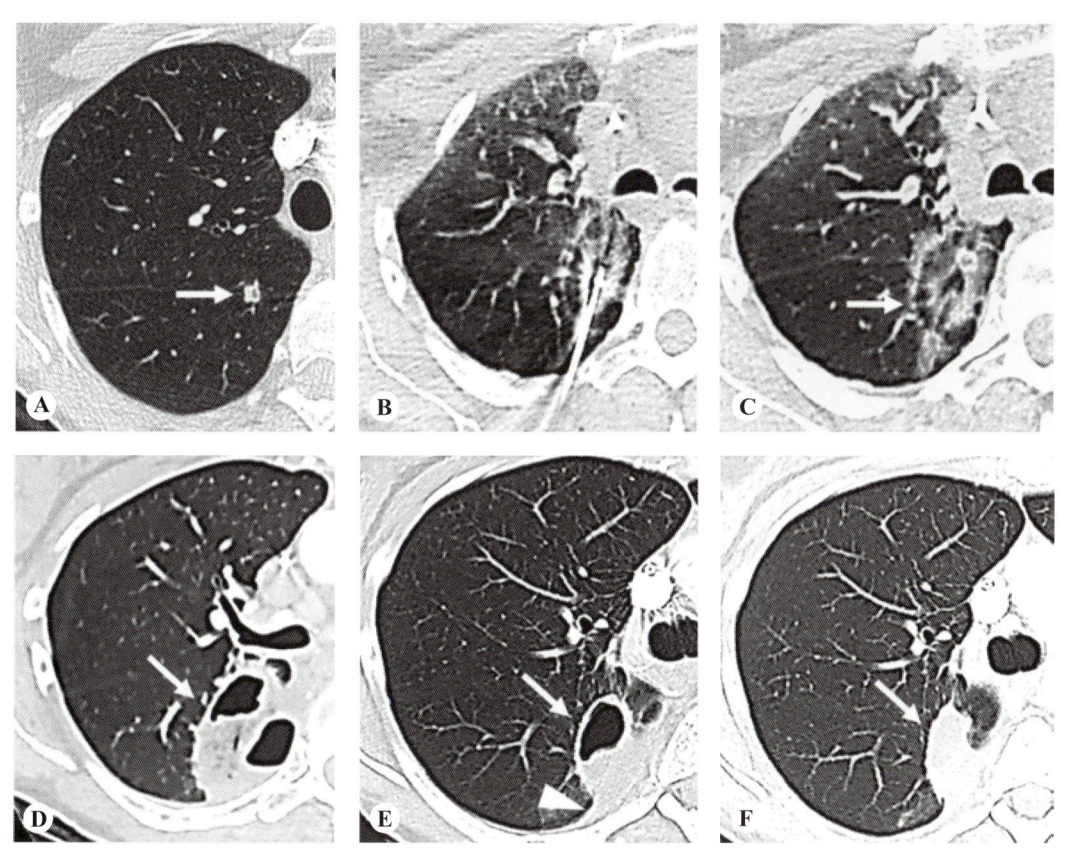

第20章 恶性肿瘤局部治疗后影像学表现
Imaging Findings Following Locoregional Cancer Therapies

▲ 图 20-2 射频消融后肺部轴位 CT 表现：A. 消融前 CT 显示右肺上叶腺癌（箭）；B. 经皮穿刺消融术中 CT 扫描；C. 消融后即刻 CT 显示包绕的磨玻璃影（箭）；D. 1 个月后形成空腔（箭）；E. 3 个月后复查胸膜增厚（箭）；F. 术后 9 个月，空洞消失消融区减小（箭）

形 18- 氟（^{18}F）- 氟脱氧葡萄糖摄取增加（图 20-3）且这一表现持续至术后 2 个月，提示消融后炎症反应。该炎症性 FDG 摄取增强可掩盖潜在的残存恶性组织，导致对残留活性病变的评估受限。通常最高 FDG 摄取量发生于射频消融术后 2 周。大约 2 个月后，摄取水平回落至整成血池水平[28, 29]。术后 1~4 个月，肿瘤消融区包括瘤周及边缘摄取一般呈现混杂的无结节性摄取良性组织水平[19]。肺部结节消融后的其他表现包括一个或多个胸部淋巴结增大及 FDG 摄取增强，术后 2/3 病例 1、6、12 个月随访分别见淋巴结增大及摄取增强表现[30, 31]。

2. 冷冻消融

相较于射频消融及微波消融，冷冻消融区缩小发生得更早、更快[32]。冷冻消融术中，可直观地显示边缘清楚的卵圆形低密度冰球形态，并有

理想的 ≥5mm 圆形边缘，确保完全瘤区灭活（图 20-6A 至 C）。冻融过程中亦可见因血性成分形成的冰球内高密度影。完成末次复温后，消融区域大于肿瘤区并被因反复缺血和出血形成的磨玻璃样凝固包绕。与射频消融（RFA）不同，冷冻消融常于消融区背面形成非对称的磨玻璃影（GGO）影[32, 33]。在第一个 24h，大多数消融区表现为被一更高密度区包绕的楔形或不规则形肺不张[32, 33]。1 周后复查，绝大多数冷冻消融灶表现为结节状，且 80% 在之后的随访中范围无进一步增大，并且因消融灶周围组织肿胀至边缘而呈溶解状[32, 33]。

消融治疗后 1 个月，与消融后即刻表现相比几乎所有消融灶无明显变化或缩小[33]。少数病例可见消融区持续轻微强化，但通常表现为 4 周溶解[32, 33]。1~6 个月随访，消融瘤灶可表现为边界

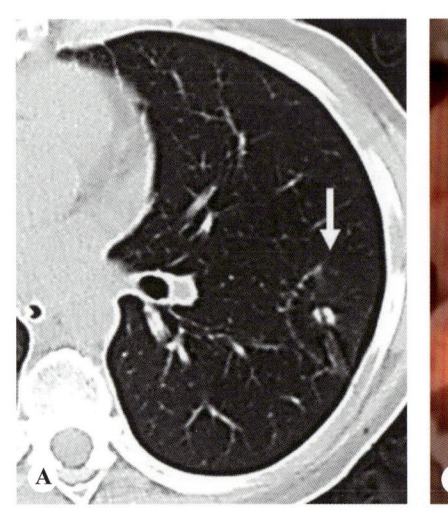

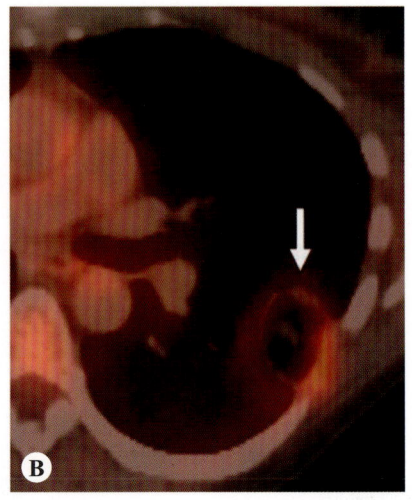

▲ 图 20-3　A. 轴位 CT 像；B. 融合 PET/CT：射频消融后 3 天细磨玻璃环形氟代脱氧葡萄糖摄取增加，提示炎症改变（箭）

清楚结节或"条带状"显示片状 / 条索样密度而无结节形态[33]。冷冻消融后 35%～53% 病例于消融区形成空腔化，并多于 6～12 个月消失[33-35]。

与 RFA 及 MWA 术后表现相同，术后第 1～2 周 PET/CT 不能区分冷冻后炎症反应与肿瘤残留，因此不可能区分肿瘤残留与消融后炎症改变[32, 33]。在首次和第 2 个月复查，FDG 摄取表现多种多样而无特异性，通常近 80% 表现为弥漫或不均匀低度摄取[36]。

（二）肺内复发的可疑影像学表现

1. 复发的 CT 表现

消融后即刻复查未能形成完整环形 GGO 的病例常在随访影像中发现肿瘤复发。尤其值得注意的是，正常肺实质与肿瘤间未能形成 GGO 边界的常易成为肿瘤复发的区域[12, 21, 22]。与消融后即刻扫描相比，治疗区域在随访中逐渐缩小，这一点在随访的前 6 个月尤为重要。这一时间段后，消融灶范围逐渐增大或病变轮廓渐成肿块状，应认为存在肿瘤复发的可能性（图 20-5E 至 G 和图 20-6D 至 F）[12]。消融区出现新的卫星灶或排列的电极针道发生结节状改变提示肿瘤种植性转移[28]（图 20-4）。增强 CT 扫描，消融区强化≥15HU、强化区域大于基线、边缘结节状强化、新增或实性强化范围增大可疑存在活性肿瘤成分[28]。

肿瘤复发常见于消融区，但亦可见于区域淋巴结或者远处转移。消融后 CT 随访可见反应性淋巴结增大，常给局部淋巴结复发的评估带来困难[31, 37]。

2. 复发的 PET/CT 表现

消融治疗后初期（约术后 2 个月），PET/CT 可用于发现肿瘤复发[29, 38]。术后 2 个月后持续或新出现的 FDG 摄取增高、较参考值摄取减少＜60%，或原肿瘤区出现结节性 FDG 聚集提示肿瘤复发（图 20-5 和图 20-6D 至 G）[29, 32, 33, 38]。消融区边缘摄取叠加点状摄取同样提示肿瘤局部复发[19]。除了评估消融后 FDG 摄取水平，有研究发现消融前最大标准摄取值 SUV＜8，可作为提高无病生存期的预测因子[19]。

二、肝脏肿瘤的局部治疗

近几十年来，原发性肝细胞癌（HCC）和肝转移瘤的治疗取得了长足进步。局部区域治疗（LRT）是一种既可以作为根治治疗也可以作为姑息治疗的手段，在适合于这些治疗手段的患者中越来越受重视[1, 39, 40]。据了解，局部消融或经动脉介入治疗后的肝脏恶性肿瘤的影像学表现受到多种因素影响，包括治疗类型、前期治疗的叠加作用和治疗时间、灌注生理学的个体差异及肝硬

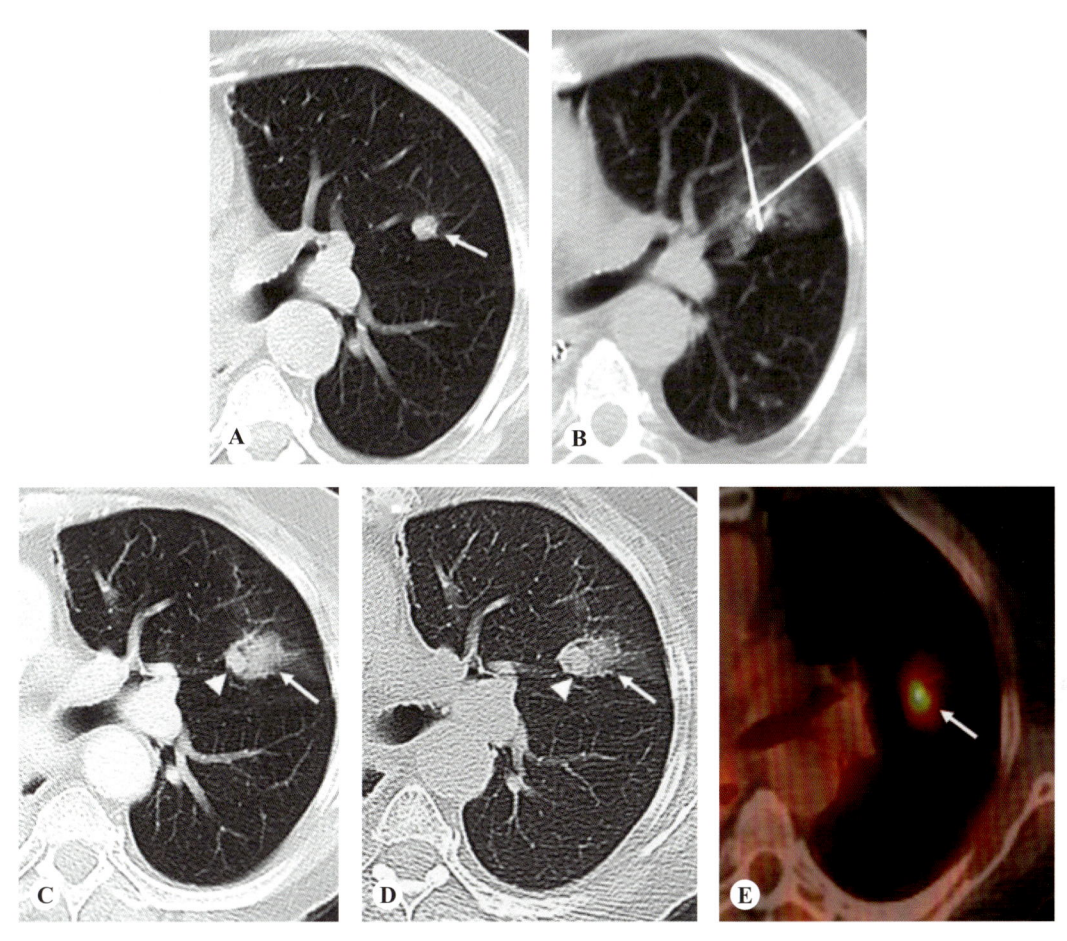

第20章 恶性肿瘤局部治疗后影像学表现
Imaging Findings Following Locoregional Cancer Therapies

▲ 图 20-4 微波消融后复发轴位 CT
A. 消融前左肺上叶病理证实 NSCLC（箭）；B. 经皮穿刺微波消融术中 CT，显示 MWA 电极周 GGO 边缘未能完全包绕瘤灶；C. 消融后 6 个月轴位 CT，显示更大范围 GGO（箭），其内见实性瘤结节（箭头）；D. 术后 9 个月后轴位 CT，显示瘤结节进一步增大；E. 轴位 PET/CT 显示 FDG 浓聚，可疑肿瘤残留存活。
NSCLC. 非小细胞肺癌；MWA. 微波消融；GGO. 磨玻璃影；FDG. 氟代脱氧葡萄糖

化或脂肪肝背景[41]。因此，肝肿瘤治疗后的影像学表现是多样的。

对经局部区域治疗后的肝脏恶性肿瘤进行影像学描述、分析时，放射科医生应该遵从一致的统一术语和标准化报告标准[2,4]。对于肝脏恶性肿瘤患者，美国放射学会（ACR）肝脏影像报告和数据系统（LI-RADS）疗效评价规则（LR-TR）（2018 年版）常被用来对接受治疗后的肝癌治疗反应进行分类，包含不确切、有效、无效，或在图像质量较差的情况下表述为不可评估，影像学表现的不同分类可以告诉我们经过局部区域治疗后肿瘤存活的预期概率[42]。

不同医疗机构的影像学检查时间、方案可能会有所不同，这取决于影像学检查设备的可用性。对于消融治疗后的患者，一些学者建议在消融后 24h 内进行增强 CT 或 MRI 检查[43,44]，而另一些学者则认为需要在术后 1~2 周进行首次影像学检查[45]。后续的影像学检查可以在治疗后 1~4 个月进行，然后可根据个体化情况进行复查，通常每 3~6 个月进行 1 次[46-48]。等待肝移植的患者可能每隔 3 个月需要接受一次影像学检查，直到他们接受肝移植；而那些肝脏继发恶性肿瘤的患者通常由其主治医生制订影像学检查方案[49]。经动脉介入治疗后，作者所在机构的随访 CT 或 MR 影像学检查时间通常与消融治疗平行进行，通常在 1 个月后进行 1 次，并且后续的每 3 个月进行 1 次[43,50]。

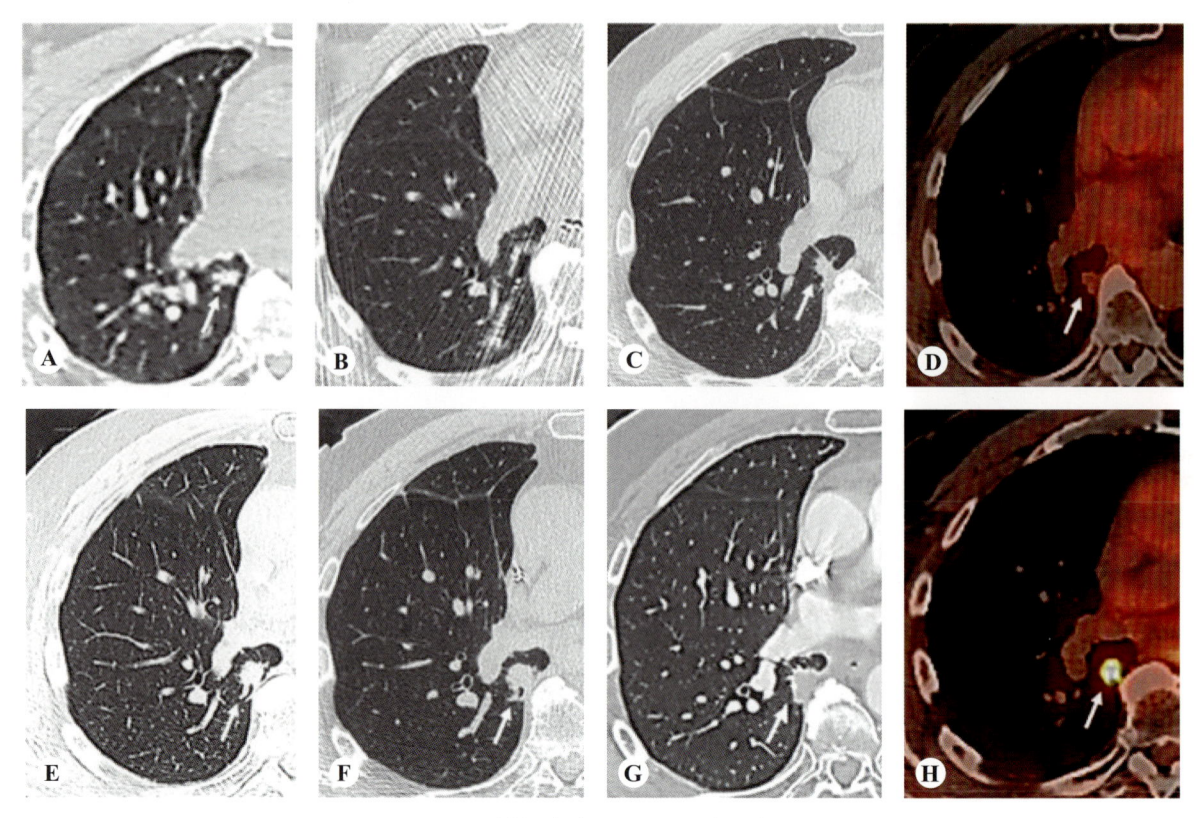

▲ 图 20-5 射频消融（RFA）后复发轴位 CT

A. 射频消融前右肺下叶肿瘤（箭）；B. 经皮 RFA 术中 CT；C. RFA 术后 3 个月瘤结节（箭）；D. PET/CT 显示无氟代脱氧葡萄糖（FDG）浓聚；E. 术后 6 个月 CT 表现；F. 术后 9 个月 CT 表现；G. 术后 11 个月显示瘤结节逐渐增大（箭），显示 FDG 浓聚（箭）；H. RFA 后 12 个月，轴位 PET/CT 可疑肿瘤存活

（一）经动脉介入治疗

1. 经动脉化疗栓塞后的影像学表现

常规基于碘化油的经（肝）动脉化疗栓塞（c-TACE）与空白微球或载药微球（DEB-TACE）栓塞后的影像学表现不同。在 c-TACE 后，需立即进行 CT 检查（不需要静脉造影剂），以确保碘化油成功填充靶肿瘤。

治疗成功的病灶（原发性肝癌或转移瘤）通常表现为明显的高密度（碘化油填充），而碘化油填充较少的区域可能意味着栓塞效果欠佳，也可能是该区域的病灶已经坏死[47]。一般来说，肿瘤内填充的碘化油越多，治疗后坏死和治疗成功的概率就越大[50]。治疗后早期通常因为碘化油的高密度掩盖残余存活肿瘤的强化，导致增强 CT 难以准确地进行疗效评估[51]（图 20-7）。

在 c-TACE 治疗后 1 周内，MRI 的评估效果可能优于 CT，因为碘化油的存在对 T_1 加权信号影响不大。治疗后肿瘤在 T_1WI 上信号增高，T_2WI 信号多数降低，并在 TACE 后即刻形成 T_2 低信号边缘[52-54]。

空白微球或载药微球 TACE 后，由于微球不显影，即刻或早期的 CT 影像通常难以判断肿瘤治疗效果。然而，在约 75% 的大肿瘤中仍可在最初 12h 内看到微球的填充滞留[50, 52]。此外，由于避免了碘化油伪影的影响，空白微球或载药微球 TACE 后的肿瘤坏死情况可由 CT 进行准确评估。

在部分原发或转移性肝癌 TACE 治疗后 1~2 个月的影像中，病灶内可见气体密度影，在 TACE 术后 1 个月，治疗后病灶直径可以轻度缩小[55-57]。此外，由于出血，病灶内可见高 T_1 和多样 T_2 信号。随着时间的推移，病灶逐渐变为均匀的 T_2 低信号。对于接受 TACE 治疗的原发

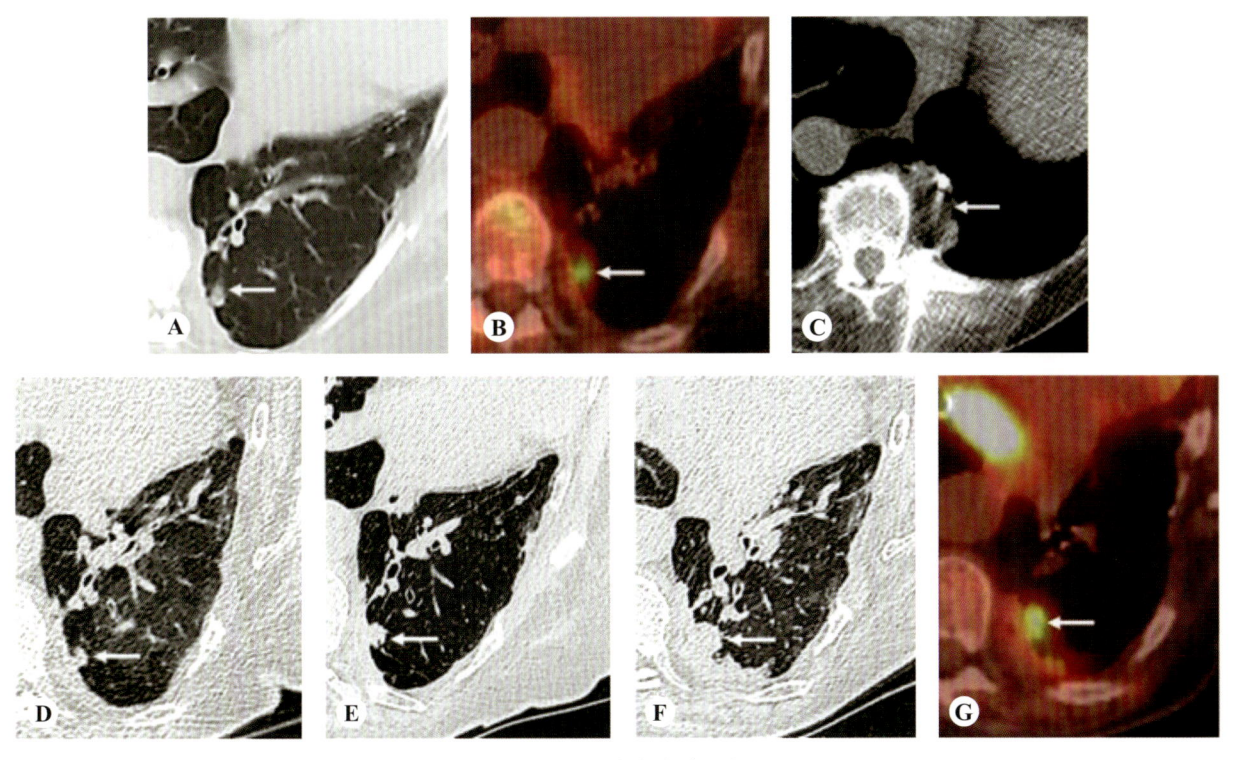

第20章 恶性肿瘤局部治疗后影像学表现
Imaging Findings Following Locoregional Cancer Therapies

▲ 图 20-6 冷冻消融后复发
A. 冷冻消融前 CT 显示 T_1a 期 NSCLC（箭）；B. 轴位 PET/CT 显示病灶 FDG 浓聚（箭）；C. 冷冻消融术中 CT 显示低密度"冰球"（箭）完全包容瘤结节；D. 消融后 4 个月 CT 表现；E. 消融后 9 个月 CT 表现；F. 消融后 12 个月显示消融瘤结节逐渐增大（箭）；G. 消融后 12 个月，轴位 PET/CT 显示瘤结节 FDG 高摄取浓聚（箭）可疑肿瘤复发。NSCLC. 非小细胞肺癌；FDG. 氟代脱氧葡萄糖

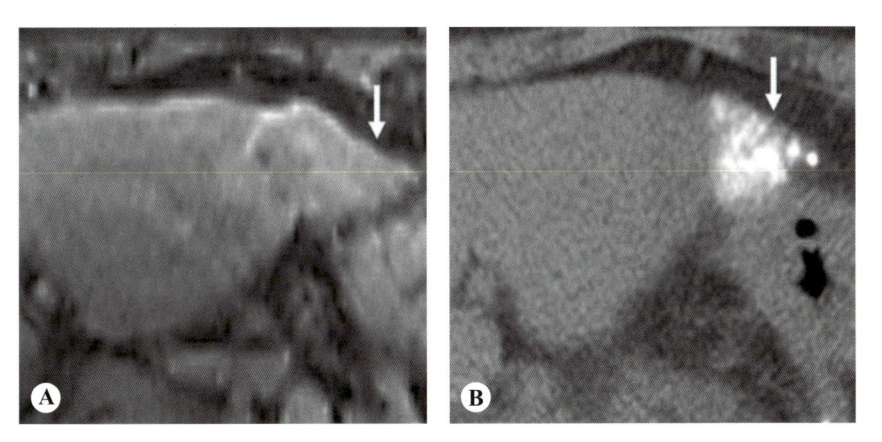

▲ 图 20-7 A. 横断位动脉期 T_1 加权增强 MRI 显示原发性肝癌（箭）；B. c-TACE 后横断位 CT 平扫显示肿瘤内填充高密度影（碘化油）

性肝癌，增强 MRI 显示无强化，肿瘤周围有薄环强化也提示肿瘤坏死和治疗成功[50, 52, 58, 59]（图 20-8）。在 TACE 治疗后的几个月内，由于治疗后炎症引起局部灌注改变可出现瘤周局部实质强化，以及肉芽组织形成导致的边缘强化，并可持续数年[41]。

在弥散加权磁共振成像（DWI）中，由于细胞坏死导致膜通透性增加，治疗后肝肿瘤表观弥散系数（ADC）升高，提示治疗成功[60]。在原发性肝癌和肝转移患者中，TACE 有效者的平均

217

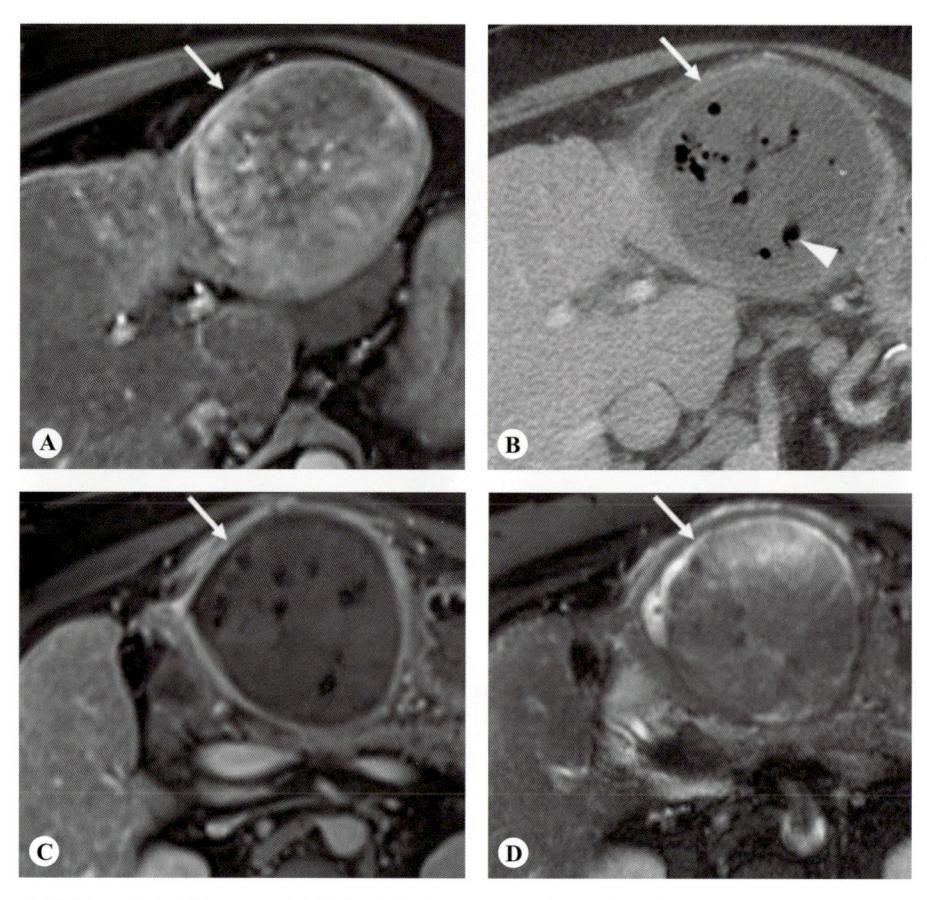

▲ 图 20-8 动脉期 T_1 加权增强 MRI 横断位图（A）显示原发性肝癌（箭）。TACE 后 2 个月，增强扫描门静脉期横断位 CT（B）、增强 MRI（C）和 T_2 加权像（D）显示治疗后的肿瘤呈低强化（箭），肿瘤内不均匀的 T_2 信号和含有气体的病灶（箭头），提示肿瘤坏死，治疗有效

ADC 值明显高于无效者 [57, 61]。

2. 放射性栓塞后的影像学表现

与 TACE 不同，经动脉放射性栓塞（TARE）治疗后的原发性肝癌、转移瘤可能由于水肿和出血，在治疗后 1 个月内出现直径增大。因此，根据直径变化不能直接评估 TARE 的治疗效果 [47, 62-66]。邻近正常肝实质的一过性、区域性灌注改变可表现为边界不清的楔形低或高密度区，以及不同程度的强化（与放射后的非选择性改变有关），这些改变通常在 6 个月内消失 [66, 67]（图 20-9）。

在肝癌 TARE 后的前 6 个月内，接受治疗的肝叶（或段）可出现体积缩小、结构变形和包膜回缩，对侧肝叶可出现代偿性增大 [68]。经 TARE 治疗后，即使在组织学完全坏死的情况下，影像学检查肝癌病灶内仍可存在动脉期强化的小结节（<5mm），但通常在 5~6 个月后消退 [63, 69]。对于接受 TARE 治疗的肝癌，与单独根据肿瘤大小进行评估相比，基于肿瘤坏死（肿瘤内强化缺失）的疗效评估可更准确、更早地预测治疗反应 [62, 63]。在最初的 6 个月内，由于瘤周反应性充血，约 33% 的患者可见血管周围低密度和薄（<5mm）的瘤周边缘强化，可持续长达 6 个月 [63, 70]。

通过 MRI 可发现，在 TARE 治疗后 HCC 可能表现出血管周围和肿瘤周围的高 T_2 信号，水肿，并持续长达 6 个月 [66]。此外，平均 ADC 在术后第一个月内增加（最高可达到近 20%）[71-73]，早于病灶大小的改变。病灶大小的改变发生在 TARE 后的 3 个月。

对于乏血供的肝转移瘤患者，由于增强 CT 或 MRI 影像评估活性病灶价值有限，相比于测

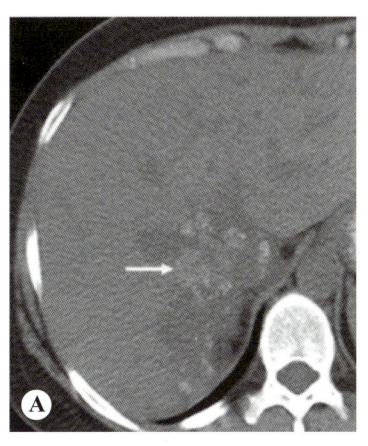

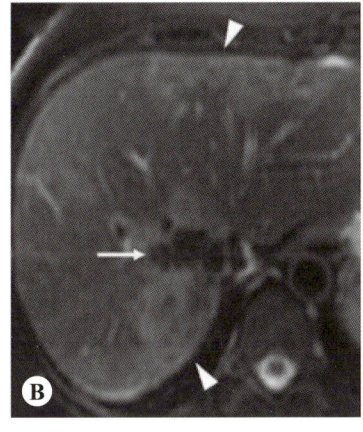

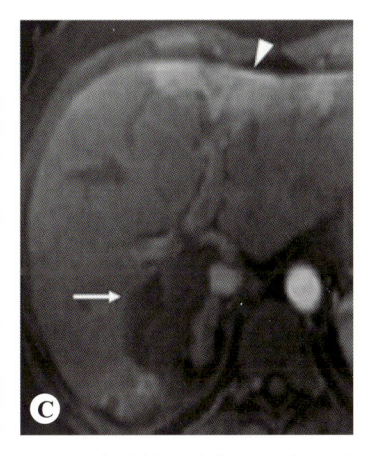

▲ 图 20-9 横断位 CT 平扫（A）显示钙化、低密度的肝转移瘤（箭）。经动脉放射性栓塞后 2 个月的横断位 T₂ 脂肪抑制序列（B）和动脉期 MRI（C）显示，肝脏周围实质（箭头）有边界不清的片状信号异常，治疗后病灶（箭）的大小可能没有变化，可以在不同 MRI 序列上进行观察对比

量大小，PET/CT 显示病灶高代谢的消退或许能更早反应治疗效果[40, 74]。

（二）能量消融

1. 微波消融和射频消融治疗后的影像表现

热消融（微波或射频）后的 24h 内，消融区通常比目标肿瘤大 0.5～1.0cm，以确保获得满意的消融边缘。根据所用电极的类型和数量不同，消融区的形状可以呈圆形、椭圆形或梯形[43, 44, 46, 75]。消融区在非增强 CT 上呈现不均匀的高密度表现，但随着时间延长逐渐呈均匀低密度表现[49]。消融后即刻的消融区内也可产生气体影，通常在 3 个月内吸收[46, 76, 77]（图 20-10）。消融区中央还可看到圆形或线样高密度改变（代表电极周围细胞破坏比邻近实质相对更大），并可持续长达 7 个月[43]。

高达 80% 的病例会伴有持续长达 1 个月的一条边缘增强的薄环消融区，代表瘤周正常实质的充血性改变[43, 76, 78]。在射频消融结束即刻，多达 25% 消融区可见楔形或地图样增强，代表一过性动 - 门静脉分流，通常在 1 个月内消退[76]。消融区范围在治疗后 1 个月通常比治疗后即刻收缩约 20%[45, 76]。在 2 个月时，大多数情况下，平扫 CT 图像显示治疗区域表现为低密度或不均匀的密度减低，并包含没有明显增强的高密度病灶。在 4 个月时，消融区大小可能比治疗后即刻缩小

约 50%[43, 50]。在 6～12 个月时，治疗后的消融区体积可减少多达 90%，并可见纤维化和非强化瘢痕形成[49, 79]（图 20-11）。

热消融后即刻，在 MRI 影像可观察到消融凝固性坏死区呈不均匀 T₁ 和 T₂ 信号增高。在消融区周围可看到最长持续约 6 个月的继发于周围组织水肿和热损伤的薄而均匀的高 T₂ 信号和边缘信号增强，同时可见消融针道处细长线样的轻度高 T₂ 信号[43, 50]。

肝细胞癌（HCC）热消融后 1 个月，消融区可表现为 T₂ 信号降低以及无强化，表示治疗效果满意[50]。在 2～6 个月时，消融区 T₁WI 图像逐渐趋于等或低信号。在 T₂WI 上，消融区可能表现出信号进一步降低。消融后 6 个月内的增强扫描中可看到消融腔周围的边缘强化，然后逐渐减少[43, 78, 80]。

PET/CT 通常在肝转移瘤热消融后的 3 天内出现消融区外围平滑、对称的 FDG 摄取，并持续长达 6 个月[81, 82]。

2. 冷冻消融后的影像表现

冷冻消融过程中和结束后即刻，冷冻冰球在 CT 图像上表现为低密度。在冷冻消融后 24h 内，MRI 图像上表现为一低强化消融区[83, 84]。在冷冻消融后 1～3 个月，消融灶边缘可被低 T₁ 和 T₂ 信号的纤维囊包围，并在增强扫描延迟期呈明

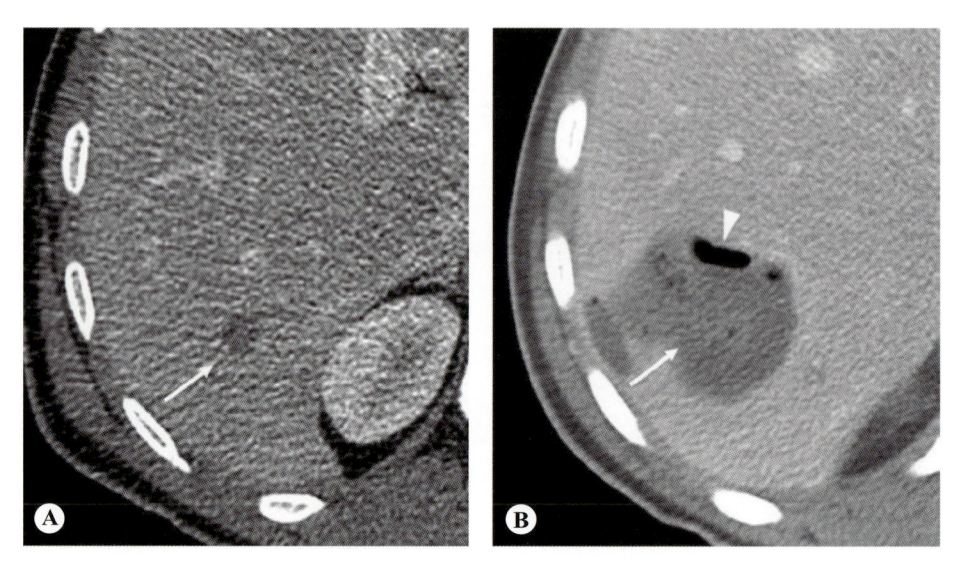

▲ 图 20-10 横断位 CT 门静脉期影像

A. 乏血供转移瘤（结直肠来源）（箭）；B. 射频消融 2 个月后肿瘤部位（箭）出现扩大的低密度坏死区伴有瘤内气室形成（箭头）

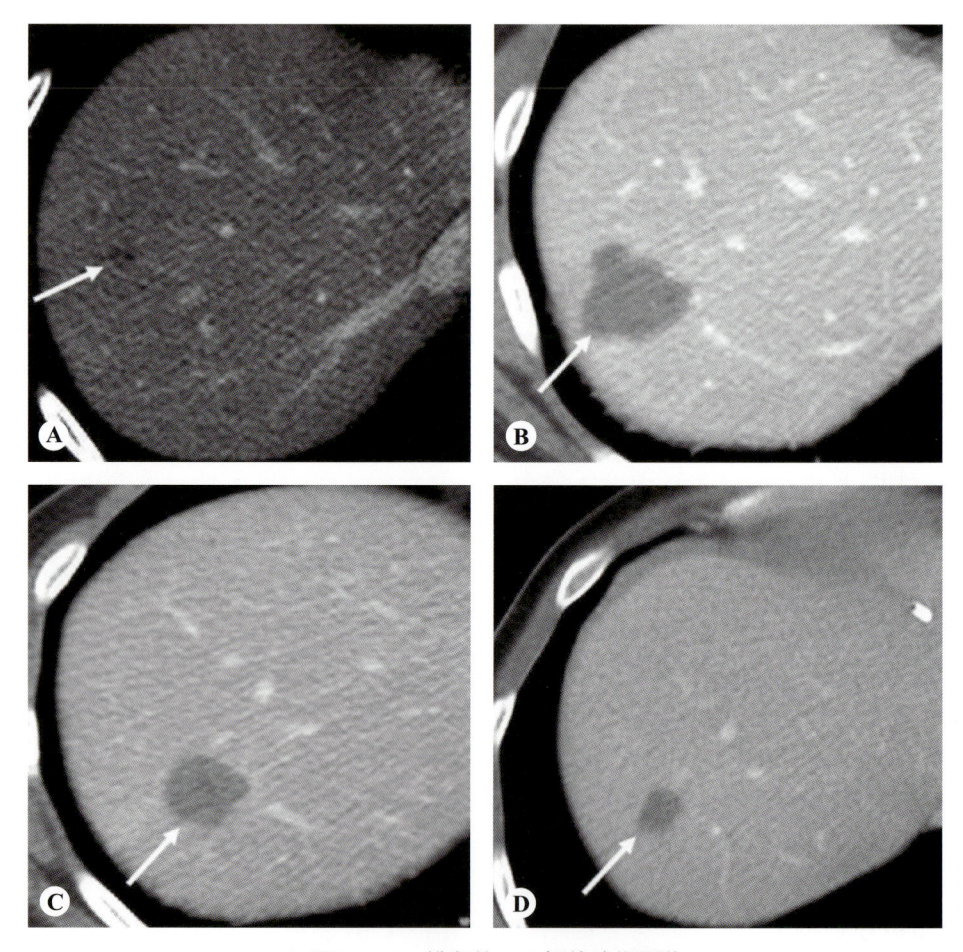

▲ 图 20-11 横断位 CT 门静脉期影像

乏血供结直肠癌肝转移瘤（A，箭），RFA 治疗 3 个月后（B）出现扩大的低密度坏死区（箭），在 5 个月（C）和 8 个月后（D），坏死区逐渐减小显强化[84, 85]。冷冻消融区随时间延长，肿瘤的缩小较 RFA 更快，在 2~4 个月时横截面积平均减少 56%[84]。在长期随访中，消融区可以完全吸收消失[83, 86]。

3. 不可逆电穿孔治疗后的影像表现

不可逆电穿孔（IRE）后 48h 内，CT 显示消融区范围会先增加后收缩，然而在大约 12 周内，大多数患者的消融区内仍然可见已消融的目标病灶[87]。

IRE 后即刻的 MRI 显示消融区呈现均匀的 T_2 高信号。IRE 后 24h，消融区呈信号减低，以中、低信号为主，伴有高 T_2 信号边缘。在钆增强成像中，可观察到动脉期边缘强化环。大多数（95%）患者的 T_2 高信号边缘会在 3 个月内消退[87, 88]。伴有肝硬化的 HCC 患者在 IRE 后，T_2 高信号和外周动脉强化环可能持续较长时间（长达 4 个月），这可能是由于肝硬化引起的肝脏愈合能力下降所致[89]。

（三）局部 - 区域治疗后残留或复发肿瘤的影像表现

1. 局部 - 区域治疗后残留或复发的肝细胞癌

常规 TACE 后复发或残留的 HCC 在治疗后 1~2 个月难以用 CT 评估，因为碘油伪影的高衰减会掩盖任何潜在活性肿瘤的强化[56]。在后期（>3 个月）的监测中，随着伪影的减少，可能更容易识别出可疑的活性肿瘤增强。

在空白微球栓塞或载药微球栓塞（DEB-TACE）后，残留或复发的 HCC 在 CT 或 MRI 上表现为经治病变周围结节状、团块状或厚的不规则组织，包括任何动脉期明显强化（APHE）特征，如快进 - 快出表现或与治疗前病变相似的强化特征，可根据 LI-RADS 2018 版进行残余或复发肿瘤的诊断[41, 51]（图 20-12）。

在 HCC 行经动脉放射性栓塞（TARE）后，病灶内动脉期明显强化（APHE）和快进 - 快出表现可持续长达 6 个月，之后会随着时间延长而减弱。然而分水岭区域（两个血管走行之间）出现逐渐增大且强化的结节（通常>5mm），怀疑是未充分治疗的肿瘤，这与放射栓塞微球在治疗时的不规则分布有关[63]。

MRI 成像的 DWI 序列有助于评价经 TACE 治疗的 HCC 疗效不明确的病例，因为治疗后 ADC 信号不变（或降低）可能是治疗反应欠佳的结果[61]。

在 HCC 热消融后，消融边缘的多平面评估（使用冠状面和矢状面重建）已被证明可以提高热消融后检测肿瘤活性的灵敏度，因为多平面评估有助于减轻横断位观察造成的部分容积效应误差[90]。

2. 局部 - 区域治疗后残留或复发的乏血供转移性肝肿瘤

TACE 治疗乏血供转移瘤后，通过评估强化检测肿瘤复发不甚可靠。然而，形态学变化（如新的或增加增厚的壁结节）可提示复发，伴或不伴细微的强化改变[41, 45]。由于肿瘤强化不易观察，PET/CT 和 MRI 的 DWI 序列已被用于帮助评估经放射微球栓塞的乏血供型转移瘤的残留 / 复发性疾病[40, 91]。

在对乏血供转移瘤热消融后，消融区的形态学变化，可能提示出现肿瘤复发，如消融区与周围正常肝实质交界处光滑边缘处的占位性结节[49, 77, 79, 92]（图 20-13）。此外，如果消融区没有按预期减小，或随着时间的推移逐渐增加，则应考虑复发或肿瘤残留[43]（图 20-14）。值得注意的是，如果消融区紧靠直径>3mm 的血管，由于热沉效应，可能更容易出现肿瘤残留或不全消融。因此，在后续复查中仔细评估邻近大血管的区域更为重要[93]。

3. 评估局部 - 区域治疗后残留或复发肿瘤：通过 MRI 和 PET/CT 检查

热消融后 4 个月内，MRI 比 CT 检查原发性或转移性肝肿瘤的局部复发更敏感，尤其是 T_2WI 序列对于肿瘤评估的特异度。相比于消融区的 T_2 低信号，残留或复发的肿瘤呈局灶性、偏心或结节性的中度高 T_2 信号（低于囊液信号）[78]。热消融后，如果病灶呈现 T_2 等信号或异常的高信号而不好判断是否存在肿瘤活性成分时，我们还可以根据 DWI 信号来判断是否有残留或复发病灶，残

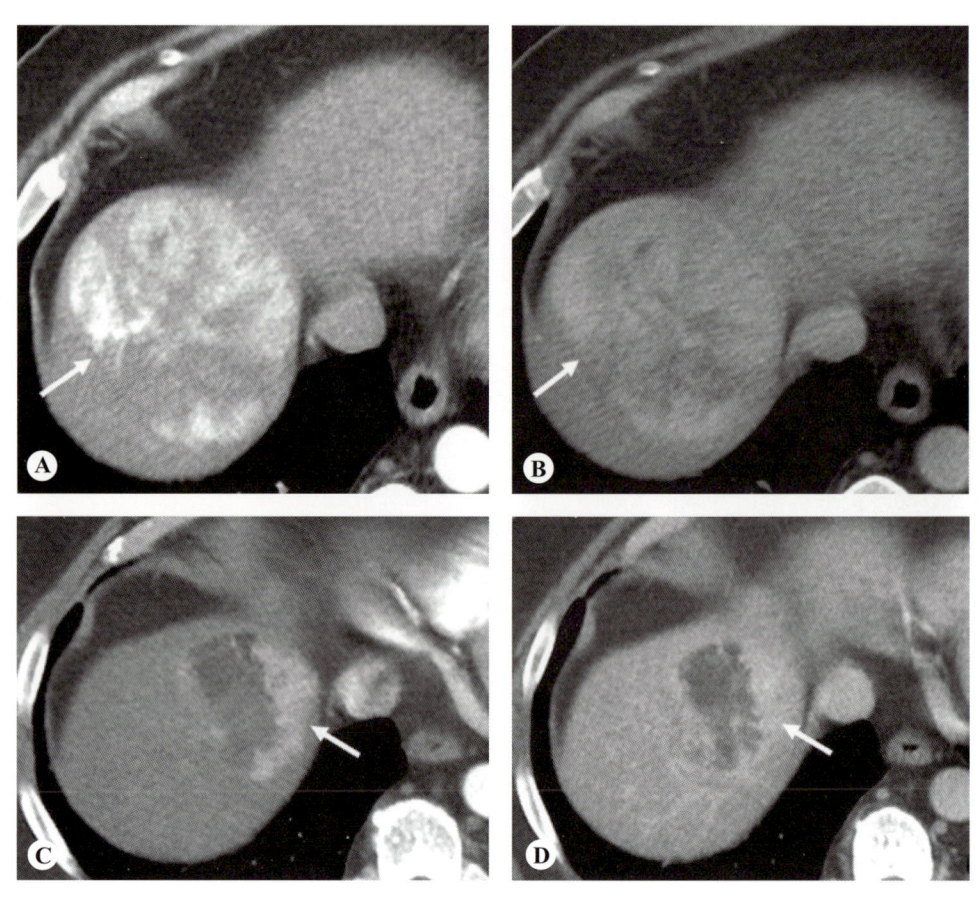

▲ 图 20-12 横断位动脉期（A）和门静脉期增强 CT（B）显示治疗前肝细胞癌（箭）；在空白微球栓塞 1 个月后横断位动脉期（C）和门静脉期 CT（D）复查显示，在动脉期呈现不对称结节形的环状强化外圈，在门静脉期强化程度减退（箭），提示残余活性肿瘤

留或复发病灶显示为弥散受限——DWI 高信号（尤其是如果治疗前肿瘤也表现为弥散受限）[78]。然而，DWI 的局限性包括空间分辨率差和特异度差[94]。在 DCE-MRI 上，减影成像可以帮助区分血流的固有 T_1 信号与消融区中强化的活性肿瘤[49, 86]。

PET/CT 可用于评估乏血供肿瘤热消融后的肿瘤复发。虽然在治疗后 6 个月内仍可以看到消融区的炎性代谢摄取，但如果出现前 6 个月消融区外周的摄取增加或 6 个月后消融区的新代谢摄取，考虑存活肿瘤的可能性[81, 82, 95]（图 20-13 和图 20-14）。

三、肾脏肿瘤的消融

对于占位限于肾脏内部、≤4cm 的 T_1a 期的小病灶的肾细胞肾癌（RCC），局部消融治疗越来越被认为是肾脏部分切除的适宜替代方案，尤其是对于合并有其他内科疾病不适宜行外科手术干预的患者[96, 97]。目前业界尚未形成针对肿瘤热消融后的随诊时间点的指南，但根据治疗后第一年随诊的几项横断面研究的结果显示，应在治疗后每 6～12 个月进行一次随诊，持续到术后 5 年[96, 98, 99]。随访方式可选择 CT 或 MRI。腹部放射学会热消融后随诊的 CT 扫描方案为平扫及肾实质期（对比剂注射后 90s），延迟期（对比剂注射后 7min）是非必要的，而一些学者主张皮髓质期（对比剂注射 30s）的扫描对于 CT 或 MRI 均是必要的[100, 101]。

（一）射频消融术后的影像学表现

1. CT

在射频消融的过程中，消融的肾脏肿瘤可以

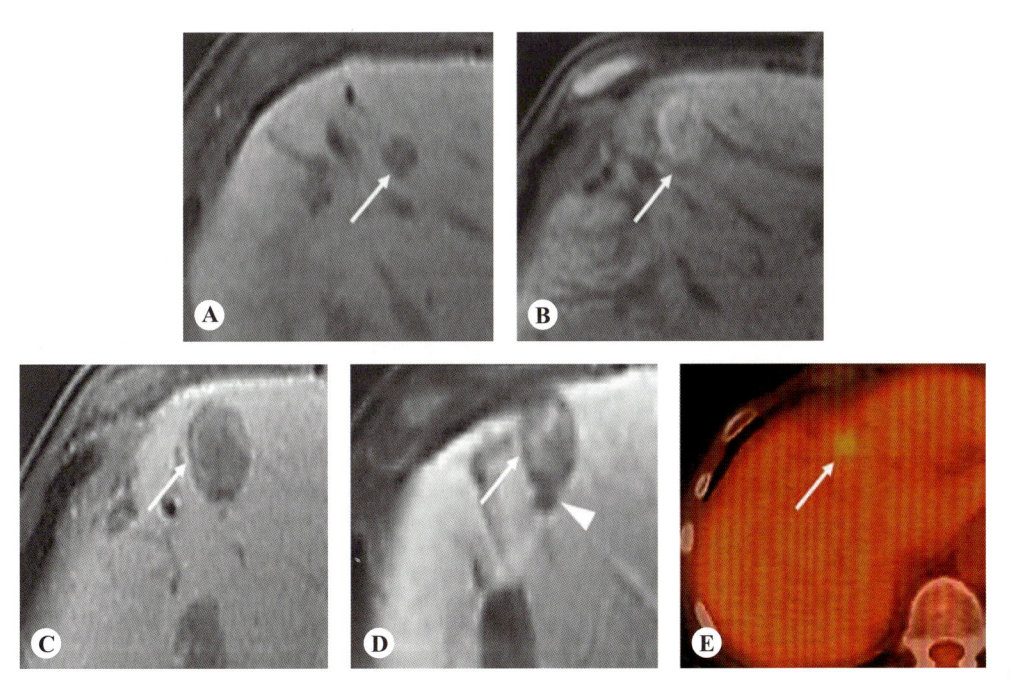

第20章　恶性肿瘤局部治疗后影像学表现
Imaging Findings Following Locoregional Cancer Therapies

▲ 图 20-13　A. MRI 横断位平扫 T_1 加权显示 RFA 前的结直肠癌肝转移瘤（箭）；B. RFA 后即刻 MRI 平扫横断位 T_1 加权显示与消融区凝固性坏死一致的信号增加；C. 4 个月后 MRI T_1 加权显示消融区信号降低，与治疗后消融区变化一致；D. 6 个月时，MRI 轴向 T_1 加权增强显示消融区边缘的新结节（箭头）怀疑复发性肿瘤；E. PET/CT 显示结节呈 FDG 摄取增加（箭），进一步证实肿瘤复发
FDG. 氟代脱氧葡萄糖；RFA. 射频消融

出现稍低密度。在消融后 4 周的时间内，可以出现肾周的脂肪和筋膜的增厚。肾周或包膜下可能出现小的血肿，这可能与静脉注射造影剂后产生的造影剂自限性的外渗相关[102]。此外，治疗过程中产生的高温，可能使肿瘤和周围组织内形成局限性的气体影[103]。

在射频消融治疗后，肾脏肿瘤可能即刻出现体积增大，部分原因是因为出血，在平扫 CT 上与正常的肾实质相比，密度显示为强化减低[104]。在静脉注射造影剂后，增强的半影（penumbra）可沿消融边缘清晰显示灭活组织和有活性组织之间的边界[105]。

在射频消融后的前 3 个月内，在消融区内可以观察到低强化的肉芽组织（通常强化≤10HU），可能被误诊为肿瘤的复发。随后的 3~6 个月增强 CT 上可以观察到消融区的强化逐渐减弱[106]。消融区的形状可能是多种多样的，可以是圆柱形或球形，这主要取决于选择的消融系统以及是否

进行了重叠消融[92]。消融后 6 个月的随诊中，可以观察到部分消融的肿瘤大小保持不变，部分可以出现体积的减小，最多可以减小约 30%[107-110]。

在 6 个月之后的随访中，消融治疗后的肿瘤在平扫 CT 上可以表现为中心低密度。在静脉注射造影剂之后，肿瘤可以表现为无强化或轻度强化（＜10HU）的软组织密度，周围可见较厚的脂肪层及较薄的纤维组织包绕，呈现"牛眼状"或"晕状"。在约 75% 的病变，尤其是外生性或周围性的病变，在治疗后会伴有邻近的肾实质萎缩[102]。对于中心性或内生性的病变，随着时间的推移，在肿瘤和周围正常肾实质之间可能发生脂肪的失活。此外，随着消融治疗后肿瘤的逐渐缩小，脂肪组织可以在消融中心与周围正常肾实质中散在分布[103, 111]。

2. MRI

在射频消融治疗后，由于凝固性坏死的产生，导致消融肿瘤在 MRI 的典型表现为 T_1 信号

223

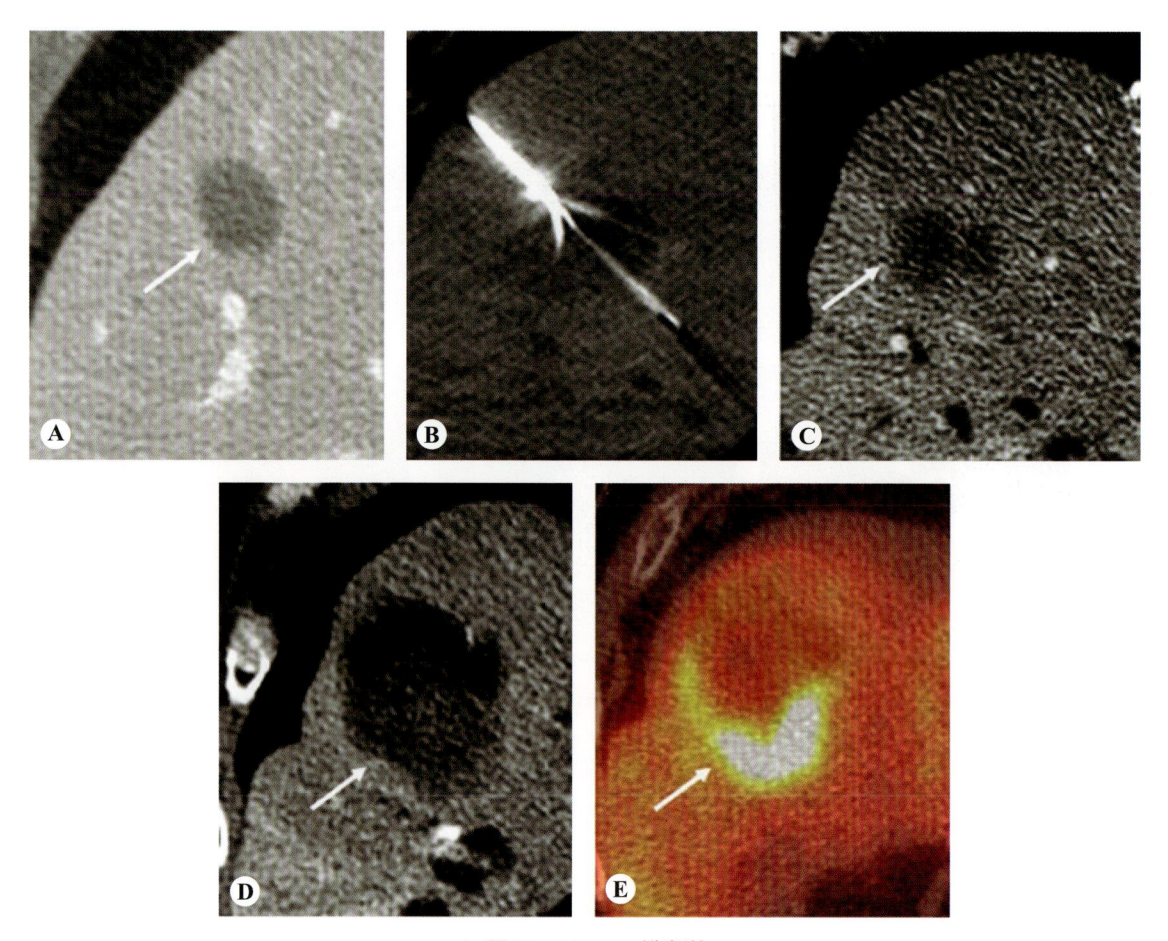

▲ 图 20-14 CT 横断位

A. 门静脉期增强 CT 显示低强化转移瘤（箭）；B. 微波消融治疗；C. 2 个月后，增强 CT 显示治疗后病灶无强化（箭）；D. 6 个月后，增强 CT 显示明显增大的消融区，病变周边（箭）有边界不清的软组织影，怀疑肿瘤复发；E. 横断位氟代脱氧葡萄糖（FDG）PET/CT 显示沿消融区边缘高代谢 FDG 摄取（箭），与增强 CT 显示肿瘤复发一致

升高，T_2 信号减低[108, 112]。在射频消融治疗后的第一个月内，由于血液产物的累积，消融区内可以存在异质性信号和 T_1 信号的持续增高。而在 T_2 加权序列（T_2WI）上，由于坏死组织的演变，消融区可以显示为混杂的 T_2 信号。在图 20-15A 至 D 上可以看到 T_2 信号的不均匀性，表现为周围信号不均匀的减低和内部小片状的 T_2 高信号[102, 103, 108, 109]。在静脉注射钆对比剂后，消融后即刻到消融后 3 个月后，可以见到边缘的良性强化[103, 113]。热消融不足以导致消融区周围的组织中的细胞死亡，但会导致邻近消融区的实质内出现反应性充血[102]。

消融后 2~6 个月的随访中，消融后的肿瘤表现为无强化，同时出现更均匀的 T_2 信号减低。在同相位和反相位的成像中，可以见到消融区周围清晰的低信号边缘[103, 108, 109]。消融区周围也可以出现 T_1 和 T_2 的低信号晕圈[102]（图 20-5E 和 F）。

（二）冷冻消融术后的影像学表现

1. CT

与射频消融相比，肾肿瘤冷冻消融治疗后 CT 表现稍有不同。冷冻消融过程中，当肿瘤被冷冻时，在平扫 CT 上可以看到冷冻探头周围清晰的低密度区，即冰球（ice ball），因此在术中可以"雕刻"出更满意的消融区（超出肿瘤边缘 0.5cm）[102, 114]。在多次冷冻循环治疗并取出冷冻探头后，即刻和后续短期随访的平扫 CT 影像中可以持续出现边界清晰的低密度影，其内通常包含比射频消融更明显的出血[102]。

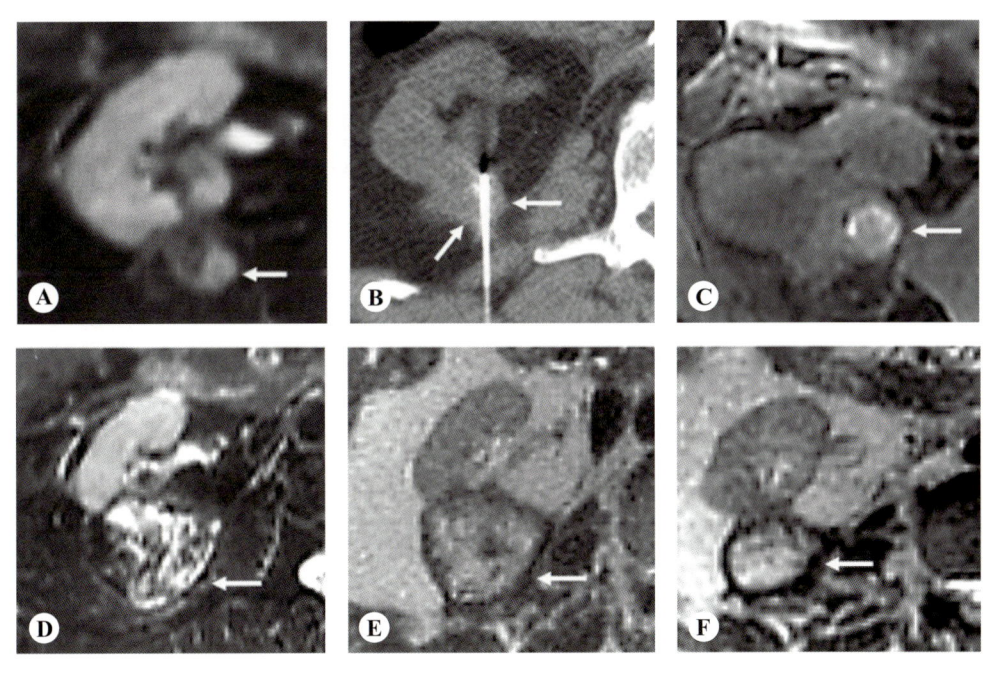

第20章　恶性肿瘤局部治疗后影像学表现
Imaging Findings Following Locoregional Cancer Therapies

▲ 图 20-15　射频消融后预期的影像改变

A. 消融前的肾脏 MRI 影像，示外生性肾皮质肿瘤（箭）；B. 平扫 CT 示术中消融针与肾占位相对位置（箭）；C. 术后 1 周 MRI 影像，由于凝固型坏死和出血，消融病灶区域内 T_1 信号增加（箭）；D. 术后 1 个月，T_2 信号不均匀升高（箭）；E. 术后 4 个月，消融区逐渐缩小，边缘见 T_2 高信号区（箭）；F. 术后 6 个月，消融区进一步缩小，边缘 T_2 高信号区更清晰（箭）

在增强 CT 上，与射频消融相比冷冻消融边缘更常见薄边缘强化[115, 116]。消融区内部可以呈现与射频消融类似的低强化（＜10HU）[117, 118]。在冷冻消融后的长期随访中，约 20% 的肿瘤可能存在残余的强化。当这些残余强化不再被判定为残余肿瘤时，后续应该以更高分辨率的扫描进行随访[119, 120]（图 20-16 A 至 E）。

与射频消融相比，冷冻消融治疗后的肿瘤体积缩小的程度更明显[114, 116, 121]。一项研究显示，在术后 36 个月的随访中，尺寸缩小比例的中位数为 75%。如果消融肿瘤的体积变化不明显，则应怀疑肿瘤局部的残留或复发[122]。在冷冻消融随访过程中，极少会见到脂肪坏死。与肿瘤复发的随访类似，需要靠活检明确是否存在恶性的复发[123]。在更长时间的随访中，冷冻消融也可以出现与射频消融后消融区类似的脂肪坏死、组织变性中的营养不良钙化[107]（图 20-16F）。

2. MRI

在 MRI 引导下进行冷冻消融的过程中，冷冻探针周围形成的冰球在 T_1WI 和 T_2WI 序列上均显示为清晰的信号空洞[103, 117, 118]（图 20-17）。冷冻消融后，在 T_1WI 和 T_2WI 序列上可以即刻呈现出信号的改变。在消融区内出血的改变，在 T_1WI 上呈现等信号或高信号。冰球在冷冻消融后第 1 天可以增大，在消融术后 3 个月开始逐渐收缩[116, 121, 124]。

冷冻消融术后 1~3 个月，消融区相对周围正常肾脏组织表现为相对低 T_1WI 信号，而 T_2WI 也表现为低信号，边缘区可表现为 T_2WI 高信号[124, 125]。在钆对比剂增强磁共振上，良性病变消融区也可以出现类似 CT 影像上环形强化的征象[103, 116, 119, 120]。在 DWI 上，消融后 3 个月内均可表现为高信号（表观扩散系数相应减低），随着时间的推移，DWI 信号将逐渐减低，并在大约 2 年之后转变为低信号[122]。在长期随访观察中，大多数冷冻消融后的肿瘤会慢慢减小。在一个随访队列中，大约 1/3 的肿瘤在消融后 24 个月后消失[121]（图 20-18）。

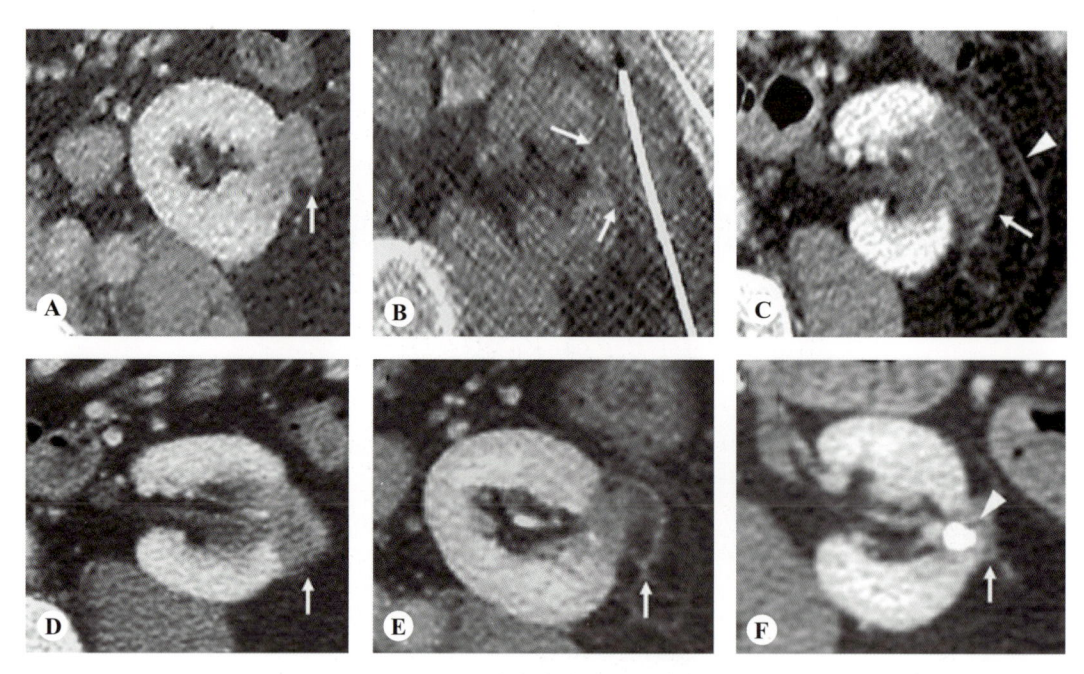

▲ 图 20-16　冷冻消融后预期影像改变

A. 消融前 CT 轴位影像（肾实质期）可见一个外生性肿块（箭）；B. 消融术中平扫 CT 是肿瘤内消融针和低密度的"冰球"（箭）；C. 冷冻消融术后 2 周 CT，显示低强化消融区域（箭），其内包含轻度强化肉芽组织及 Gerota 筋膜增厚（箭头）；D. 消融后低强化区进一步缩小（箭）；E. 消融区可见高密度光晕（箭）；F. 消融术后 2 年，治疗后肿瘤部位实质萎缩（箭），消融区内另可见营养不良钙化（箭头）

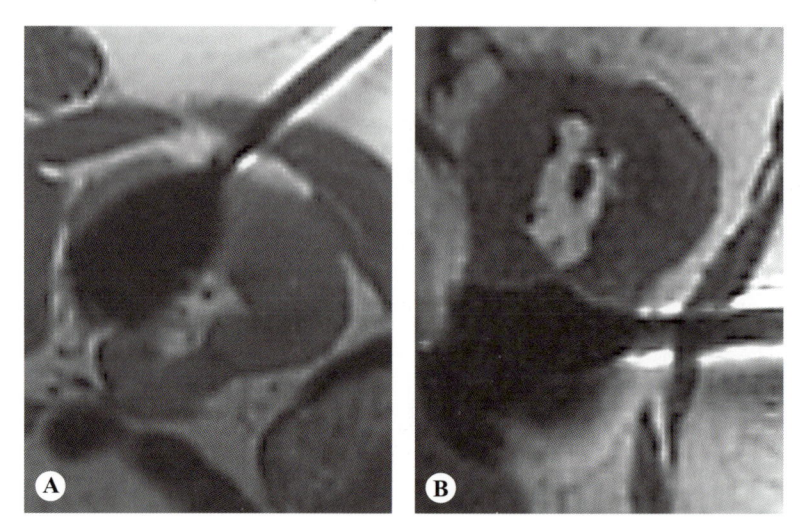

▲ 图 20-17　冷冻消融术中轴位（A）和冠状位（B）T_1 加权成像显示信号空洞为冷冻探针周围"冰球"

（三）可疑复发肿瘤的影像学表现

在随访过程中，复发肿瘤生长缓慢有时难以发现，5%～11% 的患者可见残留或复发的肿瘤的征象。大多数复发的情况在治疗后的 12 个月内发现（范围为 1～68 个月）[100, 102, 114, 116, 126]。复发肿瘤在增强影像上最可能的两个特征是消融区的扩大和新发的强化结节，大多数（约 65%）复发位于沿着消融沈面的消融区边缘[100]。此外，在消融后的 6～12 个月时的影像学监测中，如果有区域增强后强化超过 20HU，则应该怀疑局部肿瘤复发[101, 106, 107]（图 20-19）。

消融后的良性改变表现为同心圆对称、内

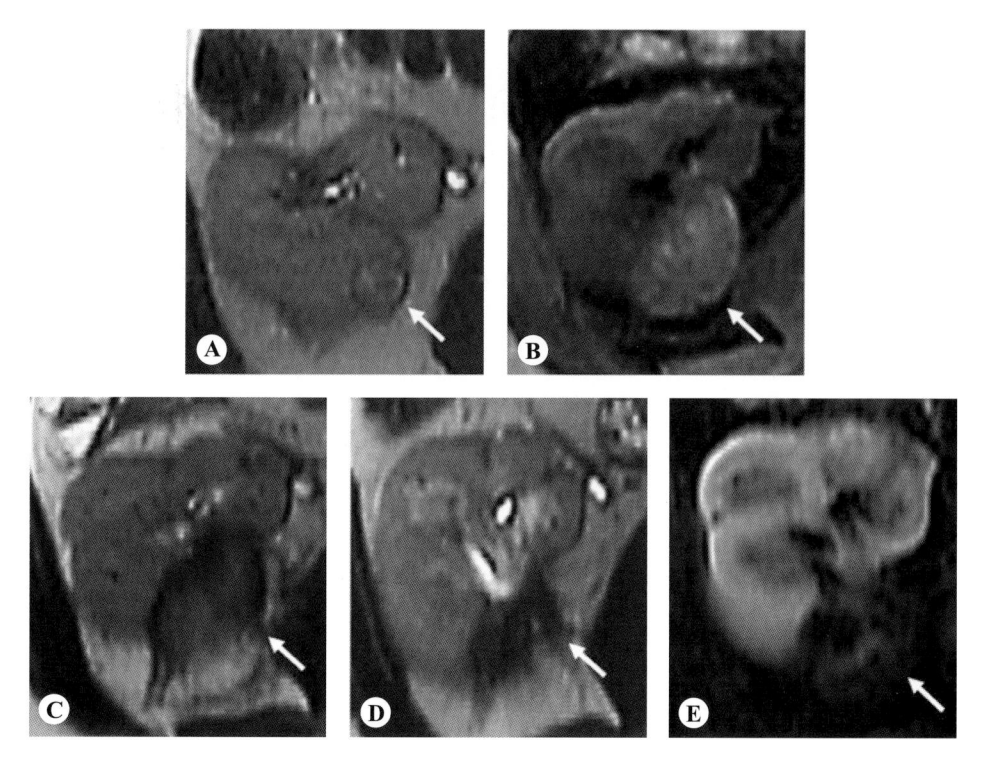

第20章 恶性肿瘤局部治疗后影像学表现
Imaging Findings Following Locoregional Cancer Therapies

▲ 图 20-18 冷冻消融术后 MRI 影像正常演变
A. T_2 加权成像示外生皮质肿瘤（箭）；B. 消融 5 天后，脂肪饱和 T_2 加权序列，显示不均匀增高的 T_2 信号（箭）；C. 消融 3 个月后，消融区范围减小，T_2 加权信号减低（箭）；D. 消融 6 个月后，消融区范围进一步缩小，T_2 加权信号进一步减低；E. 消融术后 6 个月，轴位增强后 T_1 剪影序列显示消融区内无明显强化区（箭）

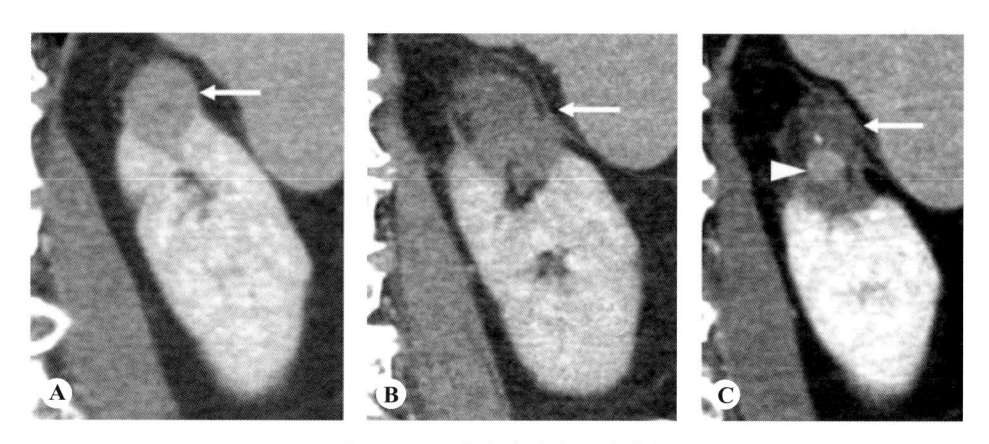

▲ 图 20-19 冷冻消融术后肿瘤复发
A. 消融前冠状位肾实质期 CT 显示左肾上极部分外生肿瘤（箭）；B. 消融后 6 个月冠状位肾实质期 CT 示消融后消融区低强化（箭）；C. 再随访 6 个月的 CT 示消融区进一步缩小，但可见新生强化结节（箭头），考虑肿瘤复发

边缘光滑，而残余肿瘤表现不同，表现为局灶性、不规则结节状的强化，而且会时间逐渐增大 [14, 102, 126]（图 20-20）。值得注意的是，尽管复发的征象在增强后的几个期相均可发现，但热消融后的复发征象在皮 - 髓质期（30s）最为明显 [100]。尽管局部强化和结节是肿瘤复发的影像学征象，但在治疗后 6 个月对消融区进行活检的结果显示近 50% 的肿瘤复发在 CT 及 MR 影像上未见明确

227

▲ 图 20-20 冷冻消融后肿瘤复发

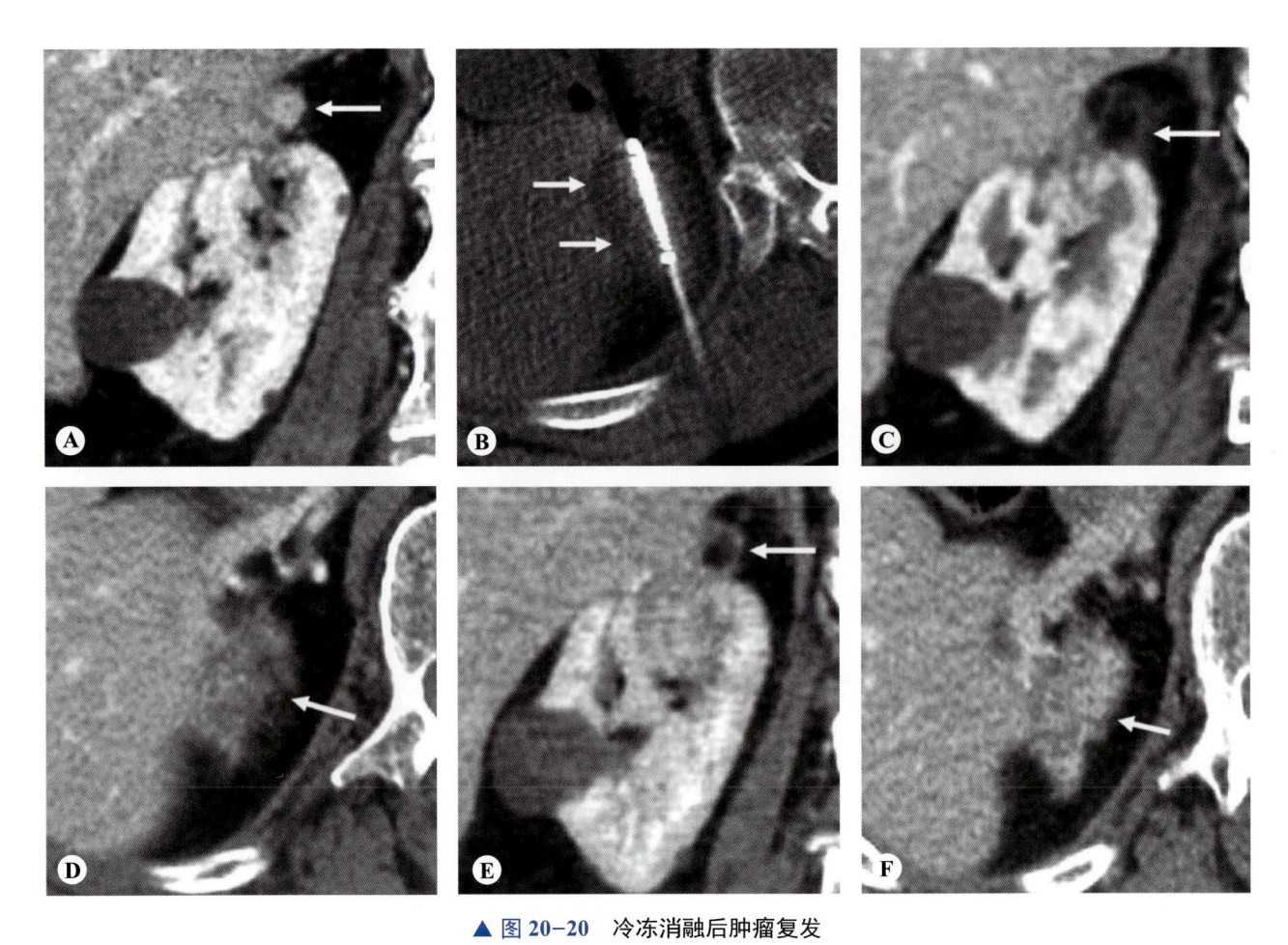

A. 肾上极部分切除后，消融前 CT 冠状位肾实质期示肿瘤局部复发（箭），并经由活检证实；B. 术中平扫 CT 示消融术中"冰球"（箭）范围；C 和 D. 消融术后 4 个月随访 CT 冠状位及轴位示界限不清的消融区域（箭），可见多发结节状软组织密度影；E 和 F. 术后 12 个月随访轴位增强和平扫 CT 示，消融区见更多的结节状软组织密度影（箭），考虑肿瘤复发

强化征象。值得注意的是，在同一研究队列中，冷冻消融中复发的患者均可见到增强后的强化征象[127]。

在 MRI 上良性消融后改变在 T_2WI 上显示低信号。消融内区内新出现的 T_2 高信号或信号的缺损应怀疑肿瘤复发[101]，尤其是与注射对比剂后强化区域一致的区域更应高度怀疑复发。对比增强后 T_1 序列剪影是监测微小的肿瘤复发的必要序列，由于血液信号和消融后的凝固性坏死均呈 T_1 高信号，在未剪影的 T_1 序列上观察的肿瘤复发可能不明显[103]（图 20-19E）。在不能注射钆或碘对比剂的情况下，DWI 序列可以辅助判断肿瘤的复发，局灶的肿瘤病灶可以表现为弥散受限[102]。

四、前列腺消融后成像

微创消融术治疗局限性临床意义前列腺癌（prostate cancer，PCa）越来越被接受。与根治性治疗方案（如前列腺切除术和体外照射）不同，局部区域治疗可以在根除肿瘤的同时增加保留排尿节制和性功能的可能性[5, 128]。多参数磁共振成像（mpMRI）的最新进展提高了检测及定位有经皮消融治疗指征病变的准确性[25]。因为 PCa 局部治疗后，血清前列腺特异性抗原（PSA）可以保持不变，所以传统的临床和生化治疗后监测手段可能不充分。因此，了解存活的和已治疗的肿瘤相关影像学特征，对于放射科医生解释消融后成像至关重要[5, 129, 130]。当考虑局部前列腺治疗时，

mpMRI 应用于患者选择、治疗计划和治疗后随访[6]。由于前列腺局部治疗后的理想监测算法尚不明确，一些作者建议在 3～6 个月进行 mpMRI 检查，并在 5 年内每年进行一次影像学检查[131, 132]。在我们的研究所，消融后 MRI 方案包括大视野轴位 T_1WI、小视野轴位、冠状位和矢状位 T_2WI；轴位 DWI（多个 b 值范围为 0～1500s/mm^2）；和以 2ml/s 静脉注射钆螯合物（0.1mmol/kg）后的 DCE T_1WI。

（一）预期治疗后影像学表现

1. 高频聚焦超声

高频聚焦超声（HIFU）应用被目标组织吸收并迅速转化为热量的超声能量波，达到 70～100℃的温度，导致瞬间凝固性坏死和细胞死亡[133, 134]。

HIFU 治疗后，mpMRI 上通常可以看到一系列预期的消融后变化[135-137]。在前 5 天内，由于术后短暂水肿，前列腺体积可能增加。在 T_1WI 上，靶区可显示与间质出血相关的轻微强化信号。在 T_2WI 上，靶区的中心部分通常为界限不清的 T_2 低信号。在钆增强后的 T_1WI 上，治疗区为非强化区，周围有边缘强化区[137]。

治疗后 1～5 个月，前列腺体积通常会减少。在 T_1WI 上，前列腺典型表现为以低信号为主，部分病灶为中高信号。在 T_2WI 上，腺体内可见不均匀信号。静脉注射造影剂后，可以看到一个中央非强化腔（代表坏死组织，并可延伸至前列腺外），周围环绕着一层强化的良性前列腺组织[137]。

在 5～6 个月时，消融的前列腺组织体积通常会减少（从最初的治疗后最多减少 70%）。在 T_2WI 上，残留前列腺组织主要表现为低信号强度，部分区域表现为边界不清的中高信号[135, 137]（图 20-21）。

2. 冷冻消融

冷冻消融术利用极低的温度（-40℃）引起细胞膜破裂，从而导致凝固性坏死，并已证明在治疗前列腺癌方面具有有效的短期无生化疾病效果[138-141]。美国泌尿学协会的最佳实践声明宣布冷冻消融是器官局限性或放射治疗失败病例的一种可能的治疗选择[142]。

在前列腺冷冻消融过程中，所有常规 MRI 序列上都出现信号空洞（代表冷冻前列腺组织），可以清晰地描绘冷冻和非冷冻区域[142]。消融后，治疗后的前列腺立即显示均匀无强化[143]，失去正常的带状解剖结构，前列腺包膜增厚[144]。冷冻消融后 1～3 周，前列腺体积可能增加[143, 144]。

在 3 个月的随访中，前列腺体积可以比最初的治疗前体积减小 33%[145]。在 T_2WI 上，可见与水肿一致的前列腺内高信号的网状区域，以及与低温损伤一致的不均匀强化和主要增高的 T_2 信号。非强化高 T_2 信号的病灶也与低温坏死前列腺组织一致[145]（图 20-22）。

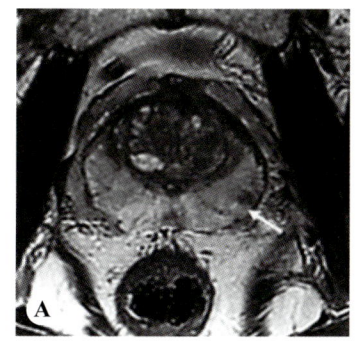

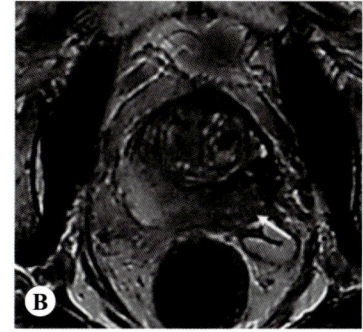

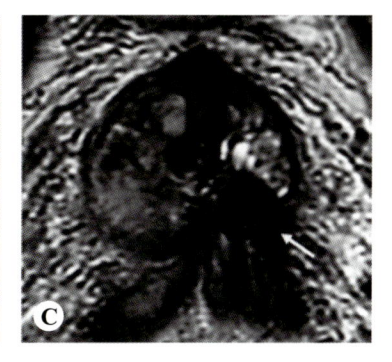

▲ 图 20-21 高频聚焦超声术后前列腺 T_2WI 变化的演变

轴位消融前 MRI（A）显示经活检证实的前列腺癌位于左后中腺体外周带（箭）。消融后 1 个月后的轴位 MRI（B）显示左侧腺体的不均匀 T_2 低信号，正常带状解剖结构的相对损失和最小体积损失（箭）。消融后 6 个月，轴位 MRI（C）显示消融区不对称体积损失增加和 T_2 低信号增加（箭）

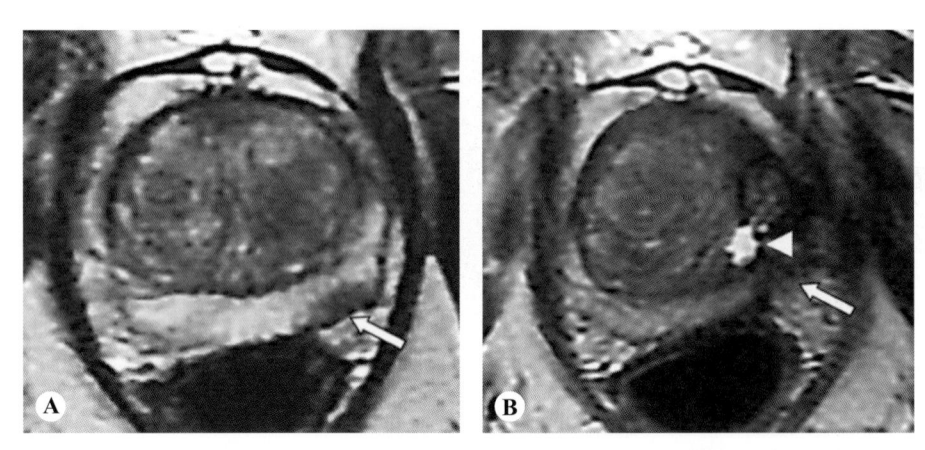

▲ 图 20-22 冷冻消融后前列腺 MRI 变化的演变

消融前轴位 T_2WI（A）显示活检证实的 Gleason 6 分的前列腺癌（箭）。6 个月时的轴位 T_2 成像（B）显示消融恶性肿瘤（箭）部位 T_2 低信号、体积减小，高信号病灶与坏死一致（箭头）

3. 光动力疗法

光动力疗法（PDT）是一种非热能的癌症治疗方法，包括在靶组织中施用光敏剂，然后进行光照射，刺激活性氧的产生，导致细胞死亡和坏死。

关于 PDT 后成像表现的数据有限。在 1 周时，造影后 T_1 显示前列腺内坏死（定义为非强化区域）累及高达 80% 的腺体，相似数量显示治疗边缘不规则。在 T_2WI 上，前列腺内可见不均匀的低信号强度[7]。在 4 周时，非增强 T_1 序列上的信号强度增加通常高达 44%，表明出血性坏死[7]。在 6 个月的随访中，可观察到无强化的前列腺内空腔。大多数治疗区域表现为界限不清和收缩，少数显示 DCE T_1WI 轻度强化[7]（图 20-23）。

4. 不可逆性电穿孔

不可逆性电穿孔（IRE）是一种通过向细胞膜传递高压电脉冲来诱导细胞死亡的消融治疗。针状电极放置在目标组织体积内（或周围）并提供直流电，以形成永久性多孔细胞膜、破坏细胞的稳态，导致细胞死亡。IRE 治疗局限性 PCa 的可行性和安全性已得到证实[146, 147]。

在 IRE 后 4 周，MRI 上的前列腺体积通常与治疗前的基线体积相似。在 T_2WI 上，消融区内的信号强度中度增加，与水肿一致。在造影后 T_1WI 上，消融区显示无强化。在 IRE 后 6 个月和 12 个月的 MRI 监测中，前列腺变形和消融区清晰度降低得到证实。消融区的缩小也被观察到，导致与基线 MRI 相比，前列腺的总体积减小（平均减小 28%）[147]（图 20-24）。

5. 激光消融

利用激光局部消融前列腺可通过激光间质热

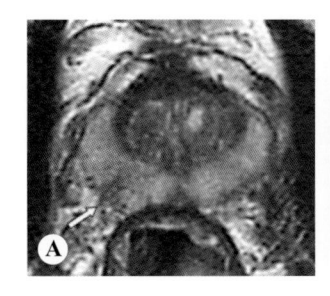

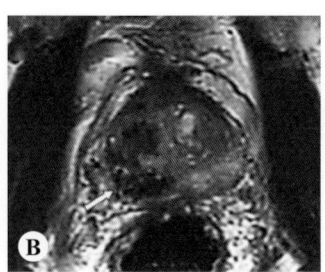

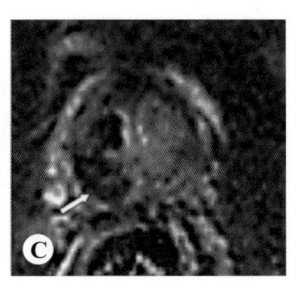

▲ 图 20-23 光动力治疗后 MRI 前列腺变化的演变

轴位消融前 T_2WI（A）显示经活检证实的右后中腺体外周带 Gleason 6 分的前列腺癌（箭）。消融后 6 个月（B）的轴位 T_2WI 显示右侧腺体失去正常的带状解剖结构和界限不清的不均匀 T_2 低信号，并伴有体积损失（箭）。消融术后 8 个月的轴位造影 T_1 减影成像（C）显示经治疗的右侧前列腺中有一个非强化腔（箭）

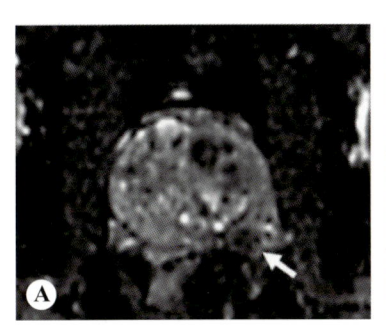

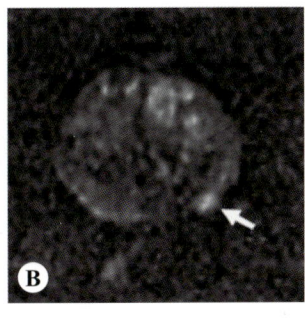

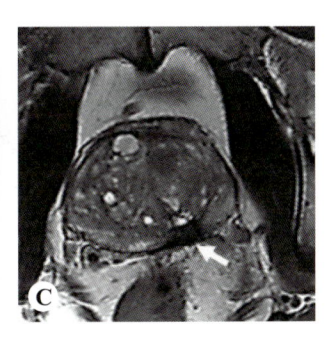

▲ 图 20-24 不可逆电穿孔后 MRI 的影像学表现

消融前表观扩散系数图（A）和 B-1000 扩散加权图像（B）显示经检证实的外周带局限性 Gleason 7 分（4+3）的前列腺癌（箭）。IRE 后 6 个月的轴向 T_2WI（C）显示治疗后，前列腺恶性肿瘤治疗部位的局部畸形和体积损失（箭）

疗（LITT）或局部激光消融（FLA）实现。LITT 包括使用间隙光纤传输的掺钕钇铝石榴石（Nd-YAG）激光器对前列腺组织进行热破坏[148]，FLA 则是通过对周围组织损伤最小的前列腺组织汽化来实现的，它们被认为是临床低风险前列腺癌的一种安全可行的治疗选择[149]。FLA 可通过实时 MRI 温度成像进行引导，以创建可预测且可重复的消融区[150]。

FLA 术后，动态对比增强 T_1WI 即刻显示消融区血管缺损[150]，消融部位的局灶性畸形[151]在消融后的前 12 个月内逐渐减小（高达 80%）[151, 152]。FLA 术后 3 个月，消融缺损在 ADC 图上表现为带状或界限不清的 T_2 低信号区[150]。在 12 个月时，T_2WI 和 ADC 图上通常可见纤维化改变和瘢痕区域，并在 DCE 图像上显示为非强化焦点[150]（图 20-25A）。

（二）可疑复发的影像学发现

前列腺恶性肿瘤局部治疗后，由于存在相互矛盾的观点和研究结果，最佳的影像学诊断策略仍不清楚。

一些报道表明，mpMRI 在消融治疗后的监测成像中显示出非常高的灵敏度（94%~97%），而其他作者则建议使用同步 FDG 正电子发射断层扫描（结合 MRI）优化复发肿瘤的检测[136, 153]。

局部前列腺治疗后，由于（a）存活肿瘤病灶的潜在显微尺寸和（b）残余恶性肿瘤的消融后强化模式，mpMRI 对残余肿瘤的评估可能限制在 3~6 个月[150, 152]。这可能导致残余肿瘤与治疗后肿瘤周围炎症变化所致的造影后强化难以区分[136, 153, 154]。

FLA 术后 6 个月，T_2WI 可显示残留或复发肿瘤为中等至低信号的肿块样区域，DWI 显示明显的扩散限制，DCE 早期局灶性强化高达 66%。这些发现表明，消融区的复发具有类似于 mpMRI 上未经治疗前列腺癌的影像学特征[150, 152]。有趣的是，一些作者得出结论，怀疑复发性癌症的定性结果可能只有在 12 个月的 mpMRI 检查中才能显示。然而，其他人报告 mpMRI 在消融后 6 个月和 12 个月对残留或复发肿瘤的诊断准确率极高[150, 152]。

关于局部治疗后检测复发的 MRI 序列的最佳组合，有多种数据可用。一些作者认为，T_2 加权成像和 DCE 成像相结合，为局部治疗后引导至含有潜在存活肿瘤的区域活检提供了最佳的灵敏度[136]。为了预测局部前列腺治疗后的复发，其他人报道通过结合 T_2WI 和弥散加权成像（DWI）提高了检测存活肿瘤的特异度[155]。然而，其他一系列消融治疗后怀疑 PCa 复发的回顾性研究表明，DCE 并没有提高 T_2WI 和 DWI 检测 PCa 复发的敏感性，也没有改善不同/较少经验的读者的表现[153]。

镓-68（^{68}Ga）前列腺特异性膜抗原（PSMA）PET 成像在前列腺癌患者的评估中显示出一定的实用性。在局部前列腺消融术后评估其使用的小

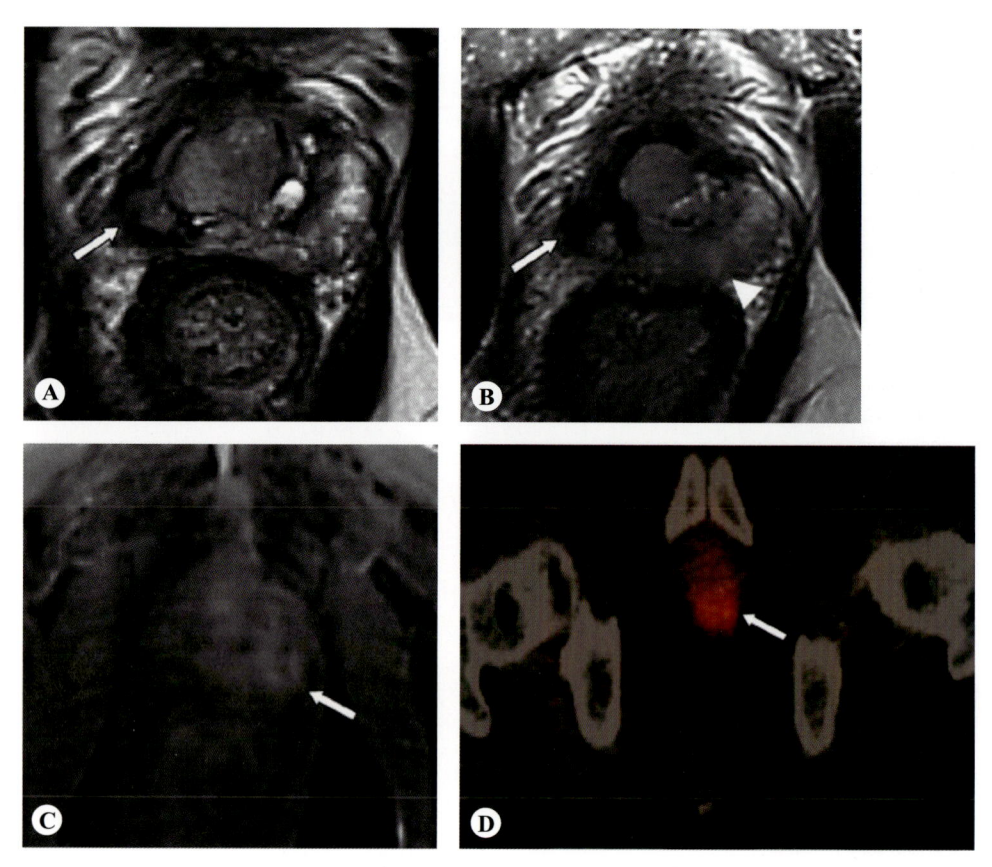

▲ 图 20-25　激光消融右侧前列腺癌后，对侧腺体复发后的影像学检查结果

FLA 术后 12 个月的轴位 T_2 加权 MRI 检查（A），结果显示治疗后的右侧腺体出现带状解剖结构缺失和体积减小，伴有低强度纤维化改变（箭）。消融后 15 个月轴位 T_2 加权（B）显示治疗腺体进一步瘢痕化（箭），左后外周带出现新的模糊 T_2 低信号（箭头），对比增强 T_1WI（C）显示局灶性早期动脉增强（箭），轴位钆增强成像（D）怀疑存在恶性肿瘤。^{68}Ga-PSMA PET/CT 轴位图像显示左侧前列腺局灶性 PSMA 摄取（箭），与复发肿瘤一致

系列研究中，^{68}Ga-PSMA PET/MRI 在 mpMRI 未检测到的复发性疾病患者中检测到 60% 的存活肿瘤，表明 ^{68}Ga-PSMA-11 PET/MR 比 mpMRI 更敏感。值得注意的是，多达 10% 的 PCa 病例不表达 PSMA，因此在这一小部分患者中，PSMA PET/MRI 的实用性可能有限[130]（图 20-25B 至 D）。

感谢：作者感谢 Richard K.Do 博士在手稿准备过程中的帮助。

参考文献

[1] Bruix J, Sherman M, Llovet JM, Beaugrand M, Lencioni R, Burroughs AK, Christensen E, Pagliaro L, Colombo M, Rodés J, Bismuth H, Bolondi L, Shouval D. Clinical management of hepatocellular carcinoma. Conclusions of the barcelona-2000 EASL conference. European Association for the Study of the Liver. J Hepatol. 2001;35(3):421-30. https://doi.org/10.1016/s0168-8278(01)00130-1.

[2] Ahmed M. Image-guided tumor ablation: standardization of terminology and reporting criteria-a 10-year update. Radiology. 2014;273:241-60. https://doi.org/10.1148/radiol.14132958.

[3] Kashima M, Yamakado K, Takaki H, Kodama H, Yamada T, Uraki J, Nakatsuka A. Complications after 1000 lung radiofrequency ablation sessions in 420 patients: a single center's experiences. Am J Roentgenol. 2011;197:576-80. https://doi.org/10.2214/AJR.11.6408.

[4] Gaba RC, Lewandowski RJ, Hickey R, Baerlocher MO, Cohen EI, Dariushnia SR, D'Othée BJ, Padia SA, Salem

R, Wang DS, Nikolic B, Brown DB. Transcatheter therapy for hepatic malignancy: standardization of terminology and reporting criteria. J Vasc Interv Radiol. 2016;27:457-73. https://doi.org/10.1016/j.jvir.2015.12.752.

[5] Vargas HA, Wassberg C, Akin O, Hricak H. MR imaging of treated prostate cancer. Radiology. 2012;262:26-42. https://doi.org/10.1148/radiol.11101996.

[6] Scheltema MJ, Tay KJ, Postema AW, de Bruin DM, Feller J, Futterer JJ, George AK, Gupta RT, Kahmann F, Kastner C, Laguna MP, Natarajan S, Rais-Bahrami S, Rastinehad AR, de Reijke TM, Salomon G, Stone N, van Velthoven R, Villani R, Villers A, Walz J, Polascik TJ, de la Rosette JJMCH. Utilization of multiparametric prostate magnetic resonance imaging in clinical practice and focal therapy: report from a Delphi consensus project. World J Urol. 2017;35:695-701. https://doi.org/10.1007/s00345-016-1932-1.

[7] Haider MA, Davidson SRH, Kale AV, Weersink RA, Evans AJ, Toi A, Gertner MR, Bogaards A, Wilson BC, Chin JL, Elhilali M, Trachtenberg J. Prostate gland: MR imaging appearance after vascular targeted photodynamic therapy with palladium-bacteriopheophorbide. Radiology. 2007;244:196-204. https://doi.org/10.1148/radiol.2441060398.

[8] Rosen MA. Use of modified RECIST criteria to improve response assessment in targeted therapies: challenges and opportunities. Cancer Biol Ther. 2010;9:20.

[9] Therasse P, Arbuck SG, Eisenhauer EA, Wanders J, Kaplan RS, Rubinstein L, Verweij J, Glabbeke M Van, Van Oosterom AT, Christian MC, Gwyther SG. New guidelines to evaluate the response to treatment in solid tumors. European Organization for Research and Treatment of Cancer, National Cancer Institute of the United States, National Cancer Institute of Canada. J Natl Cancer Inst. 2000;92(3):205-216. https://doi.org/10.1093/jnci/92.3.205.

[10] Wahl RL, Jacene H, Kasamon Y, Lodge MA. From RECIST to PERCIST: evolving considerations for PET response criteria in solid tumors. J Nucl Med. 2009;50

[11] Cerfolio RJ, Bryant AS. Survival of patients with true pathologic stage I non-small cell lung Cancer. Ann Thorac Surg. 2009;88:917-23. https://doi.org/10.1016/j.athoracsur.2009.05.040.

[12] Smith SL, Jennings PE. Lung radiofrequency and microwave ablation: a review of indications, techniques and post-procedural imaging appearances. Br J Radiol. 2015;88 https://doi.org/10.1259/bjr.20140598.

[13] Lee JM, Jin GY, Goldberg SN, Lee YC, Chung GH, Han YM, Lee SY, Kim CS. Percutaneous radiofrequency ablation for inoperable non-small cell lung cancer and metastases: preliminary report. Radiology. 2004;230:125-34. https://doi.org/10.1148/radiol.2301020934.

[14] Goldberg SN, Grassi CJ, Cardella JF, Charboneau JW, Dodd GD, Dupuy DE, Gervais DA, Gillams AR, Kane RA, Lee FT, Livraghi T, McGahan J, Phillips DA, Rhim H, Silverman SG, Solbiati L, Vogl TJ, Wood BJ, Vedantham S, Sacks D. Image-guided tumor ablation: standardization of terminology and reporting criteria. J Vasc Interv Radiol. 2009;20:S377-90. https://doi.org/10.1016/j.jvir.2009.04.011.

[15] Suh RD, Wallace AB, Sheehan RE, Heinze SB, Goldin JG. Unresectable pulmonary malignancies: CT-guided percutaneous radiofrequency ablation - preliminary results. Radiology. 2003;229:821-9. https://doi.org/10.1148/radiol.2293021756.

[16] Swensen SJ, Viggiano RW, Midthun DE, Müller NL, Sherrick A, Yamashita K, Naidich DP, Patz EF, Hartman TE, Muhm JR, Weaver AL. Lung nodule enhancement at CT: multicenter study. Radiology. 2000;214:73-80. https://doi.org/10.1148/radiology.214.1.r00ja1473.

[17] Rose SC, Dupuy DE, Gervais DA, Millward SF, Brown DB, Cardella JF, Wallace MJ. Research reporting standards for percutaneous thermal ablation of lung neoplasms. J Vasc Interv Radiol. 2009;20:S474-85. https://doi.org/10.1016/j.jvir.2009.01.016.

[18] Okuma T, Okamura T, Matsuoka T, Yamamoto A, Oyama Y, Toyoshima M, Koyama K, Inoue K, Nakamura K, Inoue Y. Fluorine-18-fluorodeoxyglucose positron emission tomography for assessment of patients with unresectable recurrent or metastatic lung cancers after CT-guided radiofrequency ablation: preliminary results. Ann Nucl Med. 2006;20:115-21. https://doi.org/10.1007/BF02985623.

[19] Singnurkar A, Solomon SB, Gönen M, Larson SM, Schöder H. 18F-FDG PET/CT for the prediction and detection of local recurrence after radiofrequency ablation of malignant lung lesions. J Nucl Med. 2010;51:1833-40. https://doi.org/10.2967/jnumed.110.076778.

[20] Yasui K, Kanazawa S, Sano Y, Fujiwara T, Kagawa S, Mimura H, Dendo S, Mukai T, Fujiwara H, Iguchi T, Hyodo T, Shimizu N, Tanaka N, Hiraki Y. Thoracic tumors treated with CT-guided radiofrequency ablation: initial experience. Radiology. 2004;231:850-7. https://doi.org/10.1148/radiol.2313030347.

[21] Anderson EM, Lees WR, Gillams AR. Early indicators of treatment success after percutaneous radiofrequency of pulmonary tumors. Cardiovasc Intervent Radiol. 2009;32:478-83. https://doi.org/10.1007/s00270-008-9482-6.

[22] De Baère T, Palussière J, Aupérin A, Hakime A, Abdel-Rehim M, Kind M, Dromain C, Ravaud A, Tebboune N, Boige V, Malka D, Lafont C, Ducreux M. Midterm local efficacy and survival after radiofrequency ablation of lung tumors with minimum follow-up of 1 year: prospective evaluation. Radiology. 2006;240:587-96. https://doi.org/10.1148/radiol.2402050807.

[23] Gadaleta C, Mattioli V, Colucci G, Cramarossa A, Lorusso V, Canniello E, Timurian A, Ranieri G, Fiorentini G, De Lena M, Catino A. Radiofrequency ablation of 40 lung neoplasms: preliminary results. Am J Roentgenol. 2004;183:361-8. https://doi.org/10.2214/ajr.183.2.1830361.

[24] Steinke K, Sewell PE, Dupuy D, Lencioni R, Helmberger T, Kee ST, Jacob AL, Glenn DW, King J, Morris DL. Pulmonary radiofrequency ablation - an international study survey. Anticancer Res. 2004;24:339-43.

[25] Johnson DC, Raman SS, Mirak SA, Kwan L, Bajgiran AM, Hsu W, Maehara CK, Ahuja P, Faiena I, Pooli A, Salmasi

A, Sisk A, Felker ER, Lu DSK, Reiter RE. Detection of individual prostate cancer foci via multiparametric magnetic resonance imaging. Eur Urol. 2019;75:712-20. https://doi.org/10.1016/j.eururo.2018.11.031.

[26] Bojarski JD, Dupuy DE, Mayo-Smith WW. CT imaging findings of pulmonary neoplasms after treatment with radiofrequency ablation: results in 32 tumors. Am J Roentgenol. 2005;185:466-71. https://doi.org/10.2214/ajr.185.2.01850466.

[27] Vogl TJ, Naguib NNN, Gruber-Rouh T, Koitka K, Lehnert T, Nour-Eldin NEA. Microwave ablation therapy: clinical utility in treatment of pulmonary metastases. Radiology. 2011;261:643-51. https://doi.org/10.1148/radiol.11101643.

[28] Abtin FG, Eradat J, Gutierrez AJ, Lee C, Fishbein MC, Suh RD. Radiofrequency ablation of lung tumors: imaging features of the postablation zone. Radiographics. 2012;32:947-69. https://doi.org/10.1148/rg.324105181.

[29] Yoo DC, Dupuy DE, Hillman SL, Fernando HC, Rilling WS, Shepard JAO, Siegel BA. Radiofrequency ablation of medically inoperable stage IA non-small cell lung cancer: are early posttreatment PET findings predictive of treatment outcome? Am J Roentgenol. 2011;197:334-40. https://doi.org/10.2214/AJR.10.6108.

[30] Wolf FJ, Grand DJ, Machan JT, DiPetrillo TA, Mayo-Smith WW, Dupuy DE. Microwave ablation of lung malignancies: effectiveness, CT findings, and safety in 50 patients. Radiology. 2008;247:871-9. https://doi.org/10.1148/radiol.2473070996.

[31] Sharma A, Digumarthy SR, Kalra MK, Lanuti M, Shepard JAO. Reversible locoregional lymph node enlargement after radiofrequency ablation of lung tumors. Am J Roentgenol. 2010;194:1250-6. https://doi.org/10.2214/AJR.09.3206.

[32] Chheang S, Abtin F, Guteirrez A, Genshaft S, Suh R. Imaging features following thermal ablation of lung malignancies. Semin Intervent Radiol. 2013;30:157-68. https://doi.org/1 0.1055/s-0033-1342957.

[33] Ito N, Nakatsuka S, Inoue M, Yashiro H, Oguro S, Izumi Y, Kawamura M, Nomori H, Kuribayashi S. Computed tomographic appearance of lung tumors treated with percutaneous cryoablation. J Vasc Interv Radiol. 2012;23:1043-52. https://doi.org/10.1016/j. jvir. 2012. 04.033.

[34] Wang H, Littrup PJ, Duan Y, Zhang Y, Feng H, Nie Z. Thoracic masses treated with percutaneous cryotherapy: initial experience with more than 200 procedures. Radiology. 2005;235:289-98. https://doi.org/10.1148/radiol.2351030747.

[35] Chaudhry A, Grechushkin V, Hoshmand M, Kim CW, Pena A, Huston B, Chaya Y, Bilfinger T, Moore W. Characteristic CT findings after percutaneous cryoablation treatment of malignant lung nodules. Med (United States). 2015;94:e1672. https://doi.org/10.1097/MD.0000000000001672.

[36] Logiurato B, Matthews R, Safaie E, Moore W, Bilfinger T, Relan N, Franceschi D. 18 F-FDG PET/CT: predicting recurrence in patients following percutaneous cryoablation treatment for stage i primary non-small-cell lung cancer. Nucl Med Commun. 2015;36:908-13. https://doi.org/10.1097/MNM.0000000000000344.

[37] Beland MD, Wasser EJ, Mayo-Smith WW, Dupuye DE. Primary non-small cell lung cancer: review of frequency, location, and time of recurrence after radiofrequency ablation. Radiology. 2010;254:301-7. https://doi.org/10.1148/radiol.00000090174.

[38] Herrera LJ, Fernando HC, Perry Y, Gooding WE, Buenaventura PO, Christie NA, Luketich JD, Whyte R, Mitchell J, Benfield JR, Blum M. Radiofrequency ablation of pulmonary malignant tumors in nonsurgical candidates. J Thorac Cardiovasc Surg. 2003;125:929-37. https://doi.org/10.1067/mtc.2003.18.

[39] Lencioni R, Cioni D, Bartolozzi C. Percutaneous radiofrequency thermal ablation of liver malignancies: techniques, indications, imaging findings, and clinical results. Abdom Imaging. 2001;26:345-60. https://doi.org/10.1007/s002610000194.

[40] Lewandowski RJ, Memon K, Mulcahy MF, Hickey R, Marshall K, Williams M, Salzig K, Gates VL, Atassi B, Vouche M, Atassi R, Desai K, Hohlastos E, Sato K, Habib A, Kircher S, Newman SB, Nimeiri H, Benson AB, Salem R. Twelve-year experience of radioembolization for colorectal hepatic metastases in 214 patients: survival by era and chemotherapy. Eur J Nucl Med Mol Imaging. 2014;41:1861-9. https://doi.org/10.1007/s00259-014-2799-2.

[41] Voizard N, Cerny M, Assad A, Billiard JS, Olivié D, Perreault P, Kielar A, Do RKG, Yokoo T, Sirlin CB, Tang A. Assessment of hepatocellular carcinoma treatment response with LI-RADS: a pictorial review. Insights Imaging. 2019;10:121.

[42] Chernyak V, Fowler KJ, Kamaya A, Kielar AZ, Elsayes KM, Bashir MR, Kono Y, Do RK, itchell DG, Singal AG, Tang A, Sirlin CB. Liver imaging reporting and data system (LI-RADS) version 2018: imaging of hepatocellular carcinoma in at-risk patients. Radiology. 2018;289:816-30. https://doi.org/10.1148/radiol.2018181494.

[43] Kim YS, Rhim H, Lim HK. Imaging after radiofrequency ablation of hepatic tumors. Semin Ultrasound CT MRI. 2009;30:49-66. https://doi.org/10.1053/j.sult.2008.12.004.

[44] Sofocleous CT, Sideras P, Petre EN. How we do it - a practical approach to hepatic metastases ablation techniques. Tech Vasc Interv Radiol. 2013;16:219-29. https://doi.org/10.1053/j. tvir.2013.08.005.

[45] Rhim H. Essential techniques for successful radiofrequency thermal ablation of malignant hepatic tumors. Radiographics. 2001;21:S17-39.

[46] Lee SR, Kilcoyne A, Kambadakone A, Arellano R. Interventional oncology: pictorial review of post-ablation imaging of liver and renal tumors. Abdom Radiol. 2016;41:677-705. https://doi.org/10.1007/s00261-016-0665-3.

[47] Adam SZ, Miller FH. Imaging of the liver following interventional therapy for hepatic neoplasms. Radiol Clin N Am. 2015;53:1061-76. https://doi.org/10.1016/j.rcl.2015.05.009.

[48] Boas FE, Do B, Louie JD, Kothary N, Hwang GL, Kuo WT,

Hovsepian DM, Kantrowitz M, Sze DY. Optimal imaging surveillance schedules after liver-directed therapy for hepatocellular carcinoma. J Vasc Interv Radiol. 2015;26:69-73. https://doi.org/10.1016/j.jvir.2014.09.013.

[49] Sainani NI, Gervais DA, Mueller PR, Arellano RS. Imaging after percutaneous radiofrequency ablation of hepatic tumors: part 2, abnormal findings. Am J Roentgenol. 2013;200:194-204.

[50] Brennan IM, Ahmed M. Imaging features following transarterial chemoembolization and radiofrequency ablation of hepatocellular carcinoma. Semin Ultrasound CT MRI. 2013;34:336-51. https://doi.org/10.1053/j.sult.2013.04.004.

[51] Kwan SW, Fidelman N, Ma E, Kerlan RK, Yao FY. Imaging predictors of the response to transarterial chemoembolization in patients with hepatocellular carcinoma: a radiological-pathological correlation. Liver Transplant. 2012;18:727-36. https://doi.org/10.1002/lt.23413.

[52] Sahin H, Harman M, Cinar C, Bozkaya H, Parildar M, Elmas N. Evaluation of treatment response of chemoembolization in hepatocellular carcinoma with diffusion-weighted imaging on 3.0-T MR imaging. J Vasc Interv Radiol. 2012;23:241-7. https://doi.org/10.1016/j.jvir.2011.08.030.

[53] Yoshioka H, Nakagawa K, Shindou H, Ono Y, Kawakami A, Mabuchi N, Arita S, Fujii K, Hamada T, Ishida O, Miyakoshi K, Uta T. MR imaging of the liver before and after transcatheter hepatic chemo-embolization for hepatocellular carcinoma. Acta Radiol. 1990;31(1):63-67.

[54] Hunt SJ, Yu W, Weintraub J, Prince MR, Kothary N. Radiologic monitoring of hepatocellular carcinoma tumor viability after transhepatic arterial chemoembolization: estimating the accuracy of contrast-enhanced cross-sectional imaging with histopathologic correlation. J Vasc Interv Radiol. 2009;20:30-8. https://doi.org/10.1016/j.jvir.2008.09.034.

[55] Bisseret D, Ronot M, Abdel-Rehim M, Sibert A, Bouattour M, Castera L, Belghiti J, Vilgrain V. Intratumoral gas in hepatocellular carcinoma following transarterial chemoembolization: associated factors and clinical impact. J Vasc Interv Radiol. 2013;24:1623-31. https://doi.org/10.1016/j.jvir.2013.07.021.

[56] Kloeckner R, Otto G, Biesterfeld S, Oberholzer K, Dueber C, Pitton MB. MDCT versus MRI assessment of tumor response after transarterial chemoembolization for the treatment of hepatocellular carcinoma. Cardiovasc Intervent Radiol. 2010;33:532-40. https://doi.org/10.1007/s00270-009-9728-y.

[57] Li Z, Bonekamp S, Halappa VG, Corona-Villalobos CP, Pawlik T, Bhagat N, Reyes D, Lai H, Geschwind JF, Kamel IR. Islet cell liver metastases: assessment of volumetric early response with functional MR imaging after transarterial chemoembolization. Radiology. 2012;264:97-109. https://doi.org/10.1148/radiol.12112161.

[58] Kubota K, Hisa N, Nishikawa T, Fujiwara Y, Murata Y, Itoh S, Yoshida D, Yoshida S. Evaluation of hepatocellular carcinoma after treatment with transcatheter arterial chemoembolization: comparison of lipiodol-CT, power doppler sonography, and dynamic MRI. Abdom Imaging. 2001;26:184-90. https://doi.org/10.1007/s002610000139.

[59] Bonekamp S, Jolepalem P, Lazo M, Gulsun MA, Kiraly AP, Kamel IR. Hepatocellular carcinoma: response to TACE assessed with semiautomated volumetric and functional analysis of diffusion-weighted and contrast-enhanced MR imaging data. Radiology. 2011;260:752-61. https://doi.org/10.1148/radiol.11102330.

[60] Liapi E, Geschwind JF, Vossen JA, Buijs M, Georgiades CS, Bluemke DA, Kamel IR. Functional MRI evaluation of tumor response in patients with neuroendocrine hepatic metastasis treated with transcatheter arterial chemoembolization. Am J Roentgenol. 2008;190:67-73. https://doi.org/10.2214/AJR.07.2550.

[61] Mannelli L, Kim S, Hajdu CH, Babb JS, Clark TWI, Taouli B. Assessment of tumor necrosis of hepatocellular carcinoma after chemoembolization: diffusion-weighted and contrast-enhanced MRI with histopathologic correlation of the explanted liver. Am J Roentgenol. 2009;193:1044-52. https://doi.org/10.2214/AJR.08.1461.

[62] Salem R, Thurston KG. Radioembolization with 90yttrium microspheres: a state-of-the-art brachytherapy treatment for primary and secondary liver malignancies - part 1: technical and methodologic considerations. J Vasc Interv Radiol. 2006;17:1251-78. https://doi.org/10.1097/01.RVI.0000233785.75257.9A.

[63] Keppke AL, Salem R, Reddy D, Huang J, Jin J, Larson AC, Miller FH. Imaging of hepatocellular carcinoma after treatment with yttrium-90 microspheres. Am J Roentgenol. 2007;188:768-75. https://doi.org/10.2214/AJR.06.0706.

[64] Bester L, Hobbins PG, Wang SC, Salem R. Imaging characteristics following 90yttrium microsphere treatment for unresectable liver cancer. J Med Imaging Radiat Oncol. 2011;55:111-8. https://doi.org/10.1111/j.1754-9485.2011.02241.x.

[65] Wong CY, Salem R, Raman S, Gates VL, Dworkin HJ. Evaluating 90Y-glass microsphere treatment response of unresectable colorectal liver metastases by [18F]FDG pet: a comparison with CT or MRI. Eur J Nucl Med. 2002;29:815-20. https://doi.org/10.1007/s00259-002-0787-4.

[66] Ibrahim SM, Nikolaidis P, Miller FH, Lewandowski RJ, Ryu RK, Sato KT, Senthilnathan S, Riaz A, Kulik L, Mulcahy MF, Omary RA, Salem R. Radiologic findings following Y90 radioembolization for primary liver malignancies. Abdom Imaging. 2009;34:566-81.

[67] Singh P, Anil G. Yttrium-90 radioembolization of liver tumors: what do the images tell us? Cancer Imaging. 2014;13:645-57. https://doi.org/10.1102/1470-7330.2013.0057.

[68] Theysohn JM, Ertle J, Müller S, Schlaak JF, Nensa F, Sipilae S, Bockisch A, Lauenstein TC. Hepatic volume changes after lobar selective internal radiation therapy (SIRT) of hepatocellular carcinoma. Clin Radiol. 2014;69:172-8. https://doi.org/10.1016/j.crad.2013.09.009.

[69] Riaz A, Lewandowski RJ, Kulik L, Ryu RK, Mulcahy

MF, Baker T, Gates V, Nayar R, Wang E, Miller FH, Sato KT, Omary RA, Abecassis M, Salem R. Radiologic-pathologic correlation of hepatocellular carcinoma treated with chemoembolization. Cardiovasc Intervent Radiol. 2010;33:1143-52. https://doi.org/10.1007/s00270-009-9766-5.

[70] Atassi B, Bangash AK, Bahrani A, Pizzi G, Lewandowski RJ, Ryu RK, Sato KT, Gates VL, Mulcahy MF, Kulik L, Miller F, Yaghmai V, Murthy R, Larson A, Omary RA, Salem R. Multimodality imaging following 90Y radioembolization: a comprehensive review and pictorial essay. Radiographics. 2008;28:81-99. https://doi.org/10.1148/rg.281065721.

[71] Young S, Taylor AJ, Sanghvi T. Post locoregional therapy treatment imaging in hepatocellular carcinoma patients: a literature-based review. J Clin Transl Hepatol. 2018;6:1-9. https://doi.org/10.14218/jcth.2017.00059.

[72] Rhee TK, Naik NK, Deng J, Atassi B, Mulcahy MF, Kulik LM, Ryu RK, Miller FH, Larson AC, Salem R, Omary RA. Tumor response after yttrium-90 radioembolization for hepatocellular carcinoma: comparison of diffusion-weighted functional MR imaging with anatomic MR imaging. J Vasc Interv Radiol. 2008;19:1180-6. https://doi.org/10.1016/j.jvir.2008.05.002.

[73] Deng J, Miller FH, Rhee TK, Sato KT, Mulcahy MF, Kulik LM, Salem R, Omary RA, Larson AC. Diffusion-weighted MR imaging for determination of hepatocellular carcinoma response to yttrium-90 radioembolization. J Vasc Interv Radiol. 2006;17:1195-200. https:// doi.org/10.1097/01.RVI.0000227234.81718.EB.

[74] Miller FH, Keppke AL, Reddy D, Huang J, Jin J, Mulcahy MF, Salem R. Response of liver metastases after treatment with yttrium-90 microspheres: role of size, necrosis, and PET. Am J Roentgenol. 2007;188:776-83.

[75] Nakazawa T, Kokubu S, Shibuya A, Ono K, Watanabe M, Hidaka H, Tsuchihashi T, Saigenji K. Radiofrequency ablation of hepatocellular carcinoma: correlation between local tumor progression after ablation and ablative margin. Am J Roentgenol. 2007;188:480-8. https://doi.org/10.2214/AJR.05.2079.

[76] Lim HK, Choi D, Lee WJ, Kim SH, Lee SJ, Jang HJ, Lee JH, Lim JH, Choo IW. Hepatocellular carcinoma treated with percutaneous radio-frequency ablation: evaluation with follow-up multiphase helical CT. Radiology. 2001;221:447-54. https://doi.org/10.1148/radiol.2212010446.

[77] Oei T, VanSonnenberg E, Shankar S, Morrison PR, Tuncali K, Silverman SG. Radiofrequency ablation of liver tumors: a new cause of benign portal venous gas. Radiology. 2005;237:709-17. https://doi.org/10.1148/radiol.2372041295.

[78] Dromain C, De Baere T, Elias D, Kuoch V, Ducreux M, Boige V, Petrow P, Roche A, Sigal R. Hepatic tumors treated with percutaneous radio-frequency ablation: CT and MR imaging follow-up. Radiology. 2002;223:255-62. https://doi.org/10.1148/radiol.2231010780.

[79] Park MH, Hyunchul R, Kim YS, Dongil C, Hyo KL, Won JL. Spectrum of CT findings after radio-frequency ablation of hepatic tumors. Radiographics. 2008;28:379-90. https://doi.org/10.1148/rg.282075038.

[80] Sainani NI, Gervais DA, Mueller PR, Arellano RS. Imaging after percutaneous radiofrequency ablation of hepatic tumors: part 1, normal findings. Am J Roentgenol. 2013;200:184-93.

[81] Vogt FM, Antoch G, Veit P, Freudenberg LS, Blechschmid N, Diersch O, Bockisch A, Barkhausen J, Kuehl H. Morphologic and functional changes in nontumorous liver tissue after radiofrequency ablation in an in vivo model: comparison of 18F-FDG PET/CT, MRI, ultrasound, and CT. J Nucl Med. 2007;48:1836-44. https://doi.org/10.2967/jnumed.107.042846.

[82] Nielsen K, Van Tilborg AAJM, Scheffer HJ, Meijerink MR, De Lange-De Klerk ESM, Meijer S, Comans EFI, Van Den Tol MP. PET/CT after radiofrequency ablation of colorectal liver metastases: suggestions for timing and image interpretation. Eur J Radiol. 2013;82:2169-75. tps://doi.org/10.1016/j.ejrad.2013.08.024.

[83] Shyn PB, Mauri G, Alencar RO, Tatli S, Shah SH, Morrison PR, Catalano PJ, Silverman SG. Percutaneous imaging-guided cryoablation of liver tumors: predicting local progression on 24-hour MRI. Am J Roentgenol. 2014;203:W181. https://doi.org/10.2214/AJR.13.10747.

[84] Shyn PB, Oliva MR, Shah SH, Tatli S, Catalano PJ, Silverman SG. MRI contrast enhancement of malignant liver tumours following successful cryoablation. Eur Radiol. 2012;22:398-403. https://doi.org/10.1007/s00330-011-2254-8.

[85] Glazer DI, Tatli S, Shyn PB, Vangel MG, Tuncali K, Silverman SG. Percutaneous image-guided cryoablation of hepatic tumors: single-center experience with intermediate to long-term outcomes. Am J Roentgenol. 2017;209:1381-9. https://doi.org/10.2214/AJR.16.17582.

[86] Chen C, Xu LC, Wang Y, Wang YH, Li GD, Huang HZ, Wang B, Li WT, He XH. Assessment of the cryoablation margin using MRI-CT fusion imaging in hepatic malignancies. Clin Radiol. 2019;74:652.e21-8. https://doi.org/10.1016/j.crad.2019.03.021.

[87] Barabasch A, Distelmaier M, Heil P, Krämer NA, Kuhl CK, Bruners P. Magnetic resonance imaging findings after percutaneous irreversible electroporation of liver metastases: a systematic longitudinal study. Investig Radiol. 2017;52:23-9.

[88] Faroja M, Ahmed M, Appelbaum L, Ben-David E, Moussa M, Sosna J, Nissenbaum I, Goldberg BSN. Irreversible electroporation ablation: is all the damage nonthermal? Radiology. 2013;266:462. https://doi.org/10.1148/radiol.12120609/-/DC1.

[89] Padia SA, Johnson GE, Yeung RS, Park JO, Hippe DS, Kogut MJ. Irreversible electroporation in patients with hepatocellular carcinoma: immediate versus delayed findings at mr imaging. Radiology. 2016;278:285-94. https://doi.org/10.1148/radiol.2015150031.

[90] Motoyama T, Ogasawara S, Chiba T, Higashide T,

Yokota H, Kanogawa N, Suzuki E, Ooka Y, Tawada A, Irie R, Ochi S, Masuda Y, Uno T, Yokosuka O. Coronal reformatted CT images contribute to the precise evaluation of the radiofrequency ablative margin for hepatocellular carcinoma. Abdom Imaging. 2014;39:262-8. https://doi.org/10.1007/s00261-013-0054-0.

[91] Schmeel FC, Simon B, Sabet A, Luetkens JA, Träber F, Schmeel LC, Ezziddin S, Schild HH, Hadizadeh DR. Diffusion-weighted magnetic resonance imaging predicts survival in patients with liver-predominant metastatic colorectal cancer shortly after selective internal radiation therapy. Eur Radiol. 2017;27:966-75. https://doi.org/10.1007/s00330-016-4430-3.

[92] Dodd GD, Frank MS, Aribandi M, Chopra S, Chintapalli KN. Radiofrequency thermal ablation. Am J Roentgenol. 2001;177:777-82. https://doi.org/10.2214/ajr.177.4.1770777.

[93] Lu DS, Raman SS, Vodopich DJ, Wang M, Sayre J, Lassman C. Effect of vessel size on creation of hepatic radiofrequency lesions in pigs: assessment of the "heat sink" effect. AJR Am J Roentgenol. 2002;178(1):47-51. https://doi.org/10.2214/ajr.178.1.1780047.

[94] Vandecaveye V, De Keyzer F, Nuyts S, Deraedt K, Dirix P, Hamaekers P, Vander Poorten V, Delaere P, Hermans R. Detection of head and neck squamous cell carcinoma with diffusion weighted MRI after (chemo)radiotherapy: correlation between radiologic and histopathologic findings. Int J Radiat Oncol Biol Phys. 2007;67:960-71. https://doi.org/10.1016/j.ijrobp.2006.09.020.

[95] McLoney ED, Isaacson AJ, Keating P. The role of PET imaging before, during, and after percutaneous hepatic and pulmonary tumor ablation. Semin Intervent Radiol. 2014;31:187-92. https://doi.org/10.1055/s-0034-1373793.

[96] Salas N, Ramanathan R, Dummett S, Leveillee RJ. Results of radiofrequency kidney tumor ablation: renal function preservation and oncologic efficacy. World J Urol. 2010;28:583-91. https://doi.org/10.1007/s00345-010-0562-2.

[97] Davenport MS, Chandarana H, Curci NE, Doshi A, Kaffenberger SD, Pedrosa I, Remer EM, Schieda N, Shinagare AB, Smith AD, Wang ZJ, Wells SA, Silverman SG. Society of Abdominal Radiology disease-focused panel on renal cell carcinoma: update on past, current, and future goals. Abdom Radiol. 2018;43:2213-20. https://doi.org/10.1007/s00261-018-1663-4.

[98] Casalino DD, Remer EM, Bishoff JT, Coursey CA, Dighe M, Harvin HJ, Heilbrun ME, Majd M, Nikolaidis P, Preminger GM, Raman SS, Sheth S, Vikram R, Weinfeld RM. ACR appropriateness criteria post-treatment follow-up of renal cell carcinoma. J Am Coll Radiol. 2014;11:443-9. https://doi.org/10.1016/j.jacr.2014.01.023.

[99] Zagoria RJ, Pettus JA, Rogers M, Werle DM, Childs D, Leyendecker JR. Long-term outcomes after percutaneous radiofrequency ablation for renal cell carcinoma. Urology. 2011;77:1393-7. https://doi.org/10.1016/j.urology.2010.12.077.

[100] Eiken PW, Atwell TD, Kurup AN, Boorjian SA, Thompson RH, Schmit GD. Imaging following renal ablation: what can we learn from recurrent tumors? Abdom Radiol. 2018;43:2750-5. https://doi.org/10.1007/s00261-018-1541-0.

[101] Lum MA, Shah SB, Durack JC, Nikolovski I. Imaging of small renal masses before and after thermal ablation. Radiographics. 2019;39:2134-45. https://doi.org/10.1148/rg.2019190083.

[102] Iannuccilli JD, Grand DJ, Dupuy DE, Mayo-Smith WW. Percutaneous ablation for small renal masses-imaging follow-up. Semin Intervent Radiol. 2014;31:50-63. https://doi.org/10.1055/s-0033-1363843.

[103] Dyer RB, Zagoria RJ. CT and MR imaging after imaging-guided thermal ablation of renal neoplasms. Radiographics. 2007;27:325-40.

[104] Patel U, Sokhi H. Imaging in the follow-up of renal cell carcinoma. Am J Roentgenol. 2012;198:1266-76. https://doi.org/10.2214/AJR.11.8381.

[105] Rutherford EE, Cast JEI, Breen DJ. Immediate and long-term CT appearances following radiofrequency ablation of renal tumours. Clin Radiol. 2008;63:220-30. https://doi.org/10.1016/j.crad.2007.07.002.

[106] Javadi S, Ahrar JU, Ninan E, Gupta S, Matin SF, Ahrar K. Characterization of contrast enhancement in the ablation zone immediately after radiofrequency ablation of renal tumors. J Vasc Interv Radiol. 2010;21:690-5. https://doi.org/10.1016/j.jvir.2009.12.400.

[107] Gervais DA, McGovern FJ, Arellano RS, Scott McDougal W, Mueller PR. Renal cell carcinoma: clinical experience and technical success with radio-frequency ablation of 42 tumors. Radiology. 2003;226:417-24. https://doi.org/10.1148/radiol.2262012062.

[108] Merkle EM, Nour SG, Lewin JS. MR imaging follow-up after percutaneous radiofrequency ablation of renal cell carcinoma: findings in 18 patients during first 6 months. Radiology. 2005;235:1065-71. https://doi.org/10.1148/radiol.2353040871.

[109] Kawamoto S, Solomon SB, Bluemke DA, Fishman EK. Computed tomography and magnetic resonance imaging appearance of renal neoplasms after radiofrequency ablation and cryoablation. Semin Ultrasound CT MRI. 2009;30:67-77. https://doi.org/10.1053/j.sult.2008.12.005.

[110] Ganguli S, Brennan DD, Faintuch S, Rayan ME, Goldberg SN. Immediate renal tumor involution after radiofrequency thermal ablation. J Vasc Interv Radiol. 2008;19:412-8. https://doi.org/10.1016/j.jvir.2007.10.024.

[111] Matsumoto ED, Watumull L, Johnson DB, Ogan K, Taylor GD, Josephs S, Cadeddu JA. The radiographic evolution of radio frequency ablated renal tumors. J Urol. 2004;172:45-8. https://doi.org/10.1097/01.ju.0000132124.01060.0c.

[112] Davenport MS, Caoili EM, Cohan RH, Ellis JH, Higgins EJ, Willatt J, Fox GA. MRI and CT characteristics of successfully ablated renal masses: imaging surveillance after radiofrequency ablation. Am J Roentgenol. 2009;192:1571-8. https://doi.org/10.2214/AJR.08.1303.

[113] Svatek RS, Sims R, Anderson JK, Abdel-Aziz K, Cadeddu JA. Magnetic resonance imaging characteristics of renal tumors after radiofrequency ablation. Urology. 2006;67:508-12. https://doi.org/10.1016/j.urology.2005.09.046.

[114] Aoun HD, Littrup PJ, Jaber M, Memon F, Adam B, Krycia M, Prus M, Heath E, Pontes E. Percutaneous cryoablation of renal tumors: is it time for a new paradigm shift? J Vasc Interv Radiol. 2017;28:1363-70. https://doi.org/10.1016/j.jvir.2017.07.013.

[115] Beemster P, Phoa S, Wijkstra H, De La Rosette J, Laguna P. Follow-up of renal masses after cryosurgery using computed tomography; enhancement patterns and cryolesion size. BJU Int. 2008;101:1237-42. https://doi.org/10.1111/j.1464-410X.2007.07437.x.

[116] Gill IS, Remer EM, Hasan WA, Strzempkowski B, Spaliviero M, Steinberg AP, Kaouk JH, Desai MM, Novick AC. Renal cryoablation: outcome at 3 years. J Urol. 2005;173:1903-7. https://doi.org/10.1097/01.ju.0000158154.28845.c9.

[117] Gupta A, Allaf ME, Kavoussi LR, Jarrett TW, Chan DYS, Su LM, Solomon SB. Computerized tomography guided percutaneous renal cryoablation with the patient under conscious sedation: initial clinical experience. J Urol. 2006;175:447-53. https://doi.org/10.1016/S0022-5347(05)00247-8.

[118] Miki K, Shimomura T, Yamada H, Kishimoto K, Ohishi Y, Harada J, Egawa S. Percutaneous cryoablation of renal cell carcinoma guided by horizontal open magnetic resonance imaging. Int J Urol. 2006;13:880-4. https://doi.org/10.1111/j.1442-2042.2006.01432.x.

[119] Stein AJ, Mayes JM, Mouraviev V, Chen VH, Nelson RC, Polascik TJ. Persistent contrast enhancement several months after laparoscopic cryoablation of the small renal mass may not indicate recurrent tumor. J Endourol. 2008;22:2433-9. https://doi.org/10.1089/end.2008.0261.

[120] Allen BC, Remer EM. Percutaneous cryoablation of renal tumors: patient selection, technique, and postprocedural imaging. Radiographics. 2010;30:887-900. https://doi.org/10.1148/rg.304095134.

[121] Hegarty NJ, Gill IS, Desai MM, Remer EM, O'Malley CM, Kaouk JH. Probe-ablative nephron-sparing surgery: cryoablation versus radiofrequency ablation. Urology. 2006;68:7-13. https://doi.org/10.1016/j.urology.2005.12.049.

[122] Lee HJ, Chung HJ, Wang HK, Shen SH, Chang YH, Chen CK, Chou HP, Chiou YY. Evolutionary magnetic resonance appearance of renal cell carcinoma after percutaneous cryoablation. Br J Radiol. 2016;89(1065):20160151. https://doi.org/10.1259/bjr.20160151.

[123] Durack JC, Richioud B, Lyon J, Solomon SB. Late emergence of contrast-enhancing fat necrosis mimicking tumor seeding after renal cryoablation. J Vasc Interv Radiol. 2014;25:133-7. https://doi.org/10.1016/j.jvir.2013.07.006.

[124] Remer EM, Weinberg EJ, Oto A, O'Malley CM, Gill IS. MR imaging of the kidneys after laparoscopic cryoablation. Am J Roentgenol. 2000;174:635-40. https://doi.org/10.2214/ajr.174.3.1740635.

[125] Bolte SL, Ankem MK, Moon TD, Hedican SP, Lee FT, Sadowski EA, Nakada SY. Magnetic resonance imaging findings after laparoscopic renal cryoablation. Urology. 2006;67:485-9. https://doi.org/10.1016/j.urology.2005.09.015.

[126] Matin SF, Ahrar K, Cadeddu JA, Gervais DA, McGovern FJ, Zagoria RA, Uzzo RG, Haaga J, Resnick MI, Kaouk J, Gill IS. Residual and recurrent disease following renal energy ablative therapy: a multi-institutional study. J Urol. 2006;176:1973-7. https://doi.org/10.1016/j.juro.2006.07.016.

[127] Weight CJ, Kaouk JH, Hegarty NJ, Remer EM, O'Malley CM, Lane BR, Gill IS, Novick AC. Correlation of radiographic imaging and histopathology following cryoablation and radio frequency ablation for renal tumors. J Urol. 2008;179:1277-83. https://doi.org/10.1016/j.juro.2007.11.075.

[128] Klotz L, Zhang L, Lam A, Nam R, Mamedov A, Loblaw A. Clinical results of long-term follow-up of a large, active surveillance cohort with localized prostate cancer. J Clin Oncol. 2010;28:126-31. https://doi.org/10.1200/JCO.2009.24.2180.

[129] Rosenkrantz AB, Scionti SM, Mendrinos S, Taneja SS. Role of MRI in minimally invasive focal ablative therapy for prostate cancer. Am J Roentgenol. 2011;197:90-6. https://doi.org/10.2214/AJR.10.5946.

[130] Burger IA, Müller J, Donati OF, Ferraro DA, Messerli M, Kranzbühler B, ter Voert EEGW, Muehlematter UJ, Rupp NJ, Mortezavi A, Eberli D. 68Ga-PSMA-11 PET/MR detects local recurrence occult on mpMRI in prostate cancer patients after HIFU. J Nucl Med. 2019;60:1118-23. https://doi.org/10.2967/jnumed.118.221564.

[131] Muller BG, van den Bos W, Brausi M, Fütterer JJ, Ghai S, Pinto PA, Popeneciu IV, de Reijke TM, Robertson C, de la Rosette JJMCH, Scionti S, Turkbey B, Wijkstra H, Ukimura O, Polascik TJ. Follow-up modalities in focal therapy for prostate cancer: results from a Delphi consensus project. World J Urol. 2015;33:1503-9. https://doi.org/10.1007/s00345-014-1475-2.

[132] Tay KJ, Amin MB, Ghai S, Jimenez RE, Kench JG, Klotz L, Montironi R, Muto S, Rastinehad AR, Turkbey B, Villers A, Polascik TJ. Surveillance after prostate focal therapy. World J Urol. 2019;37:397-407. https://doi.org/10.1007/s00345-018-2363-y.

[133] ter Haar G. Therapeutic applications of ultrasound. Prog Biophys Mol Biol. 2007;93:111-29. https://doi.org/10.1016/j.pbiomolbio.2006.07.005.

[134] ter Haar G, Coussios C. High intensity focused ultrasound: physical principles and devices. Int J Hyperth. 2007;23:89-104. https://doi.org/10.1080/02656730601186138.

[135] Kirkham APS, Emberton M, Hoh IM, Illing RO, Freeman AA, Allen C. MR imaging of prostate after treatment with high-intensity focused ultrasound.

[136] Rouvière O, Girouin N, Glas L, Ben Cheikh A, Gelet A, Mège-Lechevallier F, Rabilloud M, Chapelon JY, Lyonnet D. Prostate cancer transrectal HIFU ablation: detection of local recurrences using T2-weighted and dynamic contrast-enhanced MRI. Eur Radiol. 2010;20:48-55. https://doi.org/10.1007/s00330-009-1520-5.

[137] Rouvière O, Lyonnet D, Raudrant A, Colin-Pangaud C, Chapelon JY, Bouvier R, Dubernard JM, Gelet A. MRI appearance of prostate following transrectal HIFU ablation of localized cancer. Eur Urol. 2001;40:265-74. https://doi.org/10.1159/000049786.

[138] Gage AA, Baust J. Mechanisms of tissue injury in cryosurgery. Cryobiology. 1998;37:171-86. https://doi.org/10.1006/cryo.1998.2115.

[139] Larson TR, Rrobertson DW, Corica A, Bostwick DG. In vivo interstitial temperature mapping of the human prostate during cryosurgery with correlation to histopathologic outcomes. Urology. 2000;55:547-52. https://doi.org/10.1016/S0090-4295(99)00590-7.

[140] Cohen JK, Miller RJ, Ahmed S, Lotz MJ, Baust J. Ten-year biochemical disease control for patients with prostate cancer treated with cryosurgery as primary therapy. Urology. 2008;71:515-8. https://doi.org/10.1016/j.urology.2007.09.059.

[141] Babaian RJ, Donnelly B, Bahn D, Baust JG, Dineen M, Ellis D, Katz A, Pisters L, Rukstalis D, Shinohara K, Thrasher JB. Best practice statement on cryosurgery for the treatment of localized prostate cancer. J Urol. 2008;180:1993-2004. https://doi.org/10.1016/j.juro.2008.07.108.

[142] Gangi A, Tsoumakidou G, Abdelli O, Buy X, De Mathelin M, Jacqmin D, Lang H. Percutaneous MR-guided cryoablation of prostate cancer: initial experience. Eur Radiol. 2012;22:1829-35. https://doi.org/10.1007/s00330-012-2411-8.

[143] Donnelly SE, Donnelly BJ, Saliken JC, Raber EL, Vellet AD. Prostate cancer: gadolinium-enhanced MR imaging at 3 weeks compared with needle biopsy at 6 months after cryoablation. Radiology. 2004;232:830-3. https://doi.org/10.1148/radiol.2323030841.

[144] Parivar F, Hricak H, Shinohara K, Kurhanewicz J, Vigneron DB, Nelson SJ, Carroll PR. Detection of locally recurrent prostate cancer after cryosurgery: evaluation by transrectal ultrasound, magnetic resonance imaging, and three-dimensional proton magnetic resonance spectroscopy. Urology. 1996;48:594-9. https://doi.org/10.1016/S0090-4295(96)00250-6.

[145] Vellet AD, Saliken J, Donnelly B, Raber E, McLaughlin RF, Wiseman D, Ali-Ridha NH. Prostatic cryosurgery: use of MR imaging in evaluation of success and technical modifications. Radiology. 1997;203:653-9. https://doi.org/10.1148/radiology.203.3.9169684.

[146] Ting F, Tran M, Böhm M, Siriwardana A, Van Leeuwen PJ, Haynes AM, Delprado W, Shnier R, Stricker PD. Focal irreversible electroporation for prostate cancer: functional outcomes and short-term oncological control. Prostate Cancer Prostatic Dis. 2016;19:46-52. https://doi.org/10.1038/pcan.2015.47.

[147] Scheltema MJ, Postema AW, de Bruin DM, Buijs M, Engelbrecht MR, Laguna MP, Wijkstra H, de Reijke TM, de la Rosette JJMCH. Irreversible electroporation for the treatment of localized prostate cancer: a summary of imaging findings and treatment feedback. Diagnostic Interv Radiol. 2017;23:365-70. https://doi.org/10.5152/dir.2017.16608.

[148] Viswanath S, Toth R, Rusu M, Sperling D, Lepor H, Futterer J, Madabhushi A. Quantitative evaluation of treatment related changes on multi-parametric MRI after laser interstitial thermal therapy of prostate cancer. Med imaging 2013 image-guided Proced robot Interv model. Proc SPIE Int Soc Opt Eng. 2013;8671:86711F. https://doi.org/10.1117/12.2008037.

[149] Oto A, Sethi I, Gregory Karczmar M, McNichols R, Ivancevic MK, Stadler WM, Watson S, Eggener S. Section of hematology/oncology. Dept Med. 2013;267 https://doi.org/10.1148/radiol.12121652/-/DC1.

[150] Wenger H, Yousuf A, Oto A, Eggener S. Laser ablation as focal therapy for prostate cancer. Curr Opin Urol. 2014;24:236-40. https://doi.org/10.1097/MOU.0000000000000044.

[151] Toth R, Sperling D, Madabhushi A. Quantifying post-laser ablation prostate therapy changes on MRI via a domain-specific biomechanical model: preliminary findings. PLoS One. 2016;11:1-17. https://doi.org/10.1371/journal.pone.0150016.

[152] Felker ER, Raman SS, Lu DSK, Tuttle M, Margolis DJ, FF ElKhoury, Sayre J, Marks LS. Utility of Multiparametric MRI for Predicting Residual Clinically Significant Prostate Cancer After Focal Laser Ablation. AJR Am J Roentgenol. 2019;213(6):1253-8. https://doi.org/10.2214/AJR.19.21637.

[153] Lotte R, Lafourcade A, Mozer P, Conort P, Barret E, Comperat E, Ezziane M, de Guibert PHJ, Tavolaro S, Belin L, Boudghene F, Lucidarme O, Renard-Penna R. Multiparametric MRI for suspected recurrent prostate cancer after HIFU: is DCE still needed? Eur Radiol. 18;28:3760-9. https://doi.org/10.1007/s00330-018-5352-z.

[154] Anzai Y, Lufkin RB, Farahani K, Hirschowitz S, Castro DJ. MR imaging—histopathologic correlation of thermal injuries induced with interstitial Nd: YAG laser irradiation in the chronic model. J Magn Reson Imaging. 1992;2:671-8. https://doi.org/10.1002/jmri.1880020611.

[155] Kim CK, Byung KP, Hyun ML, Sam SK, Kim EJ. MRI techniques for prediction of local tumor progression after high-intensity focused ultrasonic ablation of prostate cancer. Am J Roentgenol. 2008;190:1180-6. https://doi.org/10.2214/AJR.07.2924.

第 21 章 肿瘤介入学的免疫调节
Immune Modulation in Interventional Oncology

Johannes Maximilian Ludwig   Michael Cecchini   Hyun S. Kim   著
司同国   译，校

缩略语

CD	cluster of differentiation	分化簇，白细胞分化抗原
CTLA-4	cytotoxic T-lymphocyte-associated protein 4	细胞毒性 T 淋巴细胞相关蛋白 4
DAMP	damage-associated molecular patterns	损伤相关的分子模式
DC	dendritic cell	树突细胞
HCC	hepatocellular carcinoma	肝细胞癌
HGF	hepatocyte growth factor	肝细胞生长因子
HLA-DR	human leukocyte antigen-DR isotype	人白细胞抗原 DR 同型
IFN-γ	interferon gamma	干扰素 γ
IL	interleukin	白介素
IO	interventional oncology	介入肿瘤学
LRT	locoregional therapies	局部治疗
MDSC	myeloid-derived suppressor cells	骨髓源性抑制细胞
MWA	microwave ablation	微波消融
NF-κβ	nuclear factor kappa-light-chain-enhancer of activated B cell	活化 B 细胞的 NF-κβ 核因子 – 轻链增强子
NK	natural killer cell	自然杀伤细胞
OI	oncoimmunology	肿瘤免疫学
PD-L1	programmed death-ligand 1	程序性死亡配体 1

RFA	radiofrequency ablation	射频消融
SIRT	selective intraarterial radioembolization	选择性动脉内放射栓塞
TAA	tumor-associated antigen	肿瘤相关抗原
TACE	transarterial chemoembolization	经动脉化疗栓塞
TGF-β	transforming growth factor beta	转化生长因子β
TIM-3	T-cell immunoglobulin and mucin domain-3	T细胞免疫球蛋白和黏蛋白结构域3
TLR	toll-like receptor	Toll样受体
TME	tumor microenvironment	肿瘤微环境
TNF-α	tumor necrosis factor alpha	肿瘤坏死因子α
Treg	regulatory cell	调节性T细胞
VEGF	vascular endothelial growth factor	血管内皮生长因子

一、癌症中的免疫系统：双面人的角色

随着肿瘤中免疫细胞的发现，研究者们提出了一个基本问题：肿瘤和免疫细胞相互作用的机制。一个公认的事实是慢性炎症在至少25%的癌症发生过程中起着关键作用。因为慢性炎症会导致基因组不稳定、表观遗传修饰、癌症增殖、血管生成、抗凋亡信号通路的激活和癌症转移[1, 2]。因此，人们可能认为免疫抑制对预防癌症至关重要。事实上，长期使用非甾体抗炎药物已被报道可以降低癌症风险[3]。相反，患有艾滋病相关免疫缺陷或风湿性疾病患者的治疗性免疫抑制，以及器官移植后的患者的免疫抑制与癌症风险增加有关[4-6]。此外，急性炎症可用于癌症治疗，如治疗膀胱鳞状细胞癌可将减毒的牛分枝杆菌注入膀胱[7]。由于癌症和免疫系统的相互作用非常复杂，所以对于免疫系统在癌症中的确切作用没有简单和直接的答案。在肿瘤微环境（TME）中，适应性和先天免疫细胞与癌细胞之间有无数种不同的相互作用。在某些情况下，它们会促进癌症的发展，而在另一些情况下，它们会被免疫系统成功地消灭。癌症细胞每天都有可能进化，并非所有人都会患癌并死于癌症。癌症的发展分为三个阶段（图21-1）。

1. 免疫消除期 在肿瘤发展的早期，免疫细胞识别出肿瘤特异性抗原，分泌Th-1细胞因子（IFN-γ、IL-2、IL-12），促进CD8$^+$ T细胞对抗肿瘤抗原的树突状细胞成熟，并激活自然杀伤细胞（NK）。随后NK细胞和CD8$^+$ T细胞通过穿孔素和颗粒酶的胞外作用进行杀瘤免疫反应[1, 8]，然后理想地清除所有潜在的癌细胞。

2. 免疫平衡期 考虑到肿瘤通常由不同表达谱和突变的细胞组成，可能有一些肿瘤细胞的免疫遗传能力较弱，从而成功地避开了第一个消除期。这些细胞继续生长，不受免疫系统的影响。

3. 免疫耐受期 癌细胞破坏免疫系统，生长并出现临床症状。然而必须注意的是，免疫系统和癌细胞仍然存在相互作用，并且依赖于瘤内免疫细胞，患者的预后也受到明显的影响。例如，巨噬细胞、中性粒细胞和CD4$^+$调节性T细胞（Treg）的高浸润率与不良预后相关，而CD8$^+$ T细胞和NK细胞的浸润与较好的预后相关[1]。

二、局部治疗对刺激免疫系统的刺激：远隔效应

介入肿瘤学家有多种局部抗肿瘤治疗方法，

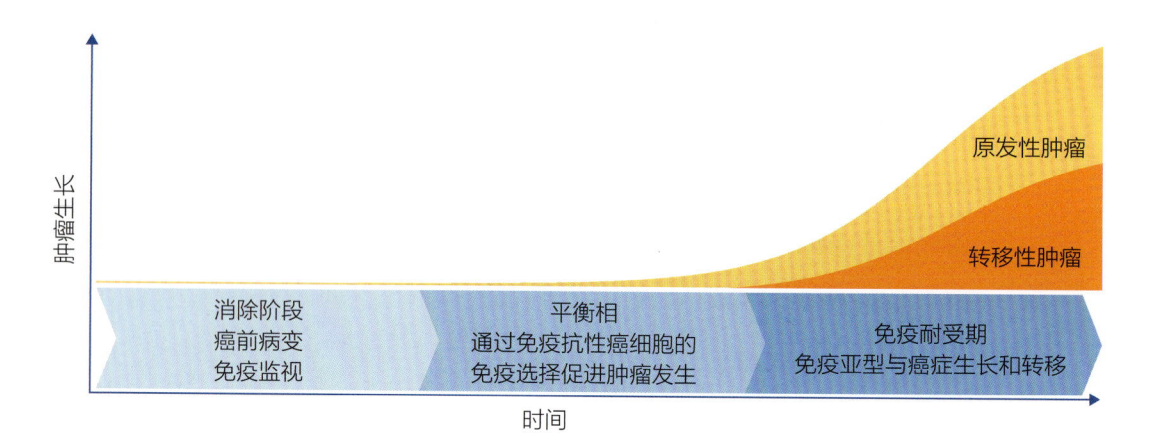

▲ 图 21-1 肿瘤进化过程中的免疫编辑：清除癌前细胞，选择免疫原性较弱的克隆细胞，然后生长为临床意义的肿瘤，并导致免疫耐受

如放射栓塞、化疗栓塞、热消融、不可逆电穿孔和高强度聚焦超声。虽然杀伤肿瘤的技术和机制各不相同，但与手术切除相比，均具有肿瘤组织在原位坏死的特点[9]。在少数病例中，未接受治疗的肿瘤病变在局部治疗后出现肿瘤消退（图 21-2）。这种现象被认为是远隔效应，最早于 1953 年由 H.R. Mole 提出。他观察到对目标病灶进行电离照射后，一个未治疗的远隔肿瘤消退[10]。大约半个世纪以来，人们对其潜在机制仍不清楚，当时的假设是免疫系统驱动了脱靶抗肿瘤作用[11]。原位残余肿瘤组织与肿瘤来源的抗原可以激活系统的抗肿瘤免疫反应，体内肿瘤疫苗的概念因此诞生。不幸的是，单纯局部治疗后临床肿瘤消退相关的远隔效应是一个很少被观察到的罕见现象。许多研究都在通过探索局部治疗对癌症免疫调节的影响机制，为免疫联合治疗提供理论基础，旨在协同免疫刺激效应以改善治疗结果。

三、消融治疗

关于介入治疗技术的免疫刺激作用的大多数研究都是在动物模型中进行的。虽然细胞死亡的机制和细胞因子的表达模式因介入治疗技术的差异而有所不同，但激发抗肿瘤免疫应答的一般途径在很大程度上是重叠的。因此，抗肿瘤免疫刺激途径是基于消融的概述（图 21-3）。

（一）如何诱导抗肿瘤免疫反应的机制

1. 减少免疫抑制因素降低免疫耐受 肿瘤逃避免疫系统的战略是基于避免识别，即呈递更少的细胞表面抗原。例如，通过主要组织相容性复合体（MHC）丢失，抵抗死亡刺激，并创建一个免疫抑制肿瘤微环境（TME）。免疫抑制微环境是通过多种抑制因子（IL-10、TGF-β、前列腺素 E_2、VEGF）、免疫检查点抑制剂（如 CTLA-4、PD-L1）表达的增加和趋化因子的分泌实现"癌症友好型"免疫细胞 [如肿瘤相关巨噬细胞（TAM）、Treg、髓源性抑制细胞（MDSC）] 趋化的复杂相互作用来实现的。通过消融破坏肿瘤团块，进而破坏了这种免疫抑制网络，解除抗肿瘤免疫反应的刹车[1, 12, 13]。

2. 增加肿瘤特异性抗原和炎症的有效性 由于消融导致坏死细胞死亡，肿瘤特异性抗原的释放和有效性显著增加，从而提高了原位疫苗的免疫原性。随后抗原引流到附近淋巴结可刺激未成熟树突状细胞（DC）启动 naïve T 细胞（图 21-3）。

3. 激活抗原呈递细胞 受损和坏死的肿瘤组织也释放各种损伤相关的分子模式（DAMP），如热休克蛋白（HSP）、高迁移率组蛋白 B1（HMGB1）和 DNA 等。这些 DAMP 被 DC 吞噬，

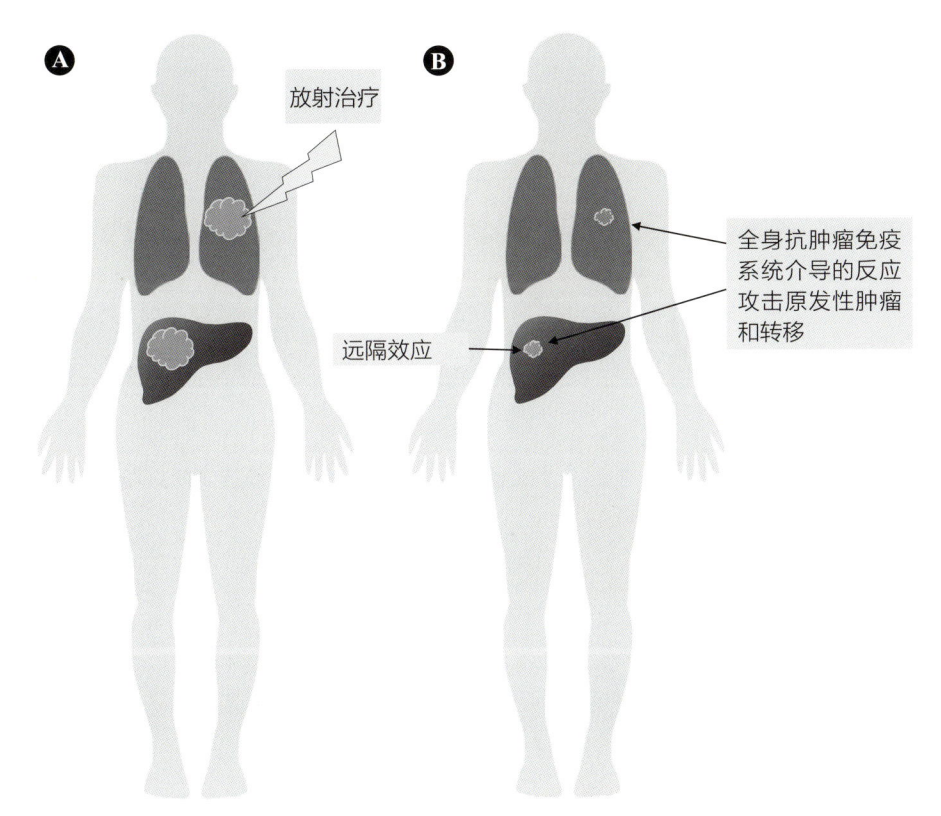

▲ 图 21-2 远隔效应：放疗治疗肺转移瘤（A）导致针对原发肿瘤和转移瘤的全身抗肿瘤免疫反应，肿瘤缩小甚至完全消除（B）

并通过 NF-κβ 通路激活、成熟和共刺激分子（如 CD80/86）的表达，这是激活抗肿瘤 CD8[+] T 细胞所必需的[14, 15]。这一步骤至关重要，因为 DC 激活的功能失调、不足或缺乏不能引发 naïve T 细胞的激活，从而消除适应性免疫应答的启动。为了克服这个问题，已经开发了几种策略来改善 DC 功能。例如，在一项对 B16OVA 小鼠黑色素瘤模型的临床前研究中，TLR7 激动剂咪喹莫德（诱 CD80/86）与冷冻治疗联合，对肿瘤再挑战的抑制效果显著（抑制率 90%）。作为对照，单纯冷冻消融治疗肿瘤再挑战的抑制率仅为 30%[16]。在同一小鼠模型中，肿瘤周围注射 CpG 寡核苷酸（IFN-α 介导的 DC 募集）激活 TLR9 并联合冷冻消融，显示对肿瘤生长的完全抑制[17]。因此，联合 TLR4 和 TLR7 激动剂可能是一种有用的辅助性治疗策略，可以改善治疗结果。

4. 募集 naïve CD8[+] T 细胞对肿瘤抗原的激发 在局部区域淋巴结中，被激活的树突状细胞向 naïve T 细胞提供肿瘤抗原，理想的结果是 T 细胞激活、克隆增殖、浸润至有活性的肿瘤组织，并杀死癌细胞。

消融的正向免疫刺激效应已用于肝细胞癌（HCC）和结直肠癌肝转移，有报道 RFA 治疗后四周外周血中 CD8[+] T 细胞数量增加，细胞毒活性提高（100 倍）[18]。此外，在高危前列腺癌患者中报道了免疫原性抗肿瘤反应，抗肿瘤细胞毒性 T 细胞刺激导致 TNF-α 和 IFN-γ 水平升高，以及 T 细胞对癌细胞的溶解活性增加[19]。在另一项 69 例 HCC 患者的研究中，RFA 治疗后，62.3% 患者中观察到针对肿瘤相关抗原（TAA）特异性的 T 细胞数量增加。而且，TAA 特异性 T 细胞的数量与抑制肿瘤的 MDSC 数量及 HCC 复发呈负相关。然而，消融后 24 周，TAA 特异性 T 细胞慢性下降[20]。总的来说，尽管肿瘤消融激活免疫，但观察到的效果是短暂的，通常不会转化为长期和强劲的抗肿瘤免疫反应。

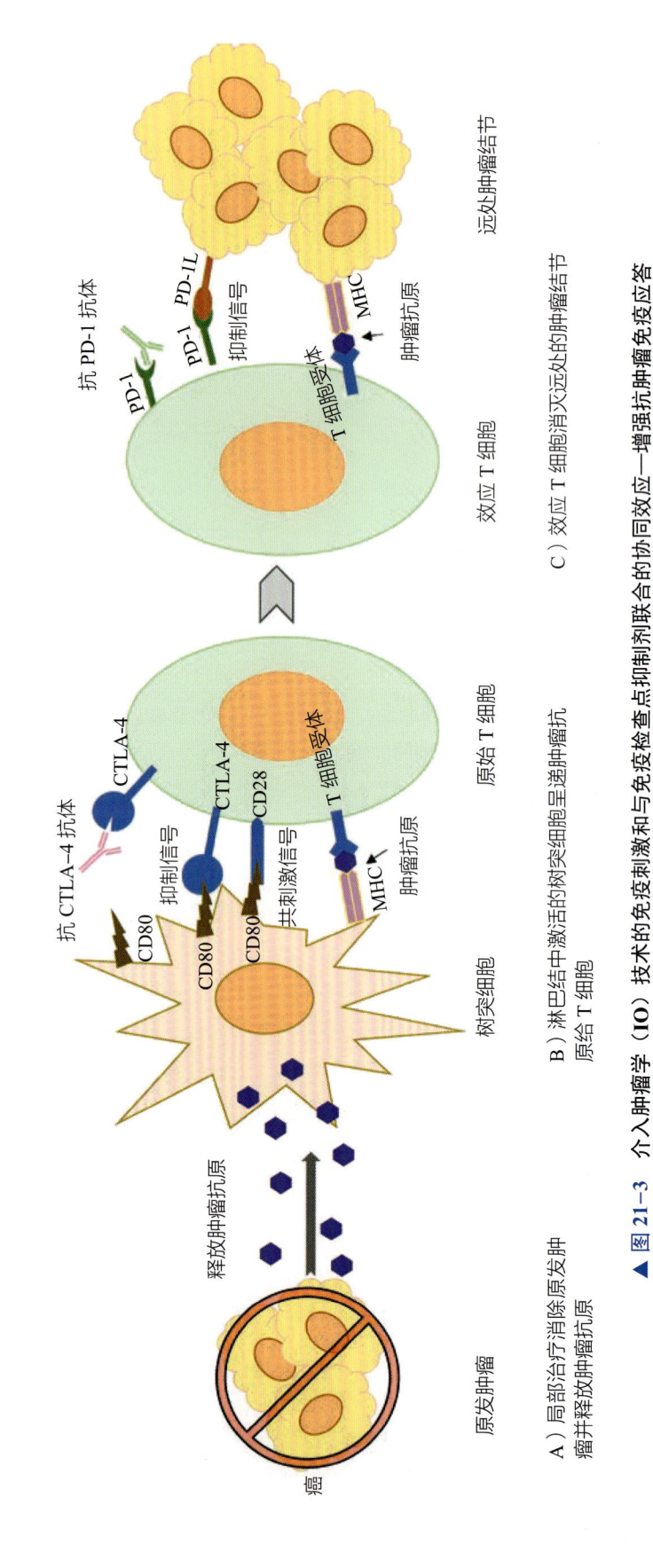

▲ 图 21-3 介入肿瘤学（IO）技术的免疫刺激和与免疫检查点抑制剂联合的协同效应—增强抗肿瘤免疫应答

A. IO 模式增加了肿瘤抗原的可用性，促进炎症，并减少了免疫抑制因子；B. 通过增加肿瘤抗原的可用性，激活树突状细胞和阻断 CTLA-4 来促进 naïve T 细胞对肿瘤抗原的启动，CTLA-4 可增加 T 细胞启动的可能性；C. 抗 PD-1 阻断肿瘤细胞对 T 效应细胞的抑制，从而促进肿瘤细胞的消除

（二）消融治疗的致瘤效应

单纯局部治疗（LRT）具有抗癌免疫激活作用，但很少能产生实质性的远隔治疗效果（图21-3）。此外，消融并不总是能成功激活免疫系统对抗癌症，甚至有可能达到相反的效果，促进免疫耐受、肿瘤生长和转移。已经发现有几个因素可以通过T细胞的克隆缺失和无能来促进免疫抑制：细胞凋亡导致免疫耐受，这导致细胞碎片被摄取而不引起炎症和释放DAMP。因此，缺乏DAMP的刺激以及被吞噬的凋亡细胞体的抑制作用会阻碍DC的成熟，导致克隆缺失和无能[12, 14, 21]。此外，肿瘤消融可以增加白介素-6（IL-6），缺氧诱导因子-1α（HIF-1α），肝细胞生长因子（HGF）及其受体c-MET的表达水平。这不仅意味着支持组织损伤后的生理再生，而且已知具有致瘤作用[22-24]。此外，免疫检查点PD-L1的表达上调也被观察到，为免疫检查点抑制剂联合用药提供了理论基础，下文将对此进行概述[25, 26]。LRT潜在的致瘤作用不应被低估。在一个研究中[27]，580例<3cm的HCC患者被手术切除或消融（RFA）。与手术相比，RFA治疗的患者在5年内的新的肝内病变发生率增加（62.7% vs. 36.6%），无病生存期缩短（31.7% vs. 61.1%）。另外，在另一研究中[28]，63例多灶遗传性肾细胞癌患者中一个病灶的RFA导致未治疗病灶生长速度加速4倍。

（三）如何利用"最好的消融"刺激抗癌免疫反应

关于免疫刺激作用，两个主要因素似乎是关键的：消融方式和消融方案。基于有限的可用数据，研究模型（物种、肿瘤位置、肿瘤生物学、年龄、时间点、大小等）存在显著的生物学差异，同时也存在技术差异（消融方法、设备设置、消融区域等）。因此，对于"如何最好的消融"以诱导最好的抗癌免疫反应尚无明确的结论。

关于消融方式，数据表明冷冻消融是最有希望的治疗方式之一。例如，诱导的炎症反应比RFA和激光治疗更高[29]。此外，与热消融（如RFA）促使抗原变性相比，冷冻消融在保护抗原，为免疫系统提供可用抗原方面更强。

在消融方案方面，Velez等研究了MWA和RFA对大鼠乳腺癌模型肿瘤的杀伤作用[24]。采用三种消融方案：5W MWA 2 min（低功率，长时间），20W MWA 15s（高功率，短时间），RFA（70℃，5min）。与高功率MWA组[(14.6±0.9) mm，$P<0.05$]和假手术组[(13.6±1.3) mm，$P<0.01$]比较，低功率MWA和RFA组在术后第7天肿瘤显著增大[MWA, (16.3±1.1) mm；RFA：(16.3±0.9) mm]。高功率MWA组，局部消融周边区域免疫细胞浸润及促肿瘤因子（VEGF、HGF、IL-6）表达降低。作者的结论是：当肿瘤组织被切除时，较高的功率和较短的消融时间（健康肝组织）可能会减轻促肿瘤作用。然而，消融后免疫对于肿瘤损伤的结论是有限的，因为只能推测对于消融肿瘤的原位疫苗免疫原性的高能量效应。在一个乳腺癌小鼠模型中，Sabel等研究了皮下肿瘤（8～12mm）在快速（0～30s）和缓慢（几分钟）冷冻后的免疫反应。与手术切除相比，冷冻治疗7天后小鼠的肿瘤引流淋巴结中肿瘤特异性T细胞率增加，肺转移率降低，生存期延长。同时发现不同冷冻方案的肿瘤生物学表现，低功率冷冻组肿瘤内Treg比例增多，转移率较高。尽管这一结论直接应用于人体和临床常规治疗仍存在局限性，但推测一个更快速的冷冻过程可能更有利于患者。

（四）动脉栓塞技术对免疫刺激的调节

经动脉化疗栓塞（TACE）对肝癌患者免疫调节的研究发现，治疗前与健康志愿者相比，肝癌患者外周血T淋巴细胞$CD4^+/CD8^+$比值较低，所有$CD4^+$细胞的$CD4^+CD25^+$ Treg水平升高，这可以解释为在癌症患者中常见的系统免疫功能抑制。TACE治疗后$CD4^+/CD8^+$ T淋巴细胞比例升高，$CD4^+CD25^+$ Treg比例降低，提示TACE可提高免疫功能[31, 32]。对原发性和转移性肝肿瘤进行空白栓塞后，观察到不同的效果：Treg同样减少，但通常通过分泌 IFN-γ 和激活细胞毒性抗肿瘤 T 细胞来增强抗肿瘤免疫反应的 Th1 细胞数量也减少。可以推测，栓塞治疗后，IL-6 水平的升高抑制了 Th1 细胞从 naïve T 细胞的分化[33]。另一项研究调查了肝癌病灶经 TACE 治疗后细胞因子的改变，结果显示治疗后炎症变化没有统一的模式，受到肝功能和肝癌分期的影响。肿瘤＞5cm 肝癌患者，早期 IL-6 水平明显升高，TACE 术后肝损伤发生率较高，提示肝损伤较严重，后续的修复信号可促进肿瘤生长。此外，TACE 术后 2 个月，Th2 细胞因子（IL-4、IL-5、IL-10）升高，提示免疫抑制环境限制了抗肿瘤反应[34]。总之，使用或不使用添加药物的栓塞会引起复杂的免疫系统改变，这些改变具有促肿瘤和抗肿瘤作用，并进一步受到几种非治疗相关调节剂的影响。由于诱导级联修复的组织损伤具有促肿瘤作用，因此可以推测超选择性的 TACE 在这方面可能是有益的。

（五）选择性动脉内放射栓塞对免疫刺激的调节作用

选择性动脉内放射栓塞（SIRT）的电离辐射主要通过 DNA 损伤诱导肿瘤细胞死亡。由于体外放射治疗是一种常见的免疫原性细胞死亡诱导剂，近年来的研究主要集中在 SIRT 的抗肿瘤免疫刺激潜力上[35]。

在一项对 41 名肝癌患者的研究中，这些患者接受了手术切除，无论是否有 SIRT 病史，均观察到放射栓塞后组织中含有 CD8⁺ T 细胞和 NK 细胞的颗粒酶 B 的较高表达，而且与持续的治疗反应呈正相关。此外，还观察到阴性免疫检查点 TIM-3（T 细胞免疫球蛋白和粘蛋白域 –3）的表达增加，这也在对抗 PD-1 免疫疗法产生耐药性的患者中被发现[37]。需要注意的是，SIRT 后引起外周血淋巴细胞减少，影响所有淋巴细胞亚群，单核细胞和记忆 T 细胞的活化减少[38]。关于免疫细胞的刺激和抑制，以及它如何影响免疫抗肿瘤免疫应答的进一步研究是有必要的。此外，鉴于大分割外照射可最大限度地提高抗肿瘤免疫效应的研究，然而关于不同辐射剂量的 SIRT 影响免疫刺激效应的类似研究仍然缺乏，值得进一步探索[39]。

四、LRT 联合免疫刺激疗法使治疗效果更大化

利用免疫系统的力量来对抗癌症的想法已经存在了几十年。多种通过激活先天和（或）适应性免疫系统的治疗方法，已经在动物模型和人类身上证明了有确定的治疗效益。免疫检查点抑制剂被广泛认为是最重要的突破性免疫疗法，目前已被批准用于多种癌症。

（一）免疫检查点抑制剂的功能

免疫检查点是免疫系统的关键调节器，通过促进自我耐受来防止自身免疫。目前可用的免疫检查点抑制剂阻断抑制途径，使平衡倾向于免疫刺激对抗呈现的抗原。使用单克隆抗体阻断免疫共抑制受体 CTLA-4（细胞毒性 T 淋巴细胞抗原 4）、PD-1（程序性死亡 1）和 PD-L1（程序性死亡配体 1）是最有希望的（图 21-3）。抗 CTLA-4 阻断 CD80/86 和 CTLA-4 在树突状细胞向 naïve T 细胞提交肿瘤抗原期间的相互作用，阻断 T 细胞启动的抑制性细胞 – 细胞相互作用信号增加了 naïve T 细胞进行克隆扩展并分化为抗原特异性效应 T 细胞的可能性[40, 41]。一旦 T 细胞被激活并迁移到肿瘤中，肿瘤细胞表面的 PD-L1 与 CD8⁺ T 效应细胞的 PD-1 受体相互作用可以阻断抗肿瘤的细胞毒性。因此，阻断 PD-1 或 PD-L1 靶向抗体的相互作用可促进免疫细胞介导的肿瘤消除[42, 43]。需要注意的是，CTLA-4 和 PD-1/PD-L1 在多种细胞上表达，具有多种功能，这一点目前还没有完全研究清楚。与传统的化疗相比，免疫治疗的持久反应和长期生存益处在多种类型癌症患者上已得到证实，这也导致 FDA 批准了几种免疫检查点抑制剂（抗 CTLA-4，抗 PD-1 和抗 PD-L1）用于多个癌症的治疗，如黑色素瘤、肾细胞癌、非小细胞肺癌、三阴性乳腺癌、Merkel 细胞癌、肝癌、膀胱癌[44]。

（二）肝癌的免疫治疗

肝脏暴露于各种抗原，如肠道微生物和毒素。因此，免疫耐受是预防异常免疫反应的关键，而肝脏微环境通常被认为是免疫抑制的。此外，HCC主要发生在慢性病毒感染基础上，与抑制检查点分子表达增加、免疫抑制细胞因子增加、树突状细胞功能抑制改变和Treg数量增加相关。此外，T细胞的持续抗原暴露会引发抑制性免疫检查点分子的过度表达，导致T细胞能量消耗和衰竭。这些因素使原发性和继发性肝癌相比肝外其他部位的肿瘤更容易逃避免疫系统，促进肿瘤生长[45]。因此，改变免疫系统使其产生抗癌免疫反应是一种很有前景且具有挑战性的有效癌症治疗方法。总之，这里的关键不仅是增加针对肿瘤抗原的T细胞的数量和功能（IFN-γ、穿孔素、颗粒酶），而且还要创造一个环境，如葡萄糖和pH升高和（或）非酸性来抵消消耗和衰竭，使T细胞可以发挥最大的活性[45,46]。Nivolumab是一种特异性结合PD-1的人IgG4重组单克隆抗体。在Checkmate-040单臂试验（Ⅰ/Ⅱ期）中，所有患者每2周接受Nivolumab 3mg/kg治疗，客观缓解率（ORR）为20%，中位缓解期9.9个月。6个月和9个月的生存率分别为83%和74%，中位OS尚未达到。剂量爬坡组患者（Nivolumab每2周0.1～10mg/kg）的ORR为15%，中位反应持续时间为17个月。无索拉非尼应用史的患者中位总生存期（OS）为28.6个月，既往接受索拉非尼治疗的患者的中位总生存期（OS）为15个月[45,46]。根据这一结果，FDA批准将其批准为索拉非尼之后的二线治疗药物。与Nivolumab类似，Pembrolizumab是一种人免疫球蛋白IgG4抗体，可与PD-1结合，在HCC中可达到约17%的缓解率[47]。在安慰剂对照Ⅲ期试验KEYNOTE-240中，对于索拉非尼不耐受或耐药的患者中，Pembrolizumab显示可提高OS（HR=0.78，单侧 P=0.0238）和PFS（HR=0.78，单侧 P= 0.0209）。然而，由于不满足预先设定的统计方案显著性差异，因此本研究结果被认为是阴性的[48,49]。

（三）局部治疗与免疫检查点抑制剂结合的基本原理

从以下几个因素考虑，局部治疗联合免疫治疗将是一个有前途的方法。如前所述，局部区域治疗模式诱导的抗肿瘤免疫反应通常太弱，不足以引起抗肿瘤免疫反应，但或许能够增强免疫治疗的整体免疫反应。较大、成熟的处于免疫逃逸期的肿瘤，通过免疫疗法突破免疫抑制TME可能仅诱导较弱的治疗效果[50]。由于LRT具有破坏免疫抑制环境的潜力，可能会通过减少初始的免疫治疗抵抗而增加治疗反应。在肿瘤进展的情况下，LRT可用于消除或控制这些耐药病灶，并可能重新诱导对免疫治疗的反应。图21-3概述了LRT和免疫检查点抑制剂（anti-CTLA-4和anti-PD-1）增强T细胞对肿瘤抗原启动的相互作用。

（四）局部治疗与免疫检查点抑制剂结合的初步临床经验

迄今为止，关于联合治疗的数据非常有限，特别是联合治疗在人体研究中的有效性数据非常缺乏。然而随着许多研究的进行，我们即将可以更多了解这种组合的实际益处。在一项对26名肝癌患者的初步研究中，SIRT后90天内使用Nivolumab治疗证明是安全的，并且治疗相关副作用有限。2例患者在疾病进展的情况下出现迟发型3/4级肝胆毒性，1例患者出现肺炎伴发30%肺分流，经类固醇激素治疗后缓解。第一次SIRT治疗后的中位OS为16.5个月，中位PFS为5.7个月[51]。在一项单中心的研究中[52]，Tremelimumab（抗CTLA-4）被用于胆道肿瘤的次全微波消融。值得注意的安全性分析是：尽管没有观察到毒性相关的死亡，15%的患者有严重的研究相关不良事件（淋巴细胞减少、中性粒细胞减少和低血压）。肿瘤缓解率为12.5%，疾病控制率为50%。外周血细胞免疫监测显示（HLA-DR阳性）CD8[+] T细胞增多，各种抗原的T细胞库扩大，但差异无统计学意义（P=0.057）。但有趣的是，CD8[+] T细胞阳性的CTLA-4、TIM3、

PD-1 和 PD-L1 个体表达没有增加[52]。此外，更多的研究正在进行中，这可能会对这个问题有更多的解释，包括 NCT03237572、NCT02303366、NCT03099564、NCT03033446、NCT03143270 和 NCT03572582。

（五）局部治疗与免疫治疗的时机

在一项小鼠乳腺癌模型的研究中，对比了免疫疗法（CpG + 抗 PD-1）联合或不联合磁共振引导的聚焦超声消融的治疗效果。在肿瘤负荷高的小鼠（3 个原位肿瘤，连续消融 2 个）中，免疫治疗后联合消融治疗带来 60% 的存活率，而仅用免疫治疗时存活率为 25%。相反，消融后直接开始免疫治疗，远隔效应迅速减弱，未观察到完全缓解[53]。这些发现表明，与局部治疗联合时，免疫检查点抑制剂的初始治疗可能是重要的。早期使用免疫检查点抑制剂是基于以下假设：免疫治疗诱发的免疫刺激可能需要一段时间才能引起免疫反应，而局部治疗的免疫刺激作用相当短暂，可能不允许同时进行免疫刺激。然而，最佳的治疗顺序及与重复性局部治疗联合的效果尚需要进一步的研究。

结论

除了物理上的肿瘤消除，局部治疗可以通过诱导抗肿瘤免疫反应来调节免疫系统。在极少数情况下，可以导致远隔离肿瘤消失。一些研究已经证明了 LRT 与免疫疗法结合的潜力，以提高整体抗肿瘤免疫反应，并取得比单独治疗更好的结果。但是，需要制订结构化的方案和治疗方法，以达到可能的最佳协同效应。除了激发免疫应答外，介入治疗模式还可用于免疫治疗的补充，比如，用于一个或数量有限的进展性病变，以维持整体肿瘤的稳定控制。此外，在对免疫疗法产生耐药的患者中，未来的研究非常有必要评估具有免疫调节特性的局部治疗是否能够通过重新诱导治疗反应来克服免疫治疗抵抗。

要　点

1. 局部治疗可以调节免疫系统，并诱导抗肿瘤免疫反应，在极少数情况下可以导致远处未治疗的肿瘤病变的消退（远隔效应）。
2. 局部区域疗法和免疫疗法的结合可以协同作用，促进整体系统抗肿瘤免疫反应，从而改善治疗结果。
3. 新的肿瘤介入治疗理念是使"冷"肿瘤对免疫治疗更敏感，最终目的是改善患者的治疗结果。

参考文献

[1] Gonzalez H, Hagerling C, Werb Z. Roles of the immune system in cancer: from tumor initiation to metastatic progression. Genes Dev. 2018;32(19-20):1267-84.

[2] Hanahan D, Weinberg RA. Hallmarks of cancer: the next generation. Cell. 2011;144(5):646-74.

[3] Thun MJ, Henley SJ, Patrono C. Nonsteroidal anti-inflammatory drugs as anticancer agents: mechanistic, pharmacologic, and clinical issues. J Natl Cancer Inst. 2002;94(4):252-66.

[4] Frisch M, Biggar RJ, Engels EA, Goedert JJ, Group AI-CMRS. Association of cancer with AIDS-related immunosuppression in adults. JAMA. 2001;285(13):1736-45.

[5] Kempen JH, Gangaputra S, Daniel E, Levy-Clarke GA, Nussenblatt RB, Rosenbaum JT, et al. Long-term risk of malignancy among patients treated with immunosuppressive agents for ocular inflammation: a critical assessment of the evidence. Am J Ophthalmol. 2008;146(6):802-12.. e1

[6] Grulich AE, van Leeuwen MT, Falster MO, Vajdic CM. Incidence of cancers in people with HIV/AIDS compared with immunosuppressed transplant recipients: a meta-analysis. Lancet. 2007;370(9581):59-67.

[7] Shalapour S, Karin M. Immunity, inflammation, and cancer: an eternal fight between good and evil. J Clin Invest. 2015;125(9):3347-55.

[8] Teng MW, Galon J, Fridman WH, Smyth MJ. From mice to humans: developments in cancer immunoediting. J Clin Invest. 2015;125(9):3338-46.

[9] den Brok MH, Sutmuller RP, van der Voort R, Bennink EJ,

Figdor CG, Ruers TJ, et al. In situ tumor ablation creates an antigen source for the generation of antitumor immunity. Cancer Res. 2004;64(11):4024-9.

[10] Mole RH. Whole body irradiation; radiobiology or medicine? Br J Radiol. 1953;26(305):234-41.

[11] Demaria S, Ng B, Devitt ML, Babb JS, Kawashima N, Liebes L, et al. Ionizing radiation inhibition of distant untreated tumors (abscopal effect) is immune mediated. Int J Radiat Oncol Biol Phys. 2004;58(3):862-70.

[12] Chu KF, Dupuy DE. Thermal ablation of tumours: biological mechanisms and advances in therapy. Nat Rev Cancer. 2014;14(3):199-208.

[13] Chang X, Lu X, Guo J, Teng GJ. Interventional therapy combined with immune checkpoint inhibitors: emerging opportunities for cancer treatment in the era of immunotherapy. Cancer Treat Rev. 2019;74:49-60.

[14] Slovak R, Ludwig JM, Gettinger SN, Herbst RS, Kim HS. Immuno-thermal ablations - boosting the anticancer immune response. J Immunother Cancer. 2017;5(1):78.

[15] Basu S, Binder RJ, Suto R, Anderson KM, Srivastava PK. Necrotic but not apoptotic cell death releases heat shock proteins, which deliver a partial maturation signal to dendritic cells and activate the NF-kappa B pathway. Int Immunol. 2000;12(11):1539-46.

[16] Redondo P, del Olmo J, Lopez-Diaz de Cerio A, Inoges S, Marquina M, Melero I, et al. Imiquimod enhances the systemic immunity attained by local cryosurgery destruction of melanoma lesions. J Invest Dermatol. 2007;127(7):1673-80.

[17] den Brok MH, Sutmuller RP, Nierkens S, Bennink EJ, Toonen LW, Figdor CG, et al. Synergy between in situ cryoablation and TLR9 stimulation results in a highly effective in vivo dendritic cell vaccine. Cancer Res. 2006;66(14):7285-92.

[18] Hansler J, Wissniowski TT, Schuppan D, Witte A, Bernatik T, Hahn EG, et al. Activation and dramatically increased cytolytic activity of tumor specific T lymphocytes after radio-frequency ablation in patients with hepatocellular carcinoma and colorectal liver metastases. World J Gastroenterol. 2006;12(23):3716-21.

[19] Si T, Guo Z, Hao X. Immunologic response to primary cryoablation of high-risk prostate cancer. Cryobiology. 2008;57(1):66-71.

[20] Mizukoshi E, Yamashita T, Arai K, Sunagozaka H, Ueda T, Arihara F, et al. Enhancement of tumor-associated antigen-specific T cell responses by radiofrequency ablation of hepatocellular carcinoma. Hepatology. 2013;57(4):1448-57.

[21] Wu F. Heat-based tumor ablation: role of the immune response. Adv Exp Med Biol. 2016;880:131-53.

[22] Rozenblum N, Zeira E, Scaiewicz V, Bulvik B, Gourevitch S, Yotvat H, et al. Oncogenesis: an "off-target" effect of radiofrequency ablation. Radiology. 2015;276(2):426-32.

[23] Ahmed M, Kumar G, Moussa M, Wang Y, Rozenblum N, Galun E, et al. Hepatic radiofrequency ablation-induced stimulation of distant tumor growth is suppressed by c-met inhibition. Radiology. 2016;279(1):103-17.

[24] Velez E, Goldberg SN, Kumar G, Wang Y, Gourevitch S, Sosna J, et al. Hepatic thermal ablation: effect of device and heating parameters on local tissue reactions and distant tumor growth. Radiology. 2016;281(3):782-92.

[25] Balan M, Mier y Teran E, Waaga-Gasser AM, Gasser M, Choueiri TK, Freeman G, et al. Novel roles of c-Met in the survival of renal cancer cells through the regulation of HO-1 and PD-L1 expression. J Biol Chem. 2015;290(13):8110-20.

[26] Chen MF, Chen PT, Chen WC, Lu MS, Lin PY, Lee KD. The role of PD-L1 in the radiation response and prognosis for esophageal squamous cell carcinoma related to IL-6 and T-cell immunosuppression. Oncotarget. 2016;7(7):7913-24.

[27] Kang TW, Lim HK, Lee MW, Kim YS, Rhim H, Lee WJ, et al. Aggressive Intrasegmental recurrence of hepatocellular carcinoma after radiofrequency ablation: risk factors and clinical significance. Radiology. 2015;276(1):274-85.

[28] Erinjeri JP, Fine GC, Adema GJ, Ahmed M, Chapiro J, den Brok M, et al. Immunotherapy and the interventional oncologist: challenges and opportunities-a society of interventional oncology white paper. Radiology. 2019; 292(1):25-34.

[29] Jansen MC, van Hillegersberg R, Schoots IG, Levi M, Beek JF, Crezee H, et al. Cryoablation induces greater inflammatory and coagulative responses than radiofrequency ablation or laser induced thermotherapy in a rat liver model. Surgery. 2010;147(5):686-95.

[30] Sabel MS, Su G, Griffith KA, Chang AE. Rate of freeze alters the immunologic response after cryoablation of breast cancer. Ann Surg Oncol. 2010;17(4):1187-93.

[31] Horiguchi S, Petersson M, Nakazawa T, Kanda M, Zea AH, Ochoa AC, et al. Primary chemically induced tumors induce profound immunosuppression concomitant with apoptosis and alterations in signal transduction in T cells and NK cells. Cancer Res. 1999;59(12):2950-6.

[32] Liao J, Xiao J, Zhou Y, Liu Z, Wang C. Effect of transcatheter arterial chemoembolization on cellular immune function and regulatory T cells in patients with hepatocellular carcinoma. Mol Med Rep. 2015;12(4):6065-71.

[33] Takaki H, Imai N, Contessa TT, Srimathveeravalli G, Covey AM, Getrajdman GI, et al. Peripheral blood regulatory T-cell and type 1 helper T-cell population decrease after hepatic artery embolization. J Vasc Interv Radiol. 2016;27(10):1561-8.

[34] Kim MJ, Jang JW, Oh BS, Kwon JH, Chung KW, Jung HS, et al. Change in inflammatory cytokine profiles after transarterial chemotherapy in patients with hepatocellular carcinoma. Cytokine. 2013;64(2):516-22.

[35] Ross GM. Induction of cell death by radiotherapy. Endocr Relat Cancer. 1999;6(1):41-4.

[36] Chew V, Lee YH, Pan L, Nasir NJM, Lim CJ, Chua C, et al. Immune activation underlies a sustained clinical response to Yttrium-90 radioembolisation in hepatocellular carcinoma. Gut. 2019;68(2):335-46.

[37] He Y, Cao J, Zhao C, Li X, Zhou C, Hirsch FR. TIM-3, a promising target for cancer immunotherapy. Onco Targets Ther. 2018;11:7005-9.

[38] Domouchtsidou A, Barsegian V, Mueller SP, Best J, Ertle J, Bedreli S, et al. Impaired lymphocyte function in patients with hepatic malignancies after selective internal radiotherapy. Cancer Immunol Immunother. 2018;67(5):843-53.

[39] Dewan MZ, Galloway AE, Kawashima N, Dewyngaert JK,

Babb JS, Formenti SC, et al. Fractionated but not single-dose radiotherapy induces an immune-mediated abscopal effect when combined with anti-CTLA-4 antibody. Clin Cancer Res. 2009;15(17):5379-88.

[40] Tarhini AA, Kirkwood JM. Tremelimumab (CP-675,206): a fully human anticytotoxic T lymphocyte-associated antigen 4 monoclonal antibody for treatment of patients with advanced cancers. Expert Opin Biol Ther. 2008;8(10):1583-93.

[41] Singh PP, Sharma PK, Krishnan G, Lockhart AC. Immune checkpoints and immunotherapy for colorectal cancer. Gastroenterol Rep (Oxf). 2015;3(4):289-97.

[42] Postow MA, Callahan MK, Wolchok JD. Immune checkpoint blockade in cancer therapy. J Clin Oncol. 2015;33(17):1974-82.

[43] Waterhouse P, Penninger JM, Timms E, Wakeham A, Shahinian A, Lee KP, et al. Lymphoproliferative disorders with early lethality in mice deficient in Ctla-4. Science. 1995;270(5238):985-8.

[44] Institute CR. Immunotherapy - timeline of progress 2019. Available from: https://www.cancerresearch.org/immunotherapy/timeline-of-progress.

[45] Xu W, Liu K, Chen M, Sun JY, McCaughan GW, Lu XJ, et al. Immunotherapy for hepatocellular carcinoma: recent advances and future perspectives. Ther Adv Med Oncol. 2019;11:1758835919862692.

[46] El-Khoueiry AB, Sangro B, Yau T, Crocenzi TS, Kudo M, Hsu C, et al. Nivolumab in patients with advanced hepatocellular carcinoma (CheckMate 040): an open-label, non-comparative, phase 1/2 dose escalation and expansion trial. Lancet. 2017;389(10088):2492-502.

[47] Zhu AX, Finn RS, Edeline J, Cattan S, Ogasawara S, Palmer D, et al. Pembrolizumab in patients with advanced hepatocellular carcinoma previously treated with sorafenib (KEYNOTE-224): a non-randomised, open-label phase 2 trial. Lancet Oncol. 2018;19(7):940-52.

[48] Kudo M. Immune checkpoint blockade in hepatocellular carcinoma: 2017 update. Liver Cancer. 2016;6(1):1-12.

[49] Kudo M. Targeted and immune therapies for hepatocellular carcinoma: predictions for 2019 and beyond. World J Gastroenterol. 2019;25(7):789-807.

[50] Kim K, Skora AD, Li Z, Liu Q, Tam AJ, Blosser RL, et al. Eradication of metastatic mouse cancers resistant to immune checkpoint blockade by suppression of myeloid-derived cells. Proc Natl Acad Sci U S A. 2014;111(32):11774-9.

[51] Zhan C, Ruohoniemi D, Shanbhogue KP, Wei J, Welling TH, Gu P, et al. Safety of combined yttrium-90 radioembolization and immune checkpoint inhibitor immunotherapy for hepatocellular carcinoma. J Vasc Interv Radiol. 2020;31:25.

[52] Xie C, Duffy AG, Mabry-Hrones D, Wood B, Levy E, Krishnasamy V, et al. Tremelimumab in combination with microwave ablation in patients with refractory biliary tract cancer. Hepatology. 2019;69(5):2048-60.

[53] Silvestrini MT, Ingham ES, Mahakian LM, Kheirolomoom A, Liu Y, Fite BZ, et al. Priming is key to effective incorporation of image-guided thermal ablation into immunotherapy protocols. JCI Insight. 2017;2(6):e90521.

推荐阅读

[1] Aarts BM, Klompenhouwer EG, Rice SL, Imani F, Baetens T, Bex A, et al. Cryoablation and immunotherapy: an overview of evidence on its synergy. Insights Imaging. 2019;10(1):53.

[2] Erinjeri JP, Fine GC, Adema GJ, Ahmed M, Chapiro J, den Brok M, et al. Immunotherapy and the interventional oncologist: challenges and opportunities-a Society of Interventional Oncology White Paper. Radiology. 2019;292(1):25-34.

[3] Hickey RM, Kulik LM, Nimeiri H, Kalyan A, Kircher S, Desai K, et al. Immuno-oncology and its opportunities for interventional radiologists: immune checkpoint inhibition and potential synergies with interventional oncology procedures. J Vasc Interv Radiol. 2017;28(11):1487-94.

[4] Slovak R, Ludwig JM, Gettinger SN, Herbst RS, Kim HS. Immuno-thermal ablations - boosting the anticancer immune response. J Immunother Cancer. 2017;5(1):78.

[5] Wu F. Heat-based tumor ablation: role of the immune response. Adv Exp Med Biol. 2016;880:131-53.